Connaissance de L'Inconscient

Collection fondée par J.-B. Pontalis
et dirigée par Michel Gribinski

SARANE ALEXANDRIAN

LE SURRÉALISME ET LE RÊVE

Préface de
J.-B. Pontalis

nrf

GALLIMARD

PRÉFACE

Sarane Alexandrian dont on n'a pas oublié le lumineux Breton par lui-même[1] *s'avance, avec ce livre-ci, sur un terrain plus difficile. L'objet de l'enquête n'est plus un destin individuel et des productions localisables en poèmes, manifestes ou récits, mais une forme comme anonyme de l'imagination et de la pensée, peut-être de la connaissance, forme de toute façon peu saisissable par nature : le rêve. Et l'auteur en retrace le devenir au sein d'un mouvement, le « mouvement » surréaliste, dont – difficulté supplémentaire – on ne peut fixer les limites, temporelles et spatiales, sans arbitraire. Elles pourraient être trop restreintes, si l'on devait réserver, avec une soupçonneuse rigueur, l'appellation de surréaliste à ceux qui, d'un bout à l'autre, ont appartenu « officiellement » à la communauté et trouver leurs repères dans le* signe ascendant *de son leader; mais jugées trop extensives si on y inclut, comme le fait Alexandrian, des écrivains et des poètes pour qui la rencontre avec Breton ne fut qu'une étape de leur propre parcours.*

Sarane Alexandrian ne se soucie guère de cette question, qui eût probablement constitué un préalable pour une recherche de professeur. Le parti qu'il a choisi de prendre s'explique aisément : sa démarche ne peut être ici que l'inverse de celle suivie dans son Breton. *Là, il fallait faire apparaître dans leur singularité subjective les traces d'un poète*

1. Aux Éditions du Seuil, 1971.

qu'on a trop tendance à confondre avec le groupe qu'il fit exister; il convient cette fois, tout au contraire, de déterminer une trajectoire sans se centrer, au moins dans un premier temps, sur les « objets » – personnes et œuvres – qui balisent son tracé.

Trajectoire du rêve : *ce titre donné par Breton à une anthologie de rêves, de Paracelse à Gisèle Prassinos* [1], *définirait bien, dans son dessein, l'ouvrage d'Alexandrian. « Trajectoire : courbe décrite par le centre de gravité d'un mobile » (Littré).*

C'est bien pourquoi une histoire linéaire est ici exclue, aussi bien qu'un exposé systématique. Comme à chaque fois qu'il est question de surréalisme, la chronique est nécessairement intriquée avec la profession de foi, l'anecdote sous-jacente à l'axiome. Et la chronique elle-même renvoie à une autre, plus lointaine, dont elle se nourrit : en deçà, par exemple, des expériences d'écriture automatique, nous voyons se dégager de l'oubli une théorie de l'automatisme psychique, qui a sa tradition, et resurgir des marges toute une série de figures quasi mythiques : Hervey de Saint-Denys et ses « rêves dirigeables », Hélène Smith et le docteur Flournoy, etc. Les épisodes aujourd'hui étiquetés – « entrée des médiums », « sommeils provoqués », séances de « cadavre exquis », déambulations dans la ville... – se succèdent, à la fois datés et hors du temps, comme dans un théâtre d'ombres dont la répétition même fait le charme.

Quand ils nous sont restitués, comme c'est le cas ici, dans leur détail, leur complexité, et avec une grande richesse de documents, souvent inédits, une première impression s'impose : l'activité de prospection déployée par les surréalistes pendant des années pour capter *l'inconscient fut considérable. Il faudrait dire : forcenée. Car on sent là à la fois une hâte fiévreuse – une précipitation – et une volonté collective de forcer les barrages. Le fameux mot prêté à Freud : « Hâtons-nous d'explorer l'inconscient avant qu'il ne se referme », trouve dans le surréalisme une illustration saisissante. Avec, sans doute, ce corollaire orgueilleux, qui n'évite*

1. Septième cahier G.L.M., 1938.

pas toujours les accents arrogants d'un défi : et nous ferons en sorte qu'il ne se referme pas!

Le fait qu'il se soit agi d'une entreprise collective et longtemps « fraternelle » doit être souligné : il marque aussi bien l'originalité positive que les limites de la tentative surréaliste, ce que Paul Éluard laisse clairement entrevoir : « C'était à qui trouverait plus de charme, plus d'unité, plus d'audace à cette poésie déterminée collectivement. [...] *Nous jouions avec les images et il n'y avait pas de perdants.* [...] *La merveille n'avait plus faim. Son visage défiguré par la passion nous paraissait infiniment plus beau que tout ce qu'elle peut nous dire quand nous sommes seuls – car alors nous ne savons pas y répondre*[1]. *» L'intense activité de* dé-liaison *devait bien trouver comme un mur de soutènement dans le* lien *du groupe, apte à favoriser comme à contenir la mise en œuvre et en acte d'une pensée sans entraves.*

Alexandrian n'a donc pas tort – c'est là le présupposé favorable qui oriente son livre – de soutenir que le surréalisme a moins voulu être une école *qu'une* méthode. *Effectivement, on ne trouvera pas, à mon sens, chez les surréalistes, pour nous en tenir au thème majeur de ce livre, de* théorie *originale du rêve qui se voudrait différente de la théorie psychanalytique. Sur les procédés que le rêve utilise – condensation, déplacement, prévalence des images visuelles, etc. – comme sur sa finalité – l'accomplissement d'un désir –, sur les effets contraignants de la censure à la fois morale, logique et esthétique, l'accord avec la conception freudienne est manifeste. La divergence n'est pas là. Elle est dans la* relation *à l'objet-rêve.*

La visée syncrétique de Breton, la recherche d'un lieu où s'aboliraient les antinomies, a été maintes fois reconnue; elle est affirmée dès le départ dans une formule souvent reprise qui a valeur de programme : « Tout porte à croire qu'il existe un certain point de l'esprit d'où la vie et la mort, le réel et l'imaginaire, le passé et le futur, le communicable et l'incommunicable, le haut et le bas cessent d'être perçus contradictoirement[2]. *» En ce sens, la perception onirique,*

1. In *Donner à voir*, Gallimard, 1939.
2. C'est sans doute dans un souci de ne pas couper les ponts tout en gardant ses

l'état de rêve et ses équivalents vigiles ont bien fonction de paradigme. Cette passion syncrétique qui irait presque jusqu'à promouvoir un principe de compatibilité *s'annexe sans cesse des nouvelles antinomies qui doivent être résorbées, transformées en autant de* passages *: entre le rêve et l'action, la raison et la folie, la perception sensorielle et la représentation mentale, le conscient et l'inconscient; plus tard entre la libération sociale et l'émancipation de l'esprit... Toute l'histoire du surréalisme est portée par cette passion.*

Mais on a moins mis en évidence l'insistance des surréalistes à se donner les moyens d'atteindre un tel « point de l'esprit » – « point sublime » – comme une source qui irriguerait toute l'activité humaine. Surréalisme : méthode ou variété de techniques? Il s'agissait, note quelque part Alexandrian, « d'inventer des appareils mentaux de haute précision que l'esprit puisse déclencher à volonté ». Et on est effectivement frappé, à le lire, par le volontarisme, par l'activisme acharné dont font preuve les surréalistes, dans l'effervescence des commencements. Le risque était grand : en s'ouvrant ainsi à leur inconscient, par violentes incursions « sauvages », sans autre contrôle que celui que pouvait exercer le groupe, ils s'exposaient à tous les craquements de l'être, à tous les effets de rupture : entre eux – acting out *de la « brouille » et du rejet – et en eux-mêmes : suicide, drogue ou folie*[1]. *Pour conjurer ce risque, pas d'autre salut que dans le pouvoir rédempteur d'un langage, délivré-délivrant, capable, une fois renouvelé de part en*

distances que René Daumal, dans sa *Lettre ouverte à André Breton sur les rapports du surréalisme et du Grand Jeu* (1929), déclare trouver dans une telle recherche une possibilité de convergence. Pourtant le Grand Jeu dont l'énoncé seul marque tout l'écart qu'il entend maintenir avec ce qui lui apparaît, non sans injustice, comme des « petits jeux » de société, est conduit, ou *détruit*, par une visée inverse : faire le vide. « Atteindre le point seul en soi-même vibrant... Le point vide support de la vie et des formes » (Roger-Gilbert Lecomte).

Les surréalistes sont au contraire animés par une extraordinaire volonté de conquête et d'appropriation dont le collectionnisme de Breton n'est qu'un indice personnel.

1. Que ce risque ait été effectivement couru, on en a mille preuves dans le destin des surréalistes. Qu'il ait été conscient et qu'il ait fallu parfois tenter de s'en préserver, Breton l'a reconnu très loyalement, disant par exemple à propos des expériences de sommeil provoqué que des « considérations d'hygiène mentale » lui avaient fait y mettre fin (in *Entretiens*, p. 81).

part, de métamorphoser toute la réalité. Il s'agira donc de tirer parti *de l'inconscient : moins d'en analyser méthodiquement les « contenus » et les « réseaux » que de s'en approprier, voire d'en mimer, dans des* textes-rêves, *le mode d'expression. Ce qui me paraît les intéresser dans le rêve, c'est avant tout sa capacité, chaque nuit renouvelée, d'assurer des liaisons entre les points les plus éloignés du temps, les registres sensoriels les plus divers, les figures les plus hétérogènes, des scènes venues de tous les théâtres, qui autorisent une réalisation simultanée de désirs contraires. Les mots y sont libérés de la chose, les choses hors des prises du mot. Il n'est pas admissible que tout cela se perde, ou demeure à jamais exilé et cantonné dans un espace psychique qui ne communique pas avec la réalité de nos jours! Et l'on doit reconnaître à ce parti pris essentiellement éthique – celui d'une poétique généralisée – d'avoir su engendrer un onirisme du quotidien qui a gardé intact, avec le temps, tout son pouvoir d'émerveillement.*

La perspective de Freud est bien différente. S'il s'est, lui aussi, passionnément intéressé au rêve, s'il fut lui-même, au moins pendant le temps de sa propre analyse, un grand rêveur, il n'a cessé de se défendre, peut-être parce qu'elle était beaucoup plus présente dans la pensée allemande, contre toute fascination de l'onirisme. Si le rêve est à ses yeux aussi un modèle, c'est comme modèle des productions de l'inconscient, à l'instar de l'acte manqué ou du symptôme névrotique, et donc comme eux formation de compromis : c'est un produit déformé, *le terme d'un « travail » qui à la fois transforme et signifie le vœu inconscient. Quand il aura été mis en mots et modelé par la syntaxe du récit, il nécessitera un travail correspondant d'interprétation pour que son sens soit, comme un télégramme, délivré à son destinataire. Nous sommes loin du rêve comme simple expression imagée du désir, figure émouvante de son accomplissement, ou même, comme y inclinent les surréalistes, objet de merveille – le flux des images et leur charge émotive, conjointement à l'état du rêveur ravi par le « spectacle intérieur » d'un « cinéma parfait », venant alors par eux-mêmes combler, au-delà de toute mesure, l'attente du sujet vivant-*

rêvant. Paradoxalement, toute l'éloquence onirique de la tradition romantique, les vertus illuminantes ou divinatoires du songe que revendique le surréalisme – au point de se rapprocher d'un occultisme laïque – s'effacent avec Freud.

Aussi bien la méthode freudienne d'analyse du rêve, extraordinairement attentive, du moins chez son fondateur, à en mettre à plat tous les éléments, à suivre maillon par maillon les chaînes d'associations, à repérer des connexions partielles, à déterminer les transformations, détours, renversements, déplacement de la pulsion, paraît, en comparaison avec l'efflorescence surréaliste, singulièrement laborieuse, prudente : quelque chose comme les circuits d'un système nerveux se construit sous nos yeux. La différence d'approche est-elle réductible à l'opposition classique, d'ailleurs souvent mise en avant par Freud, entre le « savant » et l'« artiste », entre l'analyste et le voyant? Pour une part, à coup sûr, mais sous réserve d'y apporter d'emblée, et pour les deux parties en cause, un correctif majeur. Freud avec la Traumdeutung *entend bien renouer avec la tradition des mantiques, profanes et sacrées, pour qui le rêve détient une vérité; il s'oppose délibérément aux « scientifiques » qui n'y voient qu'une activité mentale dégradée, totalement dénuée de sens. Quant à Breton, il trouve dans les ressources, dans les pouvoirs originels et les forces vives du rêve, bien davantage qu'un réservoir d'images pour le poète : un mode de réalité, et non une illusion déréelle, qu'il faut faire pénétrer, comme par osmose, dans la réalité diurne. Quand l'osmose s'effectue, quand la rencontre s'opère entre les deux réalités (dans la rencontre, précisément, avec l'insolite), l'effet de surréel, ce télescopage, est obtenu. Quand le « tissu capillaire » entre l'intérieur et l'extérieur cesse d'être perméable, l'homme est mutilé : au peu de rêve, répond le peu de réalité.*

Mais c'est justement dans cette métaphore centrale des « vases communicants [1] *» que l'écart entre Freud et Breton s'accentue et interdit de tenir leurs voies pour parallèles, ceci bien au-delà des différences de culture, de génération, de*

1. Breton avouait avoir gardé pour celui de ses livres qui porte ce titre un « faible particulier » (*Entretiens*, Gallimard, 1952).

complexions psychologiques ou de choix esthétiques. L'enquête, remarquablement étendue, de Sarane Alexandrian, aussi sobre dans sa présentation que foisonnante d'aventures de l'esprit, nous donne, entre autres, les moyens de démêler les fils entrelacés de la psychanalyse et du surréalisme.

*

Jean Starobinski a récemment fait ressortir ce que Breton devait à des conceptions comme celles de Myers ou de Théodore Flournoy où il avait trouvé, avec la notion de moi subliminal *et d'interpénétration des deux mondes, un étayage doctrinal bien plus conforme à ses exigences que celui que lui fournissait la théorie freudienne d'un inconscient radicalement séparé, constitué par le refoulement originaire* [1]*. Breton d'ailleurs reconnaît ouvertement cette dette* [2]*. Faut-il alors en conclure, comme paraît y inviter Starobinski, que parmi les divers « saints patrons » élus par Breton, Freud soit relativement négligeable quant à son influence sur le surréalisme, alors même qu'elle est la plus vigoureusement revendiquée, au regard de tout ce courant psychologique et parapsychologique de la fin du siècle dernier? Conclusion assurément justifiée pour qui s'en tiendrait à l'« histoire des idées » mais qui, prise à la lettre, risquerait d'estomper le fait, bien souligné par un psychanalyste, que la psychanalyse et surtout la figure de Freud, n'ont cessé d'être « l'objet d'un investissement intense de la part de Breton* [3] *». Il serait effectivement aisé de repérer, tout au long des écrits de Breton et de ses amis, les signes répétés d'une ambivalence vis-à-vis de Freud où alternent l'admiration la plus idéalisée et les critiques les plus acerbes, le plus souvent* déplacées.

Quand Breton, par exemple, soumet l'un de ses rêves — entrant là manifestement en « concurrence » avec Freud — à une analyse élément par élément et prétend par là avoir

1. « Freud, Breton, Myers », in *l'Arc*, n° 34; repris in *la Relation critique*, Gallimard, 1970.

2. Cf. notamment *Entretiens*, p. 78 et suiv. Il semble toutefois que Myers soit une découverte tardive de Breton.

3. Jean Guillaumin, « Réel et surréel : le traitement « poétique » de la réalité dans la cure et ailleurs », *Revue française de psychanalyse*, 1971, n°s 5-6.

« épuisé le contenu du rêve » et être allé plus loin que son prédécesseur, puisqu'il ne s'est pas dérobé, lui, aux aveux personnels[1]*, tout analyste qui ne s'en laisse pas conter est tenté, comme Jean Guillaumin, de dénoncer les résistances, de montrer, clés en main, que, loin d'avoir épuisé le contenu du rêve, Breton n'en a que démultiplié le sens, se contentant de recueillir dans son épuisette une série de restes diurnes et se refusant à donner de son rêve une interprétation d'ensemble qui, après tant de ricochets, en orienterait le sens caché vers la lumière du jour.*

Soit, mais il ne faut pas céder à cette tentation, sous peine de réitérer le malentendu qui, par leurs analogies de surface, s'est perpétué entre les deux « mouvements ». Breton a mal compris Freud, ou plutôt il n'a pris de la psychanalyse que ce qu'il voulait en prendre – comme il l'a fait avec tous les penseurs, poètes ou peintres avec qui il s'est reconnu des affinités. Mais, fort de son savoir et de ce qu'il entre dans sa position d'inexpugnable, l'analyste en est-il autorisé pour autant à donner une « leçon d'inconscient » au surréalisme, même quand, comme c'est le cas avec les Vases communicants, *il se sait provoqué? L'entreprise surréaliste a, en tout état de cause, cette noblesse de s'être clairement définie et ainsi d'avoir su se préserver intacte et se renouveler pendant près d'un demi-siècle sans connaître les compromissions idéologiques que la psychanalyse est loin d'avoir pu ou voulu éviter. Pour reprendre un mot souvent utilisé par Breton, le surréalisme n'a jamais* démérité.

*

S'il fallait situer – non pas évaluer – le surréalisme par rapport à la psychanalyse, ce serait, à mon sens, la position du problème de la réalité qu'il conviendrait de prendre comme repère fondamental. Il n'est pas indifférent qu'une des rares objections explicites que Breton fasse en passant à Freud aborde ce problème. Il est reproché au « moniste » (?) Freud cette « déclaration au moins ambiguë, à savoir que

1. Même s'il ne livre rien qui puisse le compromettre, notamment en ce qui concerne sa sexualité, et s'il se défend là où il en courrait le risque. Cf. *les Vases communicants,* 1re partie.

la réalité psychique est une forme d'existence particulière qu'il ne faut pas confondre avec la réalité matérielle[1] ». *Or rien de moins ambigu et rien de plus « révolutionnaire » que la prise de position freudienne quant à la réalité psychique. Les lecteurs les plus hâtifs de Freud — et Breton n'était pas de ceux-là — perçoivent qu'une fois reconnu comme réalité le « psychisme » change radicalement de statut, de valeur et de fonction : le fantasme, organisé et organisateur, n'est plus pur jeu de « fantaisie », le névrosé n'est plus malade de l'imagination ni ses craintes qualifiées d'imaginaires — il a, au contraire, en un certain sens, « raison » —, le délire n'est plus divagation de l'âme mais « noyau de vérité ». Les qualités classiquement reconnues à la « réalité matérielle » — sa résistance, sa relative cohérence, les lois qui la régissent comme ses principes régulateurs —, bien loin d'être utilisées comme étalon de référence pour discréditer le psychique, sont retrouvées dans celui-ci. Le parallélisme introduit par Freud entre réalité psychique et réalité matérielle serait plutôt le signe d'une provocation que d'une concession : il a entraîné comme conséquence la constitution d'un champ, d'un objet et d'une méthode spécifiques de la psychanalyse.*

Ce qui rend ici l'attitude singulière de Breton digne d'intérêt, c'est qu'elle va bien au-delà de la méprise ou du contresens. Elle révèle, dans son parti pris, la limite de l'entreprise surréaliste qui reste, elle, largement subordonnée au primat du réel : il ne saurait, pour Breton, exister deux *réalités avec des principes et des catégories qui s'opposent, il ne saurait y avoir qu'un surréel à sans cesse faire advenir. Le surréaliste trouve dans le rêve et dans toutes les techniques de langage ou de composition qui s'en inspirent de quoi désarticuler le réel : en ce sens, le « collage » reste son instrument d'élection. De même, son aptitude remarquable à la* trouvaille *et à la* fabrication *des objets témoigne de la prévalence d'un réel qu'il faut à tout prix provoquer, récuser, abolir pour s'empresser de le refaire, autrement, mais avec ses matériaux fragmentés. On peut penser*

1. *Les Vases communicants*, p. 22.

que le culte, surtout sensible chez Breton, de l'amour fou, cette résurgence de l'amour courtois, avec ce qu'il implique d'idéalisation d'un objet total, vient répondre à, et comme compenser, ce travail, à la fois méthodique et inspiré, de sapage : là, la trouvaille de l'objet partiel cède la place à la retrouvaille de l'objet perdu.

Chacun connaît la formulation triomphante qui risque, chez les faiseurs, de se dégrader en formule pour farces et attrapes : « Toute découverte changeant la nature, la destination d'un objet ou d'un phénomène constitue un fait surréaliste. » Ce que les surréalistes ont pu apercevoir du fonctionnement de l'inconscient me paraît aussi avoir été détourné *vers l'objet. Pour avoir reconnu dans l'inconscient avant tout l'image d'une spontanéité universelle, source de toute parole et de toute vie, il est arrivé aux plus confiants de méconnaître ce qui apparente au « démoniaque » ce* négatif *du réel; en l'appelant vers eux comme un double complémentaire, ils se sont interdit d'en saisir les déterminants. Mais, grâce à ce « bon usage » de l'inconscient, ils ont profondément modifié, en se portant à la conquête de l'émotion révélatrice et des états qui la provoquent, notre perception du réel et multiplié ses registres, ouvrant partout des passages, par le non-sens, au sens et aux sens... Ils n'ont sans doute pas renouvelé comme la psychanalyse nos catégories psychiques mais, plus vigoureusement et plus heureusement qu'elle, qui ne vérifie que trop que la réalité intérieure est au moins aussi résistante, oppressante et figée que l'extérieure, ces rêveurs actifs n'ont cessé d'élargir le champ du possible. Pour eux, le rêve, loin de nous faire mesurer l'étendue de nos renoncements, reste motif d'exaltation : il est porte ouverte à tout un chacun vers un réel au tissu assez lâche, en soi assez inconsistant, pour se transfigurer, par magie concertée et avec la complicité du hasard objectif, en un espace surréel. La surréalité, qui n'est à tout prendre qu'un entre-deux réalités, n'en demeure pas moins, comme la poésie, la liberté et l'amour – la grande triade surréaliste –, à notre portée : dans le présent, toujours à venir.*

J.-B. Pontalis.

Argument

La première définition qu'André Breton a donnée du surréalisme en 1922, dans *Entrée des médiums*, indiquait déjà le développement futur de ce mouvement et son orientation prioritaire : « Ce mot, qui n'est pas de notre invention et que nous aurions si bien pu abandonner au vocabulaire critique le plus vague, est employé par nous dans un sens bien précis. Par lui nous avons convenu de désigner un certain automatisme psychique qui correspond assez bien à l'état de rêve, état qu'il est aujourd'hui fort difficile de délimiter. » Le surréalisme est donc avant tout un « certain automatisme psychique », qu'il s'agit de dégager, de stimuler, de mettre en action dans la parole et dans le comportement, de favoriser, de faire prévaloir sur les autres modes de conduite. Cet automatisme psychique a pour référence essentielle l' « état de rêve », mais ne se confond pas avec lui; le rêve est un produit parmi d'autres d'une telle activité, et son intérêt fondamental vient principalement de ce qu'il en propose un exemple permanent et qu'il lui sert de modèle universel. Enfin, Breton reconnaît à bon escient qu'à l'époque où commence l'aventure collective dont il sera le meneur, l'état de rêve est encore mal délimité. Il apparaît dès lors clairement que le surréalisme, depuis son origine jusqu'à son ultime aboutissement, a été une prospection continue de l'état de rêve, afin d'en découvrir les véritables limites, beaucoup trop floues à travers la littérature, et trop restreintes à travers la psychologie. Partant de considérations sur « le peu de réalité », il a prouvé éloquemment que la seule manière de libérer l'homme des contraintes idéologiques, d'assurer à l'esprit des conquêtes inépuisables, était d'agrandir l'état de rêve, d'en préciser les prérogatives, et de donner un plein effet réel à tout ce qui émanerait de cette source imaginaire.

Si l'originalité profonde du surréalisme est la revalorisation de l'état de rêve, on ne peut que s'étonner de voir cette importante question escamotée dans les études qui lui sont consacrées, où l'on préfère souvent faire ressortir des aspects secondaires de sa démarche. Lorsque les colloques de Cerisy-la-Salle sur le surréalisme eurent lieu en juillet 1966, sous la direction du philosophe Ferdinand Alquié, dont la compétence n'est pas récusable (sa *Philosophie du surréalisme* est l'un des rares livres de cette sorte qui s'élèvent au-dessus du niveau scolaire et provoquent la réflexion), ce cycle de conférences et de débats embrassa les diverses préoccupations des surréalistes : la poésie, le roman, la peinture, l'action politique, le hasard objectif, l'humour noir, l'amour fou, la sociologie, la psychiatrie, etc. Tout fut examiné en détail, sauf le rêve. Aucun conférencier ne centra son exposé sur ce thème, ne fût-ce que pour retracer les grands traits de l'expérience onirique des intéressés; à peine si, à propos des rapports de Gaston Bachelard avec le surréalisme, l'on fit une allusion fugitive au rêver, indépendamment du dormir. Comme je reprochais cette carence au plus incisif des participants, il l'admit avec quelque embarras, en alléguant pour excuse : « C'est un sujet si vaste et si complexe! » Ce serait précisément l'énormité du sujet, la difficulté de le traiter à fond dans toutes ses implications, la persuasion que Bachelard s'en est suffisamment approché, qui décourageraient les derniers surréalistes et leurs exégètes d'accomplir sa remise en cause ou son exploitation méthodique. Il est remarquable de constater que mon article « Le rêve dans le surréalisme », paru dans la *Nouvelle Revue de psychanalyse* (printemps 1972), est l'unique document qu'on puisse citer en bibliographie sur ce point depuis *Trajectoire du rêve* (1938); à plus forte raison, il n'existe encore aucun livre qui soit pour le surréalisme ce que *L'Ame romantique et le rêve* d'Albert Béguin a été pour le romantisme, et le souci de combler cette lacune m'a déterminé à concevoir celui-ci. On finissait par croire, dans les milieux mal informés, que les surréalistes avaient été dans ce domaine les continuateurs des romantiques, dont ils ont au contraire rejeté les hypothèses spiritualistes, cherchant de leur côté à créer un monde où le rêve serait le frère de l'action, et non un simple démenti du réel.

Cet ouvrage tend à modifier les idées reçues sur le surréalisme, mettant en valeur des faits omis ou négligés, éclaircissant des points obscurs, créant un nouvel ordre d'importance parmi les hommes et les œuvres. Des auteurs qui, dans les manuels, ne sont que des noms cités entre d'autres, des événements auxquels les historiens ne consacrent que deux lignes, feront ici l'objet de chapitres entiers. Des influences à peine soupçonnées des « spécialistes » seront placées en pleine lumière. Les citations seront choisies de préférence parmi les textes peu connus ou même inédits, et quand je citerai un passage célèbre, ce sera pour en donner une compréhension différente de la lecture habituelle. Ce faisant, je cherche à dégager l'étude du surréalisme de l'impasse où elle est aujourd'hui enfermée, par la faute des lieux communs, des redites, des truismes que l'on accumule autour d'elle. Il est temps de prendre de la hauteur, de traiter du surréalisme sans entrer dans des discriminations stériles, sans épouser jalousement les querelles de ses fondateurs, mais au contraire, en préservant la dignité des personnes et en sachant apprécier impartialement l'apport des individualités respectives. Le moment est venu d'écrire des livres qui, subordonnant l'historique au théorique, assurent la survie d'un mouvement trop admirable pour rester sans postérité, et montrent sur quel plan il demande à être prolongé.

Mon propos ne se bornera pas à rassembler des récits de rêves, à les comparer entre eux, et à les assortir de commentaires appropriés; ce serait évidemment insuffisant. Pour les romantiques, le rêve est ce qui se passe la nuit durant le sommeil, et le jour aux heures d'oisiveté où l'esprit vagabonde; pour les surréalistes il est, beaucoup plus que cela, une *réalité* inhérente au bon fonctionnement du psychisme à toute occasion de la vie. Ne perdons jamais de vue qu'ils voulurent approfondir l' « état de rêve », et que cet état comprend non seulement le rêve nocturne et le rêve diurne, mais aussi la remémoration, la distraction, la rêverie d'anticipation, le somnambulisme lucide, les projets, les fantasmes, les visions hypnagogiques, les phrases de demi-sommeil, les délires spontanés ou provoqués, l'hallucination, l'extase, les représentations mentales durant l'amour, les jeux mettant l'inconscient à nu, et toutes les activités irréfléchies faisant prédominer le principe de plaisir. Le surréalisme a établi notamment une liaison intime, fatale et nécessaire, entre le rêve et l'écriture automatique, liaison qui n'a pas encore été étudiée objectivement; c'est pourquoi on trouvera en ces pages une analyse complète des antécédents, du processus et du développement de l'écriture automatique; pour la première fois, ce moyen de production poétique sera situé dans le cadre du rêve, et contribuera à le définir.

En outre, je ne me contenterai pas, comme Béguin, d'apprécier les rêves des poètes sur le plan littéraire; je m'efforcerai aussi de les analyser. Cette entreprise est extrêmement difficile à mener à bien, mais elle est possible; je l'ai poursuivie avec les plus grands scrupules, en laissant de côté tous ceux qui me semblaient indéchiffrables. Je sais par expérience qu'un rêve cache toujours quelque chose. Il est chargé du filtrage des sensations qui affectent le dormeur, et les convertit en images de nature différente et d'intensité variable. Le rêve joue du dormeur comme d'un instrument au moyen duquel il exécute le sommeil. Il a une fonction de diversion, et ne propose à l'esprit des séquences absorbantes que pour l'empêcher de se fixer sur des bruits, des odeurs, des soucis, des souvenirs, qui interrompraient le repos désiré. Dès qu'il est écrit, il acquiert une complexité supplémentaire : un rêve raconté est un rêve deux fois rêvé. Il est pour ainsi dire inévitable qu'il contienne une révélation sur le caractère du dormeur.

Il est évident que je n'aurais pas envisagé cet essai si je n'y avais pas été préparé par des études de psychologie, et par une pratique constante de l'auto-analyse. Je n'interprète les rêves des poètes que parce que j'ai une longue et féconde habitude d'interprétation de mes propres rêves, et occasionnellement de ceux de mes proches, qui m'a permis de me constituer une technique onirocritique. C'est à mon expérience de rêveur, et non au savoir livresque, que je demande de conduire mes investigations. Il est préjudiciable, et même dangereux, de garder inexpliqué dans sa pensée un drame qu'on a rêvé. Contrairement à ce que l'on pense, un rêve ne se termine pas avec le réveil. Il se poursuit secrètement tout au long de la journée, influence quelquefois directement des décisions et détermine des actes imprévus. Tout comme le rêve comporte des restes diurnes, la réalité contient des restes nocturnes, des éléments issus du rêve qu'ils tentent de prolonger dans l'état de veille. Rien n'est plus utile à la vie morale que l'art d'accommoder les restes nocturnes.

Je me suis intéressé à la psychanalyse dès l'âge de dix-huit ans, c'est-à-dire à l'époque même où je m'enthousiasmais pour le surréalisme, et c'est précisément les allusions faites à Freud dans le *Manifeste du surréalisme* et *L'Amour fou* qui m'ont incité à lire ses livres. J'ai toujours eu pour Freud une admiration presque aussi grande que pour Breton, et j'ai beaucoup regretté qu'ils n'aient pas conclu ensemble quelque accord solennel, engageant simultanément la science et la poésie, comme le texte écrit avec Trotski essayait d'établir une base commune à l'art et à la révolution. Il y a un parallèle entre Freud et Breton, qui explique leur mésentente par la trop grande similitude de leur personnalité, et qui justifie en même temps la double fascination complémentaire qu'ils exercent. L'un et l'autre sont les maîtres d'une discipline qui domine le siècle; la psychanalyse a révolutionné les sciences psychologiques, le surréalisme a bouleversé les arts poétiques, d'une manière irréversible et définitive, si bien qu'on ne saurait les ignorer ou se tenir à une conception antagoniste sans régresser, et qu'au contraire tout ce qui peut se faire de nouveau s'appuie sur leur acquis respectif. L'un et l'autre ont été l'objet d'une malveillance passionnée, parce qu'ils s'aventuraient dans les abysses, mettaient au jour ce que l'humanité jusqu'alors refusait d'admettre et entourait d'interdits. L'un et l'autre ont formé des adeptes qui se sont détachés d'eux, et même retourné contre eux, lorsqu'ils ont achevé leur initiation et obtenu des succès personnels. L'un et l'autre ont postulé que les racines des états normaux étaient à chercher dans l'humus des états anormaux : de même que Freud est parti d'une description des perversions sexuelles pour expliquer la sexualité courante, Breton s'est référé à la psychopathologie, à la phénoménologie des délires schizophréniques et paranoïaques, pour définir la mentalité poétique. L'un et l'autre ont considéré le rêve comme une révélation chiffrée du désir, et non comme une anomalie psychique sans signification ou assimilable à une prémonition. L'un et l'autre étaient matérialistes et athées, hostiles par tempérament à l'invasion du mystique dans les domaines où ils régnaient, et ne s'intéressant au sacré qu'en tant qu'il était indépendant du sentiment religieux. L'un et l'autre appuyèrent leurs théories, non sur des vues invérifiables de l'esprit, mais sur l'expérience vécue : Freud sur les faits cliniques qu'il observait, Breton sur les « faits-glissades » et les « faits-précipices » qu'il remarquait dans sa vie et celle de ses amis.

Ce livre prouvera que le surréalisme n'est pas une école, comme le romantisme ou le symbolisme, mais une méthode toujours viable, comme la psychanalyse. Son histoire est celle d'une communauté pratiquant cette méthode, avec des divergences entre ses membres sur son but et son mode d'utilisation. Si l'on veut être complet, il convient d'y inclure aussi les modèles qu'ils se sont découverts. En matière d'exégèse, je suis partisan des éclairages obliques. Il ne suffit pas d'éclairer de front son sujet, il faut faire circuler la lumière tout autour. Aragon et Breton, du temps qu'ils étaient bibliothécaires de Jacques Doucet, lui firent acheter tous les livres que lisait Rimbaud pour enrichir sa personnalité. Saine conception de la critique : de même qu'un médecin s'enquiert du régime alimentaire de son consultant, on ne comprend un poète qu'en s'informant de son régime intellectuel. C'est pourquoi je me suis astreint à lire tout ce que lisaient les surréalistes à leur début, en fait d'ouvrages poétiques, médicaux, philosophiques, psychologiques; cela m'a permis d'établir des comparaisons fructueuses entre leurs œuvres et celles auxquelles ils se référaient. Quand j'étudie Alfred Maury ou Hervey de Saint-Denys, quand j'évoque le cas d'Hélène

Smith, je ne sors pas un instant du surréalisme; je lui donne cet éclairage oblique qui apprend au lecteur ce qu'il y a *derrière* et *à côté*, qui lui laisse juger sur preuves en quoi il est différent de cela même dont il est le plus proche.

Je tiens à remercier au seuil de ce livre tous ceux qui m'ont fait confiance, soit en m'ouvrant leurs archives tenues ordinairement fermées, soit en me communiquant des documents introuvables, soit en me traduisant des textes surréalistes étrangers, soit en me faisant de précieuses confidences qui m'ont permis de mieux apprécier la qualité humaine d'un auteur ou les dessous d'une période lointaine du mouvement. Je remercie particulièrement Mmes Élisa Breton, Simone Collinet, Germaine Picabia, ainsi que le docteur Michel Fraenkel, qui m'ont autorisé à consulter des manuscrits inestimables, dont l'examen comparatif m'a conduit à établir avec précision des faits laissés auparavant dans le vague. Enfin, j'exprime ici ma gratitude à J.-B. Pontalis, qui m'a offert spontanément de m'accueillir dans sa collection. Il faut que le lecteur ait conscience que la publication d'un traité sur le surréalisme dans une collection de psychanalyse (c'est la première fois que cela se produit) est un événement intellectuel de haute importance. Je crois qu'André Breton lui-même en aurait éprouvé un certain plaisir, comme à une sorte de réparation légitime envers tout ce qui est resté inaccompli dans son dialogue avec Freud. Au-delà de cet hommage symbolique à ces deux génies – *qui s'entendaient implicitement sur l'essentiel* –, on peut voir aussi en cette rencontre le signe d'un rapprochement entre deux modes de connaissance – le poétique et le psychologique – engageant l'esprit dans une expédition plus troublante qu'aucun voyage interplanétaire : le voyage au centre de l'homme.

Première partie

LA NUIT DES ÉCLAIRS

C'est la plus belle des nuits, la nuit des éclairs : *le jour, auprès d'elle, est la nuit.*

André Breton.

I

Le mystère dans la lumière

> *Il est plus méritoire de découvrir le mystère dans la lumière que dans l'ombre.*
>
> Arthur Cravan.

Bien que les témoignages sur le rêve abondent, dans les littératures des différents peuples, ce n'est guère que depuis le milieu du XIXe siècle qu'on se fait une juste conception de la nécessité vitale de dormir et de rêver. Considérer le rêve comme un moyen de connaissance de l'homme intérieur est une idée moderne, à laquelle on trouve à grand-peine des précédents historiques. Il serait entièrement faux de croire que les surréalistes représentent simplement, dans le courant du XXe siècle, un ordre de préoccupations intimes qui, à chaque époque, a été d'une intensité égale, leurs propres résultats ne l'emportant que par la qualité. Au contraire, il était exceptionnel de faire tant de cas du rêve, d'insister sur tous les problèmes qu'il pose à la réalité; avant eux, bien peu s'y risquèrent avec une pareille audace. Dans le florilège de *Trajectoire du rêve*, Breton a dressé l'inventaire des précurseurs que se reconnaissait le surréalisme : deux occultistes (Jérôme Cardan, Paracelse), trois romantiques allemands (Jean Paul, Lichtenberg, Moritz), un romantique français (Xavier Forneret), un auteur russe (Pouchkine), un naïf (le mathématicien Lucas, qui cherchait la quadrature du cercle); si l'on ajoute à cela Alfred Maury, Hervey de Saint-Denys et

Freud, dont il parle par ailleurs, et quelques noms qu'il semble avoir ignorés, on a une liste exhaustive qui se limite à une vingtaine d'auteurs. Il est à première vue paradoxal que l'on ne compte pas plus de devanciers, pour tant de siècles de culture. Une récapitulation rapide des travaux du passé permet d'apprécier, sans conteste, à quel point les surréalistes furent novateurs.

Du rêve naturel au rêve hiéroglyphique.

Dès les premières civilisations, l'humanité a traité le rêve comme une énigme inquiétante. Elle en a fait à la fois le support d'une convention littéraire et la matière d'une croyance superstitieuse. Dans tout l'Orient ancien, aussi bien que dans l'Antiquité gréco-romaine, on y a vu le message d'un dieu, qui avertissait ainsi un mortel de ses intentions générales, ou du destin qu'il lui réservait. L'un des plus vieux textes du monde, l'épopée de Gilgamesh, en Mésopotamie, l'atteste : deux rêves de Gilgamesh, qu'interprète sa mère Nin-Sun, lui prédisent sa rencontre avec Enkidu; lorsque les deux amis vont combattre le géant Humbaba, Gilgamesh fait encore trois rêves d'après lesquels Enkidu présage le succès de leur entreprise; avant de mourir, Enkidu a lui-même un rêve où le dieu Enlil lui annonce sa mort prochaine, et un autre où il est conduit dans les enfers.

Le rêve est la prédiction d'un événement futur, mais il faut savoir deviner ce qu'il signifie; ce sera l'affaire de l'onirocritique, science déjà constituée à l'époque assyro-babylonienne. Le *Livre des rêves* de la bibliothèque d'Assurbanipal, série de tablettes trouvées dans les ruines de son palais de Ninive, examine toutes les situations possibles; si quelqu'un rêve qu'il grimpe à un palmier, qu'il voyage, qu'il s'envole, qu'il reçoit un objet, ou qu'il mange d'un certain mets, son cas est prévu. Tout un rituel y est recommandé pour se préserver des conséquences des mauvais rêves. Le Mésopotamien devait se frotter tout le corps avec une motte d'argile, qui absorbait la souillure laissée par le rêve, et jeter cette motte dans l'eau en prononçant une conjuration.

S'il ne se souvenait pas de ce qu'il avait rêvé, il se livrait également à des rites purificateurs, afin de prévenir toute surprise désagréable [1]. On retrouve de telles prescriptions, avec des variantes, un peu partout. En Égypte, le Papyrus Cheaster Beaty III énumère le répertoire des songes fastes et néfastes, à l'usage des scribes égyptiens chargés de les interpréter. En Inde, le 68ᵉ Pariçishta de l'Atharva Veda, qui contient une Clef des songes selon les trois tempéraments (bilieux, flegmatique et aérien), conseille de toucher une vache ou de rendre un culte aux figuiers sacrés, pour annuler un rêve défavorable.

La Grèce établit la conception classique du rêve, à laquelle se référeront les auteurs occidentaux et arabes. On y fit très tôt la distinction entre les songes prophétiques, ceux qu'Homère dans l'*Odyssée* dit venir par la porte de corne, tandis que les songes faux passent par la porte d'ivoire. Les commentateurs ont expliqué que la corne (transparente) représentait l'air, et l'ivoire (opaque) la terre; les songes émanant de la terre pouvaient être envoyés par les âmes des morts, dont Hermès était le médiateur. La croyance au songe prophétique devint telle que la pratique de l'incubation se généralisa; les malades allaient coucher dans les temples de divinités médicales, en vue d'obtenir des rêves favorisant leur guérison. Les asclépions, ou temples d'Esculape, ne désemplissaient pas, les plus célèbres étant ceux de Cos, de Pergame et d'Épidaure; le malade, enfermé dans un *abaton* (« lieu réservé aux invités »), après des ablutions et des sacrifices, s'y endormait et n'était censé guérir que si Esculape lui apparaissait en personne, ou sous la forme d'un chien, d'un serpent, ou de sa fille Hygieia.

Artémidore, dans son *Oneirocritica,* divise les rêves en théorématiques et en allégoriques; les premiers évoquent assez clairement un fait qui sera vécu peu de temps après par le rêveur; les seconds sont plus ou moins obscurs, et les événements qu'ils prédisent ne se réalisent pas avant plusieurs années. Macrobe, philosophe latin néo-platonicien, exprima aussi les convictions de son époque dans un savant

1. Cf. A. Leo Oppenheim, *Le Rêve et son interprétation dans le Proche-Orient ancien* (Paris, Horizons de France, 1959).

commentaire : « Tous les objets que nous voyons en dormant peuvent être rangés sous cinq genres différents dont voici les noms : le songe proprement dit [*somnium*], la vision [*visio*], l'oracle [*oraculum*], le rêve [*insomnium*] et le spectre [*visum*]. Ces deux derniers genres ne méritent pas d'être expliqués, parce qu'ils ne se prêtent pas à la divination [1]. » En effet, Macrobe précise que le rêve reproduit simplement les peines et les passions de la veille; le spectre est un cauchemar ou une hallucination du demi-sommeil; dans l'oracle, le rêveur voit un personnage imposant lui apparaître pour lui donner un conseil; dans la vision, il a l'image anticipée de ce qui lui arrivera. Quant au songe même, communication divine en style figuré, il est subdivisé en plusieurs espèces, et il est tellement plein d'obscurités qu'il demande le secours d'un interprète.

Ces idées de l'Antiquité ont été perpétuées à travers le Moyen Age et la Renaissance, et adaptées au contexte chrétien. Un évêque du ve siècle, Synesius, écrivit un *Traité des songes* où il maintint qu'ils se prêtaient à la divination, et où il conseillait à chacun d'apprendre à les interpréter soi-même. Mais l'homme qui témoigna le mieux de cette attitude mi-païenne mi-chrétienne fut Jérôme Cardan, mathématicien, médecin et astrologue, un des plus curieux personnages du XVIe siècle. Persécuté par ses confrères, protégé par quelques grands, se ruinant sans cesse à cause de sa passion du jeu, enseignant tantôt les mathématiques à l'Université de Milan, tantôt la médecine à celle de Bologne, Jérôme Cardan ne vécut que pour les rêves et par les rêves; il notait scrupuleusement tous ceux qu'il faisait, et les interprétait selon la méthode d'Artémidore. Dans son autobiographie, il dit que durant toute son enfance, au petit matin, il voyait régulièrement autour de son lit des figures spectrales; et les objets réels lui paraissaient nimbés d'une auréole lumineuse. Il se flatte d'avoir reçu huit prérogatives en naissant : toutes les fois qu'il lève les yeux au ciel, il voit la lune en face de lui; s'il se trouve au milieu d'une rixe, il n'y a jamais de sang versé; quand il est abattu par un coup du sort, il se relève

1. Macrobe, *Œuvres complètes*, trad. Mahul (Paris, J.-J. Dubochet, 1845).

aussitôt, etc. Mais la prérogative la plus précieuse est le don d'être averti du futur par les songes. Un songe lui indique qu'il viendra vivre à Rome, d'autres lui annoncent l'immortalité de son nom ou que l'âme de son père le protège. Des songes lui prescrivent les médicaments qu'il doit appliquer à ses malades, ou le poussent à écrire des livres, notamment son *De Subtilitate* (1550).

Dans la littérature, le rêve n'a été d'abord qu'un épisode accessoire destiné à rehausser l'action ou à la préparer. Il est devenu ensuite un genre à part, qui n'avait nullement l'ambition de reproduire les curiosités du sommeil, mais alléguait ce prétexte afin d'introduire une situation invraisemblable. Cicéron, dans le *Songe de Scipion*, bâtit une fiction selon ce procédé déjà classique : Scipion l'Émilien rêve que son aïeul l'Africain lui apparaît et le transporte au ciel pour lui montrer les récompenses promises à ceux qui servent bien leur patrie. Il n'y a rien d'onirique dans cet ennuyeux discours, qui est précisément le contraire de ce qu'on voit et entend quand on dort. Au Moyen Age, cette tradition du Songe ne cessa de prospérer : il n'est que de lire *Le Songe d'Enfer* de Raoul de Houdenc, au XIIIe siècle, où le poète rêve qu'il voyage vers la Cité d'Enfer, en passant par la ville de Convoitise et le fleuve de Gloutonie; *Le Songe du Vergier* (1376) dont l'auteur anonyme, endormi dans un verger, assiste à un débat (en 468 chapitres!) entre la Puissance spirituelle et la Puissance temporelle, et ne s'éveille qu'à l'épilogue pour présenter son œuvre au roi Charles V; *Le Songe du viel pèlerin* (1389) de Philippe de Mézières, qui montre Ardant Désir parcourant l'Occident et l'Orient en compagnie de la reine Vérité.

L'Hypnerotomachia de Francisco Colonna, intitulée plus communément *Le Songe de Poliphile*, qui parut en 1499 à Venise, où l'auteur était moine dans un couvent, renforça encore cette convention. Poliphile, un soir qu'il se désespère d'être repoussé par Polia, s'endort; il rêve qu'il chemine à travers des sites superbes et des ruines de marbre blanc, et qu'il arrive à la cour de la reine Éleutherilide; il y trouve une nymphe portant un flambeau, qui lui raconte les amours des dieux, avant de se faire reconnaître pour Polia. Il vogue avec elle sur la barque de Cupidon, vers l'île de Cythère, mais là, au moment où elle le décore d'un chapelet de fleurs, il se réveille au chant du rossignol. Dans cette allégorie maniériste, le rêve n'est qu'un argument facile pour décrire des lieux imaginaires aux architectures idéales, animés de bals, de triomphes, de divertissements plus beaux que dans la réalité. Au XVIIe siècle, les *Songes* de l'Espagnol Francesco de Quevedo, malgré la puissance imaginative de l'auteur, reposent sur le même artifice; le narrateur s'endort en lisant Job ou Lucrèce, et rêve à des scènes fantastiques qui sont des satires de la vie en Espagne; pas un instant il n'a le souci de nous faire apprécier le dépaysement de l'esprit dans l'univers onirique.

Le XVIIIe siècle resta fidèle à ce prototype classique, au point que dans l'*Encyclopédie* (t. XV, 1765), on trouve cette définition :

> SONGE *(poésie)*, fiction qu'on a employée dans tous les genres de poésie, épique, lyrique, élégiaque, dramatique : dans quelques-uns, c'est une description d'un songe que le poète feint qu'il a, ou qu'il a eu; dans le genre dramatique, cette fiction se fait en deux manières : quelquefois paroit sur la scène un acteur qui feint un profond sommeil, pendant lequel il lui vient un songe qui l'agite, et qui le porte à parler tout haut; d'autres fois l'acteur raconte le songe qu'il a eu pendant son sommeil.

Quant aux autres définitions du songe, elles marquent le début de la rationalisation du problème; l'auteur dit que tout songe commence par une sensation, et se continue par une suite d'actes d'imagination : « La nature de la sensation, mère du songe, en déterminera l'espèce. » Il établit cette ségrégation que les surréalistes rejetteront avec horreur : « Toute notre vie est partagée entre deux états essentiellement différents l'un de l'autre, dont l'un est la vérité et la réalité, tandis que l'autre n'est que mensonge et illusion [1]. » Les Encyclopédistes, amoureux de la raison, ont traité le rêve avec un dédain dont témoigne Diderot dans le chapitre 42 des *Bijoux indiscrets* où le devin Bloculocus, qui ne

1. Les articles *Onéirocritique* et *Songe* de l'*Encyclopédie* sont signés D. J. Il s'agit du chevalier de Jaucourt, auteur d'une *Vie de Leibnitz.*

croit pas aux songes prophétiques, en donne une explication mécaniste des moins satisfaisantes.

C'est seulement à la fin du XVIIIe siècle, avec le début du romantisme allemand, que naît une conception plus étoffée de la vie intérieure du dormeur. Les romantiques allemands prennent l'habitude de se référer à leurs propres rêves. Goethe raconte un rêve dans *Wilhelm Meister* (liv. VII, chap. 1) qui est l'amplification littéraire de celui qu'il mentionne dans une lettre du 20 décembre 1786 à Mme de Stein. Cependant, ces poètes ne brisent la convention classique du Songe qu'en lui substituant d'autres conventions, comme le « rêve de ciel » dont Jean Paul fut le spécialiste, le « rêve de jardin merveilleux », ou le « rêve macabre » avec squelettes animés que Ludwig Tieck évoque dans ses romans *Lovell* et *Abdallah*.

Jean Paul, à première vue, est le grand précurseur de l'onirisme surréaliste; un de ses exégètes a relevé quarante-deux rêves décrits dans ses romans [1]; il a publié trois essais sur la question, et a tenu un Carnet de ses rêves de 1804 à 1822. Jean Paul considère le rêve comme une « poésie involontaire », idée chère aux modernes; mais il n'oublie jamais qu'il fut étudiant en théologie, qu'il eut une illumination mystique en 1790, et ses rêves ont une odeur de presbytère, de tombe fraîchement remuée et d'au-delà. Il croit que le rêveur est transporté dans le séjour idéal des âmes, où il éprouve par avance les béatitudes du paradis. Les rêves de Gustave dans *La Loge invisible*, ceux d'Albano dans *Le Titan*, sont ainsi des échappées grandioses dans les sphères supérieures. Au contraire, les surréalistes ne se dessaisissent pas du monde réel, et tentent plutôt de l'aménager jusqu'à le rendre méconnaissable. Enfin, Jean Paul obéit à une esthétique littéraire; ses propres rêves qu'il note dans son Carnet montrent par comparaison combien ceux de ses romans sont alambiqués.

Le romantisme français, à son tour, a fourni quelques modèles au surréalisme, mais les principes directeurs de l'un et de l'autre sont bien différents. Charles Nodier, dans son

1. Cf. Jacques Bousquet, *Les thèmes du rêve dans la littérature romantique* (Paris, Didier, 1964).

étude *De quelques phénomènes du sommeil*, affirme la supériorité du rêve sur la veille, et prétend démontrer la nature religieuse du rêve; les hommes qui n'ont jamais rêvé furent tous athées, dit-il, et le merveilleux de tous les pays est venu de la propension de certaines natures au cauchemar : « Toutes les religions, à l'exception de celle dont la vérité ne peut pas être mise en doute, nous ont été enseignées par le sommeil. » En outre, Nodier, s'il rédigea *Smarra ou les démons de la nuit* en s'inspirant des rêves de son concierge, selon le témoignage de sa fille, y mêla une imitation d'Apulée qui enveloppe ces « songes romantiques » de vaine rhétorique. Ces deux défauts du romantisme – la conception religieuse ou tout au moins métaphysique du rêve, qu'on trouve aussi bien dans les *Lettres d'un voyageur* de George Sand que dans *Aurélia* de Nerval, *Promontorium somni* de Victor Hugo; le caractère factice du récit de rêve, vérifiable dans *Voyage où il vous plaira* d'Alfred de Musset et P.-J. Stahl, *Djoûmane* de Mérimée – furent justement ce que le surréalisme prétendit exclure.

Les romantiques réalisèrent un progrès sur les siècles antérieurs, car ils commencèrent à faire du rêve l'objet d'une étude désintéressée. Mais ils croyaient toujours qu'il y avait deux sortes de rêves, les uns humains, les autres divins, que Baudelaire appelait « hiéroglyphiques ». Un homme va tenter de ramener le rêve à un principe unique : Alfred Maury.

Alfred Maury, précurseur de Freud?

Alfred Maury est l'homme qui a renouvelé la psychologie du rêve au XIXe siècle, dans une perspective annonçant à la fois les psychanalystes et les surréalistes; son ouvrage *Le Sommeil et les rêves* (1861), considéré presque aussitôt comme un classique, eut quatre éditions successives et fut maintes fois pillé ou imité. Lorsqu'en 1911 Nicolas Vaschide, chef des travaux du laboratoire des Hautes Études, voulut faire connaître Freud en France, il ne trouva pas de plus bel éloge à lui décerner que celui-ci : « Le Dr Freud, de

Vienne, dont l'œuvre ressemble beaucoup à celle d'Alfred Maury, par l'analyse ingénieuse de ses rêves et la documentation si délicatement enregistrée de son matériel, qui fait de son volume sur les rêves une continuation de l'œuvre solide du savant français [1]. » Ainsi, on crut de bonne foi que Freud se contentait de parcourir la voie tracée par Alfred Maury; il avait lui-même entretenu cette méprise en se référant longuement à son devancier. Plus tard, André Breton devait à son tour découvrir Maury, et devenir son débiteur pour un certain nombre d'idées, tout en s'irritant du vocabulaire de l'auteur, qui avoue qu'il met de côté, quand il raconte ses rêves, son « amour-propre individuel » et sa « dignité de créature de Dieu ». Bien que par ailleurs Maury combattît l'idéalisme et se déclarât détaché des croyances religieuses, le poète révolutionnaire ne lui pardonna pas de se dire une « créature de Dieu », et s'en formalisa dans *Les Vases communicants :* « Ce dernier observateur et expérimentateur, un des plus fins qui se soient présentés au cours du XIXe siècle, reste une des victimes les plus typiques de cette pusillanimité et de ce manque d'envergure que Lénine a dénoncés chez les meilleurs naturalistes en général et chez Haeckel en particulier. » Cet accès de mauvaise humeur ne doit pas nous cacher que Maury est le point de départ, avant Freud, de la conception surréaliste du rêve; aussi vais-je établir ici cette filiation, que personne n'a encore fait ressortir, et qui explique pourtant bien des déclarations faites par le maître du surréalisme.

L'intérêt de Maury vient de ce que, n'étant ni médecin ni philosophe, il se donne pour l'initiateur d'une méthode permettant à chacun de faire, à son exemple, une exploration permanente du monde onirique. Il y a peu à dire sur le personnage lui-même. C'était un érudit qui, de son propre aveu, avait l'esprit de curiosité et de recherche plutôt que l'esprit d'invention. Incertain de sa vocation, il commença par étudier le droit et la médecine, puis suivit des cours de chinois et d'archéologie, et s'intéressa à l'histoire, à la géographie, aux sciences physiques. Il travailla d'abord comme

1. Nicolas Vaschide, *Le Sommeil et les rêves* (Paris, Flammarion, 1911).

employé à la distribution des livres à la Bibliothèque royale; il fut ensuite le secrétaire du comte de Clarac, conservateur au Musée du Louvre, qui le fit élire en 1844 sous-bibliothécaire à l'Institut de France. A ce nouveau poste, il dirigea le *Bulletin de la Société de Géographie de Paris.* En 1860, il fut remarqué par Napoléon III, qui le nomma bibliothécaire des Tuileries, l'appela à collaborer à son *Histoire de Jules César*, et lui confia en 1868 la direction générale des Archives de l'Empire. Membre de l'Académie des Inscriptions et Belles-Lettres, il occupa pendant vingt-neuf ans la chaire d'histoire et de morale au Collège de France, où ses leçons abordèrent les matières les plus diverses. Son souci de la vérité était si grand qu'il apprit le russe pour traiter un sujet de concours sur les migrations qui eurent lieu au nord de la mer Noire du ve au xe siècle; il confronta des portulans du Moyen Age pour décrire la route que suivaient au ixe siècle les Arabes allant en Chine, rectifiant à ce propos les erreurs de l'orientaliste Reinaud, qui avait placé sur la côte de Coromandel et du Bengale des localités se trouvant en Malaisie. Ses principaux livres, *Les Fées au Moyen Age*, *Histoire des religions de la Grèce antique*, *La Magie et l'Astrologie*, *Les Forêts de la Gaule et de l'Ancienne France*, valent tous par la minutie du détail et l'étendue de l'information [1].

Il est donc assez surprenant de voir ce grave académicien raconter ses rêves avec candeur et naturel, même ceux qui trahissent ses faiblesses, et chercher à approfondir les mystères du sommeil. La raison de cette passion pour de tels problèmes tenait à sa constitution. Il confessait en effet : « Peu de personnes rêvent aussi vite, aussi fréquemment que moi; fort rarement le souvenir de ce que j'ai rêvé m'échappe, et la mémoire de mes rêves subsiste souvent pendant plusieurs mois aussi fraîche, je dirais volontiers aussi saisissante qu'au moment de mon réveil. » Il publia trois articles sur le rêve, dans les *Annales médico-psychologiques du sys-*

1. Je n'en parle pas par ouï-dire; je les ai tous lus avec profit. Le volume posthume d'Alfred Maury, *Croyances et légendes du Moyen Age* (Paris, Honoré Champion, 1896), est précédé d'une préface du philologue Michel Bréal, qui le présente comme un « initiateur dans plus d'une direction », et ajoute : « Ce n'est pas un médiocre honneur pour un homme d'avoir préparé à la fois et plus qu'à moitié annoncé Ernest Renan et Hippolyte Taine. »

tème nerveux, avant de lui consacrer le livre qui fonda sa réputation.

Maury commence par exposer sa « méthode introspective directe », précisant qu'elle n'est fructueuse que si l'on s'astreint à une expérimentation de tous les jours :

Je m'observe tantôt dans mon lit, tantôt dans mon fauteuil, au moment où le sommeil me gagne; je note exactement dans quelles dispositions je me trouvais avant de m'endormir, et je prie la personne qui est près de moi de m'éveiller, à des instants plus ou moins éloignés du moment où je me suis assoupi. Réveillé en sursaut, la mémoire du rêve auquel on m'a soudainement arraché est encore présente à mon esprit, dans la fraîcheur même de l'impression. Il m'est alors facile de rapprocher les détails de ce rêve des circonstances où je m'étais placé pour m'endormir. Je consigne sur un cahier ces observations, comme le fait un médecin dans son journal pour les cas qu'il observe. Et en relisant le répertoire que je me suis ainsi dressé, j'ai saisi, entre des rêves qui s'étaient produits à diverses époques de ma vie, des coïncidences, des analogies dont la similitude des circonstances qui les avaient pour ainsi dire provoquées m'ont bien souvent donné la clef.

Maury n'est pas le premier qui a constitué le répertoire de ses rêves; mais il est à coup sûr celui qui a inauguré l' « observation à deux », se faisant rendre compte par sa mère, sa femme ou un de ses frères des attitudes qu'il avait eues en dormant, des paroles qu'il avait prononcées, et les chargeant de le réveiller au milieu de ses rêves pour les noter au passage.

Ses chapitres liminaires sur l'état physiologique du dormeur, et sur la manière dont fonctionne l'intelligence pendant le sommeil, résument les aperçus de la science de son époque. Quand on dort, dit-il, l'action de l'encéphale est ralentie ou suspendue, et chacun de nos organes s'endort pour ainsi dire séparément. On ne sort du sommeil que par un processus inverse : « Parfois un organe réveillé en réveille un autre qui agit de même à son tour, et le dormeur revient ainsi graduellement à l'état de veille[1]. » En outre,

1. Cette conception remonte à Cabanis qui, dans ses *Rapports du physique et du moral* (1802), fait une analyse en six points du sommeil; Maury emprunte aussi à Cabanis l'idée que le sommeil produit un afflux de sang à la tête.

l'endormissement n'affecte pas avec la même intensité toutes les parties du système cérébro-spinal. Il y a une rupture de l'équilibre nerveux, provoquant « une série de dégradations de la faculté pensante et raisonnante », dont les rêves sont les témoins. Maury s'élève contre la théorie de Théodore Jouffroy disant que l'âme veille lorsque le corps dort. L'âme n'a rien à faire là-dedans, proteste-t-il, et l'on trouve dans l'esprit du dormeur, non pas une conscience intacte, mais « des traits propres à l'idiotie, à la démence sénile, à la manie aiguë ». Le rêve est un « délire passager », auquel on est soumis périodiquement; si on veut le comprendre il faut le comparer aux différents délires pathologiques, dont il est la forme élémentaire.

L'apport le plus original de Maury se trouve dans son chapitre sur les hallucinations hypnagogiques. De tels phénomènes avaient été signalés par les physiologues allemands – Gruithuisen nommait ces images confuses précédant le sommeil le *chaos du rêve* – et par l'aliéniste Baillarger, mais c'est Maury qui le premier en a révélé toute l'importance, et leur a donné dès 1848 ce qualificatif d'hypnagogique (*ὕπνος, sommeil, ἀγωγεὺς, qui amène, conducteur*) que l'on n'a cessé d'utiliser[1]. C'est lui seul qui a montré la liaison entre l'hallucination hypnagogique et le rêve, en l'illustrant de sa propre expérience. Il s'agit d'hallucinations naissant exclusivement dans l'état de somnolence : « Ces images, ces sensations fantastiques se produisent au moment où le sommeil nous gagne, ou quand nous ne sommes qu'imparfaitement réveillés. » Plusieurs personnes de son entourage ne les ayant jamais éprouvées, Maury estime que ces hallucinations sont propres aux sujets soit facilement excitables, soit prédisposés à la péricardite ou aux affections cérébrales :

> Mes hallucinations sont plus nombreuses, et surtout plus vives, quand j'ai, ce qui est fréquent chez moi, une disposition à la congestion cérébrale. Dès que je souffre de céphalalgie, dès que j'éprouve des douleurs nerveuses dans les yeux, dans les oreilles, le nez, dès que je ressens des tiraillements dans le cerveau, les hallucinations m'assiègent, à peine la paupière fermée. Aussi je

1. Son article « Des hallucinations hypnagogiques » parut en janvier 1848 dans les *Annales médico-psychologiques du système nerveux.*

m'explique pourquoi j'ai toujours été sujet à ces hallucinations en diligence, après y avoir passé la nuit, le défaut de sommeil, le sommeil imparfait, amenant constamment chez moi le mal de tête.

Les visions hypnagogiques ne se forment que lorsqu'on a les yeux fermés. « Mais, une fois qu'elles sont apparues, elles peuvent se continuer un instant, immédiatement après que les yeux viennent de s'ouvrir. L'image brille alors un temps très court devant la vue qui se rétablit; elle disparaît, pour ne plus revenir, que si les paupières s'abaissent de nouveau. » Le caractère dominant de ces hallucinations est leur rapidité, surtout quand elles sont produites par le surmenage intellectuel : « Il y a quelques années, ayant passé deux jours consécutifs à traduire un long passage grec assez difficile, je vis, à peine au lit, des images si multipliées, et qui se succédaient avec tant de promptitude, que, en proie à une véritable frayeur, je me levai sur mon séant pour les dissiper. »

Il attribue ces hallucinations au fléchissement subit de l'attention, et en donne pour preuve cet exemple :

Je lisais à haute voix le *Voyage dans la Russie méridionale* de Hommaire de Hell. A peine avais-je fini un alinéa, que je fermais les yeux instinctivement. Dans un de ces courts instants de somnolence, je vis hypnagogiquement, mais avec la rapidité de l'éclair, l'image d'un homme vêtu d'une robe brune et coiffé d'un capuchon comme un moine des tableaux de Zurbaran. Cette image me rappela aussitôt que j'avais fermé les yeux et cessé de lire; je rouvris subitement les paupières, et je repris le cours de ma lecture. L'interruption fut de si courte durée, que la personne à laquelle je lisais ne s'en aperçut pas.

Ses hallucinations visuelles sont très variées : à son esprit s'imposent des paysages, « des figures bizarres, grimaçantes, à coiffures insolites », un hermaphrodite, un lion, « une sorte de chauve-souris aux ailes verdâtres et à la tête rouge », une fresque de Michel-Ange, des formes géométriques; il perçoit aussi des images moins étranges, comme un paquet de salsifis, une liasse d'assignats de la Première République, « une assiette et un mets qu'y prenait une main armée d'une fourchette ». Pendant un certain temps, il est obsédé par un nez immense, et le voit tantôt isolément, tantôt porté par un personnage connu. D'autres fois, il est assailli par des êtres lilliputiens :

> Me trouvant en diligence en 1843 et me rendant en Suisse par la route de Mulhouse, j'éprouvai une des hallucinations à images multipliées les plus remarquables que j'aie constatées chez moi. Fatigué par deux nuits passées en voiture, je commençais sur les onze heures du matin à entrer dans une rêvasserie, prodrome de l'invasion prochaine du sommeil. Je fermai machinalement les yeux. J'entendais encore le bruit des chevaux et le colloque des postillons qui relayaient, lorsqu'une foule de petits personnages rougeâtres et brillants, exécutant mille mouvements et paraissant causer entre eux, s'offrirent à moi. Cette vision dura un grand quart d'heure. Elle revint à plusieurs reprises et ne disparut complètement qu'à mon arrivée à Belfort. Je me levai alors: j'étais fort coloré; le sang me montait avec violence à la tête.

Maury analyse les causes de ces hallucinations, et leur trouve toujours un point d'appui dans la réalité. Telle femme qui lui apparaît demi-nue au moment où il va s'endormir est une dame dont il a admiré la veille la beauté; telle vision d'une nappe d'eau reflétant les rayons solaires est le souvenir d'une promenade en bateau sur la Seine. Un soir où il ressent une irritation de la rétine, il voit un texte imprimé de caractères microscopiques, qu'il lit lettre par lettre, avec un effort pénible.

Outre ces hallucinations visuelles, Maury a fréquemment des hallucinations auditives. Il entend des voix l'appelant par son nom, ou prononçant des phrases en langue étrangère; ce sont aussi des exclamations, des improvisations sur un piano, un air de cornemuse, ou tout un discours fait par lui-même dans une salle sonore. Il y a des amalgames verbaux, comme les mots *su su ti tir* qu'il entend un soir murmurés à son oreille interne; ces mots lui semblent suggérés par les noms de Suzusim et de Tyr qu'il avait lus précédemment dans une géographie de la Palestine.

Maury n'a pas d'hallucinations de l'odorat, qui indiquent d'ailleurs, selon lui, un début d'aliénation mentale. Il a parfois des hallucinations du goût : en juin 1848, au temps où il était chargé de défendre le Luxembourg avec les gardes nationaux, il eut certains soirs un goût de saucisson dans la bouche; lors d'un séjour à Barcelone, un goût d'huile rance le saisit. Enfin, il lui arriva d'avoir des hallucinations du toucher, bien qu'il reconnaisse qu'elles sont rares dans le demi-sommeil :

Je me trouvais un jour dans une mauvaise auberge du nord de l'Écosse; j'étais appesanti par la fatigue; j'avais fait une longue marche à pied dans les Highlands, et cette fatigue avait amené chez moi une sorte de courbature, accompagnée d'un prurit général à la peau. Épuisé, je m'endormais sur ma chaise, attendant que la servante eût fait mon lit. Des hallucinations hypnagogiques ne cessaient de m'assaillir, et dans ces visions je m'imaginais tantôt sentir les morsures d'un rat, tantôt les piqûres d'une abeille. Une autre fois, ayant la peau excitée par un lavage à l'eau froide, à la suite duquel je m'étais couché, je sentis comme une main de femme qui passait sur mes épaules, et il est à noter que cette hallucination était accompagnée de visions de jolies figures féminines.

Tout ce matériel de fantasmes se retrouve amplifié dans ses rêves, ce qui lui permet de soutenir : « L'hallucination hypnagogique fournit comme l'embryogénie du rêve[1]. »

Maury démontre longuement l'analogie du rêve et de la folie, thèse qui est de Cabanis, mais à laquelle il donne la plus grande crédibilité. Il est un partisan convaincu de l'automatisme, comparant l'homme à une « horloge intellectuelle », remontée de temps en temps par la volonté, et ayant l'habitude pour balancier. Cet automate continue à marcher quand la volonté est absente, comme c'est le cas dans le rêve, sous l'effet du ressort de l'instinct qui se débande :

La meilleure preuve que dans le rêve l'automatisme est complet et que les actes que nous accomplissons s'opèrent par un effet de

1. On ne doit pas confondre les hallucinations hypnagogiques et les visions entoptiques, auxquelles le psychologue Édouard Claparède était sujet, comme il le raconte dans un article des *Archives de Psychologie* (t. 6, 1907) : « Depuis plusieurs années – ma première observation remonte à juillet 1899 – j'ai coutume d'apercevoir le matin au réveil, au moment où j'ouvre les yeux pour la première fois, une superbe projection de mes vaisseaux rétiniens sur le plafond de ma chambre. » Ouvrant et refermant les yeux, il parvenait à ressusciter une vingtaine de fois cette vision, qu'il décrit « sous forme de deux grosses branches ramifiées, épaisses et noir foncé, paraissant avoir un mètre de longueur environ; au centre du demi-cercle qu'elles circonscrivent apparaît le macula, sous l'aspect d'une grosse tache noire ».

l'habitude imprimée durant la veille, c'est que nous y commettons, en imagination, des actes répréhensibles, des crimes même dont nous ne nous rendrions jamais coupables dans la vie réelle. Ce sont nos penchants qui parlent et qui nous font agir, sans que la conscience nous retienne, bien que parfois elle nous avertisse. J'ai mes défauts et mes penchants vicieux; à l'état de veille, je tâche de lutter contre eux, et il m'arrive assez souvent de n'y pas succomber. Mais dans mes songes, j'y succombe toujours, ou pour mieux dire, j'agis par leur impulsion, sans crainte et sans remords. Je me laisse aller aux accès les plus violents de la colère, aux désirs les plus effrénés, et quand je m'éveille, j'ai presque honte de ces crimes imaginaires. Évidemment les visions qui se déroulent devant ma pensée et qui constituent le rêve me sont suggérées par les incitations que je ressens et que ma volonté absente ne cherche pas à refouler.

Un tel passage a retenu Freud et Breton, le premier y voyant l'ébauche de sa théorie du refoulement, le second la confirmation de son idée que le rêve représentait l'automatisme total.

S'attachant à « soulever le voile qui couvre la mystérieuse production du rêve », Maury y discerne la part de l'inconscient (qu'il appelle une « conscience insciente d'elle-même »), celle des souvenirs lointains et oubliés, celle des stimuli externes et internes. Il est un des premiers à révéler que l'imagerie onirique peut dépendre d'une chaîne d'associations verbales :

Je pensais au mot *kilomètre*, et j'y pensais si bien, que je m'imaginais en rêve marcher sur une route où je lisais les bornes qui marquent les distances évaluées au moyen de cette mesure itinéraire. Tout à coup je me trouve sur une de cès grandes balances dont on fait usage chez les épiciers, sur un des plateaux de laquelle un homme accumulait des *kilos*, afin de connaître mon poids, puis, je ne sais trop comment, cet épicier me dit que nous ne sommes pas à Paris, mais dans l'île *Gilolo*, à laquelle je confesse avoir très peu pensé dans ma vie; alors mon esprit se porta sur l'autre syllabe de ce nom, et changeant en quelque sorte de pied, je quittais le premier et me mis à glisser sur le second; j'eus successivement plusieurs rêves dans lesquels je voyais la fleur nommée *lobélia*, le général *Lopez*, dont je venais de lire la déplorable fin à Cuba; enfin je me réveillai faisant une partie de *loto*. Je passe, il est vrai, quelques circonstances intermédiaires dont le souvenir ne m'est pas assez présent, et qui ont vraisemblablement aussi des assonances semblables pour étiquettes.

La théorie la plus célèbre de Maury est celle de l'accélération de la pensée dans le rêve; il affirma, en citant à l'appui son « rêve de la guillotine », qu'un cauchemar qui semblait très long ne durait que quelques secondes :

J'étais un peu indisposé, et me trouvais couché dans ma chambre, ayant ma mère à mon chevet. Je rêve de la Terreur; j'assiste à des scènes de massacre, je comparais devant le tribunal révolutionnaire, je vois Robespierre, Marat, Fouquier-Tinville, toutes les plus vilaines figures de cette époque terrible; je discute avec eux; enfin, après bien des événements que je ne me rappelle qu'imparfaitement, je suis jugé, condamné à mort, conduit en charrette, au milieu d'un concours immense, sur la place de la Révolution; je monte sur l'échafaud; l'exécuteur me lie sur la planche fatale, il la fait basculer, le couperet tombe; je sens ma tête se séparer de mon tronc, je m'éveille en proie à la plus vive angoisse, et je me sens sur le cou la flèche de mon lit qui s'était subitement détachée, et était tombée sur mes vertèbres cervicales, à la façon du couteau d'une guillotine. Cela avait eu lieu à l'instant, ainsi que ma mère me le confirma, et cependant c'était cette sensation externe que j'avais prise pour point de départ d'un rêve où tant de faits s'étaient succédé. Au moment où j'avais été frappé, le souvenir de la redoutable machine, dont la flèche de mon lit représentait si bien l'effet, avait éveillé toutes les images d'une époque dont la guillotine a été le symbole.

Le « rêve de la guillotine » a été commenté par presque tous les spécialistes du rêve. Victor Egger prétendit que Maury avait rêvé ces événements dans un temps beaucoup plus long après la chute de la flèche du lit, l'auteur et le témoin ayant fait une fausse appréciation de cet incident. Freud dit que c'était un cas d'élaboration secondaire, le choc ayant ressuscité une rêverie d'adolescent restée entière dans l'inconscient du rêveur. Breton conjectura que Maury avait été trahi par sa mémoire, ou qu'il avait méconnu « un petit nombre de phénomènes avertisseurs qui se seraient produits, durant le sommeil ou durant la veille ». On peut penser aussi que Maury avait constaté inconsciemment avant de se coucher le mauvais état de la flèche du lit, et que l'appréhension de la recevoir sur la tête influença un rêve interprétant par avance le fait qui advint réellement.

Après avoir ainsi défini et situé le rêve proprement dit, Maury passe à l'examen de tout ce qui lui est contigu, du somnambulisme naturel, par exemple, qu'il distingue avec finesse de la *somniatio*, état de rêvasserie et de torpeur où les actions sont machinales. Ce qu'il dit des hallucinations morbides, du somnambulisme artificiel, de l'hypnotisme, de l'extase, de l'effet des narcotiques, des anesthésiques et alcools sur l'intelligence, peut se retrouver en d'autres manuels; en revanche, il est unique lorsqu'il rapproche du sommeil et des rêves certaines imperfections des facultés intellectuelles, ou prouve qu'il y a entre tous les délires une parenté étroite. Il a cette opinion qui va plus loin que tout ce qu'on disait avant lui, et qui a été soigneusement pesée par ses successeurs : « Le délire du rêveur, celui du maniaque, celui du fébricitant représentent, le premier pour l'état sain, le second pour l'état pathologique chronique, le troisième pour l'état pathologique aigu, ce trouble intellectuel dans lequel l'association des idées devient purement spontanée, automatique, et où les hallucinations sensorielles ne sont plus distinguées des impressions réelles des sens. » Schopenhauer est beaucoup moins original que Maury quand, dans un ouvrage paraissant à la même époque, *Parerga und Paralipomena* (1862), il attribue à un organe du rêve [*Traumorgan*] les modifications apportées par le sommeil à la conscience vigile.

Enfin, Maury pratique une série d'observations « destinées à étudier dans quelles limites interviennent en rêve les impressions réelles des sens ». Il demande à des membres de son entourage de se livrer à diverses expériences sur lui pendant qu'il dort, et de le réveiller tout de suite après pour qu'il note ce qu'il a rêvé en conséquence. Tandis qu'il est endormi, on lui chatouille avec une plume les lèvres et l'extrémité du nez; on lui fait sentir une allumette qui brûle; on fait vibrer à son oreille une pincette sur laquelle on frotte des ciseaux; on approche de sa figure un fer chaud; on lui verse une goutte d'eau sur le front; on fait passer plusieurs fois devant ses yeux une lumière entourée de papier rouge, etc. Chaque expérience est suivie d'un rêve qui transpose souvent curieusement la sensation provoquée. Cette partie du livre de Maury a eu beaucoup d'influence; à son exemple, maints savants voulurent produire des rêves expérimentaux. Taine s'endormit avec un bandeau sur l'œil pour étudier l'effet onirique de cette contrainte; Mourly Vold, professeur de philosophie à l'Université de Christiania, fit des essais compliqués sur des groupes de dix à quarante personnes, pour analyser les « représentations visuelles dans le rêve »; Vaschide s'inspira de Maury dans ses épreuves sur l' « attention pendant le sommeil » et la « projection du rêve dans l'état de veille ».

Maury ajouta en appendice un grand nombre de morceaux sur les « mouvements inscients », la suggestion, la perte de la mémoire, le concours des différentes parties de l'organisme pour la production de la pensée, etc. Dans la dernière édition de son livre, il réfute Hervey de Saint-Denys, qui avait publié entre-temps *Les rêves et les moyens de les diriger*, où il affirme que la volonté et le libre arbitre s'exercent intégralement dans le sommeil, ce à quoi celui-ci rétorque : « Le rêveur n'est pas plus libre que l'aliéné ou l'homme ivre [1]. » Un de ses textes additionnels, traitant de la liberté dans le sommeil, revient à cette notion que le rêve est une création automatique, guidée par des sensations externes ou internes : « L'homme croit s'appartenir, et il ne marche qu'environné de forces et d'influences auxquelles il se conforme, sans s'en apercevoir. Il se rappelle quand il croit imaginer; il se soumet quand il croit commander; il sent quand il croit penser. » Breton dira plus brièvement : « On n'en finira jamais avec la sensation. »

Breton doit à Maury plus qu'il ne l'avoua jamais; la personnalité passablement réactionnaire de l'auteur ne pouvait que lui déplaire, et c'est ce qui le retint de le mettre en crédit dans le surréalisme; mais la justesse de ses vues, la loyauté de son auto-analyse le frappèrent. Toute la partie sur les

1. Les surréalistes adoptent un point de vue intermédiaire qu'exprime Pierre Mabille en disant que dans le rêve « l'obstacle de la logique pragmatique, la tension vers un résultat matériel étant nulle, on baigne dans une liberté relative, liberté rendue à notre personne, liberté permise aux images » (*Sur la scène du rêve*, dans *Trajectoire du rêve*, *op. cit.*).

hallucinations hypnagogiques correspond exactement aux préoccupations du poète, qui connut des impressions analogues et les relata avec la même objectivité. La théorie de l'automatisme, les exemples pris dans l'extase aussi bien que dans la *somniatio*, l'introspection méticuleuse et sans complaisance, l'idée que le rêve est un délire atténué dont l'étude permet de comprendre les divers symptômes psychopathologiques, autant de points faisant de Maury un précurseur. C'est également en son livre que Breton vit mentionner le nom d'Hervey de Saint-Denys, autre personnage avec qui il est indispensable de faire connaissance avant de s'engager sur le sentier des rêves surréalistes.

Un amateur de rêves : Hervey de Saint-Denys.

Hervey de Saint-Denys a été tiré d'un injuste oubli par le surréalisme, qui a vu en lui un de ses ancêtres les plus pittoresques. Il n'était qu'un nom perdu dans quelques manuels de psychologie, son ouvrage devenu introuvable restait méconnu de tous, quand André Breton fit brusquement son éloge, et le désigna au public moderne comme l'auteur des plus captivantes expériences sur les rêves. Il s'agit d'un homme bien différent de Maury, moins précis, moins connaisseur des textes de l'Antiquité, moins averti des lois de la physiologie, mais en revanche beaucoup plus poète, animé d'une véritable fantaisie tant dans les épisodes de sa vie onirique que dans la méthode qu'il imagine pour les constituer.

Marie-Jean-Léon Lecoq, baron d'Hervey par son père, marquis de Saint-Denys par son oncle maternel qui l'adopta et en fit son héritier, fut en toutes choses un amateur distingué plutôt qu'un savant. Enfant, élevé dans la solitude, effectuant ses études sans condisciples, il se livra à deux passions, rêver et dessiner, qui ne tardèrent pas à fusionner : « L'idée me vint un jour (j'étais alors dans ma quatorzième année) de prendre pour sujet de mes croquis les souvenirs d'un rêve singulier qui m'avait vivement impressionné. Le résultat m'ayant paru divertissant, j'eus bientôt un album spécial, où la représentation de chaque scène et de chaque figure fut accompagnée d'une glose explicative, relatant soigneusement les circonstances qui avaient amené ou suivi l'apparition. » Il contracte ainsi l'habitude de tenir le journal de ses rêves, où il avoue jusqu'à ses carences; durant les six premières semaines, ses comptes rendus sont coupés de lacunes, avec des notations de ce genre : « 28 juin. Rien, absolument rien; j'ai beau me creuser la tête, *je ne puis me rappeler ce que j'ai rêvé cette nuit.* » A partir du troisième mois, ses récits sont d'une abondance croissante. En même temps, ses aptitudes de rêveur se développent; il devient capable d'avoir pendant son sommeil le sentiment qu'il rêve, et qu'il doit rester attentif à ce spectacle intérieur pour le décrire au réveil.

Il entra à dix-neuf ans, en 1841, à l'École des langues orientales de Paris. Sa carrière littéraire commença par la traduction d'une comédie espagnole intitulée *Le Poil de la prairie,* qui fut jouée en 1847 au théâtre Ventadour. En 1855, la section de philosophie de l'Académie des Sciences morales et politiques ayant proposé comme sujet de concours : *Du sommeil au point de vue psychologique,* il fut tenté de le traiter, mais y renonça par répugnance à adapter sa pensée à un cadre fixé à l'avance; il prendra le travail du lauréat, Albert Lemoine, comme base de son propre livre, qui en est la réfutation. En 1858, il fit un gros héritage, et changea de train de vie; se spécialisant dans les travaux sur la Chine, il devint l'ami intime du sinologue Stanislas Julien, et membre de la Société d'Ethnographie. Il se maria à quarante-six ans, en 1868, avec une jeune orpheline autrichienne, Louise de Ward. Les honneurs dont il fut comblé excitèrent des jalousies contre lui, surtout quand en 1874, sur la recommandation de Stanislas Julien, il fut nommé professeur titulaire de chinois et de tartaro-mandchou au Collège de France. Un ex-missionnaire, l'abbé Paul Perny, qui était candidat à ce poste, écrivit à cette occasion sous le pseudonyme de Léon Bertin un libelle, *Le Charlatanisme littéraire dévoilé* (1874), où il l'accuse d'avoir remporté ce succès à force d'intrigues. Il affirmait que les cours et les ouvrages d'Hervey étaient rédigés par son secrétaire chinois Li-Chao-pe, qui à la suite d'un différend sur ses gages lui aurait révélé la supercherie. Il dit encore qu'Hervey a traduit le poème *Li-Sao* non d'après le texte original, mais d'après la traduction allemande de Pfizmaier qu'il aurait plagiée; et il conclut : « M. le marquis d'Hervey de Saint-Denys est absolument incapable de *parler*, de *composer* six lignes en chinois et de *traduire du chinois.* » Ce rival, qui attribue à Hervey une « lettre en vers français adressée à Valentine », ne lui reconnaît qu'un mérite : « Si le lecteur veut avoir une juste idée du talent propre, original, de M. d'Hervey, il n'a qu'à lire son ouvrage sur les songes. » Hervey de Saint-Denys fit condamner son diffamateur par le tribunal correctionnel de Versailles, et publia une brochure en réponse à ses attaques, tandis que Li-chao-pe envoyait un démenti à l'Administrateur du Collège de France [1]. Hervey entra en 1878 à l'Académie des Belles-Lettres, dont il fut nommé en 1888 président. C'était un homme qui, disait-on, invoquait volontiers sa « foi de gentilhomme », et ne manquait pas de fatuité. Edmond de Goncourt cite ce mot : « La jolie Mme Hervey-Saint-Denis répondait ces jours-ci à Alphonse de Rothschild qui lui demandait si son mari était jaloux : “ Non, il a trop de prétention [2]. ” »

Si la compétence d'Hervey de Saint-Denys en chinois fut discutée, s'il dut beaucoup de ses avantages à sa fortune, il reste que son essai *Les rêves et les moyens de les diriger*, qu'il publia sous l'anonymat en 1867, le dépeint comme un franc original. Il y donne de nombreux extraits de son journal de rêveur : « Ce journal, qui forme vingt-deux cahiers remplis de figures coloriées, représente une série de mille neuf cent quarante-six nuits, c'est-à-dire de plus de cinq années. » La partie historique de son livre est la moins frappante. Sa culture n'a pas l'ampleur et la sûreté de celle de Maury, et il se borne à faire des constatations de ce genre : « Le roi Mithridate avait un recueil des rêves de ses concubines », ou : « L'orateur Aristides a laissé un livre

1. Dans la réédition du livre d'Hervey de Saint-Denys (Paris, Tchou, 1964) l'auteur anonyme de la notice biographique, qui a fait appel à un généalogiste pour établir son identité, ne mentionne pas cette affaire. C'est qu'il tient Hervey pour un « grand érudit », ce qui paraît assez contestable, pas plus qu'il n'est un « précurseur de Freud », comme le croyait Robert Desoille.

2. E. de Goncourt, *Journal*, année 1886, t. III (Paris, Flammarion, 1956).

d'éphémérides, où tous les songes qu'il prétend avoir faits durant une longue maladie sont minutieusement relatés [1]. » Ce sinologue ne cite aucun texte chinois, alors que le Tcheou-li, livre de Cour du IVe siècle, distingue six sortes de rêves, et indique un cérémonial pour disperser ceux qui sont mauvais aux quatre points cardinaux. Il est mieux inspiré quand il passe en revue les travaux contemporains, critiquant les articles *Sommeil* et *Rêve* du *Dictionnaire des sciences médicales*, attaquant les physiologistes, Formey, Dugald-Stewart, Boerhaave : « Je regrette d'y voir disserter si souvent sur les afflux du sang, sur les fluides vitaux, sur les fibres cérébrales, etc. etc., considérations renouvelées de l'ancienne école qui n'expliquent, à mon sens, absolument rien. Nous connaissons trop peu les liens mystérieux qui unissent l'âme à la matière pour que l'anatomie soit notre guide dans ce que la psychologie a de plus subtil. » De nos jours, Hervey de Saint-Denys resterait sceptique devant les recherches neurophysiologiques sur le dormeur, estimant que le moindre poète notant ses rêves en sait plus long que dix savants faisant des encéphalogrammes. Le seul prédécesseur auquel il rend hommage est, comme de juste, Maury : « Des documents de ce genre sont extrêmement précieux. Le jour où l'on en posséderait un grand nombre, on serait bien près de trouver dans leur étude comparative la clef de presque tous les mystères psychologiques du sommeil. »

Hervey de Saint-Denys identifia la mémoire à un appareil photographique qui produit sans arrêt des *clichés-souvenirs*, et les emmagasine en des profondeurs insoupçonnées de l'esprit. Ils fournissent les images, nettes ou floues, que l'on contemple en rêvant [2]. Il n'y a pas lieu de se moquer de cette conception, car après lui, de nombreux psychologues, y compris Théodule Ribot, ont cru que la mémoire était due à des « engrammes » qui s'imprimaient sur les cellules cérébrales. Hervey distingue dans un rêve des *idées premières*

1. Il veut parler du rhéteur Aelius Aristide, qui pratiqua l'incubation dans le temple d'Esculape à Épidaure.

2. Il doit d'ailleurs cette notion, et celle des idées-images, à Maury qui écrivait : « Il y a des faits, des mots surtout, qui se gravent dans l'esprit comme à notre insu avec la rapidité du rayon solaire impressionnant la plaque photographique. »

(pouvant être suscitées par des causes physiques – un bruit, un contact, une odeur – ou par l'action de la volonté) reliées ensemble par des *idées secondaires* (qui sont déjà le « produit d'une sorte de réflexion instinctive »). Ces *idées secondaires* ont « le caractère de ces naïvetés qui nous échappent, à l'état de la veille, dans une conversation distraite ». Il donne cet exemple :

> Je suis piqué par un moustique et je rêve que, me battant en duel, j'ai le bras traversé d'un coup d'épée. Mais je n'ai pas rêvé que je recevais ce coup d'épée sans que cet accident fût en quelque sorte préparé. Ainsi, j'ai commencé par avoir une querelle; j'ai reçu quelque insulte, ou j'ai provoqué quelqu'un moi-même. Des amis sont intervenus; un duel a été proposé et accepté; les conditions en ont été réglées et les préparatifs accomplis. Enfin les épées se sont croisées, et c'est seulement après tous ces préliminaires que j'ai cru sentir une lame effilée traverser mon bras.

L'*idée première* du coup d'épée lui a fait représenter des *idées secondaires* sur les circonstances le conduisant à en recevoir un; en outre, le rêve a créé une histoire *à l'envers* pour expliquer la piqûre de moustique, et c'est une illusion analogue à une illusion d'optique qui fait croire au rêveur que le point de départ est le point d'arrivée : « Je me suis figuré que j'avais rêvé toutes ces choses dans l'ordre rationnel de leur succession, tandis que l'idée la plus éloignée du dénouement était au contraire celle à laquelle j'avais songé la dernière, celle qui se produisait au moment même du réveil, si ce dénouement m'a réveillé en sursaut. » Hervey est le seul observateur qui a l'intuition géniale que les éléments du rêve naissent en désordre, l'ordre se faisant au stade préconscient du réveil.

Hervey de Saint-Denys a la conviction profonde qu'il n'y a pas de sommeil sans rêve, que « la pensée ne s'éteint jamais d'une manière absolue, non plus que le sang ne cesse jamais absolument de circuler ». Quand on ne se souvient pas d'avoir rêvé, c'est la faute de notre mémoire imparfaite. Il estime que le rêve est ce qui permet à la pensée, ordinairement abstraite, de se concrétiser : « Un homme s'endort; tant qu'il est encore éveillé, sa pensée ne prend ni corps ni couleur, le monde ambiant l'en empêche; à mesure que le sommeil gagne, sa pensée se colore et prend corps; c'est là le rêve, et le rêve est la forme de la pensée durant le sommeil. » Hervey se fait réveiller à des heures différentes de la nuit pour transcrire ses rêves. Mais il parvient aussi, à force d'entraînement, à se réveiller à sa guise : « Je savais secouer le sommeil par un violent effort de volonté chaque fois que je croyais avoir surpris tout à coup quelque opération de l'esprit particulièrement remarquable; et saisissant alors un crayon, toujours placé près de mon lit, je me hâtais d'en prendre note, presque à tâtons, les yeux demi-fermés, avant qu'il n'en fût de ces subtiles impressions comme des images fugitives de la chambre noire, si promptement évanouies devant le grand jour. » A l'intérieur d'un rêve, il prétend qu'il en change le cours en rêvant qu'il se met la main sur les yeux; aussitôt il se retrouve dans une situation différente. S'il affirme que l'exercice de la volonté et de l'attention peut « guider l'essor de l'imagination », il ne se vante pas de prodiges : « Suivre et maîtriser toutes phases d'un songe, je n'y suis jamais parvenu, je ne l'ai jamais même tenté. »

La principale innovation d'Hervey de Saint-Denys consista à faire des expériences pour se créer des rêves de son choix. Avant lui, on trouvait dans des grimoires des recettes destinées à procurer des songes agréables, en buvant un électuaire ou en portant un talisman. Il est le premier qui, jugeant ces pratiques ridicules, essaie d'influencer son sommeil par des moyens psychologiques. Il constate d'abord que le procédé bien connu de penser fixement, avant de s'endormir, à la chose dont on veut rêver, n'est jamais suivi d'aucun effet. Ce qu'il faut, c'est mettre en jeu le processus associatif du rêve; si l'on pouvait établir artificiellement une corrélation immédiate et constante entre certaines sensations et certaines idées, « chaque fois que l'une de ces sensations serait provoquée se produirait le rappel de l'idée devenue solidaire de cette sensation ». En vertu de ce principe, la veille de passer une quinzaine de jours à Aubenas, dans le Vivarais, il achète chez un parfumeur un flacon d'une essence particulièrement forte, qu'il prend soin de ne pas déboucher avant d'être sur le lieu de ses vacances. Là, pendant tout le temps de son séjour, il respira sans cesse ce parfum dont son mouchoir était régulièrement imprégné, malgré les plaisanteries de son entourage. Le jour du départ, le flacon fut hermétiquement bouché, et relégué à Paris plusieurs mois au fond d'une armoire. Enfin, il le remit à un domestique, en lui recommandant d'entrer dans sa chambre le matin, quand il serait encore endormi, et de répandre quelques gouttes du parfum sur l'oreiller; pour ne pas être suggestionné par la prévision de cet événement, il lui donna le choix du moment. Une semaine s'écoula, et une nuit, Hervey se crut revenu dans le pays qu'il avait visité l'année précédente; il en revit les châtaigniers, les montagnes, une roche de basalte si nettement découpée qu'il aurait pu la dessiner dans ses moindres détails, et rêva qu'il rencontrait le facteur d'Aubenas qui lui apportait une lettre; dès qu'il se réveilla, il constata que son oreiller avait été imbibé du parfum qu'il avait respiré lors de ses promenades dans cette région.

Enhardi par ce succès, Hervey utilisa divers autres parfums qui devinrent, pour introduire des scènes attendues dans ses rêves, des instruments de rappel non moins efficaces. Cependant, un trop fréquent usage de cette méthode lui créa quelques inconvénients : « Deux de mes parfums employés, l'un neuf fois, l'autre dix fois dans l'espace de deux mois, ne produisent plus l'effet primitif. Je remarque aussi qu'en multipliant le nombre de ces parfums au-delà de sept ou huit, j'amène entre eux une certaine confusion. » Il réussit néanmoins des combinaisons raffinées :

Je laissai quelque temps reposer mes odeurs, et puis l'idée me vint d'expérimenter encore si le mélange de deux d'entre elles amènerait le mélange de deux souvenirs. Quelques gouttes de celle qui me rappelait le Vivarais furent, d'après mes instructions et pendant mon sommeil, répandues sur mon oreiller. On y versa en même temps quelques gouttes d'une autre essence, dont j'avais fait souvent imprégner mon mouchoir à une époque où je travaillais dans l'atelier de peinture de M. D... Cet essai, trois fois répété, donna les résultats que voici : la première fois, je rêvai que j'étais dans un pays de montagnes, suivant des yeux le travail d'un artiste qui jetait sur la toile un point de vue des plus pittoresques. Évidemment, il y avait mariage entre les réminiscences du Vivarais, d'une part, et, de l'autre, des idées de peinture et de compositions artistiques se rattachant à l'atelier. La seconde expérience fut à peu près nulle.

Un de mes anciens camarades d'atelier se trouvait bien mêlé à plusieurs épisodes d'un rêve confus; mais je ne parvins pas, je l'avoue, à lire assez clairement dans les opérations de mon esprit pour en tirer des inductions précises. Quant à la troisième expérience faite, on jugera par le récit de mon rêve qu'elle ne pouvait me laisser aucun doute sur l'efficacité des moyens de rappel psychique que j'avais employés. Je me crois dans la salle à manger de l'habitation vivaraise, dînant avec la famille de mon hôte réunie à la mienne. Tout à coup, la porte s'ouvre, et l'on annonce M.D..., le peintre qui fut mon maître. Il arrive en compagnie d'une jeune fille absolument nue, que je reconnais pour l'un des plus beaux modèles que nous ayons eu jadis à l'atelier. M.D... raconte que la voiture dans laquelle ils voyageaient de concert a versé, qu'ils viennent demander l'hospitalité, etc., et le rêve se complique d'incidents divers, inutiles à relater ici où nous n'avons à constater que le rappel simultané de ces deux ordres de souvenirs, ceux du Vivarais et ceux de mon ancien atelier de peinture, devenus solidaires de deux sensations de mon odorat.

Possédant un album chinois représentant des scènes fantastiques, Hervey l'examina plusieurs jours de suite, s'attardant sur chaque feuillet en respirant une poudre de fleurs, produit oriental très capiteux. Cette même poudre, qu'on lui fit sentir pendant son sommeil, provoqua cinq fois des effets inattendus : dans trois rêves il vit en mouvement une partie des sujets de l'album; dans deux autres, il vit des amis et des paysages réels, non plus sous leur aspect véritable, « mais sous celui d'une collection de gravures et d'aquarelles, sans vie par conséquent et sans relief ».

Il poursuivit ses expériences en intéressant l'ouïe, au lieu de l'odorat. Fréquentant assidûment un salon, à la saison des bals, il prit le parti suivant : « Choisissant d'abord, dans ma pensée, deux dames auxquelles il pouvait m'être particulièrement agréable de songer, et deux valses dont la musique offrait un caractère d'originalité des plus marqués, je pris soin de m'entendre avec le chef d'orchestre (qui, d'ailleurs, ignorait tout de mes intentions), pour qu'on jouât invariablement l'une ou l'autre de ces valses, chaque fois que je devrais valser avec l'une ou l'autre de ces deux dames, à chacune desquelles j'avais dès lors spécialement attribué l'une de ces deux compositions musicales. » Ensuite, il commanda une boîte à musique qui fît entendre ces deux valses, et la relia à un réveille-matin dont la sonnerie fut supprimée, et le mécanisme arrangé de manière à mettre en marche un de ces airs à l'heure qui serait indiquée sur le cadran. Le soir, selon qu'il voulait rêver à l'une ou l'autre femme, il réglait son appareil de façon à ce qu'il lui joue, pendant la nuit, l'une ou l'autre valse; et il affirme que presque toujours l'évocation eut lieu : « Ce n'est pas invariablement au bal, ni même en costume de bal, que j'ai revu la dame rappelée par ce motif; des idées secondaires toujours nouvelles l'ont fait entrer tour à tour dans le cadre de mes rêves, au milieu des incidents les plus variés. »

Il découvrit que le toucher et le goût pouvaient se prêter aussi à ce genre de suggestions. Il plaça sa main en dormant de manière à exciter une douleur au pouce, et fit un rêve où il se crut assis la plume à la main devant son bureau. Une autre fois, il peignit l'épisode de Pygmalion, en gardant dans la bouche un petit morceau de racine d'iris; durant son sommeil, sans qu'il fût prévenu de la nuit où l'expérience serait faite, on glissa l'aromate entre ses lèvres; aussitôt il eut un rêve où la statue de Pygmalion servit de point de départ à une série d'associations.

Les expériences d'Hervey de Saint-Denys n'ont pas seulement pour but de lui assurer des rêves agréables, ou de lui faire comprendre la loi d'apparition des « idées-images »; elles lui permettent aussi de dissiper ses cauchemars. Son essai le plus curieux est celui-ci :

Ayant rêvé une première fois, sans qu'il me soit possible de deviner par quel caprice de mon imagination, que j'avais senti un mouvement autour de mon cou, dans ma cravate, et qu'en y portant la main je m'étais aperçu que j'avais pour cravate un serpent, cette impression m'avait été horriblement désagréable, et la moindre réminiscence ramenait désormais ce rêve qui devenait ainsi mon cauchemar. J'avais bien le sentiment que ce n'était qu'un songe, mais le retour de l'illusion était si rapide que je n'avais aucun raisonnement à lui opposer. Je vis là l'occasion d'une expérience. Je pris une ceinture de cuir remplie de plomb de chasse, qui roulait et se déplaçait à chaque mouvement avec un frémissement très sensible : et je mis pendant plusieurs jours cet appareil autour de mon cou, aux heures où je ne craignais point d'être surpris par quelque visite dans un si singulier accoutrement. J'enlevais d'ailleurs et je replaçais fréquemment cette singulière cravate, en prenant soin d'en retirer et d'y remettre de temps en temps quelques charges de plomb. Or, il arriva ceci : qu'au premier retour, en rêve, de cette sensation de frémissement qui précédait toujours l'illusion pénible que j'ai décrite, je me souvins instantanément et du faux serpent et de son contenu, et des diverses notions accessoires qui s'y rattachaient; de telle sorte qu'au lieu de voir se renouveler la vision redoutée, je m'imaginai que je détachais moi-même la cravate inoffensive, et puis que je chargeais tranquillement un fusil, tandis que deux chiens tournaient et sautaient autour de moi. Bientôt, j'entrais en conversation avec un de mes amis, chasseur déterminé, dont l'association des idées avait très naturellement évoqué l'image. Mon rêve prit dès lors une tournure qui n'avait rien de désagréable. Il revint une nuit encore, dans des conditions analogues, et enfin ne reparut plus.

On voit par ces divers exemples combien Hervey de Saint-Denys est unique. On peut lui reprocher de méconnaître le rôle de l'autosuggestion (mais personne n'en parlait à son époque), de ne pas faire la distinction entre le sommeil et le rêve (ce qui est le cas de tous les auteurs contemporains, y compris Maury; le premier à s'en préoccuper, et à mesurer la profondeur du sommeil, est Vaschide); mais il reste l'incarnation parfaite de l'amateur de rêves, qui se délecte de la fantasmagorie nocturne, et la nourrit d'éléments réels soigneusement choisis. Hervey de Saint-Denys entreprend, en conclusion, de « protester contre cette éternelle comparaison du sommeil et de la mort dont les auteurs anciens et modernes ont fait un si étrange abus ». Enfin un écrivain qui rejette ce poncif éculé, auquel se sont livrés les romantiques dans un ressassement morbide! Il y a encore aujourd'hui des psychologues pour se référer à ce lamentable lieu commun. Hervey doit être loué de la lucidité ironique avec laquelle il dit : « N'est-ce point d'ailleurs une idée bizarre que celle de prétendre comparer une situation qu'on ne connaît guère, avec un autre état qu'on ne connaît pas? » Cet homme inaugure une ère psychologique nouvelle en admettant que le sommeil est l'expression de la vie profonde, non l'anticipation du néant.

Après Hervey de Saint-Denys, on ne trouve guère d'écrivains s'aventurant à gouverner ses rêves. Tout au plus peut-on citer Rachilde, la romancière goûtée de Huysmans, qui fut d'ailleurs mêlée aux débuts de Dada et du surréalisme; Rachilde avouait : « Pour rêver que je suis dans un très beau jardin, avec de l'eau et des fleurs, il me suffit de regarder, avant de m'endormir, *le bouchon de cristal bleu taillé à facettes* d'un flacon qui est sur ma table de chevet ou de toucher *une étoffe de soie verte.* Cela me réussit presque toujours [1]. » Parmi les surréalistes, il y eut quelques recherches comparables à celles d'Hervey, et dont je parlerai plus loin; mais ils préférèrent en général faire de certains actes – exercices d'écriture automatique ou fabrication d'objets symboliques – des équivalents de rêves dirigés.

Ainsi, ces quelques repères doivent nous donner deux certitudes préliminaires : d'une part, que si l'humanité rêve depuis qu'elle existe, la liste des précurseurs du surréalisme en cette matière se borne à peu de noms; d'autre part, que la révolution qu'il fomente bouleverse corrélativement la littérature et la psychologie du rêve. A travers les siècles, nous voyons se constituer un genre académique, le Songe, que même les romantiques n'arrivent pas à arracher à la rhétorique; et un préjugé qui n'attache d'intérêt aux rêves qu'en fonction de leur caractère divinatoire. Plusieurs hommes se sont opposés à l'une ou l'autre de ces données, mais n'ont réussi que partiellement à les surmonter. Les surréalistes dépassent tout ce qu'on a fait avant eux en soutenant ces cinq propositions : 1) Le rêve n'est pas un avertissement divin, mais un avertissement humain, un message que la part inconsciente de l'homme télégraphie à sa part consciente. 2) Tous les rêves sont intéressants, et non exclusivement ceux auxquels on suppose une valeur prémonitoire. 3) Le rêve n'est pas seulement le rêve, il est tout ce qui dans la réalité échappe aux critères du raisonnable. 4) Le rêve n'est pas un monde à part où le rêveur s'isole, il a sa place dans l'univers concret. 5) Le rêve ne doit pas être trahi par le langage, en servant de prétexte à des fictions littéraires qui en méconnaissent le dynamisme propre.

1. Cité par Paul Chabaneix dans *Le Subconscient chez les artistes, les savants et les écrivains* (Paris, J.-B. Baillière, 1897).

II

Le surréalisme et la psychologie des profondeurs

Nos pays chauds, ce sont les cœurs.
Jacques Vaché.

Si les sources poétiques du surréalisme ont été maintes fois étudiées, les influences scientifiques qui concoururent à sa naissance restent encore mal définies [1]. On se contente trop souvent de penser que Breton s'est appuyé exclusivement sur Freud, et qu'il a voulu appliquer aux moyens d'expression les leçons de la psychanalyse. Au contraire, divers enseignements furent utilisés et combinés ensemble, pour former à l'origine les méthodes surréalistes, celui de Freud n'étant pas toujours prédominant. D'une manière générale, le surréalisme ne s'est pas proposé de servir un système déterminé, d'exalter un auteur au détriment de tous les autres; il a prétendu dans une vaste et puissante synthèse, unir des valeurs apparemment inconciliables, afin d'assurer le dynamisme de la connaissance [2].

Le surréalisme n'aurait peut-être pas eu son ampleur de vues, son aisance spéculative, si deux de ses fondateurs,

1. Les seuls travaux consciencieux sur cette question sont à ce jour le petit livre de Jean Cazeaux, *Surréalisme et Psychologie* (Paris, José Corti, 1938) et l'article de Jean Starobinski, *Freud, Breton, Myers*, repris dans *La Relation critique* (Paris, Gallimard, 1971); l'un et l'autre contiennent des aperçus judicieux, mais aussi quelques erreurs d'interprétation, dues à l'exagération des facteurs épistémologiques dans la pensée surréaliste.

2. Un article de Michel Carrouges, paru dans la revue surréaliste belge *Gradiva* (novembre 1971), montre comment Breton a forgé la notion de hasard objectif en combinant une idée d'Engels avec une idée de Hegel.

Breton et Aragon, et leur complice d'élection, Théodore Fraenkel, n'avaient pas été étudiants en médecine; cette situation leur permit de faire profiter la poésie des informations qu'ils acquéraient dans la science de l'homme. Sans cette préparation, ils eussent été moins vite instruits de la psychanalyse, et moins aptes à saisir ce qu'elle apportait de nouveau. Ils y gagnèrent également le privilège de ne pas se laisser éblouir par les savants. Les écrivains dépourvus de culture scientifique ont tendance à se sentir coupables, à humilier devant elle les prérogatives du génie poétique (qu'on se rappelle l'agenouillement de Zola devant Claude Bernard, sa lourde surestimation de la science, qui lui fit bâtir tous ses *Rougon-Macquart* sur une conception périmée de l'hérédité), tandis que les surréalistes adoptent à son égard un ton supérieur, quelquefois même dédaigneux. Dès le début, on verra Breton écrire : « Un jour viendra où les sciences, à leur tour, seront abordées dans cet esprit poétique qui semble à première vue leur être si contraire[1] » et Aragon, avec une condescendance de grand seigneur : « Je trouve l'activité scientifique un peu folle, mais humainement défendable[2]. »

Ce fut en 1916, à l'âge de vingt ans, alors qu'il était assistant du docteur Raoul Leroy au centre psychiatrique de la IIe armée de Saint-Dizier, que Breton entendit parler pour la première fois de Freud, et qu'il eut l'occasion d'employer la technique des associations libres, dans le cadre de ce qu'on appelait la « psychiatrie de guerre ». Il pressentit immédiatement tout ce que l'exploration de l'inconscient pouvait apporter au monde moral, et tenta, au cours d'une permission à Paris, d'en convaincre Apollinaire, Valéry et Gide, sans aucun résultat. C'était faire preuve d'une perspicacité étonnante que de louer Freud à une époque où, à part de rares exceptions, les psychiatres français eux-mêmes le repoussaient. Seuls quelques rares articles de Freud, parmi les moins importants, avaient paru dans des revues spécialisées; les savants ne parlaient de ses découvertes que pour les discréditer, comme Kostyleff qui les annexa à sa propre théorie des

1. *Les Pas perdus.*
2. *La Révolution surréaliste* (nº 5, octobre 1925).
Abrégée au cours de notre ouvrage en : *R.S.*

« réflexes cérébraux », ou Pierre Janet qui, dans son rapport au Congrès de médecine de Londres en 1913, les critiqua sévèrement et ironisa sur la symbolique des rêves (il reprit les mêmes arguments dans *Les Médications psychologiques*). Régis et Hesnard, présentant en 1914 la doctrine de Freud dans *La Psychoanalyse des névroses et des psychoses*, assortirent leur exposé de multiples réserves; mais ils eurent au moins le mérite de reprocher à leurs confrères leur ignorance, et de tracer une vue d'ensemble. C'est dans leur ouvrage que Breton puisa les notions élémentaires du freudisme, et fit lecture de deux rêves de Freud, le rêve de «l'injection d'Irma» et celui de l' «Autodidasker» contenant des considérations linguistiques.

Au moment de la fondation de *Littérature*, Breton écrivait le 4 avril 1919 à Tristan Tzara, avec qui il venait d'entrer en correspondance : « J'ai peu fait de philosophie : une classe de collège et quelques lectures mais la psychiatrie m'est très familière (je suis étudiant de médecine, quoique de moins en moins). Kräpelin et Freud m'ont donné des émotions très fortes [1]. » Une telle révélation réclame un léger correctif : à cette date, Breton a effectivement lu l'*Introduction à la psychiatrie clinique* d'Emil Kräpelin, mais il ne connaît de Freud que quelques fragments. En effet, aucun livre de ce dernier n'avait encore été traduit en France, et Breton, ne sachant pas l'allemand, n'a pu consulter ses écrits originaux. *La Science des rêves*, dans la traduction de Meyerson, ne paraît qu'en 1926, c'est-à-dire quand le surréalisme est constitué, en pleine « époque raisonnante »; ce n'est pas ce livre qui a eu une influence décisive sur le mouvement, mais la *Psychopathologie de la vie quotidienne* publiée en 1922 sous l'autorité de Jankélévitch. On doit à ce fait la gradation des rapports du groupe avec la psychanalyse. Les surréalistes se sont préoccupés de déchiffrer leurs actes manqués avant de se soucier d'analyser leurs rêves.

Un homme, avant Freud, a fait sur Breton une impression profonde qui ne s'effacera jamais : le neurologue Babinski, dont il fut l'élève à l'hôpital de la Pitié. Celui-ci va représenter

1. Cf. La correspondance Breton-Tzara, publiée en annexe de la thèse de Michel Sanouillet, *Dada à Paris* (Paris, J.-J. Pauvert, 1965).

pour lui le type du savant, tout comme Apollinaire représentera le type du poète. Joseph Babinski était alors un personnage considérable; ancien chef de clinique de Charcot à la Salpêtrière, il avait entrepris la révision de sa conception de l'hystérie, qu'il nomma le pithiatisme pour indiquer, étymologiquement, qu'on en pouvait guérir les troubles par la persuasion. Il fut dès 1911 l'initiateur de la neurochirurgie en France, et consacra sa vie à l'étude des réflexes; on lui doit, entre autres, la notion de la constance du réflexe achilléen et des réflexes des membres inférieurs, la découverte du réflexe paradoxal du coude, et surtout celle du réflexe cutané-plantaire dit « signe de Babinski ». C'était un homme de grande prestance, supérieurement courtois, qui répétait à ses étudiants qu'il ne savait rien, qu'il cherchait à comprendre, et qui déployait devant eux une patience infinie dans ses travaux. Breton le cita en exemple, dans le *Manifeste du surréalisme*, pour montrer que l'activité du savant, comme celle du poète, était dans sa meilleure part soumise à l'inspiration : « J'ai vu à l'œuvre l'inventeur du réflexe cutané plantaire; il manipulait sans trêve ses sujets, c'était tout autre chose qu'un " examen " qu'il pratiquait, *il était clair qu'il ne s'en fait plus à aucun plan.* De-ci de-là, il formulait une remarque, lointainement, sans pour cela poser son épingle, et tandis que son marteau courait toujours. Le traitement des malades, il en laissait à d'autres la tâche futile. Il était tout à cette fièvre sacrée. » On vérifiera tout au long des écrits théoriques de Breton des réminiscences de son admiration pour Babinski; par exemple, lorsqu'il célébrera en 1928 avec Aragon le Cinquantenaire de l'Hystérie, dont il proposera une nouvelle définition, il reconnaîtra en Babinski « l'homme le plus intelligent qui se soit attaqué à cette question », et désignera son élève Clovis Vincent comme « le Raymond Roussel de la science ». Enfin, à l'âge de soixante-sept ans, dans sa réédition de *Nadja*, il éprouvera le besoin de déclarer : « Je garde grand souvenir de l'illustre neurologue pour l'avoir, en qualité d' "interne provisoire ", assez longuement assisté dans son service de la Pitié. Je m'honore toujours de la sympathie qu'il m'a montrée — l'eût-elle égaré jusqu'à me prédire un grand avenir médical! — et, à ma manière, je crois avoir tiré parti de son enseignement... »

Cependant, si son expérience clinique à la Pitié lui a révélé le fonctionnement du système nerveux, Breton n'y a rien appris sur le rêve ou sur les oscillations du niveau mental; il est tributaire en cela de ses lectures. Avant d'être le zélateur de la psychanalyse, il s'est nourri de ce qu'il y avait de meilleur dans les sciences humaines du XIXe siècle. Et tout en imposant le nom de Freud au public français, il n'a cessé de rappeler qu'il avait eu des prédécesseurs à ne pas négliger. Nous avons vu comment Alfred Maury, Hervey de Saint-Denys ont pu ainsi devenir des modèles pour Breton, bien qu'il leur reprochât certains errements. Il a également lu Pierre Janet – puisque celui-ci était l'auteur du manuel de philosophie du baccalauréat – mais dans ses principaux ouvrages il n'a rien trouvé dont il veuille se servir. S'il a tiré de *L'Automatisme psychologique* – qu'il étudia en 1919, l'année où il écrivit avec Soupault *Les Champs magnétiques* – le terme d' « écriture automatique », il l'a aussitôt détourné de son sens; les quelques pages où Janet en fait mention ne concernent que l' « écriture à planchette » des médiums, qui n'est pas comparable à l'écriture surréaliste [1]. Il semble avoir été plus marqué par le livre de Taine, *De l'Intelligence,* dont la réputation était encore intacte. On se souvient d'ailleurs de cette phrase du *Manifeste :* « Je sais que j'apprivoiserais bien des soirs cette jolie main qui, aux dernières pages de *L'Intelligence,* de Taine, se livre à de curieux méfaits. » Il s'agit de l'observation « Sur l'hallucination progressive avec intégrité de la raison » où l'auteur rapporte qu'un de ses amis, depuis cinq jours à la diète pour un cas de rougeole, a vu s'asseoir au chevet de son lit « dans la pose du tireur d'épines », une femme dont il put tenir et baiser la main « revêtue vers le poignet d'une auréole très mince de lumière blonde frisante »; cette apparition s'évanouit dès qu'on fit absorber du bouillon au malade.

Enfin, Breton n'a pas dédaigné de s'intéresser aux recherches du physiologiste Charles Richet, lorsqu'il fonda en 1920 l'Institut de Métapsychique, afin d'étudier objectivement les phénomènes supranormaux. Du *Traité de Méta-*

1. J'ai eu en 1971 un débat radiophonique avec Philippe Soupault, au cours duquel nous avons précisé ensemble le rôle (mineur) de Pierre Janet dans la formation psychologique de Breton.

psychique de Richet, il ne retint qu'une seule notion : la cryptesthésie, c'est-à-dire la croyance en une sensibilité cachée dont les lois ne sont pas réductibles au système perceptif.

Dada et Freud.

L'histoire du surréalisme, on le sait, commence par la fondation en 1919 de la revue *Littérature;* les jeunes poètes qu'elle réunit formeront d'abord le groupe de *Littérature*, puis celui des dadaïstes parisiens, avant de se muer en surréalistes, avec des adeptes nouveaux et des ambitions plus vastes.

Lorsque Tristan Tzara vint en 1920 jeter la bombe Dada à Paris, sur les instances de Picabia et de Breton, il n'était évidemment pas question de créer un mouvement favorisant une science quelconque. Arrivant de Zurich, où l'école psychanalytique était solidement implantée, Tzara ne partageait pas pour celle-ci l'engouement de ses amis, et avait écrit dans son *Manifeste de 1918 :* « La psychanalyse est une maladie dangereuse, endort les penchants anti-réels de l'homme et systématise la bourgeoisie. » Lui qui se disait d'ailleurs contre tous les systèmes, il poussa, avec un sens génial du désordre, le groupe de *Littérature* dans une offensive forcenée contre le goût, la logique, la morale. Pour cela, il proposait à tout instant des actions subversives sans utilité. Il fallait faire souffler un vent de panique sur les raisons de vivre, en crachant sur l'art, en piétinant les idoles, en bafouant les convenances. Aucun débraillé, cependant : le monocle était de rigueur, sinon le chapeau melon ou le faux col dur. Les dadaïstes furent avant tout des conjurés : ils inaugurèrent leur entreprise par un pacte (dont les clauses ne furent jamais divulguées) et se donnèrent tous rendez-vous à Madrid en mars 1921 (ce rassemblement n'eut pas lieu pour des raisons matérielles).

Dans le dadaïsme, pas de recherches, pas d'expériences, surtout pas d'œuvres; Dada n'a pas à s'occuper du rêve et de la folie, il *est* le rêve et la folie introduits directement dans les mécanismes sociaux. Le dadaïste ne crée pas, n'exprime pas des idées et des sentiments : il manifeste. Textes et objets ne sont fabriqués qu'en vue de manifestations scandaleuses : le mieux est encore de s'en passer. Lors des séances dadaïstes, on verra Éluard en danseuse, Breton avec un revolver attaché à chaque tempe, Aragon accomplissant des « tours de prestidigitation », Ribemont-Dessaignes exécutant le *Pas de la chicorée frisée.* Dans un texte resté inédit sur l'Ouverture de la Saison Dada, Breton explique qu'il veut, à travers le scandale, constituer pour le public des *enfers artificiels :* « Il est certain que les manifestations Dada participent d'un autre désir que celui de scandaliser. Ce dernier, si fort qu'il soit (il est facile d'en suivre la trace de Baudelaire jusqu'à nous) ne suffirait pas à procurer la volupté qu'on peut attendre d'enfers artificiels. Il faut tenir compte, aussi, de l'étrange plaisir qu'il y a à " descendre dans la rue " ou à " ne pas perdre pied " comme on voudra : il y a malgré tout quelque chose d'infortuné dans la vie de certains grands philosophes comme Kant qui se créent un monde à part et se mettent à la merci d'un lieu commun tel qu'un sourire de femme [1]. » Le but est d'agir au lieu de produire : « Dada, en joignant le geste à la pensée, a quitté le domaine des ombres pour se lancer sur un terrain solide [2]. »

Pour les dadaïstes, l'humanité se compose d'imbéciles : jeunes ou vieux, hommes ou femmes, savants, littérateurs, militaires, prêtres, politiciens, négociants, sont tous idiots. Ils le sont d'une manière compliquée, prétentieuse et imparfaite : le dadaïste va leur enseigner à l'être avec simplicité. La devise Dada : « Il faut être parfaitement imbécile » doit être entendue au pied de la lettre : il s'agit d'atteindre la perfection dans l'inconséquence et la gratuité. Un acte dadaïste, c'est de s'asseoir à la terrasse d'un café et de commander : « Garçon! Une patrie et une crise de nerfs [3]! » Un autre, c'est d'arriver dans une réunion où l'on est invité, et de s'enquérir : « Qui est-ce qui veut une paire de claques? » Marcel Duchamp joue sa vie à pile ou face; pour décider s'il doit lire

1. A. Breton, *Les « Enfers artificiels »*, manuscrit (Bibl. Jacques Doucet).
2. *Ibid.*
3. Catalogue du Salon Dada, mai 1921.

un livre ou non, sortir ou rester dans sa chambre, partir en voyage, il fait sauter en l'air une pièce de monnaie et se conforme à l'arrêt du hasard. Le même Duchamp, qui envisage la vente d'un insigne Dada protégeant « contre les ennuis multiples de la vie », conseille à ses amis : « Si vous avez mal aux dents, allez chez le dentiste et demandez-lui s'il est Dada. »

Naturellement, il se trouva que les écrits et les actes des dadaïstes furent aussitôt assimilés à des productions de fous. L'auteur dramatique H.-R. Lenormand, qui avait lu Freud dans la traduction anglaise de Brill, et qui avait expérimenté sa psychothérapie en Suisse, écrivit dans *Comoedia* (29 mars 1920) un article, *Dadaïsme et psychologie*, où il prétendait prouver que Dada était un cas de régression à l'enfance, et que ses membres, guettés par la névrose et la démence précoce, devraient suivre d'urgence un traitement psychanalytique. Avant même que le surréalisme soit né, on constate la tendance des adversaires de Breton à retourner contre lui son intérêt pour la psychanalyse.

De tels articles, et l'enquête ouverte par Marcello Fabri, directeur de la *Revue de l'Époque :* « Faut-il fusiller les dadaïstes? », enchantent le groupe. Tout doit être fait pour forcer le public à avoir des réactions imbéciles. Et le plus extraordinaire, c'est que les spectateurs, devant ces provocations, se conduisent en dadaïstes; au Salon des Indépendants, ils jettent des sous aux conférenciers lisant des manifestes Dada (chaque manifeste étant lu par plusieurs personnes à la fois), et on doit éteindre les lumières pour éviter les incidents; à la Maison de l'Œuvre, ils conspuent une chanteuse interprétant des mélodies de Duparc; à la Salle Gaveau, ils viennent avec des œufs et des biftecks *(sic)* pour en mitrailler les poètes coiffés de tubes et d'entonnoirs, qui voient voler autour d'eux sur scène des morceaux de viande saignante. De toute la série des manifestations dadaïstes, la plus typique est la visite à Saint-Julien-le-Pauvre, parodie des visites touristiques commentées, avec trois discours aux badauds (celui de Ribemont-Dessaignes consista en la lecture de pages du dictionnaire Larousse) et distribution d'enveloppes dont l'une contenait un billet de cinq francs (mais

Léo Poldès à qui il échut se le vit refuser même à la Banque de France, tant il était couvert d'inscriptions séditieuses). Seule la pluie, qui interrompit la cérémonie, empêcha la réalisation d'une idée sensationnelle, la « vente aux enchères d'abstractions ».

Le public finit par attendre d'eux des pitreries divertissantes, si bien que Breton protesta avec humeur : « Ils voudraient nous voir le talent des Fratellini [1]. » Il avait conscience que la partie qui se jouait engageait l'avenir : « Il s'agit peut-être d'arracher l'esprit humain à quelques-unes de ses entraves, notamment aux catégories de plus en plus subtiles en lesquelles il se désagrège [2]. » En dépit de Tzara, qui tenait Freud pour un personnage « qui avait bâti son mystère sur une espèce d'idéal bourgeois », Breton estimait que « tout l'effort de l'homme doit être appliqué à provoquer sans cesse la précieuse confidence [3] ». Il persistait à croire que la clé de la poésie était enfouie dans les abîmes de l'être. Ce qui l'amena à se persuader qu'une confrontation était nécessaire entre lui, représentant de la révolte poétique, et le savant qui animait une révolution psychologique.

Ce fut le lundi 10 octobre 1921 qu'André Breton, après un séjour au Tyrol, rencontra Sigmund Freud à Vienne. Il attendait beaucoup de ce dialogue avec un novateur admiré, à qui il avait envoyé une lettre enthousiaste. Freud le reçut à sa consultation de l'après-midi; le poète dut se morfondre dans la salle d'attente, en compagnie d'une dizaine de consultants. Breton rongea son frein, en contemplant les gravures allégoriques ornant les murs, la photo du maître entouré de ses disciples. Enfin, son tour vint. Introduit dans le cabinet, il se trouva devant « un petit vieillard sans allure », contraint, ennuyé, qui fit en sorte de l'éconduire rapidement. Breton tenta d'animer la conversation, en parlant de Charcot, de Babinski; Freud ne lui répondit que des banalités, et mit fin à l'entretien en disant : « Heureusement, nous comptons beaucoup sur la jeunesse. » Lorsque Breton sortit de chez Freud, sa déception était si grande que sa femme Simone,

1. *Les « Enfers artificiels », op. cit.*
2. *Ibid.*
3. *La Confession dédaigneuse.*

qui l'attendait dehors, dut passer le reste de la journée à lui remonter le moral. Et Breton demeura plusieurs années sans pardonner à Freud cette déconvenue. Quand il fit son éloge dans le *Manifeste du surréalisme,* ce fut par un acte de loyauté intellectuelle, car sa blessure n'était pas encore cicatrisée.

Il faut avouer que si Breton s'est montré chimérique (comment pouvait-il penser qu'un poète de vingt-cinq ans, auteur de deux plaquettes de poésie et directeur d'une revue mal famée, allait intéresser le fondateur de la psychanalyse?) Freud de son côté a été assez lamentable. Breton n'espérait pas retirer de cette rencontre une formule inoubliable, ou une approbation de sa conduite, mais l'assurance que le savant n'était pas indifférent à l'inquiétude poétique moderne. Et le vieil homme n'a pas su attiser de son souffle cette ferveur. J'ai vu de mes yeux une chose incroyable : Breton dans son âge mûr, poète mondialement renommé, *se lever respectueusement* pour accueillir un écrivain de dix-sept ans, qui venait de publier son premier article dans un journal anarchiste. Cet homme violent et intraitable a toujours marqué des égards à la jeunesse rêveuse et révoltée. On regrette donc que le savant ait été aussi étriqué, alors que le poète était aussi magnifique. D'autant plus que Freud, recevant à la même époque H.-R. Lenormand, qu'il ne connaissait pas davantage, lui fit un accueil chaleureux; celui-ci avait pris la précaution d'apporter en cadeau une boîte de chocolat et de se munir d'une lettre de recommandation d'un psychanalyste suisse. Lenormand a décrit la scène : « Me conduisant devant sa bibliothèque où se trouvaient Shakespeare et les tragiques grecs, il m'avait dit : *Voilà mes maîtres. Voilà mes répondants.* L'importance et la modestie de cet aveu me frappèrent [1]. » Quel dommage que Freud ne se soit pas mis en frais pour le poète immortel, plutôt que pour le littérateur périssable!

Dans le numéro de mars 1922 de *Littérature,* Breton publia son *Interview du professeur Freud,* se bornant à quelques notes assez dérisoires, puisque celui-ci ne lui avait

1. H.-R. Lenormand, *Confessions d'un auteur dramatique,* t. I (Paris, Albin Michel, 1949).

fait aucune déclaration. Il adoptait un ton ambigu, moins pour se venger de la réserve du praticien que pour s'opposer à l'opinion parisienne. Le nom de Freud n'était plus inconnu à Paris, car celui-ci avait envoyé son élève Eugénie Sokolnicka pour expliquer son œuvre aux intellectuels français; elle avait fait des conférences dont l'une, sur la sexualité, déchaîna l'hilarité, un mauvais plaisant ayant introduit dans la salle un chat qui ponctuait de miaulements ses paroles. Contre cette curiosité douteuse, Breton réagit brutalement en montrant la vie modeste du savant : « Aux jeunes gens et aux esprits romanesques qui, parce que la mode est cet hiver à la psychoanalyse, ont besoin de se figurer une des agences les plus prospères du rastaquouèrisme moderne, le cabinet du professeur Freud avec des appareils à transformer les lapins en chapeaux et le déterminisme bleu pour tout buvard, je ne suis pas fâché d'apprendre que le plus grand psychologue de ce temps habite une maison de médiocre apparence dans un quartier perdu de Vienne. » Dans ce compte rendu à la fois dénigrant et flatteur, Breton salue en Freud *l'incompris,* celui auquel la société ne s'intéresse que par malentendu, et dont la méthode est accusée par Charles Blondel, cette même année, d'« obscénité scientifique ».

En ce numéro de *Littérature* où il évoque sa rencontre avec Freud, Breton publie aussi trois « sténographies de rêves », donnant à ses amis l'exemple d'une activité qui allait leur devenir coutumière. Deux mobiles l'incitent à proclamer qu'il faut noter ses rêves : il veut opposer aux œuvres littéraires (et aux « témoignages » apprêtés) des documents bruts de la vie intérieure, servant d'appoints à l'écriture automatique découverte trois ans auparavant; il essaie d'arracher Dada au faux délire, en lui fixant pour objectif un état authentique de l'être. Beaucoup plus que les autres, Breton se soucie d'efficacité, au point de faire cette déclaration étonnante : « Il est absurde que les idées poétiques, philosophiques, ne soient pas, de même que les idées scientifiques, susceptibles d'une application immédiate. Surréalisme, psychoanalyse, principe de relativité doivent nous mener à la construction d'appareils aussi précis, aussi bien adaptés à nos besoins pratiques que la télégraphie sans fil. Je dis

" construction d'appareils " à tout hasard, naturellement, et en n'accordant à ces mots qu'une valeur d'images [1]. » Au lieu des appareils « à transformer les lapins en chapeaux », qui réjouissent les badauds, Breton convie les poètes et les savants à inventer des appareils mentaux de haute précision, que l'esprit peut déclencher à volonté.

Les numéros suivants de *Littérature* présenteront d'autres procès-verbaux du même genre : trois rêves de Robert Desnos (n° 5, octobre 1922), un rêve très significatif d'André Breton sur « le nouveau temps du verbe être » (n° 7, décembre 1922), un rêve de Francis Picabia intitulé *Electrargol* et un de Paul Éluard *Pour se prendre au piège* (n° 9, février-mars 1923). En les comparant, on remarque une différence essentielle : seuls ceux de Breton sont racontés avec une exactitude scientifique, sans omettre aucune nuance affective qui pourrait servir à l'analyse. Celui de Picabia a le caractère d'une pochade : « Soixante-quatre paires de bottines! Deux paires à chaque porte, l'une féminine, l'autre masculine! J'étais dans un long couloir, tapis rouge, murs blancs, où m'avait conduit mon rêve... » En racontant cette histoire où il va jeter dans un fleuve des bottines trouvées dans une maison de passe, Picabia ne cherche qu'à jouer un bon tour au lecteur.

L'attitude catégorique de Breton à l'égard de la psychanalyse et des rêves fut diversement appréciée par les autres dadaïstes. Tzara se récusa; Ribemont-Dessaignes avoua qu'après avoir eu, durant son enfance, de beaux rêves de vol, il ne rêvait plus que par bribes impossibles à saisir. Le dadaïste lyonnais Émile Malespine, qui dirigeait la revue *Manomètre* (« Pas de Comité de lecture. Les manuscrits sont tirés au sort », lisait-on sur la couverture), se prononça avec d'autant plus de mordant qu'il était alors étudiant en médecine (il poursuivra plus tard sa carrière médicale à Lyon, parallèlement à une activité de poète et de peintre parasurréaliste). Son étude *Côté Doublure* [2] est la réponse la plus poussée

1. *Les « Enfers artificiels », op. cit.* On remarquera que, dans ce texte datant de 1921, Breton parle du surréalisme comme d'une méthode constituée. Cela confirme la thèse que je soutiens dans mes autres livres, selon laquelle le surréalisme est né *pendant* Dada, non *après* Dada.

2. *Manomètre* (n° 5, février 1924).

aux initiatives de Breton. Il fait une critique détaillée de Freud, distinguant dans son œuvre trois parties, à savoir en respectant l'orthographe Dada : une partie *psicologique* (« celle qui compte et qui restera. Il nous démontre que le conscient est gouverné par l'inconscient »), une partie *térapeutique* (« Elle est efficace, possible ») et une partie *métafisique*, qui déchaîne ses sarcasmes : « Pour comprendre Freud, chaussez des testicules en guise de lunettes. » Malespine s'attaque sans les nommer aux récits de rêves de *Littérature :* « Tout rêve dont on se souvient ressemble aux lettres qu'on écrit en pensant qu'elles seront publiées. » Il conteste même Alfred Maury, le maître des maîtres : « Maury est l'homme qui a le mieux écrit sur les rêves. Mais il était tellement absorbé par ce problème qu'en rêve, il rêvait au rêve et ne savait plus s'il rêvait. » Il leur oppose sa propre conception, purement mécaniste, *Rêve et cénesthésie :* « Le rêve est la traduction de notre courbe cénesthésique. » Il décrit les « rêves standards des états dépressifs », ayant pour thèmes : le train, les enterrements, les morts, la poursuite, les précipices, la descente des escaliers, les animaux (rats et serpents surtout), et les « rêves standards des états d'excitation » : le panorama (des paysages qui se déroulent), le cinéma, le vol. Et Malespine pose cette devinette : « RAID SOUS-MARIN. Le rêveur fait pointer le périscope. Le somnambule plonge et regarde par les hublots. Le délirant touche le fond. Cherchez le capitaine. »

Ce fut quand le groupe de *Littérature* décida de généraliser l'étude du rêve – nous le verrons plus loin en détail – qu'il se sépara définitivement de Dada pour entrer dans la voie royale du surréalisme. La naissance de ce mouvement fut marquée par une querelle violente et brève; en effet, Yvan Goll écrivit lui aussi un *Manifeste du surréalisme*, pour protester contre celui de Breton, et revendiquer une acception de cette notion plus proche d'Apollinaire. Dans sa revue *Surréalisme* (novembre 1924) – où il réunit P.-A. Birot, Joseph Delteil, Marcel Arland, Pierre Reverdy, Jean Painlevé, et même le fluctuant René Crevel – il attaqua avec indignation la position de ses adversaires : « Ils affirment la " toute-puissance du rêve " et font de Freud une muse nouvelle. Que le docteur Freud se serve du rêve pour guérir des troubles trop terrestres, fort bien! Mais de là à faire de sa doctrine une application dans le monde poétique, n'est-ce pas confondre art et psychiatrie? » Ainsi, dès le début, en accréditant la psychanalyse, Breton a mis contre lui les littérateurs et les avant-gardistes superficiels; il faut admirer la fermeté avec laquelle il a toujours soutenu les attaques de ce genre. Les deux surréalismes entrèrent en collision, en novembre 1924, lors du récital de Valeska Gert au théâtre des Champs-Élysées, qui prétendit donner des « Danses surréalistes » devant le Tout-Paris. Breton et ses amis, armés de cannes et de sifflets à roulettes, y provoquèrent un beau charivari; Yvan Goll prit la défense de sa protégée, et il s'ensuivit un pugilat où les vrais surréalistes n'eurent pas l'avantage. La tentative de Goll devait néanmoins avorter aussitôt, montrant qu'il ne suffisait pas de faire appel à l'imaginaire pour créer un grand mouvement moderne, portant l'espoir de plusieurs générations; les vainqueurs allaient être ceux qui faisaient du surréalisme une méthode de connaissance et un principe d'action.

Surréalisme, psychiatrie et psychanalyse.

Dès que le surréalisme s'est constitué, il a remis en question assez brutalement toutes les disciplines prétendant définir les normes et les maladies de l'esprit. Son activité en ce domaine a été à ce point efficace qu'un psychiatre, le docteur Gaston Ferdière, a reconnu publiquement : « Ce sont les surréalistes qui nous ont amenés à repenser profondément, nous psychiatres, le problème de la folie, de sa valeur (je prends le mot *valeur* volontairement), le problème de son sens, de ses limites et de ses dangers. Ce sont les surréalistes qui nous ont appris à repenser la psychiatrie, à repenser le psychiatre (certains écrits de Bonnafé portent justement ce titre : *le personnage du psychiatre,* car c'est un personnage), et à approfondir son rôle et sa fonction [1]. » Pour obtenir un

1. Docteur Gaston Ferdière, *Surréalisme et Aliénation mentale*, dans *Le Surréalisme* (Bruxelles, Mouton, 1966).

tel résultat, le surréalisme ne s'est pas contenté d'assumer un certain mode de compréhension de ces phénomènes; il a dénoncé des abus, pris à partie nommément certains praticiens, défendu l'aliéné contre la société, et surtout, a proclamé la *légitimité* du délire en le rattachant à l'état de rêve. Quelques commentateurs se sont étonnés de voir les surréalistes tantôt se référer à la psychanalyse, tantôt la combattre; mettre la psychiatrie au défi, tout en maintenant des liens d'amitié avec plusieurs psychiatres. Cela s'explique pourtant très aisément, non par une fluctuation d'opinion, mais par le souci de toujours préserver le devenir révolutionnaire de l'homme.

Une première offensive eut lieu dans la *Lettre aux médecins-chefs des asiles de fous*, que l'on attribue faussement à Antonin Artaud, et qui est pour le fond de Théodore Fraenkel : « Nous n'entendons pas discuter ici la valeur de votre science ni l'existence douteuse des maladies mentales. Mais pour cent pathogénies prétentieuses où se déchaîne la confusion de la matière et de l'esprit, pour cent classifications dont les plus vagues sont encore les seules utilisables, combien de tentatives nobles pour approcher le monde cérébral où vivent tant de vos prisonniers? Combien êtes-vous par exemple pour qui le rêve du dément précoce, les images dont il est la proie, sont autre chose qu'une salade de mots[1]? » Jusqu'alors, la société laissait le malade mental à la discrétion de l'aliéniste, sans qu'un écrivain se croie la compétence d'intervenir. Au temps du romantisme, seul Nodier se prononce avec compassion pour les « lunatiques », et fait du médecin qui les soigne un personnage grotesque (dans *La Fée aux miettes*). On avait tendance à identifier le directeur de l'asile à un belluaire évoluant parmi les fauves. Et voilà un groupe de poètes qui renverse tout, déclarant que le fou est un héros, une victime, un représentant d'un mode de pensée autre, au même titre que le primitif et l'enfant.

Les surréalistes ont pris aussi la défense de la névrose, n'acceptant pas qu'elle puisse donner lieu à la dépréciation morale de celui qui en était atteint. Leur éloge de l'hystérie,

1. *R.S.* (n° 3, 1925). Le terme de « salade de mots » est couramment usité dans les manuels de psychiatrie de l'époque; c'est style de carabin, non style de poète.

« la plus grande découverte poétique de la fin du XIXe siècle », ne doit pas être jugé comme une fantaisie provocatrice [1]. L'hystérie marque l'irruption de l'irrationnel dans le domaine de la rigueur scientifique; c'est le triomphe du sensible sur l'intelligible. Gilbert Lély se fait l'interprète du point de vue de ses amis quand il évoque « les tréteaux dépravés, les sabbats convulsifs, régis par Jean-Martin Charcot », dont l'érotisme noir l'émerveille : « L'album photographique de la Salpêtrière (" Oh! des paons! leurs queues! Je ne veux plus de paons! ") ne le cède nullement en poétique horreur à ces comptoirs forains d'anatomie pathologique, où des femmes de cire, splendides comme le viol, agonisent sur du velours cramoisi [2]. » Le catalogue des livres surréalistes diffusés par la librairie José Corti s'ornait d'une couverture de Max Ernst, représentant une femme faisant « l'arc hystérique ». De l'admiration pour l'hystérie, où la sensation est poussée au paroxysme, à l'intérêt pour les savants qui en ont traité, il n'y a qu'un pas. C'est ainsi que le surréaliste roumain Paul Paun, dans son manifeste *La Conspiration du silence* (1947), a glorifié les travaux de Bourru et Burot sur l'action des médicaments à distance [3]. Quoi de plus charmant que le spectacle de ces deux médecins de Rochefort, montrant une crédulité enfantine devant les divagations de leurs sujets, et pratiquant sur eux avec une gravité imperturbable des expériences qui se déroulent absurdement comme des actes de rêve! La littérature médicale du XIXe siècle nous offre ainsi le plaisir malicieux de voir des savants dignes, compassés, doctrinaires, devenir délirants au nom de la logique. Le

1. Le goût persistant des surréalistes pour l'hystérie n'est pas incompatible avec l'attachement de Breton à l'exemple de Babinski. C'est à tort qu'on a présenté Babinski comme l'adversaire de Charcot, dont il a plutôt été le continuateur et le rectificateur. Le docteur Guillain, dans son livre sur Charcot, précise que celui-ci avait en projet, à la fin de sa vie, la révision faite par son disciple.

2. Gilbert Lély, *L'Enfer d'Hippocrate*, dans *Œuvres poétiques* (Paris, J.-J. Pauvert, 1969).

3. Bourru et Burot, *La suggestion mentale ou l'action à distance des substances toxiques et médicamenteuses* (1886). Les scènes où les auteurs obtiennent d'une femme des extases religieuses, rien qu'en approchant d'elle un flacon d'eau de laurier-cerise (avec photographies à l'appui), sont incroyables. La photographie de « l'attrait des doigts sur un homme » ne déparerait pas une publication surréaliste. Les psychologues de l'époque (notamment Pierre Janet) faisaient grand cas de ce livre.

rationalisme y est tenu en échec par les réactions excessives de la sensibilité; cela ne pouvait que plaire à des poètes qui cherchaient à renverser de fond en comble l'univers du sérieux.

Lorsqu'une équipe de psychiatres d'avant-garde décida d'introduire la psychanalyse en France, les surréalistes ne se sentirent plus l'obligation morale d'en répandre les notions, sinon pour l'empêcher d'être une affaire de spécialistes, sans conséquences morales dans le domaine public. Le premier numéro de *L'Évolution psychiatrique* en 1925 coïncide d'ailleurs avec la naissance du surréalisme, et l'on y donne un extrait du *Manifeste* qui vient de paraître. Les docteurs Adrien Borel et Gilbert Robin, à la fin de leur article sur *Les Rêveurs*, en parlent avec faveur : « Nous venons de prendre connaissance d'un mouvement nouveau : le surréalisme, expliqué et commenté par son créateur André Breton. Sans entrer dans la critique de son livre : *Manifeste du surréalisme*, nous nous devons de signaler cette évasion du réel que tente l'auteur pour s'enfermer (ou plutôt s'élargir) dans un monde imaginaire extrêmement étendu, à la formation duquel concourent tous les modes d'expression de l'inconscient et tout ce qu'il y a de merveilleux et de féerique dans l'individu. » Il y a donc, dès le départ, un attrait réciproque entre les deux disciplines, tout au moins au niveau le plus élevé. Le docteur Henri Ey, un des initiateurs de la psychiatrie française moderne, a confessé qu'il a toujours eu un amour aussi vif du surréalisme que de sa propre profession [1]. La fondation de la Société psychanalytique de Paris, en novembre 1926, modifia également le rapport de forces; certains de ses membres devinrent pour les surréalistes des interlocuteurs privilégiés. Le docteur René Allendy, notamment, que ses travaux sur l'occultisme (outre sa thèse *Alchimie et médecine*, il fut l'auteur d'un important ouvrage sur *Le Symbolisme des nombres*), préparait à une compréhension plus vaste des réalités secrètes, manifesta une bienveillance constante aux poètes du mouvement, qu'il expliqua inlassablement à ses confrères. Anaïs Nin, assistant à

1. Docteur Henry Ey, *Le Surréalisme devant la psychiatrie* (*L'Évolution psychiatrique*, 1948, fascicule IV).

une de ses conférences, écrit : « Allendy, à la Sorbonne, a parlé du surréalisme avec éloquence. Antonin Artaud, me dit-il, est pour lui comme un fils[1]. »

L'évolution du surréalisme à l'égard de la psychanalyse devint avec le temps assez contradictoire; l'invective succéda parfois à la louange. D'un côté, certains surréalistes (Leiris, Queneau, Crevel, Artaud) se font psychanalyser, manifestant ainsi leur confiance à la jeune science; d'un autre côté, ils se livrent contre elle à des polémiques, sans que leurs critiques relèvent nécessairement d'un transfert négatif. Quelques-uns avouent qu'elle n'a sur eux aucune influence, ou une influence négligeable; ce fut le cas d'Artaud qui déclarait à la fin de sa vie : « Si je connais mal la Psychanalyse de Freud, ou celle de Jung, en revanche j'ai étudié de très près la Kabbale dans le " Zohar " ou le " Sepher Jetzira " et à leur lumière comme à celle de quelques écrivains chrétiens des premiers siècles j'y ai trouvé une explication des choses qui m'a intégralement satisfait[2]. » Enfin, l'éloge du freudisme entrepris par le surréalisme est de telle nature qu'il rend le contact difficile entre eux. En 1929, dans la revue *Variétés,* les surréalistes publient la photo de Freud en regard de celle de Trotski, pour montrer qu'ils les considèrent comme deux révolutionnaires de même envergure. Ils se font une très haute idée de Freud, mais ils souhaitent le voir jouer un personnage qu'il ne veut pas être. D'où la sourde irritation qui les prend contre le maître poursuivant impavidement sa tâche, et l'éloignement de celui-ci devant les avances de ces fauteurs de scandale pouvant nuire à sa position déjà fort menacée. C'est alors que Breton lui cherche une mauvaise querelle, en lui reprochant d'avoir omis le nom de Volkelt dans la bibliographie de *La Science des rêves;* reproche immérité, puisque Freud cite Volkelt dans son texte où Breton, qui n'en avait jamais entendu parler auparavant, apprend son existence. Freud, dans sa réponse, trahit toute l'importance qu'il accorde maintenant à son

1. Anaïs Nin, *Journal (1931-1934),* traduit par Marie-Claire van Elst (Paris, Stock, 1969).

2. Antonin Artaud, Lettre au docteur Ferdière, 18 octobre 1943 (*La Tour de Feu,* n°s 63-64, décembre 1959).

interlocuteur : « Je suis très sensible à un tel reproche et quand il vient d'André Breton il m'est d'autant plus pénible[1]. »

Il faut ajouter que les réactions des psychanalystes envers les surréalistes furent également confuses, l'admiration se colorant de blâme, la compréhension se trouvant bloquée par des inhibitions personnelles. On en aura un témoignage dans l'ouvrage du docteur René-R. Held, *L'Œil du psychanalyste*[2]; l'auteur, ancien président de la Société de médecine psychosomatique, a commencé ses études médicales avec Fraenkel, Aragon et Breton; il révèle que toute sa vie il a tourné autour du groupe parisien sans oser y pénétrer, et analyse sa résistance à cet égard. (Le docteur Held, que je n'ai rencontré qu'une seule fois, s'en prend tout au long de son livre à ma personne et à mes opinions, avec un mélange étonnant d'enthousiasme et de réprobation, fort caractéristique, à mon avis, du sentiment ambivalent qu'inspire souvent un disciple de Breton à un disciple de Freud.)

La principale raison de l'agressivité des surréalistes contre la psychanalyse, à une certaine époque, tient à leur adhésion au communisme ou à la possibilité qu'ils entendaient se ménager d'y adhérer. On sait que le marxisme et le freudisme sont deux dogmes apparemment inconciliables; le marxisme, posant en principe l'aliénation économique de l'homme dans le système capitaliste, et sa désaliénation au moyen de la praxis révolutionnaire, croit que le freudisme engage l'individu à s'accommoder de ses frustrations, et à se conformer à l'idéal du moi de la classe dirigeante. Georges Politzer, qui avait dénoncé avec beaucoup de vigueur en 1925 dans la revue *Philosophies* le « mythe de l'anti-psychanalyse », dès qu'il devint un homme de parti tomba dans les erreurs auxquelles il s'était attaqué, et se mit à faire de l'anti-psychanalyse intolérante. Breton et ses amis ne veulent pas imiter ce comportement; ils pensent que lorsqu'on est devant une antinomie, il ne faut pas la maintenir, mais essayer de la résoudre. Ils vont travailler à rendre Freud et Marx associables dans une même foi révolutionnaire, et pour cela, faire pression sur la psychanalyse afin

1. Lettre du 14 décembre 1932, dans *Les Vases communicants, op. cit.*
2. Paris, Payot, 1973.

qu'elle améliore sa méthode, tout en menant dans l'autre camp une propagande inverse.

On verra donc le surréalisme se livrer, à la moindre occasion, à une critique caustique de l'école psychanalytique, sans jamais pousser jusqu'à la rupture. Il entend montrer qu'il vise à empêcher ses abus, ses prétentions qui l'écartent des forces rénovatrices de la société, mais qu'il est toutefois foncièrement d'accord avec sa théorie des instincts. Les correctifs employés sont la satire, la contradiction systématique, ou l'emploi d'un procédé psychanalytique que l'on mènera au paroxysme de l'absurde (Dali deviendra très fort en ce genre d'exercice, entre 1930 et 1935). On mettra les analystes devant leurs responsabilités en ouvrant, dans *Le Surréalisme au service de la Révolution,* une rubrique intitulée « Petit Sottisier psychanalytique ». Ce sottisier donnera en exemple, comme « Prédominance de l'Imbécillité », quelques citations de *L'Échec de Baudelaire* de René Laforgue, et comme « Prédominance de la Saloperie », quelques autres de *Capitalisme et Sexualité* de René Allendy.

Le surréaliste qui se lancera avec le plus de frénésie dans ce combat sera René Crevel. Lui qui est convaincu de la nécessité d'une « psychanalyse de l'univers », qui croit au freudisme, comme psychothérapie et comme conception du monde, mais qui jure aussi par Hegel et Lénine, il multiplie les diatribes et les mises en garde. Dans *A l'heure où l'écriture se dénoue* [1] il décrit ironiquement un dialogue entre un analyste et son patient, d'où il ressort que le premier est esclave de l'« omnipotence des idées toutes faites ». L'essentiel de la critique de Crevel porte sur le complexe d'Œdipe; il nie d'abord qu'on puisse faire d'un complexe, quel qu'il soit, un patron universel d'après lequel seront définies toutes les névroses : « Il n'y a pas longtemps qu'une analyse conséquente a mis enfin quelque clarté dans l'obscurité tabou. Mais si Freud a réglé son compte à l'homme normal, cette entité chère à nos classiques obscurantins, la psychanalyse – par la faute justement de l'incapacité dialectique de la quasi-unanimité des analystes qui n'ont pas su aller du particulier au général, du

1. *Variétés* (juin 1929).

général au particulier, qui n'ont pas su voir que le particulier était aussi le général et le général le particulier – la psychanalyse, dis-je, apparaît prête à faire du complexe le plus complexe un uniforme pour mannequin abstrait[1]. » Il estime ensuite que l'Œdipe traditionnel n'explique pas tout, en citant son propre cas : « J'étais de ceux qui eussent préféré tuer leur Clytemnestre de mère, plutôt que leur Laïus de père[2]. » Dans ses *Notes en vue d'une psycho-dialectique*, Crevel demande que la psychanalyse passe à un stade supérieur de son évolution : « Le conscient, thèse. L'inconscient, antithèse. A quand la synthèse? Tiré à hue et à dia l'individu ne surmonte pas son dualisme psychique. Il ne se sent pas lui-même en présence des autres. Il reste en deçà ou s'égare au delà. »

Crevel, au nom du surréalisme, formulera ce vœu : « Mais quel jeune psychanalyste prendra la parole? » A tous ce vœu sembla près d'être exaucé quand Jacques Lacan publia sa thèse *De la psychose paranoïaque dans ses rapports avec la personnalité* (1932). La façon dont Lacan parlait de sa malade Aimée, et étudiait en trente-deux observations le « moment fécond » de la paranoïa, parut une approche originale de la pathologie de l'imagination. On l'invita à collaborer à *Minotaure*, la luxueuse revue qui devint l'organe officiel du surréalisme; ses parrains dans le groupe furent René Crevel et Salvador Dali. Il est stupéfiant de constater qu'aucun des biographes de Lacan, pas même Anika Rifflet-Lemaire, ne souligne l'importance sur sa formation de son appartenance au milieu surréaliste. Or quand il a rédigé sa thèse, Lacan était lecteur du *Surréalisme au service de la Révolution*, où l'on étudiait depuis 1930 les liens de la paranoïa avec la création poétique. C'est lui qui a demandé à rencontrer Dali; celui-ci le reçut dans sa chambre d'hôtel avec une feuille de papier à cigarette collée au bout du nez; durant cette première entrevue, ce fut le peintre qui parla et endoctrina le psychiatre. Je suggère un excellent sujet d'article ou de livre : *De l'influence de Dali sur la pensée de*

1. *Notes en vue d'une psycho-dialectique*, dans *Le Surréalisme au service de la Révolution* (n° 5, 1933).
2. *Le Clavecin de Diderot*.

Lacan. Ce serait un travail autrement sérieux que les élucubrations pseudo-philosophiques qu'on lui consacre. Dans le numéro 1 de *Minotaure* (1933), *Les problèmes du style et les formes paranoïaques de l'expérience* de Lacan est placé tout de suite après *Interprétation paranoïaque-critique de l'Angelus de Millet* de Dali; le savant paraît un disciple timide du peintre, qui parodie avec morgue et redondance le ton des communications scientifiques. Dans le second article de Lacan, sur les sœurs Papin, *Motifs du crime paranoïaque* (*Minotaure*, n°s 3-4, 1933), la magie dalinienne opère déjà. Si l'entrée en psychanalyse de Lacan date de sa conférence sur *Le Stade du miroir* au Congrès de Marienbad en 1936, elle s'est faite au prix d'une incubation de son esprit dans le surréalisme.

Dans ses *Écrits*, Jacques Lacan cite Leiris, Queneau, Prévert, il conseille à une étudiante de relire le dialogue des armures du *Discours sur le peu de réalité* de Breton, mais il ne s'explique pas volontiers sur ce qu'il leur doit. Il ne dit pas que c'est Crevel qui l'a incité à développer une « psycho-dialectique », en associant le freudisme à la phénoménologie hégélienne. Sa théorie de l'inconscient structuré comme un langage, sa rhétorique de l'imaginaire, sa conception du désir, ont été puisées à bonne source (poétique), dans divers écrits de Breton, le *Message automatique*, *L'Amour fou*, la réponse à l'enquête sur le Désir. Le plus admirable est que le rapprochement esquissé aujourd'hui entre freudisme et marxisme se fait sur la base de l'œuvre de Lacan, prônée par Althusser [1].

La tension entre psychanalyse et surréalisme se relâchera vers 1938, parce que le mouvement, engagé dans d'autres spéculations – lutte contre le nazisme, préparation de la grande exposition parisienne, collaboration avec Trotski – considérera comme une activité mineure le contrôle moral des sciences psychologiques. La nouvelle de l'arrestation de Freud à Vienne, aussitôt démentie, fit éclater au grand jour

1. Cf. *Psychanalyse et Marxisme*, dans les *Cahiers du Centre d'Étude et de Recherche marxistes* (n°s 81-84, 1970). Un des auteurs, J. Goldberg, dans ses *Notes et Réflexions sur J. Lacan* (fasc. 1), a l'honnêteté de reconnaître que ce sont les surréalistes qui ont appris à Lacan à identifier le « sujet du désir ».

les sentiments profonds de Breton pour lui, au terme de cette longue maturation. Extrêmement ému d'apprendre que « l'illustre maître, l'esprit en lequel s'est véritablement incarné le " Plus de lumière " de Goethe, celui de qui nombreux dans le monde nous tenons nos meilleures raisons d'être et d'agir » était menacé d'être expédié dans une geôle ou un camp de concentration, Breton lança un appel vibrant en sa faveur : « Que l'esprit, alerté à toutes les latitudes, se concentre pour veiller sur sa demeure inviolable, que s'organise symboliquement la garde d'honneur qui impose sa libération intégrale, immédiate, et assure, où bon lui semble, l'achèvement paisible et glorieux d'une existence spirituelle à laquelle nous tenons comme à la nôtre [1]. »

Il est à remarquer que, quels que soient les hauts et les bas de leur liaison avec les psychanalystes, les surréalistes n'ont jamais cessé de tenir Freud pour une autorité suprême. Ils n'ont pas été tentés de lui préférer un de ses disciples dissidents, Adler ou Reich, et de retourner contre lui les arguments d'une école adverse. On peut même s'étonner de ce que Jung n'ait eu aucune influence sur le surréalisme; en effet, à première vue, Jung semble suivre une voie qui lui est parallèle, puisqu'il a développé une conception de la *synchronicité* analogue à la théorie du hasard objectif, qu'il a défendu la notion d'inconscient collectif, qu'il a fondé certaines de ses recherches sur l'alchimie. Tout cela ne pouvait toucher le mouvement qui, allant plus loin que lui en ces domaines, abordait l'occultisme, les mythes et les symboles dans un esprit bien différent. On aura la preuve de l'orthodoxie freudienne de Breton dans l'analyse qu'il fait de ses propres rêves; il n'emprunte rien à la méthode jungienne – ni la nécessité d'une double interprétation sur le plan de l'objet et le plan du sujet, ni l'examen des « séries » de rêves, ni le refus de voir dans le déplacement une condition de l'imagerie onirique – et s'il adopte le symbolisme de la droite et de la gauche de Stekel, c'est parce que Freud en a vérifié la validité [2].

1. *Trajectoire du rêve, op. cit.*
2. Paradoxalement, c'est Tristan Tzara qui fait allusion à Jung, à qui il prend la distinction entre penser dirigé et penser non dirigé, dans son *Essai sur la situa-*

Ainsi, l'histoire des relations de Breton avec Babinski et Freud, la défense et la critique de la psychanalyse que les surréalistes assumèrent tour à tour, l'exemple de Jacques Lacan élaborant le meilleur de sa doctrine sous leur influence, tout cela explique pourquoi le problème du rêve nocturne et des états analogues a pris tant d'ampleur dans le surréalisme. Nous sommes en présence d'hommes qui sont de grands lyriques et de merveilleux inspirés, mais qui sont aussi informés parfaitement des sciences humaines. Jamais encore une communauté de poètes et d'artistes n'avait mis le sommeil en question avec une rigueur aussi persévérante et des résultats aussi brillants : c'est que ceux-ci ne craignent pas de s'aventurer dans les domaines réservés.

tion de la poésie (1931). On voit que l'ex-dadaïste, au moment où il s'associe au surréalisme, n'est pas revenu de sa prévention contre Freud, qu'il exprime d'une autre façon.

III

Psychogenèse de l'écriture automatique

Comment vous appelez-vous? Moi aussi.
Philippe Soupault.

Le surréalisme s'est présenté dès son origine comme une méthode d'écriture spontanée et irrationnelle, révélant les dessous de l'esprit, et susceptible de diverses applications dans la vie pratique. Après une période d'expérimentations comparées, Breton rédigea ce libellé pour les dictionnaires futurs : « SURRÉALISME, *n. m.* Automatisme psychique pur, par lequel on se propose d'exprimer, soit verbalement, soit par écrit, soit de toute autre manière, le fonctionnement réel de la pensée. Dictée de la pensée, en l'absence de tout contrôle exercé par la raison, en dehors de toute préoccupation esthétique et morale. » Cette définition célèbre demande à être serrée de plus près qu'on ne l'a fait jusqu'à présent. Qu'est-ce que l'automatisme psychique? Comment est-il rendu pur? Qu'y avait-il de nouveau dans cette notion, telle que l'invoquaient les surréalistes? En quoi le recours à l'automatisme pouvait-il changer les modalités du langage et du comportement? Nous allons l'examiner ici, et pour cela, tracer un historique succinct de l'écriture automatique, et des réalités psychologiques qu'elle met en cause. C'est seulement lorsqu'on saura comment se posait le problème de l'automatisme avant le surréalisme que l'on appréciera l'originalité avec laquelle il l'a traité.

La thèse occulte.

Les premières théories sur l'automatisme psychique, ainsi du reste que les premiers échantillons d'écriture automatique, sont apparus à la fin du XVIIIe siècle. Tout commence avec la découverte du somnambulisme artificiel par le marquis de Puységur, élève de Mesmer, qui ayant entrepris de soigner au moyen du magnétisme animal les serviteurs de son domaine de Busancy, assiste à des phénomènes hypnotiques qu'il essaie de diriger. Puységur croit que l'homme est « une machine électrique animale, la plus parfaite qui existe », et qu'on peut le soulager de tous ses maux en utilisant « le fluide universel et toujours en mouvement » répandu dans la nature. Avec les « pointes » (les doigts) on soutire le fluide là où il est en trop, et avec la main tout entière, on l'apporte où il manque. En mai 1784, il soigne de cette façon le paysan Victor atteint d'une « fluxion de poitrine », et le voit s'endormir à son contact, mais en restant capable dans son sommeil de parler et d'obéir à des suggestions. Il le guérit en plusieurs séances, au cours desquelles il est stupéfait de la transformation de Victor : « Quand il est dans l'état magnétique, ce n'est plus un paysan *niais,* sachant à peine répondre une phrase, c'est un être que je ne sais pas nommer[1]. » Il en déduit que le sommeil provoqué développe en l'esprit une faculté de clairvoyance, cessant au réveil. Sa thérapeutique consiste dès lors à déclencher dans ses patients des « crises magnétiques », de caractère somnambulique, et à exploiter la *pressensation* qu'ils ont de leur guérison. Les consultants affluent au château, où Puységur met au point sa méthode; il est tellement débordé qu'il magnétise un arbre, produisant des crises à ceux qui le touchent, et qu'il apprend à son fermier Legohais comment traiter les *crisiaques.*

C'était le malade lui-même, placé sous hypnose, qui devait

1. A.-M.-J. de Puységur, *Mémoires pour servir à l'histoire et à l'établissement du magnétisme animal,* 2 vol. (Paris, 1784-1785).

dire quels étaient les remèdes appropriés à son cas; comme tous les sujets n'étaient pas hypnotisables, ce furent bientôt ceux qui s'endormaient facilement qu'il chargea de détecter les maladies des autres et de leur prescrire des ordonnances. Le jeune bourgeois Joly, qu'il a délivré de sa surdité, devient son principal auxiliaire; mais Joly s'endort avec tant de conviction qu'il a des accès de catalepsie, dont le marquis arrive à grand-peine à le tirer; on verra ainsi Puységur chanter et jouer de la harpe pendant des heures au chevet de Joly, qui lui a indiqué que la musique était souveraine contre sa léthargie. Joly, visiblement hystérique (il se plaint d'avoir « un dépôt dans la tête » qu'il doit restituer par le nez), redevient sourd; Puységur lui pose *mentalement* des questions, et celui-ci lui répond à haute voix. Cependant, si l'on enregistre à Busancy des actions automatiques, les exercices d'écriture y sont limités à quelques mots griffonnés par des magnétisés, concernant leur santé; Puységur cite comme une exception son malade « Viélet, l'écrivain Viélet, qui presque toujours dans l'état magnétique avait la plume à la main pour écrire des ordonnances ou bien ses observations sur son état ».

La pratique du « sommeil magnétique » connut aussitôt une vogue considérable, et l'on créa en province des Sociétés de l'Harmonie où des magnétiseurs cherchaient à fabriquer des somnambules extra-lucides. On ne tarda pas à envisager l'exploitation mystique de ce qu'on appelait les « oracles somniloques ». La secte des Rose-Croix, qui se réorganisait à Lyon sous la direction de Jean-Baptiste Willermoz, s'initia au magnétisme afin de poser aux personnes endormies des questions touchant la religion. Il y eut ainsi des soirées régulières où diverses somnambules, entre autres Mlle Rochette, faisaient des révélations sur l'au-delà. Le 5 avril 1785, on apporta à Willermoz des cahiers écrits sous une inspiration surnaturelle, analogue au sommeil magnétique. Docile aux impulsions d'un Agent inconnu, ignorant les mots qu'elle écrivait, une main avait tracé sans le vouloir ces mystérieux messages, qui donnaient l'ordre de fonder une nouvelle association, la Société des Initiés. Ces cahiers, qu'il étudia pendant quatre jours, contenaient des instructions d'un style étrange, mêlées de signes énigmatiques, de dessins informes, d'hiéroglyphes, d'arabesques. Ils traitaient de l'Œuvre universelle, de la Doctrine de la Vérité, de la matière, de la nature, et proposaient un « plan de réintégration ». Jusqu'à la fin de l'année 1785, Willermoz reçut 42 cahiers généraux et 4 cahiers personnels; il en publia 31. Louis-Claude de Saint-Martin en copia quelques-uns et établit un choix d'extraits dans le *Livre des Initiés*. C'est l'Agent inconnu qui ordonne et réglemente les fêtes annuelles des Rose-Croix; le correspondant anonyme apprend à Willermoz que son esprit, lorsqu'il écrit, est dans un état passif de « miroir infatigable ». Les Initiés firent un lexique des mots bizarres de l'Agent : *espos* veut dire manifestation; *nememoum*, régénération; *omeros*, parfait initié; *soos* est un lieu; *seos*, une famille; et *gouromador* signifie submerger entièrement. Des termes comme *ur*, *asinodore*, *aseamos*, *cososuros*, *framamancor*, restèrent inexpliqués. Cependant, Willermoz, agacé de voir que ces messages deviennent de plus en plus confus, et se répètent à satiété, somme leur auteur de se faire connaître. A la fin d'avril 1787 le pot aux roses est découvert : il apprend que c'est Marie-Louise de Monspey, chanoinesse de Remiremont, qui a rédigé tous ces cahiers dans des crises d'exaltation mystique. Sœur du commandeur Alexandre de Monspey, un des principaux magnétiseurs de Lyon, elle était au courant par lui de la doctrine maçonnique des Élus Cohens. Elle soutint à Willermoz que tout ce qu'elle lui avait écrit était involontaire : « Les anges gardiens dirigent mon corps quand il agit et lorsque j'ai éprouvé l'action j'ai cru que c'était par leur secours que ma main était sensiblement guidée et qu'elle l'était en bien [1]. » Marie-Louise de Monspey, en dehors de tout jugement sur la valeur de ses écrits, peut être considérée comme le premier cas d'écriture automatique en France, au sens des médiums.

Après la Révolution, les questions relatives au « sommeil lucide » furent périodiquement débattues par l'Académie de Médecine de Paris, mais sans aucun constat d'automatisme

1. Cf. Alice Joly, *Un mystique lyonnais* (Mâcon, Protat frères, 1938). Un autre cas d'écriture automatique à cette époque, celui du prince Charles-Henri de Hesse, est beaucoup moins intéressant. Dans mon *Histoire de la philosophie occulte* (en préparation), au chapitre sur les Rose-Croix, on trouvera là-dessus tous les détails.

créateur[1]. Ce fut le développement de la doctrine spirite qui relança l'idée de messages provenant d'un autre monde par l'intermédiaire des objets et du corps humain. Aux États-Unis, la famille Fox, occupant une maison du village d'Hydesville, entendit en décembre 1847 des coups frappés dans les murs. La mère, en interprétant ces coups d'après l'alphabet, établit qu'ils étaient produits par l'âme du précédent habitant, qui déclarait qu'il avait été assassiné cinq ans auparavant en cette demeure, et donnait le nom de son assassin. L'histoire se propagea dans toute la société américaine; on découvrit qu'en se mettant autour d'un guéridon monté sur des roulettes on pouvait également obtenir des bruits déchiffrables selon un code; on appela cette science *typtologie.* La mode des tables tournantes gagna en 1852 l'Angleterre, l'Allemagne et la France; en 1853, un dessin de *L'Illustration* représentait, sur la carte de l'Europe, les habitants de tous les pays occupés à ce petit jeu. On chercha un procédé plus rapide que l'épellation des coups frappés par la table; on fixa sous le guéridon un crayon qui écrivait sur le sol. Delphine de Girardin, à la suite d'un deuil, organisa dans son salon parisien des soirées spirites où elle évoquait Sedaine, Molière, Mme de Sévigné, Sapho, Shakespeare, à l'aide d'un meuble spécial : « Elle avait fait faire exprès une table avec un alphabet à cadran et une aiguille qui désignait elle-même la lettre », dit Auguste Vacquerie[2]. Ensuite, on se servit d'une planchette ovale, fixée à un trépied roulant muni également d'un crayon; tenue par un opérateur, elle se déplaçait en traçant des messages graphiques ou écrits. Enfin, on mit le crayon dans la main du médium, qui prétendit écrire sous une influence irrésistible et incontrôlable.

Le plus curieux médium écrivain fut Girard de Caudemberg, ingénieur des Ponts et Chaussées, qui rédigeait

1. Voir Dominique Barrucand, *Histoire de l'hypnose en France* (Paris, Presses universitaires de France, 1968).

2. Auguste Vacquerie, *Les Miettes de l'Histoire* (Paris, Pagnerre, 1868). Vacquerie parle aussi de ses propres expériences de spiritisme à Jersey : « Mme de Girardin m'envoya de Paris deux tables . une petite dont un pied était un crayon qui devait écrire et dessiner; elle fut essayée une ou deux fois, dessina médiocrement et écrivit mal; l'autre était plus grande; c'était cette table à cadran d'alphabet dont une aiguille marquait les lettres; elle fut rejetée également après un essai qui n'avait pas réussi, et je m'en tins définitivement au procédé primitif. »

le bulletin scientifique du journal *L'Assemblée Nationale;* il se retira à Dijon à la fin de sa carrière et s'adonna au spiritisme. Il publia en 1857, un an avant sa mort, son livre *Le Monde spirituel,* où il explique sa méthode consistant à appeler mentalement l'âme qu'il veut consulter et « à lui abandonner sa main, armée d'un crayon et mieux encore d'une plume ». Il précise que « ce genre d'évocation est toute une science, dont le mouvement des tables n'a été que le prologue ». Il dit encore : « D'abord, j'abandonne ma plume à l'impulsion sans la regarder jamais; mais ce serait là, j'en conviens, une faible garantie de la passivité de ma volonté ou de ma pensée dans l'écriture : ce qui est plus significatif, c'est que cette écriture *n'est pas du tout la mienne.* Il y a mieux, c'est qu'un assez grand nombre d'écritures *essentiellement différentes* se sont ainsi tracées sous ma main, selon les esprits que j'interrogeais. » Il a des dialogues d'amour avec l'âme d'une orpheline phtisique qu'il a aimée dans sa jeunesse, avec l'esprit Framanoleo ou avec son fils Eugène décédé; mais toutes leurs communications sont plus ou moins perturbées par l'ange noir Sessement. Ces entretiens se passent ainsi : il écrit les demandes de son écriture personnelle, et les réponses d'une écriture complètement changée, sans savoir ce qu'il répond.

L'auteur dramatique Victorien Sardou, alors à ses débuts, devint un des meilleurs médiums dessinateurs. Initié en 1857 au spiritisme dans le cénacle de Roustan, un horloger de la rue Tiquetonne, il s'exerça à manier la planchette, mais n'arriva à aucun résultat. Il adopta donc le parti de prendre la plume ou le crayon, et de le laisser aller de lui-même en se contentant de le maintenir. Il a raconté sa première expérience dans une lettre du 5 avril 1857 à sa maîtresse :

Je serrais à peine le crayon que celui-ci se mit à chercher sa direction que je m'arrangeai pour contrarier le mieux possible et alors ce fut une suite de traits fins et toujours se doublant avec la plus grande symétrie.

Ce ne fut absolument que lorsque le dessin fut achevé que le regardant dans un autre sens, je reconnus une tête diabolique, tout cela produit par les petites lignes susdites. Il n'y avait pas à douter. Ce dessin n'était pas de moi. J'en étais fichtre aussi sûr que de ma propre existence [1].

En mai 1857, sa main guidée par « une main chaude et fluidique » dessina *La Maison du prophète Élie sur Jupiter*, avec la signature de Bernard Palissy (Sardou venait d'avoir une pièce sur Palissy refusée à l'Odéon). On substitua au papier des planches préparées à l'avance comme pour l'eau-forte, et Sardou au moyen d'une pointe grava toutes sortes d'œuvres automatiques, la plus importante étant *La Maison de Mozart sur Jupiter*, dont il fit le commentaire dans la *Revue spirite* (août 1858) et qu'André Breton tint à reproduire dans *Minotaure* (n° 3, 1933).

Devant l'abondance des témoignages de ce genre, un Anglais, Frederic Myers, inspecteur scolaire à Cambridge, décida de se consacrer à l'investigation scientifique des phénomènes supra-normaux. Il fonda en 1882 à Londres la *Society for Psychical Research*, d'une stricte neutralité doctrinale; elle groupait aussi bien des athées que des croyants de toutes confessions. Myers et ses collaborateurs rédigèrent seize volumes de *Proceedings;* il écrivit aussi un volumineux manuscrit dont on tira un abrégé, *La Personnalité humaine*, contenant la meilleure théorie de l'automatisme médiumnique. Myers affirmait que la vie consciente n'est qu'une infime parcelle de notre personnalité véritable. Sous le moi supraliminal, qui est la portion de notre être adaptée à l'existence terrestre, se trouve le moi subliminal, où sont concentrées à la fois des facultés inférieures, venant de notre lointaine hérédité animale, et des facultés supérieures, relevant d'un monde météthérique *(metetherial)* au-delà du monde réel. Entre ces deux zones, la cloison psychique n'est pas étanche; sans cesse, diverses formes d'automatisme (ne seraient-ce que des impulsions irraisonnées) laissent jaillir des messages du moi subliminal au moi supraliminal. Théodore Flournoy, l'homme qui a le mieux compris Myers, expliquait ainsi sa philosophie : « La personnalité humaine est, pour ainsi dire, faite d'une pâte feuilletée

1. Cité par Georges Mouly, *Vie prodigieuse de Victorien Sardou* (Paris, Albin Michel, 1931).

ou d'un sol stratifié, dont les couches superficielles, affleurant seules au grand jour de notre conscience ordinaire, reposent sur des couches cachées qui s'étendent à de mystérieuses profondeurs et nous font communiquer avec des domaines insoupçonnés. Mais toutes ces couches sont d'une nature plus ou moins fluide qui permet des courants d'échange entre elles, des phénomènes de compénétration ou d'envahissement les unes par les autres [1]. » Ainsi, tandis que les psychologues de son temps subordonnaient l'hypnotisme à l'hystérie, Myers voyait dans l'hystérie une anomalie morbide des couches hypnotiques de la personnalité. Ses observations fines et mesurées lui valurent d'être pris en considération même par des rationalistes, et Flournoy dit avec raison que son œuvre englobait une quantité d'idées contemporaines : « Le polymorphisme de Durand de Gros, le double-moi de Dessoir, la désagrégation mentale de Janet, les états hypnoïdes de Breuer et Freud, l'être subconscient de Gyel, d'innombrables doctrines allemandes de l'inconscient, et de non moins innombrables théories françaises du somnambulisme et de l'hypnose, tout cela semble n'être en somme que des ébauches préliminaires, des fragments ou des échos déformés, de la doctrine même de Myers [2]. » André Breton lui rendit hommage, et l'on s'empressa de prétendre qu'il en avait subi l'influence; on ne saurait soutenir sérieusement qu'il ait une affinité avec ce pieux anglican, qui se disait *agressively orthodox.* En redresseur de torts, Breton a simplement voulu remettre à l'honneur un auteur que ni la science officielle ni la psychanalyse ne prenaient la peine de citer [3].

Myers et la *Society for Psychical Research* examinèrent une multitude de cas d'automatisme sensoriel (« produits de la vision et de l'audition internes extériorisés de façon à revêtir le caractère de quasi-perceptions ») et d'automa-

1. *F. W. H. Myers et la psychologie subliminale,* dans *Esprits et Médiums* (Genève, Librairie Kündig, 1911).
2. *Ibid.*
3. Dans mes conversations avec Breton sur la psychologie, il ne m'a jamais mentionné les noms de Myers, de Richet ou de Jung, tandis qu'il m'a incité dès notre deuxième entrevue à lire *Des Indes à la planète Mars* de Flournoy, comme si c'était une lecture indispensable à la compréhension du surréalisme.

tisme moteur (« messages envoyés par l'intermédiaire des jambes, des mains ou de la langue, et dus à des impulsions motrices internes indépendantes de la volonté consciente »). Ils firent notamment venir en Angleterre Mrs. Piper, médium de Boston sur qui William James avait fait un premier rapport en 1886. Mrs. Piper, lorsqu'elle entrait en transe, devenait le docteur Phinuit, qui parlait par sa voix et s'emparait de sa main pour écrire; et souvent, tandis que la voix soutenait une conversation avec un assistant, la main écrivait sur un sujet entièrement différent[1]. Malheureusement, tous ces documents d'écriture automatique étaient d'une assez grande niaiserie, des prétentions moralisatrices s'y mêlant à de puériles démonstrations de clairvoyance.

Cependant, une étoile brille dans cette grisaille. Un médium a présenté un cas d'automatisme psychique proche de l'activité surréaliste : Hélène Smith. Celle-ci fut d'ailleurs considérée comme une héroïne du mouvement; Breton et Éluard la firent figurer dans le *Dictionnaire abrégé du surréalisme*, et elle fut représentée sur le jeu de cartes symbolique de Marseille, où elle est la Sirène de Serrure, personnifiant la Connaissance entre Hegel (Génie) et Paracelse (Mage).

Ce fut en décembre 1894 que Théodore Flournoy, directeur du Laboratoire de Psychologie de Genève, assista à une séance où se produisait une belle jeune femme brune, qui avait des visions en état de veille, accompagnées d'hallucinations auditives et de dictées typtologiques. En comité privé, elle décrivit les apparitions qu'elle voyait au-dessus de la tête de chacun des assistants, répétant les mots que lui soufflait une voix intérieure, ou déchiffrant les coups frappés par la table. Elle aperçut sur la tête de Flournoy des scènes dans lesquelles il reconnut des événements de sa propre famille antérieurs à sa naissance. Intrigué, charmé aussi de cette personne en qui il apprécia « un air de santé, de robustesse physique et mentale », Flournoy décida de suivre son comportement en d'autres séances, caressant « l'espoir si souvent déçu, vestige des curiosités enfantines et de l'attrait

1. Cf. Michel Sage, *Mme Piper et la Société anglo-américaine pour les recherches psychiques* (Paris, Leymarie, 1902).

du merveilleux, qui rêve de se trouver une bonne fois face à face avec du supranormal ». Dès que Flournoy intervint dans sa vie, Hélène Smith se transforma; au lieu d'avoir ses visions en état de rêve éveillé (ce que Flournoy appelle « hémisomnambulisme sans amnésie »), elle eut des crises de somnambulisme total, avec amnésie consécutive. Au lieu d'être un simple médium voyant et auditif, elle devint « médium à incarnations », c'est-à-dire ayant la rétrocognition de ses vies antérieures. Au lieu de faire aux assistants des communications fragmentaires, elle leur raconta des histoires qui s'enchaînaient et formaient « plusieurs longs rêves somnambuliques, dont les péripéties se déroulèrent pendant des mois ». Elle vécut ainsi trois romans somnambuliques, que Flournoy baptisa le cycle royal, le cycle hindou et le cycle martien[1]. Dans le cycle royal, elle se souvenait d'avoir été Marie-Antoinette, aimée par Cagliostro. Dans le cycle hindou, elle avait été la fille d'un cheik arabe, devenue sous le nom de Simandini l'épouse préférée du prince hindou Sivrouka Nayaka, lequel aurait régné sur le Kanara et construit en 1401 la forteresse de Tchandra-Guiri. Enfin, dans le cycle martien, elle entrait en relation avec la planète Mars, dont elle décrivait les peuples, les coutumes, les paysages et parlait la langue.

Le jour où André Breton m'engagea à lire *Des Indes à la planète Mars*, il me commenta avec beaucoup d'enthousiasme ce livre, et me dit : « L'incroyable est que Flournoy ne s'est pas aperçu un instant qu'Hélène Smith était amoureuse de lui, et qu'elle s'enfuyait éperdument d'un monde dans un autre pour le forcer à l'y suivre. » Il est évident qu'on est en présence d'un transfert de toute beauté, comme celui d'Anna O., pour Breuer. Lorsqu'elle était enfant, Hélène Smith croyait qu'elle n'était pas la fille de ses parents, fantasme classique; elle se créa toutes sortes de refuges contre la réalité. Elle avait un protecteur invisible attaché à sa personne, Léopold; il lui apparaissait chaque fois qu'elle courait un danger, marchant ou glissant à reculons en silence à dix mètres devant elle. Il parlait aussi à son oreille gauche, d'une

1. Théodore Flournoy, *Des Indes à la planète Mars, étude sur un cas de somnambulisme avec glossolalie* (C. Eggiman, Genève, 1900).

voix qui semblait venir de deux mètres, quelquefois de plus loin. C'est à cause de lui qu'elle restait célibataire, car il intervenait sévèrement quand elle était prête à s'intéresser à un homme. Une fois, le docteur de sa famille, qu'elle consulta sur sa dysménorrhée, l'embrassa sur la joue; elle vit aussitôt surgir Léopold dans un coin de la pièce. Il fut mêlé à tous les épisodes, même orientaux ou extra-terrestres, qu'elle inventa. Flournoy, qui distingue en Léopold « un produit de dédoublement psychologique », écrit : « Il représente un certain groupement de préoccupations intimes et de secrets instincts, auxquels la prédisposition hypnoïde encouragée par le spiritisme a donné un relief particulier et une personnalité étrangère. » Vers dix ans, elle avait été assaillie par un gros chien qui se dressa contre elle en aboyant, et qui fut chassé par un passant en robe brune et à croix blanche sur la poitrine. Léopold, dont les apparitions sont postérieures à cet incident, portera le plus souvent cette robe brune de moine.

Ses premiers essais d'écriture automatique lui sont dictés par Léopold; elle prend alors la plume entre le pouce et l'index, alors qu'elle la tient ordinairement entre l'index et le médius. « Il lui semble au cours de la vision qu'on s'empare de son bras et qu'on s'en sert malgré elle; il en résulte alors de magnifiques calligraphies, toutes différentes de son écriture à elle, et pendant l'exécution desquelles elle était totalement absente. » Chaque séance somnambulique durait deux ou trois heures; Hélène entrait graduellement en transe, avec anesthésie systématique (elle cessait de voir certaines personnes de l'assistance) et allochirie (si on lui disait de lever la main droite, elle levait la main gauche). Elle parvenait à l'hallucination cénesthésique totale, mimant et énonçant ce qu'elle croyait être. Elle revenait à son état normal après plusieurs éveils préliminaires, suivis du réveil définitif. S'appliquant à vérifier qu'elle ne fraude pas, Flournoy entreprend « quelques expériences fort élémentaires sur ses mains », et ne fait que la surexciter davantage. Un jour il brise violemment une assiette derrière Hélène hallucinée incarnant Marie-Antoinette; tous les assistants sursautent, sauf elle; mais après quelques minutes, la reine se met en colère et appelle sa camériste pour la réprimander.

Si le cycle royal était faiblement ébauché avant l'intervention de Flournoy, c'est sa présence qui fit éclore le cycle hindou. Hélène Smith l'identifia au despotique Sivrouka Nayaka, dont l'épouse favorite Simandini devait dissiper la farouche humeur. Flournoy note, le 7 avril 1895 : « Mlle Smith ne tarde pas à entrer dans un état mixte où son rêve hindou se mêle et se substitue, mais seulement en ce qui me concerne, au sentiment de la réalité présente. Elle me croit absent, demande aux autres assistants pourquoi je suis parti, puis se lève et vient tourner autour de moi en me considérant, toute surprise de voir ma place occupée par un étranger aux cheveux noirs frisés et au teint brun, vêtu d'une robe à larges manches, d'un beau bleu et à ornements d'or. Quand je lui adresse la parole, elle se détourne et paraît entendre ma voix du côté opposé où elle va me chercher; lorsque j'y vais, elle me fuit, puis, quand je la suis de nouveau, elle revient au lieu que je viens de quitter. » Les scènes où, en transe complète, Hélène fait mine de cajoler son singe Mitidja, de prendre un bain que lui prépare son serviteur Adèl, de lire une lettre d'amour, de consulter le fakir Kanga, de se promener dans les jardins du palais avec ses suivantes, de se prosterner devant une statue divine, sont extrêmement touchantes; celle où elle meurt brûlée vive, selon la coutume, sur la tombe de son époux, atteint presque au sublime. Les témoins sont impressionnés par la grâce noble et mélancolique avec laquelle elle joue la princesse : « Pas de danses, par exemple, rien de la bayadère », dit Flournoy. Durant toutes ces actions, Hélène se met à parler un idiome qui est censé être le sanscrit; Flournoy recueille tout son vocabulaire, ses tournures, les fait étudier par des indianistes qui y reconnaissent effectivement des mots sanscrits dénaturés, et se perdent en hypothèses pour expliquer comment elle les a appris.

Flournoy la chicanait sans arrêt, voulait lui faire admettre que rien n'était surnaturel dans ses visions, et ce faisant, mettait de l'huile sur le feu de son imagination. Dès qu'elle sentit qu'il se lassait du roman hindou, qu'il contestait ses révélations en sanscrit, Hélène Smith se lança le 2 février 1896 dans le cycle martien. Au cours d'une transe de deux heures et demie, elle se rend sur Mars dans un char sans roues ni cheval conduit par une femme imaginaire; elle mime les phases du voyage, immobile et rigide pour traverser le vide interplanétaire, indiquant l'entrée dans l'atmosphère de Mars par des oscillations du buste et des épaules. « Arrivée sur Mars, elle descend du char, et se livre à une pantomime compliquée exprimant des manières de politesse martienne : gestes baroques des mains et des doigts; chiquenaudes d'une main sur l'autre, tapes ou applications de tels ou tels doigts sur le nez, les lèvres, le menton, etc.; révérences contournées, glissades et rotation des pieds sur le plancher, etc. C'est, paraît-il, la façon de s'aborder et de saluer des gens de là-haut. » Dès lors, Hélène a des visions martiennes non seulement dans les séances chez Flournoy, mais aussi le matin au réveil, assise sur son lit. Elle est enveloppée d'une clarté rouge, et devant ses yeux s'étendent des paysages fantastiques, avec des arbres aux troncs s'élargissant vers le haut, des lacs roses traversés de ponts en tuyaux d'orgue. Les femmes portent des chapeaux plats comme des assiettes, les hommes tiennent à la main des « machines à voler », instruments émettant des flammes, au moyen desquels ils évoluent dans l'espace. Hélène assiste à une fête martienne, fait une promenade en miza (véhicule usité sur Mars), observe la jeune fille Matêmi et son galant Siké, le vieux botaniste Eupié, et fréquente surtout le mage Astané, qui est accompagné d'une « vilaine bête » de soixante centimètres, à « tête de chou » avec un œil vert au milieu.

Hélène écrit des textes martiens par automatisme verbo-visuel : elle voit apparaître en l'air des caractères hiéroglyphiques qu'elle copie fidèlement. Elle peint aussi de mémoire les personnages, les maisons, les fleurs qu'elle découvre sur Mars. Elle répète les phrases qu'elle y entend, par exemple : « Dodé né ci haudan té méche métiche astané ké dé mé véche. » Flournoy veut en savoir la traduction, et demande à Léopold, conseiller invisible, ce qu'il faut faire; il répond qu'il faut poser la main sur le front d'Hélène et prononcer le mot Esenale. Sitôt que Flournoy s'exécute, il apprend que la phrase signifie : « Ceci est la maison du grand homme Astané que tu as vu. » Il obtiendra par le même moyen d'autres spécimens de conversations martiennes qu'il fera étudier par le linguiste Victor Henry; celui-ci, après un minutieux dépouillement grammatical et sémantique, y reconnaît un certain nombre de stéréotypes [1]. Au bout de deux ans, Flournoy avoue à Hélène qu'il ne croit pas qu'elle soit réellement en communication avec Mars, et lui expose ses objections; dix-sept jours après, le 2 novembre 1898, elle a une vision pendant laquelle le Martien Ramié lui montre un monde proche de sa planète, sans verdure, peuplé d'hommes minuscules aux pieds et aux mains immenses, et parlant une autre langue, l'ultramartien. On voit l'espèce de défi amoureux qu'Hélène lance à Flournoy : chaque fois qu'il prétend déchiffrer sa langue médiumnique, dévoiler son univers secret, elle invente quelque chose d'autre pour tout remettre en question.

Pendant plusieurs années, Flournoy invita ainsi chez lui Hélène Smith, pour l'examiner en compagnie de quelques collègues et amis; ces psychologues eurent bien de la chance : sous prétexte de vagues observations scientifiques, ils vécurent des heures enchantées, suspendus aux lèvres d'une créature ingénue, qui les entraînait dans ses mondes imaginaires. Mais il faut dire qu'Hélène Smith, elle aussi, a été privilégiée en rencontrant Flournoy; elle aurait pu tomber sur un spécialiste obtus, s'attachant à cataloguer pédantesquement son délire. Le seul but de Flournoy, adversaire du spiritisme, est de prouver qu'elle ne reçoit pas de communications de l'au-delà, mais que toutes ses visions et hallucinations sont des résurgences de son univers enfantin. A part cela, il trouve sa conduite tout à fait naturelle; il affirme que la médiumnité n'est pas un phénomène psychopathologique, et il attribue même l'équilibre de la jeune femme, dans son travail d'employée de commerce, à sa possibilité de confabuler librement. Il ne lui viendrait pas à l'idée qu'Hélène Smith est un cas à soigner et à guérir. S'il la rapproche à l'occasion d'Anna O. et de Fräulein Elisabeth von R. étudiées par Breuer et Freud (n'oublions pas que Théodore Flournoy a été l'un des premiers à soutenir Freud, et que son fils, le psychiatre Henri Flournoy, a été l'introducteur de la psychanalyse en Suisse), il n'accepte pas pour autant de la consi-

1. Cf. Victor Henry, *Le Langage martien* (Paris, Maisonneuve, 1901).

dérer comme une hystérique. Loin de l'empêcher d'avoir des hallucinations, il fait tout pour les entretenir. Quand elle lui sort une énormité, il n'y voit pas un signe morbide, mais un enfantillage : « C'est une bonne et sage petite imagination de 10 à 12 ans », dit-il avec une indulgence admirative. Hélène Smith n'est même pas comparable à Marie-Clotilde, la dernière patiente que Robert Desoille soumit à sa psychothérapie par le rêve éveillé; car Marie-Clotilde brode sur des thèmes que lui fournit Desoille, tandis qu'Hélène Smith invente sans cesse et cherche à imposer ses inventions.

Hélène Smith est une héroïne présurréaliste, parce que sa vie baigne dans le rêve, et que sa production automatique dérive de ses créations oniriques, qu'elle fait déborder sur la réalité ambiante. Flournoy s'est montré à la hauteur de la situation, et tout surréaliste aurait réagi comme lui, en prenant cette femme pour une merveille de la psychologie, non pour une preuve du spiritisme. Hélène Smith perd de son intérêt dès qu'elle n'est plus sous le regard de Flournoy; leurs relations se refroidirent après la publication de son livre. Elle devint une vedette, que l'on accourait visiter en foule dans sa maison de commerce, à qui l'on demandait des consultations. Une riche veuve, Mme J., l'enleva à son travail et lui assura l'indépendance matérielle. Les cercles spirites se la disputèrent et combattirent Flournoy, qui constata : « En publiant un livre où je m'étais efforcé de suivre les voies du bon sens (je ne dis pas du sens commun) et de ce que j'estime une saine méthode, j'avais surtout réussi à lancer un médium de plus sur le turf de la crédulité cosmopolite, à ériger une idole nouvelle, et à faire de ma patrie un lieu de pèlerinage spirito-occultiste très couru [1]. » Elle a encore avec lui des visions d'Ultramars, qui lui inspirent douze aquarelles ultramartiennes, et un alphabet de 48 idéogrammes. Mais ses deux visions uraniennes, ses quatre lignes d'écriture d'Uranus, ne constituent pas une aventure nouvelle. Flournoy est évincé des séances spirites où aura lieu le cycle lunaire, faisant partie d'un « dossier réservé » qui n'a jamais été publié. Ensuite, à l'époque de la mort de sa mère, Hélène

1. Th. Flournoy, *Nouvelles observations sur un cas de somnambulisme avec glossolalie* (*Archives de psychologie*, I, 1901).

Smith tourna à la religion; le 2 décembre 1903, elle vit apparaître le Christ, et la voix de Léopold lui répéta : « Tu le dessineras. » Toutes ses œuvres religieuses, y compris son grand tableau *Le Christ en Gethsémané* (terminé le 29 mars 1907), seront réalisées selon les mêmes principes visionnaires [1].

On pourrait multiplier les exemples pour montrer ce qu'est l'écriture automatique des médiums, mais ils seraient tous à peu près semblables. Il s'agit d'une écriture qui se manifeste en dehors de la volonté du sujet, sans intervention de son jugement critique, et sans direction consciente de sa pensée. Sur ce point, un rapprochement est possible avec l'écriture surréaliste, affranchie du contrôle de la raison; mais l'accord s'arrête là. L'écriture médiumnique est sujette à des déformations; elle est souvent inversée, de telle sorte qu'on ne peut la lire qu'en la regardant dans un miroir; parfois la page ne contient qu'un seul mot, en lettres gigantesques; la glossolalie s'y manifeste par intermittence. On ne trouve chez les surréalistes ni écriture en miroir ni langues inventées; ils utilisent le matériel verbal courant, et n'omettent même pas la ponctuation.

Enfin, le médium se prétend l'instrument d'une puissance de l'au-delà; il affirme qu'une âme défunte lui emprunte sa plume ou sa voix pour vaticiner. Le spiritisme est une mystique dégénérée; alors que le mystique se croyait inspiré par Dieu, le médium vise moins haut, et se sent animé par un ange, un homme célèbre ou un parent mort [2]. Jamais un surréaliste, se livrant à l'automatisme psychique, n'est entré dans ces billevesées; il ne menait pas une lutte antireligieuse pour s'adonner aux superstitions primaires. Chacun était prêt à souscrire à la réfutation de René Guénon qui, dans *L'Erreur spirite* (1923), combat ce système en se plaçant au point de vue purement métaphysique, et aurait pu conclure comme lui : « L'histoire du spiritisme, à nos yeux, ne constitue qu'un épisode de la formidable déviation mentale qui caractérise l'Occident moderne. »

1. A. Lemaître, *Un nouveau cycle somnambulique de Mlle Smith : ses peintures religieuses (Archives de psychologie,* 7, 1908*)*.

2. Comparer avec la mystique Mme Guyon, amie de Fénelon, qui rédigea ainsi son *Traité complet de la vie intérieure :* « Dieu me faisait écrire des lettres *auxquelles je n'avais guère de part que le mouvement de la main.* »

L'antithèse scientifique.

A la théorie spirite de l'automatisme psychique est venue s'opposer presque aussitôt, dans le cours du XIXe siècle, une théorie scientifique élaborée par les aliénistes et les philosophes qui tentèrent d'expliquer rationnellement l'activité des médiums, de définir une partie des phénomènes psychopathologiques, et d'apprécier les motivations du comportement normal.

Si l'on peut faire remonter la discussion du problème à Leibnitz et à ses « petites perceptions », il est néanmoins certain que le premier savant qui ait donné une idée détaillée de l'automatisme est Jules Baillarger. En 1844, dans son mémoire *Des hallucinations*, il distingua les hallucinations psycho-sensorielles et les hallucinations psychiques, les unes étant objectives, les autres restant subjectives et non perceptibles. Ce fut un tollé dans le monde médical, où l'on croyait que les hallucinations étaient fatalement concrètes. Sans s'émouvoir, Baillarger publia en 1845 une brève *Théorie de l'automatisme*, application de la physiologie des hallucinations à la physiologie du délire considéré d'une manière générale. Il y précise que l'individu a deux états : « l'exercice intellectuel volontaire » et « l'état d'indépendance pour les facultés et d'inertie pour le pouvoir personnel ». Ces deux états se succèdent alternativement; mais parfois l'indépendance des facultés se prolonge, produisant le délire. L'automatisme de l'intelligence, selon lui, est caractérisé par « l'exercice involontaire de la mémoire et de l'imagination ». Baillarger revint à cette conception avec *La Théorie de l'automatisme étudiée dans le manuscrit d'un monomaniaque* (1856), en citant des extraits de la confession d'un jeune homme de vingt-huit ans, atteint d'une « monomanie hypocondriaque provoquée par des pertes séminales, par un régime débilitant et des excès de travail ». La vie de ce jeune homme, qui s'analyse lui-même d'une façon remarquable, est envahie par des représentations imaginatives involontaires : s'il veut monter à cheval, il évoque la possibilité d'une chute; s'il envisage d'aller en bateau, il pense au naufrage; s'il regarde une femme, une suite de tableaux obscènes se déroulent à ses yeux, etc. Il écrit : « Tout n'est que matière chez moi, *c'est la matière qui pense.* Ma pensée gît, il me semble, à la poitrine, à l'estomac; je suis porté à croire qu'il y a chez moi une *double pensée,* car il s'opère en moi comme un *contrôle,* il y a comme un autre moi-même qui inspecte toutes mes actions, toutes mes pensées, comme un *écho* qui redit tout, et me représente constamment tout ce que je fais ou tout ce que je dis [1]. »

La théorie des deux états de l'individu prit un autre sens avec Eugène Azam, professeur de médecine à Bordeaux, qui en 1858 se convertit à la *Neurypnologie* de James Braid, c'est-à-dire à l'hypnotisme utilisé de manière scientifique [2]. D'après son observation de Félida, malade qui présentait en somnambulisme provoqué un dédoublement de la personnalité, Azam établit la notion de « double conscience » : il posa en principe que l'individu avait un état *prime,* réglant son comportement normal, et un état *second,* qui se libérait dans certaines conditions comme la transe hypnotique. On sait quel rôle l'examen des états seconds a joué dans l'étiologie de l'hystérie, ce qui fit considérer Azam comme un précurseur par l'école de Charcot.

Cependant, il fallut attendre, pour avoir une vue d'ensemble du sujet, la thèse de doctorat de Pierre Janet, *L'Automatisme psychologique,* soutenue en 1889. Janet voulait rallier à sa cause les nombreux psychologues qui refusaient d'admettre l'automatisme, qu'ils jugeaient incompatible avec les structures de la conscience. L'esprit humain, leur dit Janet, comporte une *activité de synthèse* (créatrice) et une *activité conservatrice* (tendant à répéter, à conserver l'acquis intellectuel et affectif). Ces deux activités subsistent ordinairement ensemble, et de leur accord dépend la santé mentale. L'activité conservatrice est automatique, produit l'association des idées et la mémoire; la prédominance de

1. On trouve les textes de Baillarger sur l'automatisme dans ses *Recherches sur les maladies mentales,* t. I (Paris, Masson, 1890).

2. Cf James Braid. *Neurypnology, or the Rationale of nervous sleep* (Londres, 1843).

l'automatisme, chez un individu, vient de « la faiblesse de synthèse actuelle, qui est la faiblesse morale elle-même ». Janet étudia d'abord l'automatisme total, dans des phénomènes isolés, tels que la catalepsie, le somnambulisme, la suggestion hypnotique; puis l'automatisme partiel, comprenant les actes subconscients, les anesthésies et les existences psychologiques simultanées. Tous ses exemples étaient empruntés à des observations personnelles portant sur quatorze femmes hystériques. Il termine sur l'étude du spiritisme et des états de médiumnité. Il tire de tout cela la conclusion que l'automatisme est dû au « rétrécissement du champ de la conscience », et reflète la « misère psychologique ». Ses applications à la vie normale sont restreintes : « L'activité automatique s'est concentrée chez l'homme dans les phénomènes *d'habitude ou de mémoire.* » C'est la passion qui, chez les individus sains d'esprit, libère la plus grande part d'automatisme; toutefois à la façon dont Janet parle de l'homme passionné, on sent que c'est un suspect qui ferait bien de revenir sans tarder à la raison. Avec Janet, on se trouve en possession d'un système complet de l'automatisme, mais loin d'être mis au crédit de l'humanité, il sert à expliquer son déficit mental.

Après Janet, des précisions supplémentaires furent apportées par Grasset, qui décrivit sous forme d'un polygone l'appareil du « psychisme inférieur », et par Séglas, qui étudia les pseudo-hallucinations verbales, et rattacha à l'automatisme la psychose d'influence. Georges Petit fera le bilan de tous ces travaux dans *Les Autoreprésentations aperceptives* (1913), où il prend pour éléments constituants de l'automatisme les « représentations mentales automatiques aperceptives exogènes », ayant ces trois caractéristiques : 1) elles surgissent spontanément et involontairement; 2) elles n'ont pas d'objectivation spatiale; 3) elles sont ressenties comme des créations étrangères au moi conscient.

Ensuite, on voit s'affronter toutes sortes d'opinions opposant les théories psychologiques, expliquant l'automatisme par la baisse de la tension psychique, le fléchissement de la conscience volontaire, aux théories organicistes, le considérant comme la manifestation d'un trouble cérébral organique direct ou indirect. On croira que l'automatisme est dû à des troubles humoraux agissant sur le système neurovégétatif (Hesnard), à l'émancipation de mécanismes neurologiques suscitant une subduction mentale morbide (Mignard), au défaut d'accord entre les neurones dans la transmission de l'influx nerveux (Guiraud), à une séquelle lointaine d'infections aiguës oubliées ou au résultat d'une intoxication chronique (Clérambault).

Il y eut de telles contradictions, et une telle confusion, dans les théories scientifiques sur l'automatisme, que Lévy-Valensi, dans son rapport au Congrès des Médecins aliénistes tenu à Blois en 1927, avoua qu'il lui semblait impossible de concilier tous ces points de vue irréductibles. Il l'essaya pourtant, en admettant des causes organiques, une prédisposition (hérédité chargée, « peut-être une constitution mentale particulière »), et en faisant ressortir parmi les effets psychologiques le « syndrome de dépossession », c'est-à-dire le sentiment qu'a le sujet qu'il ne s'appartient plus. L'automatisme, pour Lévy-Valensi comme pour Janet, est une désagrégation psychique; les actes et les paroles, dans cet état, sont des bulles de l'inconscient crevant à la surface de l'être : « Si l'eau avait le sentiment de la désagrégation moléculaire qui constitue l'ébullition, elle aurait le sentiment de la dépossession. Ce sentiment elle l'aurait même avant que les bulles viennent crever à la surface, elle l'aurait encore et plus en même temps que les bulles deviendraient plus nombreuses [1]. »

Ainsi, aucun de ces médecins n'a eu les moyens de sortir du cercle de ses malades, et d'appliquer ses vues sur l'automatisme, dans une méditation judicieuse et forte, aux possibilités de l'homme normal. Les surréalistes l'ont réalisé comme en se jouant, et ont fait faire un bond en avant au problème. Si les critiques s'astreignaient à examiner tous les travaux scientifiques sur l'automatisme, à l'époque où naissait le surréalisme, ils s'apercevraient que c'est du côté des savants que se trouvaient les contradictions, les désaccords, l'incapacité de parvenir à une synthèse, alors que les surréalistes se

1. J. Lévy-Valensi, *L'Automatisme mental* (Paris, Masson, 1927).

distinguaient par la persévérance dans les recherches, l'unification des résultats et leur application à une connaissance nouvelle de l'esprit.

On comprend maintenant que l' « automatisme psychique pur » des surréalistes est l'automatisme dépouillé de ses incidences médiumniques et scientifiques, aussi douteuses que restrictives. La thèse spirite, subordonnant l'activité automatique à de prétendues manifestations du surnaturel, l'antithèse scientifique, ramenant tous les phénomènes intellectuels involontaires à une dégradation de l'énergie psychique, frappaient de disgrâce la vie spontanée de l'homme. Avec la synthèse poétique entreprise par les surréalistes, qui surent creuser une voie jamais frayée avant eux, l'automatisme psychique, cessant d'apparaître comme l'obéissance à des voix de l'au-delà ou à des instincts altérés, s'affirme comme un moyen de création absolue et un type de comportement particulièrement libre.

La synthèse poétique.

Dans une lettre à Tzara, le 20 avril 1919, Breton lui confie : « J'écris peu en ce moment, mûrissant un projet qui doit bouleverser plusieurs mondes. Ne croyez pas à un enfantillage ou à une idée délirante. Mais la préparation du Coup d'État peut demander quelques années. Je brûle d'envie de vous mettre au courant mais je ne vous connais tout de même pas assez [1]. » Ce projet s'annonçant mystérieusement comme une conspiration, c'est celui de rédiger un ouvrage tout entier en écriture automatique. Breton se montre bon prophète en pressentant qu'il va « bouleverser plusieurs mondes » (les mondes de la poésie, de l'art, de l'éthique, en subiront notamment la secousse) et qu'il faudra des années pour lui assurer sa véritable portée.

Comment Breton a-t-il été amené à prendre cette décision? En prêtant attention à un phénomène fortuit, dont il était occasionnellement le sujet, l'hallucination hypnagogique verbo-

1. Correspondance Breton-Tzara, dans *Dada à Paris*, *op. cit.*

auditive. Il se trouvait alors dans des conditions mentales expliquant l'intérêt spécial que lui inspira une telle donnée. Il cherchait à sortir de l'impasse où il s'était fourvoyé en voulant pratiquer une poésie conciliant Rimbaud et Mallarmé; il lui fallait tendre à autre chose que le perfectionnement d'un style. Il était d'ailleurs sensible aux efforts de quelques poètes qui, depuis une dizaine d'années, tentaient d'arracher le langage au carcan de la syntaxe et à l'ornière du sens. Les premiers avaient été les futuristes, avec la conception des « mots en liberté » prônée par F. T. Marinetti. Le poète futuriste était un « parololibriste » qui mettait en désordre les mots d'un texte, y mêlait des onomatopées et des signes mathématiques, pour lui assurer un plus grand dynamisme, suggérer un état passionnel fébrile. Cependant, le livre le plus important écrit par Marinetti avec des « mots en liberté », *Zang tumb tuum* (1910) décrivant la bataille d'Adrianopole, n'était guère convaincant; c'était une espèce de sabir puéril, un libellé télégraphique entrecoupé de sonorités imitant le sifflement des balles. Apollinaire, soutenant le futurisme, lui emprunta ses licences; mais, poète plus savant qu'aucun de ceux de cette école, il aboutit d'une part au poème-cauchemar d'*Onirocritique,* d'autre part à la série des *Calligrammes.* Ces écrits, malgré leur apparente émancipation formelle, obéissaient à une rigueur contraire à l'écriture automatique. Un ami d'Apollinaire, Francis Picabia, dans les proses de *L'Ilot du beau-séjour dans le canton de nudité* (1918) et de *Râteliers platoniques* (1919), dans les poèmes de *Poésie ron-ron* (1919) et de *Pensées sans langage* (1919), jeta les mots sur le papier sans se préoccuper de leur sens. De son côté, Tristan Tzara, disciple de Marinetti (qui le qualifia de « jongleur de mots en liberté »), publia la *Première aventure céleste de M. Antipyrine* (1916), où il maniait à plaisir le non-sens ou le contresens. C'étaient là des signes précurseurs d'une poésie nouvelle, échappant à la nécessité du sens; au lieu d'avoir un sens caché, le poème avait un sens cassé. Breton hésitait à rejoindre ces initiatives avant d'être sûr de posséder un moyen de rendre la sienne plus authentique.

Il était dans ces dispositions d'esprit lorsqu'un soir, au moment de s'endormir, une phrase sans signification précise fit irruption dans sa pensée *(Il y a un homme coupé en deux par la fenêtre),* paraissant surgir de l'inconscient. Surpris par sa gratuité, il se mit à l'écoute de cette voix intérieure, et dans le demi-sommeil, il fut submergé sous un flot de phrases analogues, comportant des images si inattendues qu'il aurait été incapable de les former consciemment. En se levant, il lui fut impossible de transcrire ce discours intérieur, tant il avait été fulgurant. Il se persuada aussitôt qu'il y avait là, disponible sous la conscience, au-delà de l'introspection, un afflux constant d'images qui ne demandaient qu'à sourdre au grand jour; elles s'effaçaient au fur et à mesure, comme s'évanouissent certains rêves, il fallait donc trouver une méthode pour les produire à volonté et les enregistrer sans défaillance. L'écriture ordinaire, soumise à la rationalisation, excluant l'état de demi-sommeil favorable à leur apparition, était impuissante à cet égard; seule une écriture spéciale, branchée directement sur l'inconscient, parviendrait à les noter. Breton se rappela alors la technique des associations libres qu'il avait appliquée à Saint-Dizier, avec le docteur Raoul Leroy, sur des soldats à reclasser; dans ces monologues improvisés que l'on exigeait d'eux se dessinait leur personnalité secrète. En recourant à ce mode d'expression, la plume à la main, on pouvait espérer dérouler le fil hallucinatoire, dérobé mais non interrompu par l'état de veille. L'enjeu était capital : on restituait à l'homme un trésor perdu, en prouvant que chacun était poète sans le savoir; la poésie, loin d'être l'apanage de quelques-uns, étant le récitatif de l'inintelligible, que n'importe quel individu se fait à l'exemple des auditions hypnagogiques. Breton ne doutait pas que ces auditions ne fussent communes à tous; mais il reconnaissait qu'elles étaient stimulées par des instances physiologiques, comme la faim.

Se défiant de lui-même, Breton chercha un partenaire pour réaliser son premier essai d'écriture automatique et le valider. Il est curieux que son choix ne se porta pas sur Aragon, car il écrivait le 4 avril 1919 à Tzara : « Louis Aragon est mon plus intime ami et je crois à son avenir plus qu'au mien. » Il est vrai qu'Aragon était absent de Paris quand Breton eut l'idée d'écrire *Les Champs magnétiques*, mais celui-ci aurait pu attendre son retour. En fait, Aragon lui semblait avoir trop de brio, trop de culture littéraire, pour rendre l'expérience significative. Soupault, moins asservi à des scrupules de style, moins chargé de bagages romantiques, présentait au contraire toute la liberté d'esprit désirable. Breton ne put que se féliciter de s'être associé un tel compagnon, car lui-même, encore embarrassé de tics mallarméens, voulut cent fois retoucher ses phrases, et en fut empêché par le poète fidèle aux règles du jeu.

Breton décida de diviser le livre en huit chapitres, chacun exprimant un thème donné à l'avance; le thème du premier chapitre sera ainsi le « désespoir ». Les deux poètes écrivent côte à côte, tantôt dans la chambre qu'occupe Breton à l'Hôtel des Grands Hommes, tantôt dans le bureau où Soupault est astreint d'ordinaire à une tâche administrative. Le but immédiat qu'ils s'assignent est l'accélération de l'écriture, afin de lui permettre de capter le flot torrentueux, capricieux et habituellement insaisissable de la parole intérieure. Ils veulent d'abord intituler leur livre *Les Précipités*, et ce n'est qu'après coup qu'ils lui donnent pour titre *Les Champs magnétiques :* il n'est pas indifférent de constater qu'ils préfèrent assimiler l'écriture automatique à un phénomène de physique plutôt qu'à une réaction chimique. C'est pourtant la « précipitation », dans toutes les acceptions du terme (célérité de la technique, sublimé verbal de l'alambic intérieur) qui fait le fond de cette expérience. En écrivant vite, de plus en plus vite, les auteurs déjouent l'emprise du jugement qu'on exerce sur ce qu'on écrit, et espèrent atteindre l'allure vertigineuse où l'écriture devient griserie, extase continue, indépendamment de toute nécessité de communication. Le résultat est tel que le délai de quinze jours prévu pour la rédaction de cet ouvrage se trouve raccourci de moitié, vu l'abondance du flux poétique libéré par cette méthode.

En s'efforçant de « varier, d'un de ces chapitres à l'autre, la vitesse de la plume, de manière à obtenir des *étincelles* différentes », Breton parvint à distinguer cinq sortes de vitesses d'écriture, qu'il dénomma v, v', v'', v''', et v''''. La vitesse v est la vitesse surréaliste moyenne, beaucoup plus rapide que celle avec laquelle on écrit une lettre, par exemple, mais inférieure à v'', qui est la plus grande vitesse possible. Les autres sont des transitions : v' est plus lente que la vitesse moyenne, v''' est l'état intermédiaire entre la vitesse moyenne et la vitesse extrême. Quant à v'''', c'est une vitesse progressive, qui au début est comprise entre v et v''', à la fin entre v et v'', s'écoulant donc dans un débit dont l'impétuosité s'accentue peu à peu. Une des nouveautés de l'écriture automatique des surréalistes consista à y introduire la notion de vitesse, à faire dépendre son contenu des alternances de son rythme de production.

La vitesse maximum v'' permet d'atteindre une sorte d'ivresse où l'esprit ne distingue plus la réalité brute. C'est ainsi que les vers suivants écrits en v'' furent à l'origine d'une hallucination visuelle :

Suintement cathédrale vertébré supérieur
Les derniers adeptes de ces théories prennent place sur la colline
devant les cafés qui ferment
Pneus pattes de velours.

Après avoir noté cette « coulée verbale », Breton eut l'illusion, en traversant la place de l'Étoile, que les autos s'étaient transformées en chats géants qui le traquaient de toutes parts, illusion si intense qu'elle provoqua en lui une réaction de panique. Les images obtenues par v'' tendaient à se muer en hallucinations dans la vie réelle. Breton le vérifia à maintes reprises, si bien qu'il osa à peine sortir le jour où il écrivit : « Il faut des éléphants à tête de femme et des lions volants », de crainte de se voir environné de tels monstres.

Quand les deux poètes se lurent à voix haute leurs textes du jour, ils constatèrent que leurs réactions étaient très différentes de celles qu'ils avaient en lisant des poèmes. Certaines phrases déclenchaient en eux un rire irrésistible, un « rire sauvage ». Par exemple, ceci excita leur hilarité : « Sans nous en apercevoir, nous approchions des temples. Un mendiant tendait sa sébile et hurlait lorsque nous y jetions notre cigarette », ou encore : « La couleur des saluts fabuleux obscurcit jusqu'au moindre râle : calme des soupirs relatifs. » Autre phrase qu'ils relurent en se tenant les côtes :

« Chérie, où est cet acrobate, ce petit nid où je suis né? » En outre, des phrases semblaient revêtir une importance que ne justifiait pas l'analyse. Breton, sans s'expliquer pourquoi, faisait grand cas de propositions de ce genre : « L'opérateur, pour photographier certaines plantes, est obligé de tenir un éventail et doit faire semblant de danser »; – « Tentation de se faire servir une consommation nouvelle : par exemple, une démolition au platane »; – « Mes yeux n'appartiennent qu'à moi, et je les épingle sur mes joues si fraîches et si ravagées par le vent de vos paroles. »

Dix ans plus tard, Breton céda au besoin de s'expliquer; sur l'exemplaire de luxe n° 1 qu'il donna à Valentine Hugo, il souligna en vert ce qui était de lui, signala par un crochet rouge les phrases sur lesquelles il avait toujours été tenté d'attirer l'attention, et mentionna au moyen d'un trait d'entourage gris les propositions qui avaient eu le pouvoir de les faire rire; il ajouta un commentaire et des annotations marginales facilitant l'accès de l'ouvrage[1]. Il y avoua : « *Les Champs magnétiques* ont été écrits en huit jours. On n'en pouvait, malgré tout, plus. Et les hallucinations guettaient. Je ne crois pas exagérer en disant que rien ne pouvait plus durer. Quelques chapitres de plus, écrits à une vitesse v'''' (beaucoup plus grande que v'') et sans doute ne serais-je pas, maintenant, à me pencher sur cet exemplaire. »

L'écriture automatique se présentait comme un révélateur de l'inconscient. La preuve en était que beaucoup de réminiscences infantiles étaient éveillées lors de sa mise en vigueur. Un des passages du livre est rempli d'allusions autobiographiques, Breton les indique sur le volume précité. Quand le texte dit : « Le chromo du mur est une rêverie qui se représente toujours », il précise en marge que ce chromo, *Les Ages de l'homme,* se trouvait dans sa chambre d'enfant à Saint-Brieuc. Plus loin, à « Debout sur la grande balançoire sombre, j'agite mystérieusement un feuillard de laurier (Cela vient du temps où l'on m'asseyait sur les genoux) », il confirme : « Mon plus lointain souvenir d'enfance, c'est vrai. » Devant la phrase : « C'est à la manière de

1. Ce texte a été recopié par Alain Jouffroy et publié dans *Change* (1970).

réciter *La jeune Captive* que je choisis mon premier ami », il inscrit en regard le nom de Théodore Fraenkel. En face d'autres images, il signale qu'elles se rapportent à la Bretagne, à l'école communale de Pantin, au collège Chaptal, au dessus de lit de dentelle qu'avait fait sa mère quelques mois avant de le mettre au monde, à Nantes, à Jacques Vaché, à une certaine Alice. A la fin du passage : « C'est dit; j'invente une réclame pour le ciel », il ajoute cette note manuscrite : « Ma grande idée d'alors. Une réclame pour le ciel assez frappante, assez convaincante pour que tous les êtres se tuent. »

On voit que l'écriture automatique ne consiste pas à dire n'importe quoi, ou à assembler des mots avec un parti pris de bizarrerie. En y exprimant le tout-venant de la pensée, on rend compte de ses préoccupations et de ses sentiments. Cependant, Breton fut désorienté par le résultat, et considéra que la plus belle partie du livre était *La Glace sans tain*, due à Soupault, commençant ainsi : « La fenêtre creusée dans notre chair s'ouvre sur notre cœur. On y voit un immense lac où viennent se poser à midi des libellules mordorées et odorantes comme des pivoines. » C'est sans doute qu'il y retrouvait un écho de la poésie d'Apollinaire dont s'écartait le reste du livre. Dans un chapitre supplémentaire, *Ne bougeons plus*, les deux auteurs réunirent les phrases qui leur parurent les plus intéressantes dans les cahiers qu'ils avaient noircis en dehors des séances communes.

On découvre maintenant en quoi l'écriture automatique des surréalistes diffère de tout ce qui avait été présenté sous ce nom au cours du XIXe siècle.

A. — Elle vise à montrer combien l'homme *raisonnant* est étranger à lui-même, ignorant des courants en formation au fond de son être. Elle veut le *désaliéner*, en libérant la partie de sa personnalité esclave de la raison, en donnant à cette partie le pouvoir de diriger ses propos et ses actes. Si le médium se croit mû par l'âme d'un mort, le surréaliste prétend être l'instrument du principe même de la vie sensible.

B. — Elle part d'une hallucination verbo-auditive qu'elle

isole et qu'elle relie à d'autres qui sont latentes et tendent à s'extérioriser.

C. – Elle n'exprime pas à proprement parler l'inconscient, mais un élément fluide, mouvant et pur, générateur de la pensée et du langage, réservoir inépuisable d'images, que nous appellerons la *source*. La source est un flux intérieur d'expression qui n'est pas encore contaminé par la nécessité du sens. L'opération fondamentale de l'écriture automatique consiste à *faire entrer la source*. Le texte de Breton *Entre la source*[1] montre qu'il entendait la détourner de son cours, la capter, l'entraîner avec lui. Le poète surréaliste est comme un pêcheur qui pêche l'eau, au lieu de se contenter de pêcher les poissons. Il ne sépare pas les faits psychiques de l'élément qui les baigne.

D. – L'automatisme n'y est pas pris comme une activité inférieure, il est au contraire une activité supérieure. Breton s'oppose radicalement sur ce point à tous les savants qui ont traité cette question.

E. – Elle cherche à se réaliser avec le maximum de vitesse, et à produire des états hallucinatoires. Sa technique comprend généralement : 1) une phrase-déclic, qui annonce que la « source » est prête à jaillir, mais qui ne fait pas nécessairement partie de la coulée verbale; 2) une phrase propulsive, ayant suffisamment de force pour pousser devant elle tout un discours – un texte automatique possédant une phrase propulsive à son début, et diverses autres aux endroits où le rythme demande à être relancé; 3) des « bouillons », qui sont des remous verbaux dus à un affaiblissement du potentiel créateur; 4) des « moyens de forcer l'inspiration », palliant les défaillances de l'esprit d'invention grâce à des incitations ingénieuses.

F. – Elle peut être collective. Desnos et Péret composèrent ainsi *L'enfant planète* en mélangeant les phrases de deux poèmes qu'ils écrivirent simultanément côte à côte. Le titre fut formé en réunissant le premier mot du texte de Desnos et le dernier mot de celui de Péret. Breton rédigea en écriture

1. Dans *Poisson soluble*, historiette 19.

automatique des pièces de théâtre : *Comme il fait beau!* (en collaboration avec Desnos et Péret), *Le Trésor des Jésuites* (avec Aragon). Éluard et Max Ernst réalisèrent ensemble *Les Malheurs des Immortels* (ce dernier ne se contentant pas d'illustrer le livre, mais participant à sa rédaction). L'ouvrage automatique comportant le plus grand nombre de collaborateurs fut *L'Homme qui a perdu son squelette,* dont les auteurs étaient Arp, Marcel Duchamp, Paul Éluard, Max Ernst, Georges Hugnet, Henri Pastoureau, Gisèle Prassinos. On comprend les avantages de cette mise en commun de l'inspiration : la notion de jeu y reste constante, l'invention de chacun prend appui sur l'esprit de l'autre.

La méthode d'écriture spontanée, inaugurée par Breton et Soupault, n'eut pas tout de suite les effets escomptés. La publication des *Champs magnétiques* passa pratiquement inaperçue et n'eut pas d'influence immédiate. Le moment n'était pas encore venu d'élaborer une théorie pour justifier cette activité purement intuitive. Cependant, les amis des deux poètes furent enclins à se prêter au même jeu; Aragon en fut notamment un prosélyte convaincu, et dans l'automne 1919 écrivit une série de textes automatiques, à la terrasse du café *La Source,* boulevard Saint-Germain (le choix d'un établissement portant ce nom n'est pas une coïncidence). Ces échantillons, qu'il ne consentit à publier que cinquante ans après, sont peu intéressants. Mais ils ont amené Aragon à composer son recueil de poèmes *Le Mouvement perpétuel,* où il s'émancipe de la poésie symboliste de *Feu de joie.* Ils le conduisirent également à concevoir son roman *Anicet ou le Panorama,* une de ses œuvres les plus originales. L'écriture automatique a une fonction de mise en train; elle nettoie l'esprit, l'assouplit, le prépare à des prouesses mentales dont il serait incapable sans cette libération préalable.

Ce qui retarda la juste appréciation de cette découverte, c'est que l'arrivée de Tzara à Paris, en janvier 1920, motiva l'adhésion du groupe de *Littérature* au dadaïsme. L'écriture automatique, qualifiée au départ de « surréaliste », fut quelque temps reléguée parmi les autres dispositifs de l'arsenal Dada. Elle y prit une signification exclusivement anarchique. Tristan Tzara, dans son *Manifeste de 1918*, avait formulé cette revendication : « *Désordonner* le sens – *désordonner* les notions et toutes les petites pluies tropicales de la *démoralisation, désorganisation, destruction, carambolage*, sont des actions assurées contre la foudre et reconnues d'utilité publique. » Un texte n'est dadaïste, pour Tzara, que s'il présente un sens désordonné. Il y a pour cela deux moyens : faire confiance au hasard ou exercer le droit de retouche. La technique des « mots dans un chapeau » sera mise en compétition avec l'écriture automatique. Des poèmes seront faits de mots découpés dans un dictionnaire, mis dans un chapeau, et tirés au hasard. La « retouche » est une œuvre d'anti-art : on ajoute des moustaches à la Joconde, on prend des phrases entières dans un journal et on les assemble arbitrairement. Il faut à tout prix arriver à créer un langage insensé. Les dadaïstes déclareront dans le *Bulletin Dada* du 5 février 1920 : « Vous ne comprenez pas n'est-ce pas ce que nous faisons. Eh bien chers amis nous le comprenons encore moins. »

Le principe d'action du dadaïsme, dans sa lutte contre les systèmes, est l'incohérence, seule force désorganisatrice efficace. On ne s'étonnera pas de constater, dans les écrits automatiques de la période Dada, un parti pris d'incohérence qui plus tard cessera d'être primordial. Ainsi, le héros des *Aventures de Télémaque* d'Aragon recueille une bouteille à la mer, qui contient un discours cassé : « Allô, petite, église de campagne après les plaines d'absence par ici. Au milieu du sillon sans ordre l'horizon tournez. Ils, à cet endroit même par où par où. Les yeux de l'inconnu sont des cartes à jouer. Nous cherchons ce perdu pour toujours, visage hâlé par mais afin d'une. » Le dadaïsme va plus loin que le non-sens, qui implique une certaine logique de l'absurde, il pratique le « sans-sens », comme l'a dit Arp.

Cependant, dès cette époque, Paul Éluard trouvera insuffisant de désordonner le sens, et se fixera pour but « un continuel déplacement du sens », façon plus subtile de bouleverser l'ordre des valeurs. Les premiers exercices d'écriture automatique d'Éluard comportèrent des réussites aussi impressionnantes qu'*Au Pluriel*, où le chiffre 391 tient lieu de phrase-déclic : « De plus en plus, de moins en moins. Trois cent quatre-vingt-onze est un oiseau à poils, la Vierge satisfaite le tient dans ses bras, la pluie des grands jours, un biceps bien tendre, une ombre à plusieurs, les paupières comme des ongles ou les ongles comme des heures ou [1]. » Ne nous y trompons pas. Ce poème est extrêmement savant, il est, comme aurait dit Breton, « le fruit de la réflexion qui voudrait faire croire à l'irréflexion ». De tels exemples montrent sur quelle pierre achoppait l'écriture automatique à ses débuts : on ne la croyait pure que si elle obéissait au principe d'incohérence; ses auteurs fabriquèrent du sans-sens au lieu de mettre en jeu un sens profond.

Robert Desnos, avec *Nouvelles Hébrides*, au début de 1922, fut le premier à écrire tout un livre en prenant exemple sur *Les Champs magnétiques.* Il le commença au café du « Petit Grillon », passage du Panorama, en attendant ses nouveaux amis; il le continua les jours suivants dans sa chambre, dans le train, dans le bureau où il était employé, ou dans un bar de l'île de la Cité fréquenté par les mariniers. Une coïncidence (on ne parlait pas encore de hasard objectif) intrigua tout le monde : Desnos raconta que Breton mettait une inscription à sa porte, à l'heure même où, à son insu, celui-ci y fixait effectivement une ardoise couverte de quelques mots. Le problème de la « clairvoyance » dans l'écriture automatique était fugitivement effleuré. Par ailleurs, *Nouvelles Hébrides* étaient surtout formées d'une suite d'épisodes oniriques; Desnos, qui arrivait dans le groupe au moment où Dada déclinait, n'érigeait pas l'incohérence en système; il se libérait de tout en laissant échapper une imagerie obsessionnelle d'une obscénité flamboyante.

Ce fut Benjamin Péret qui, de tous les amis de Breton, fit l'application la plus originale de l'écriture automatique, montrant comment on pouvait l'insérer dans un contexte vécu et lui faire dépasser l'exigence dadaïste de désorganisation du sens. En effet, il publia *L'Auberge du « cul volant »* [2], qu'il accompagna de cette déclaration : « Je soussigné Ben-

1. Dans *391* (n° XII, mars 1920).
2. *Littérature* (n° 3, mai 1922).

jamin Péret certifie que ces lignes ont été écrites sous ma dictée la première partie avant de faire l'amour et la seconde partie après. » On voit par cet exemple que l'écriture automatique n'est pas un exercice littéraire ou spirituel, mais un moyen d'entraînement psychique, utilisable à volonté, comme un excitant ou un calmant. Avant l'acte sexuel, Péret se livre à une série d'images érotiques, de plus en plus fortes, qui ont pour but d'attiser le désir : « L'homme était un double mâle. Il s'avança vers un rocher où se dessinait à hauteur d'homme une ligne de vagins. Du doigt, il toucha l'un d'eux, qui rendit un son aigu, le second rendit un son plus aigu encore, le troisième révéla au toucher la sensibilité d'un sourcil... » La tension va monter dans le texte, appelant l'éréthisme sensuel, jusqu'à entraîner le coït, comme un rêve voluptueux entraîne une pollution nocturne. Après l'éjaculation, la dictée automatique du poète suit le rythme descendant de la détumescence, et son imagerie traduit la jouissance satisfaite, puis le désinvestissement progressif de l'objet de la jouissance : « L'homme au nombril d'écaille, qui portait une main sur la tête, s'éveilla du long sommeil qu'il venait de faire en compagnie d'une négresse : celle qu'il avait ramenée d'un pays où les plantes se déplacent et font l'amour en marchant (...). C'était le matin du 2 avril 1922 et les machines souffraient comme des femmes en couches. Seul l'homme qui s'était aplati comme une tortue allongeait la tête vers la vulve qu'il apercevait à quelque distance de lui, mais à chaque mouvement qu'il faisait pour s'avancer correspondait un mouvement de la vulve qui s'éloignait. »

Mais cette tentative si intéressante de Péret est demeurée unique. Le pouvoir d'incantation et d'action de l'écriture automatique, pressenti par le groupe de *Littérature*, ne sera pas exploité dans son intégralité. Détourné de son but primitif par le dadaïsme, l'emploi de l'automatisme psychique se serait peut-être rapidement aboli, s'il n'avait bientôt retrouvé une vigueur nouvelle en se retrempant à la source du rêve, dans ce que l'on a appelé la « période des Sommeils ».

IV

Les chercheurs de sommeil

Quand je me réveille c'est malgré moi.
Jacques Rigaut.

La période des Sommeils est un des épisodes décisifs de l'histoire du surréalisme, et pourtant, elle a toujours été traitée par les critiques littéraires avec une désinvolture et une incompréhension consternantes. Il est de règle d'en diminuer la portée par des sous-entendus ironiques, des commentaires sceptiques, comme s'il s'agissait d'une joyeuse mystification dont on ne veut pas être dupe, ou d'une aberration passagère prouvant la tendance de ses participants à un mysticisme de mauvais aloi. Pour dissiper les malentendus, André Breton faisait ce vœu dans *Nadja :* « Il faudrait que l'un de ceux qui ont assisté à ces séances innombrables prît la peine de les décrire avec précision, de les situer dans leur véritable atmosphère. Mais l'heure n'est pas venue où l'on pourra les évoquer sans passion. » Il n'a guère été exaucé, et les comptes rendus fragmentaires de certains témoins de cette période sont trop contradictoires pour dissiper l'équivoque; c'est pourquoi, afin d'éclaircir le sens d'une telle suite d'actions irrationnelles, je vais en faire une description objective, en m'appuyant sur les documents existants et sur les précisions que m'a apportées la première femme de Breton, participante privilégiée de ces soirées fabuleuses.

Tout d'abord, il est nécessaire de se représenter les circonstances entourant les protagonistes en cette année 1922.

Dada était en train d'agoniser; les dadaïstes parisiens, après deux ans de manifestations scandaleuses, ne souhaitaient plus persister dans leur entreprise, et la dissension éclatait sans cesse entre Tristan Tzara et André Breton, naguère unis par le même enthousiasme combatif. La revue *Littérature,* organe du groupe, reniant ses précédents numéros, inaugura en mars une nouvelle série dans laquelle Breton, constatant que « le dadaïsme, comme tant d'autres choses, n'a été pour certains qu'une manière de s'asseoir », invite ses amis à « lâcher tout ». L'aventure qui commence a pour guides Francis Picabia et André Breton, dont la complicité ne fut jamais aussi affirmée qu'à cette époque, l'excès de légèreté de l'un compensant l'excès de gravité de l'autre.

Picabia, l'aîné du groupe – il avait quarante-trois ans –, était un éternel enfant terrible; iconoclaste et frondeur, changeant d'opinion dans une pirouette, bousculant les idées et les êtres, son nihilisme allègre se riait de tout. Ses dons brillants de poète, de chroniqueur et de peintre, il négligeait de les cultiver, il les gaspillait pour son plaisir, qu'il définissait ainsi : « Le plus grand plaisir est de tricher, tricher, tricher, toujours tricher. Trichez donc, mais ne le cachez pas! Trichez pour perdre, jamais pour gagner, car celui qui gagne se perd lui-même [1]. » Ennemi-juré des « spécialistes » en tous genres, Picabia disait : « Je surpasse les amateurs, je suis le sur-amateur; les professionnels sont des pompes à merde. » Cet exquis jouisseur, héritier d'une fortune qui lui permettait tous les caprices, avait tant de grâce que même ses plaisanteries scatologiques étaient ailées. Picabia avait été pour les dadaïstes un incitateur au désordre, au scandale et au jeu de massacre, mais il gardait toujours ses distances, en prétendant : « L'homme qui désire être suivi doit courir plus vite que les autres. »

Au début de l'année, André Breton, qui venait de se marier, quitta la misérable chambre d'hôtel qu'il habitait rue Delambre pour s'installer dans un atelier 42 rue Fontaine. Ce fait est d'une importance capitale. Les réunions des dadaïstes se passaient auparavant au café Certà, passage de

1. Francis Picabia, *Jésus-Christ rastaquouère* (Paris, collection Dada, 1920).

l'Opéra, ou chez Francis Picabia qui occupait un rez-de-chaussée rue Émile-Augier, et aimait y réunir par malice des gens admirablement faits pour ne pas s'entendre. En se rassemblant désormais chez André Breton, le groupe passait entièrement sous la coupe de ce meneur irréductible de vingt-six ans, qui avait dit dans *La Confession dédaigneuse :* « la question morale me préoccupe », en se référant au dandysme froid et improductif de son défunt ami Jacques Vaché. Tous, même Picabia, allaient subir l'ascendant grandissant de Breton, dont l'idéal avait été formulé nettement : « Échapper, dans la mesure du possible, à ce type humain dont nous relevons tous, voilà tout ce qui me semble mériter quelque peine. Pour moi se dérober, si peu que ce soit, à la règle psychologique équivaut à inventer de nouvelles façons de sentir [1]. »

Le groupe des dadaïstes parisiens venait de s'augmenter de quelques recrues de choix, en la personne des jeunes collaborateurs de la revue *Aventure* dont le gérant était René Crevel, et les principaux rédacteurs Roger Vitrac, Georges Limbour, Jacques Baron. C'était Roger Vitrac qui avait pris contact avec Aragon, lors de la manifestation à Saint-Julien-le-Pauvre, et celui-ci, alors interne à l'hôpital Broussais, les invita souvent à manger à la popote du soir, et fut l'instigateur, dans l'hiver 1921-1922, de la fusion d'*Aventure* avec *Littérature.* René Crevel, frêle, délicat, aux frémissements de sensitive, n'était encore que l'auteur de proses sentimentales et d'une enquête sur l'humour. Limbour, qui ressemblait au portrait de Rimbaud enfant, écrivait déjà les poèmes de *Soleils bas.* Roger Vitrac, grand diable coureur de filles et buveur de bière, composait des vers symbolistes et des piécettes comme *Le Peintre, Mademoiselle Piège.*

Un ami de Benjamin Péret fit également son apparition au printemps : Robert Desnos, âgé de vingt-deux ans, libéré de son service militaire qu'il avait effectué au Maroc, et qui brûlait de se distinguer dans une action poétique. Il avait suivi de loin les exploits de Dada, grâce aux lettres de Péret, et il s'était préparé à toutes les outrances pour l'avenir. Sa

1. *La Confession dédaigneuse,* dans *Les Pas perdus* (Paris, N.R.F., 1924).

grande verve lyrique, sa facilité d'élocution, son feu intérieur qui lui faisait pousser ses amitiés et ses haines jusqu'au fanatisme, se manifestèrent dès son premier livre automatique, *Nouvelles Hébrides*. Ce garçon brun avait, malgré son œil bleu rêveur, une capacité d'agressivité s'exprimant en riches invectives[1]. Il affichait son intolérance comme un acte de foi, en disant : « Je ne crois pas en Dieu. Mais j'ai le sens de l'infini. Nul n'a l'esprit plus religieux que moi. Je me heurte sans cesse aux questions insolubles. Les questions que je veux bien admettre sont toutes insolubles. Les autres ne sauraient être posées que par des êtres sans imagination et ne peuvent m'intéresser[2]. » Si l'on ajoute à cela les blasphèmes de Picabia, déclarant : « Il faut communier avec du chewing-gum, de cette façon Dieu vous fortifiera les mâchoires »[3], l'attitude de Breton devant la Sagrada Familia de l'architecte Gaudì à Barcelone : « une église en construction qui ne me déplaît pas si j'oublie que c'est une église »[4], on avouera que si mystique il y a, chez ces poètes, elle n'a rien de ce qu'on entend sous ce mot.

L'atelier de Breton, qui allait devenir la Mecque du surréalisme – personne ne pouvant se dire surréaliste sans y avoir été admis en conseil de guerre –, était situé au quatrième étage au-dessus des cabarets *Le Ciel* et *L'Enfer*, dont les employés étaient déguisés en anges et en démons; de sa verrière il voyait aussi, sur le trottoir d'en face, les allées et venues du cabaret *Le Néant*. La pièce de séjour, assez petite, accueillait de nombreux hôtes; il y rassembla plus de trente personnes lors d'un débat qui accompagna la fondation de *La Révolution surréaliste*. A sa porte, Breton accrocha une ardoise, avec une craie suspendue à une ficelle; en cas d'absence, il écrivait ainsi un message à ses amis. En guise de paillasson, durant un temps, il ouvrit sur son seuil un livre d'un auteur exécré; ses visiteurs étaient invités à s'y essuyer les pieds en passant. Enfin, pour compléter le

1. « Il avait des colères de style hugolien », m'a dit Simone Collinet évoquant le Desnos de ce temps-là.
2. *Virgule du soir*, dans la *Revue européenne* (mars 1923).
3. *Jésus-Christ rastaquouère*, *op. cit.*
4. *Les Pas perdus*, *op. cit.*

portrait de ce singulier chef de bande, il faut savoir qu'il désirait, à cette époque, que tous les textes de *Littérature* paraissent ***sans signatures,*** comme s'ils émanaient d'une même volonté collective. Seules les ambitions personnelles des uns et des autres déjouèrent cette exigence, qui montre à quel point d'ascétisme visait Breton dans la discipline intellectuelle.

Entre la mort de Dada et la création du surréalisme, il y eut un interrègne favorisant, selon Aragon, « un état d'esprit absolument nouveau que nous nous plaisions à nommer le mouvement flou »[1]. Au cours du « mouvement flou », la notion de surréalité a été vécue par le groupe, dans un abandon collectif au merveilleux quotidien, avant de recevoir son fondement théorique. Jacques Rigaut, *qui fut le principal agent de la dissolution de Dada,* avait donné le ton l'année précédente, dans le *Roman d'un jeune homme pauvre,* contenant ces phrases qui sont pour ainsi dire la préface de cette période :

> Éloge du sommeil! pas seulement le magnifique mystère de chaque nuit, mais l'imprévoyante torpeur. Mes compagnons de sommeil, c'est près de vous que j'imagine une existence satisfaisante. Nous dormirons derrière le clapotis de nos cylindres, nous dormirons les skis aux pieds, nous dormirons devant les villes fumantes, dans le sang des ports, au-dessus des déserts, nous dormirons sur les ventres de nos femmes, nous dormirons à la poursuite de la connaissance, armés de tubes de Crookes et de syllogismes – les chercheurs de sommeil[2].

Tous les esprits étaient disponibles; insatisfaits des conditions du monde extérieur, doutant des moyens employés par Dada pour le détruire, ils étaient prêts à se précipiter sur la première occasion venue. Péret se faisait le porte-parole de tous en criant : « Dada est mort! » et en concluant : « Je quitte les lunettes dada et prêt à partir, je regarde d'où vient le vent sans m'inquiéter de savoir ce qu'il sera et où il me mènera[3]. » On réclamait une solution, ou tout au moins une diversion; elle s'offrira d'une manière fortuite.

1. Aragon, *Le Libertinage* (Paris, Gallimard, 1924).
2. Jacques Rigaut, *Écrits* (Paris, Gallimard, 1970).
3. Benjamin Péret, *A travers mes yeux* (*Littérature*, octobre 1922).

René Crevel, de retour de vacances, apprit à ses amis qu'une femme avait découvert en lui un don de médium, et que sous ses directives, il était parvenu à s'endormir et à parler sans en avoir conscience. Le soir du 25 septembre 1922, dans l'atelier d'André Breton, il accepta de mettre à l'épreuve cette faculté, en présence de Simone Breton, de Robert Desnos et de Max Morise. Crevel indiqua le protocole à suivre, qui était celui des réunions spirites; mais naturellement, chez ces êtres pénétrés de convictions révolutionnaires, dédaignant de croire à l'âme, à Dieu et à l'au-delà, il ne fut pas un instant question d'évoquer les morts; il s'agissait principalement de vérifier l'existence des « états seconds ». On fit l'obscurité, on se plaça autour de la table, les mains à plat formant la chaîne, et l'on attendit dans le silence en concentrant ses pensées. Il ne fallut pas plus de trois minutes pour que Crevel, laissant tomber sa tête sur la table, devînt la proie d'un sommeil agité de soubresauts, et s'abandonnât à un discours volubile, ponctué de soupirs, sur un ton de psalmodie, en accentuant avec emphase certains mots. Ses propos mélodramatiques, émaillés d'obscénités, d'images atroces, relataient un meurtre bizarre : une femme noyait son mari, parce que celui-ci le lui avait demandé. « Ah! les grenouilles! Pauvre folle! Foooolle... », hurlait Crevel, mimant l'agonie de l'homme. Quand il se réveilla, il n'avait aucun souvenir de ce qu'il avait dit.

Breton voulut savoir si ce phénomène pouvait se produire chez quelqu'un d'autre que Crevel, et réitéra l'expérience après l'avoir exclu de la pièce. Desnos, au bout d'un quart d'heure, s'affaissa en avant, et s'assoupit quelques moments, en grattant convulsivement d'une main la table. Il se redressa, rouvrit les yeux, mais refusa d'admettre qu'il s'était endormi; il ne se rendit à l'évidence que lorsque chacun des assistants lui eût fait par écrit le compte rendu de ce qui s'était passé.

Deux jours plus tard, Breton organise une nouvelle soirée avec des participants plus nombreux : Péret, Paul et Gala Éluard, Max Ernst, s'ajoutent aux précédents. Crevel est le premier à entrer en transes, et dans un soliloque haletant, il entreprend encore le récit d'un crime, où cette fois un vieillard brandit une hache sur une femme nue adultère. Breton le réveille en lui faisant des passes sur le visage. Au cours d'une deuxième tentative, Desnos, en état d'hypnose, la tête enfouie au creux de son bras, recommence à gratter la table; comme il semble manifester ainsi le désir d'écrire, on glisse une feuille de papier sous sa main, et un crayon entre ses doigts. Il se met à tracer des signes arithmétiques et la date *14 juillet.* On lui demande : *Que voyez-vous?* Il répond : *La mort.* Breton pose alors la main sur la sienne, se nomme et l'interroge; Desnos parle, écrit et dessine par à-coups, sans que ces activités soient nécessairement complémentaires. Un mot inventé, *Nazimova,* se détache parmi ses réponses énigmatiques. Éluard, Péret, Max Ernst se succèdent auprès de Desnos, pour lui prendre tour à tour la main en le questionnant : à tous il oppose par bribes des images insondables, à Éluard *la merveille aux yeux mous comme un jeune bébé,* à Péret *un ruban bleu ma douce vagabonde.* Ernst s'attire cette prédiction : *Il jouera avec les fous.* Sous les passes du réveil, Desnos se cabre, gesticule, paraît s'arracher à grand-peine de sa torpeur.

La fois suivante, la séance a lieu sans Crevel et Desnos. L'amie de Péret, Renée, jeune fille peu cultivée, d'une sensibilité exaltée, subit aussitôt l'influence de l'endroit, et s'endort en manifestant des signes d'oppression et d'épouvante. Ses propos décousus expriment la peur de tomber dans un gouffre et la phobie de l'inceste (« la sueur incolore de mon père m'inonde », dit-elle à plusieurs reprises). Quand elle s'est calmée, tout le monde remet les mains en position sur la table, pour faire circuler le fluide. Malgré la tension nerveuse, l'insolite tarde à se produire; mais à un certain moment, Péret part d'un rire interminable [1]. On lui demande ce qu'il voit : *De l'eau,* affirme-t-il, et se jetant à plat ventre sur la table, il fait des mouvements de brasse, comme s'il traversait une rivière à la nage.

Dès lors, les séances de sommeil vont se répéter régulière-

1. Ce trait caractéristique élimine le soupçon de supercherie. Parmi les symptômes d'entrée en transe d'Hélène Smith, Flournoy a noté « un fou rire invincible qu'elle ne peut ou ne veut expliquer ».

ment, selon le même cérémonial; Breton convoque chez lui à neuf heures du soir ses amis, et devant une assistance changeante comprenant encore Francis Picabia et sa deuxième femme Germaine Everling, Aragon, Roland Tual, Man Ray, Georges Limbour, Chirico de passage à Paris, et bien d'autres, se produisent des scènes de transe hypnotique dont les héros sont invariablement Crevel, Desnos, Péret et son amie Renée. Tous ceux qui se refusent à prendre en considération leurs actes médiumniques sont honnis par le groupe. De Philippe Soupault, qui s'en moque ouvertement, une note de Breton dans *Littérature* dit que son attitude a été « au-dessous de tout ». L'indifférence de Jacques Baron, les réticences de Roger Vitrac leur valent d'être momentanément rejetés de la communauté, tandis que de simples curieux sont adoptés, traités avec égard, en raison de leur intérêt au spectacle merveilleux [1].

Crevel se montre le médium le plus vulnérable, celui qui s'écorche vif en public et exhibe douloureusement la plaie de son esprit. Il extériorise ses obsessions et ses angoisses à chaque crise de sommeil provoqué. Son « complexe d'Oreste », né de son conflit avec sa mère, lui inspire le désir de saccager entièrement l'univers féminin. Un soir, il proclame qu'il écrase sous ses talons les yeux de toutes les femmes, ou qu'il enfonce les pouces dans leurs orbites jusqu'à la cervelle. Un autre soir, il s'écrie d'un ton sarcastique : « J'ai surpris le secret de ma cuisinière : elle est l'héroïne d'une scène obscène et criminelle qui s'est déroulée au bois de Vincennes avec un soldat du 13e comme héros et où se trouve mêlé le mont Blanc, au pied duquel on a creusé avec l'ongle un fossé de 4 810 mètres. » Le soir suivant : « On vend à l'encan les robes de la princesse de Lamballe. Mais on ne vend pas ses chapeaux... Elle a mis ses 15 000 chapeaux sur sa tête, au haut de la pique de fer qui est à présent son corps... Cette femme qui a deux mètres de haut est grosse

1. Par la suite, Jacques Baron vint aux séances, mais dans *L'An I du surréalisme* (Paris, Denoël, 1969) il en donne peu de détails; il croit que la période des Sommeils ne dura que trois mois et qu'aucune femme ne s'y endormit. Roger Vitrac surmonta également sa résistance – qui n'était pas due au scepticisme, car il était grand amateur d'occultisme.

à peine comme le petit doigt. Et elle est nue. Car qui s'est jamais déshabillé jusqu'à montrer la pique de fer? Il s'agit d'ailleurs de son *corps impair!* » Ces déclarations dans les ténèbres s'accompagnent de cris, de râles, certaines phrases étant chantées ou prolongées indéfiniment en insistant sur la dernière syllabe.

Le seul Sommeil de Crevel qu'on ait transcrit intégralement révèle le travail de son inconscient : « La négresse aux bas blancs aime tellement les paradoxes! La saison des petites plantes dans des pots encore plus petits est pourtant passée mais je dis : la négresse aux bas blancs aime tellement les paradoxes, aime tellement les paradoxes, qu'elle brode des baguettes noires sur ses bas blancs et encore des baguettes blanches sur les baguettes noires [1]. » Partant d'une image fixe, l'opposition du noir et du blanc, il la développe en multiples variations, par l'histoire de cette négresse dont la mère est morte de saisissement à l'hôpital en la voyant, et qui à dix-sept ans, pour aller au Casino de Deauville, se met nue avec des bas blancs : « Le nègre du banjo à qui elle fait de l'œil ne peut pas l'aimer car il est normal et ne peut aimer que des blanches, aimer horriblement. » Cette créature dont la salle de bains est un « Sahara de vapeur plus atroce que les Saharas de sable » fait tout à rebours : « Elle fait pousser des palmiers dans des dés à coudre et elle écoute chanter les mouettes qui deviendront des aigles. » Elle est destinée à se marier en robe blanche, « dans une cathédrale à l'aspect de water-closet », et sa noce se fera en métro à la station Opéra [2]. Ce monologue sur la

1. Cf. *Littérature* (novembre 1922).

2. Ce Sommeil eut lieu chez Marie de la Hire, près de la place Clichy. Jacques Baron, qui était présent, raconte : « Autant que mon souvenir est exact l'histoire farfelue de la négresse aux bas blancs fut assez longue puis il y eut un temps d'arrêt et Crevel lança tout d'un coup : " Je suis ici dans la maison d'une brave dame et les braves gens m'emmerdent... " La dame tressaillit d'une manière aussi distinguée que possible et nous étions un petit peu gênés. On réveilla Crevel. Ou se réveilla-t-il tout seul? Mais la séance n'était pas terminée. Au cours d'un second essai, la maîtresse de maison s'endormit et fit des déclarations élogieuses concernant les personnes présentes. L'un avait une étoile au front, l'autre serait reconnu pour un maître dans les années à venir... C'était une manière de répondre aux avanies de René Crevel, à part cela le plus courtois des hommes. » *(L'An I du surréalisme, op. cit.)*

vanité des choses, tournant en dérision la parole raisonnée et la vie raisonnable, constitue, suivant l'expression de Breton, le « spectre sensible » de Crevel.

Cependant, le grand triomphateur des Sommeils, celui qui mobilise dès les premiers soirs l'attention de tous, c'est Robert Desnos. Tandis que Crevel reste isolé dans son délire verbal, Desnos s'abandonne au dialogue. La teneur tragique de ses propos, le lyrisme de ses métaphores, la spontanéité de sa conduite, émeuvent les plus incrédules: tels qui supposent au départ qu'il joue un rôle ressortent ébranlés, persuadés qu'il est un médium exceptionnel. Dans la pénombre, on attend avec anxiété le moment où un coup sourd annonce que Desnos s'est abattu endormi sur la table: on se lève, on entoure le poète aux yeux fermés, dont le corps est secoué de tressaillements nerveux. On ne se lasse pas de lui répéter : qui est Max Ernst? que sais-tu de Paul Éluard? Que penses-tu de Simone Breton? Que vois-tu pour Gala Éluard? Que fera Breton dans deux ans? D'une voix semblant venir de très loin sous la conscience, il prophétise comme une Pythie. Il écrit avec frénésie, cassant crayon sur crayon dans sa fougue, balafrant de ses phrases démesurées le papier et la table. Toujours l'inattendu jaillit de sa bouche et de sa main. Veut-on qu'il écrive un poème? Il improvise quatre strophes d'affilée que l'on interrompt prématurément, croyant qu'il a fini, et dont il donne les deux derniers vers dix minutes après avoir répondu à une série de questions. Souhaite-t-on qu'il dessine? Lui qui se plaint d'ordinaire de ne pas savoir dessiner, il réalise une quantité de dessins symboliques, d'exécution assez faible, mais de conception remarquable. Picabia, pour éprouver le dormeur, lui demande de faire un jeu de mots à la manière de Marcel Duchamp, ce que le groupe juge impossible, tenant les calembours de ce dernier pour inimitables; mais Desnos, la tête sur son bras, réplique automatiquement : « Dans un temple en stuc de pommes le pasteur distillait le suc des psaumes. » La stupéfaction est générale, Picabia lui-même reste interdit, tant l'imitation est parfaite. On assiste à la transe du poète comme à une éruption de volcan.

Les divers procès-verbaux de Sommeils révèlent comment

Desnos se comportait, sans rendre toutefois l'atmosphère prodigieuse qui régnait dans l'atelier de Breton.

Jeudi 28 septembre.
Écriture spontanée : *Salut angélique.*
Dessin obscur surchargé des mots : *Le 25 octobre 1926 à Nîmes.*
Nîmes
La poule qui se
La
Dessin d'une flèche.
25 octobre 1926 à Nîmes à midi.
Dessin d'un œil. Une flèche désigne le centre de l'iris.
Même dessin sur la feuille suivante.
Je pose ma main. On lui dit que c'est moi.
Réponse. – *Le volubilis et je sais l'hypoténuse.*
Main de Fraenkel.
Question. – *Qui est Fraenkel?*
R. – *Un ventre ouvert et un œuf* DEDANS.
Main de Klein.
Q. – *Qu'as-tu à lui dire?*
R. – *Qu'il fasse attention à son œil droit et à la femme en deuil rouge.*
Spont. – *Où est Toussaint-Louverture?*
Main d'Ernst.
Q. – *Qui est Ernst?*
R. – *Le rail synonyme d'empereur et la flûte au son si doux si doux si doux si doux si doux.*
Q. – *Qui est-ce qui écrit?*
R. – *C'est Toussaint-Louverture* [1].

On constate ici la qualité poétique des images, assez inhabituelle dans la littérature des médiums. Breton, s'emparant de la phrase de Desnos à son sujet, intitula peu après *Le volubilis et je sais l'hypoténuse* un long poème où il énonçait ce vers significatif : *Nous sommes les rossignols du Qui-Vive.* Souvent Desnos évoque en dormant des personnages de la Révolution française (enfant, il s'identifiait déjà à Robespierre, dont le nom lui rappelait ses deux prénoms : Robert-Pierre), mais on va voir par l'extrait ci-dessous combien son ton diffère des pseudo-messages spirites attribués à un Conventionnel.

1. *Littérature* (novembre 1922).

Samedi 30 septembre. – Spont. – *Ah!* (puis mot illisible).

Q. – *Où es-tu?*

R. – *Robespierre.*

Q. – *Y a-t-il ici plusieurs personnes?*

R. – *La multitude.*

Robespierre (d'une très grande écriture) *Robespierre.*

Ici Desnos se met pour la première fois à parler. Voix sourde, triste, légèrement menaçante. On entend :

Ils deviendront plus blancs que l'étendard abhorré de la monarchie... Des lâches, des lâches... Et ce col blanc que vous me reprochez comme une parure inutile... vous jalousez le cou élégant qui en sort... Vous êtes des forgerons échappés de vos forges nocturnes... nocturnes... La guillotine... la guillotine. Je suis seul. Vous êtes la multitude et vous tremblez devant mon regard vert.

Q. – *Derrière Robespierre qu'y a-t-il?*

R. – *Un oiseau.*

Q. – *Quel oiseau?*

R. – *L'oiseau de paradis.*

Q. – *Et derrière la foule?*

R. – *La* (dessin représentant la guillotine. Écrit :) *le joli sang canapé.*

Q. – *Et quand Robespierre et la foule ne seront plus en contact, que se passera-t-il?*

R. – *La belle chanson amour de ma vie de ma vie innommée.*

Q. – *Que deviendra la foule?*

R. – *Que m'importe?*

Q. – *Que deviendra Robespierre?*

R. – *Le ciel.*

Spont. – *Boy of my soul as a sky so white do is my boy my boy my boy where is the blue sky – the boat of my hair a beautiful steamer star boat.*

Q. – *Que faisait Breton il y a beaucoup d'années?*

R. – (Dessin du cercle avec son diamètre) *dans 2.*

Q. – *Que vois-tu de ses relations avec Jacques Vaché? De quel ordre sont-elles?*

R. – *La Loire à 5 h du soir un mardi d'otomne* (sic).

Q. – *Jacques Vaché est mort, tu le sais?*

R. – *Non* (puis de plus en plus furieusement, une dizaine de fois) *Non* (trois crayons cassés).

Q. – *Que sais-tu encore de Vaché?*

R. (Dessin, sans doute un soldat fumant la pipe.) – *la fleur mauve.*

Spont. – *Des larmes.*

Q. – *Pourquoi?*

R. – *Ma mort. – Que dire de moi?*

Q. – *Si ta mort est proche écris un poème.*

R. – *Tout est proche sous l...* (puis :)

Tempête sur mon front que meurent les batailles et le sanglot
Voici la sonnette qui annonce la guerre et la fin de l'entr'acte
Ce ciel est une bouche où trouver mes baisers ceux qui me manquent.

Main d'Éluard.
Q. – *Qui est là?*
R. – *Paul Éluard.*
Q. – *Éluard écrira-t-il longtemps des poèmes?*
R. – *Toujours.*
Q. – *Quand mourra-t-il?*
R. – *Il mourra un jour d'un octobre.*
Q. – *Quand mourra-t-il?*
R. (Dessin d'étoile.) – *Dans 25 ans.*
Q. – *Es-tu bien?*
R. – *Oui.*
Q. – *Que voudrais-tu faire?*
R. – *Voler.*
Main d'Ernst.
Q. – *Quelle main touche la tienne?*
R. – *Ernsternste.*
Q. – *A quoi est-il destiné?*
R. – *Fou.*
Q. – *Quelle folie?*
R. – *Le miel.*
Q. – *Désires-tu quelque chose?*
R. – *Voler*[1].

S'il y eut incontestablement une intention ludique dans ces séances, personne ne les considéra comme des divertissements. On y parlait constamment de la mort, on poussait Desnos à prédire celle des uns et des autres, qu'il illustra en des peintures médiumniques pareilles à des rébus, *La Mort de Max Morise, La Mort d'André Breton, Ci-gît Éluard.* Tous les cœurs étaient étreints d'une insidieuse inquiétude, car l'issue de cette aventure était imprévisible. Le poète, parcourant les domaines interdits, allait-il débusquer des prodiges? Ferait-il totalement naufrage dans les eaux profondes de la déraison, entraînant avec lui ses amis? Atteindrait-il à l'extra-lucidité, ou parviendrait-il à mettre en action des forces inconnues? Chacun arrivait à croire que tout était possible. Quand la lumière s'éteignait, on redoutait que le dormeur ne se transforme en dieu de la panique. Renée avait de véritables accès d'hystérie, mais Breton,

1. *Littérature* (novembre 1922).

aussi maître de lui que Babinski à la Pitié, la calmait par la persuasion et par une pression de sa main sur le front. Cette ambiance singulière est évoquée dans une lettre qu'adressa le 9 octobre 1922 Simone Breton à son amie Denise (future femme de Pierre Naville), qui se trouvait à Strasbourg; elle lui raconte les premiers Sommeils et notamment cet incident :

Il y a eu un jour si épouvantablement dramatique que j'ai éclaté en une crise de sanglots et que tout le monde pleurait.

Suzanne, l'amie de Vitrac, venait de me raconter divers malheurs assez touchants, et qu'elle crachait du sang depuis huit jours. J'en étais très émue. Puis nous nous rendons dans l'atelier. On fait la chaîne. Crevel s'endort. Tout de suite, il semble souffrir énormément, pousse des gémissements affreux et hurle : « Ah! je suis tuberculeux! » Suivent des vociférations effroyables. « Tous vous tomberez malades les uns après les autres. Vous serez fous. Je vous donne rendez-vous sur les toits. J'ai jeté un sort sur cette maison! »

A ce moment, Suzanne, les yeux révulsés et fixes, tend ses bras blancs et longs dans l'obscurité et s'écrie : « Tu as raison, René. Tu as raison. Je mourrai en même temps que toi, la première avec toi. Emmène-moi. Ne me laisse pas, René. Je suis mal. Ah! je suis mal, ah! », etc. Et Crevel : « J'ai jeté un *sort*, un sort. Vous mourrez tous. Tous. Tuberculeux. Ah! Ah! » Hurlements.

L'effroi a été si grand à ce moment que depuis le moindre accident fait penser à cette malédiction. Je me roulais de désespoir sur le divan. Et personne, personne n'y a résisté.

Et avant-hier, en rentrant d'une nouvelle séance qui avait eu lieu chez une amie de Picabia, Marie de la Hire, quand je suis rentrée à deux heures du matin dans la cuisine, le vasistas s'est fracassé et m'est tombé tout entier sur la tête. Les lunettes que j'avais sur le nez ont été tordues et brisées. Je n'ai eu qu'une écorchure à la tête. J'ai entrevu que je puisse devenir folle de terreur. André et moi n'avons eu qu'une pensée : la malédiction de Crevel.

Deux jours auparavant, le lendemain de cette épouvantable soirée, Ernst, qui n'avait jamais été malade auparavant, s'était mis à cracher le sang. Éluard était arrivé chez moi livide et toussant, et si désemparé qu'il était venu se réfugier.

La dernière fois, pour prodigieux qu'ait été Desnos, nous sommes pourtant sortis plus calmes. Il a fallu l'histoire du vasistas pour nous affoler.

Aujourd'hui nous avons retrouvé l'équilibre. Aragon est revenu de Berlin, et pour lui, on recommencera ce soir ou demain [1].

1. Document inédit communiqué par Simone Collinet. J'ai emprunté aussi à cette correspondance les propos de Crevel rapportés précédemment.

Les poètes de *Littérature* ne sont pas émus ici, tels des spirites, par les mystères de l'au-delà, mais plutôt par les mystères de l'en-deçà, ou si j'ose dire, par les mystères du dedans. Rien de plus légitime si cet attrait de l'inconnu, cette curiosité passionnée pour ce qui peut sortir d'un être, à la faveur du sommeil, les mènent aux frontières de la folie. Ce que cette lettre ne dit pas, c'est que la soirée chez Marie de la Hire, précédant l'incident du vasistas, fut particulièrement éprouvante. Breton en a gardé un souvenir précis : « Je me souviens, en particulier, d'une séance groupant une trentaine d'invités chez une amie de Picabia, Madame de la Hire. Maison très vaste, éclairage discret : quoi qu'on eût fait pour l'éviter, une dizaine de personnes, hommes et femmes, qui étaient loin de se connaître toutes, s'étaient endormies à la fois. Comme elles allaient et venaient, vaticinaient et gesticulaient à qui mieux mieux, vous pouvez imaginer que le spectacle ne différait pas trop de celui que purent offrir les convulsionnaires de Saint-Médard. Vers deux heures du matin, m'inquiétant de la disparition de plusieurs d'entre elles, je finis par les découvrir dans l'antichambre presque obscure, où, comme d'un commun accord et bien munis de la corde nécessaire, ils essayaient de se pendre aux portemanteaux. Crevel, qui était du nombre, semblait les y avoir décidés. Il fallut les réveiller sans grand ménagement [1]. »

Grâce à Benjamin Péret, des diversions comiques furent apportées dans ces réunions où pesait un lourd malaise. On riait beaucoup durant les Sommeils de Péret, tant ils étaient euphoriques; il s'y transformait en sylphe immatériel, aux trouvailles charmantes. On y vit sa personnalité secrète s'épanouir, et percer sous l'enveloppe qui trompait ses proches. Jusqu'alors, Péret avait été la tête de Turc du groupe de *Littérature;* il était desservi par son physique de gros garçon balourd, au visage poupin, et par sa timidité que certains prenaient pour de la bêtise. On lui avait confié les rôles les plus ingrats dans l'action dadaïste : c'était Péret qui, enfermé dans une armoire, au vernissage de l'exposi-

1. A. Breton, *Entretiens* (Paris, Gallimard, 1952).

tion Max Ernst, était chargé de lancer des épithètes malsonnantes à chaque visiteur. C'était également lui, au cours du Procès Maurice Barrès, qui, incarnant le Soldat inconnu, entra au pas de l'oie, couvert d'un masque à gaz, et répondit aux questions en allemand, s'attirant les menaces du public. Un spectateur, dans son indignation patriotique, avait invité l'assistance à prendre d'assaut la scène, mais heureusement pour le poète, nul n'avait bougé. « Les membres du groupe exerçaient facilement sur lui les uns leur indifférence, les autres leur cruauté, tous leur esprit de mystification », révéla Desnos[1]. Tout à coup ce personnage, comparable au Rigadin des burlesques, découvrit sa sensibilité délicieuse. Simone Breton, dans sa lettre précitée, s'en étonna auprès de son amie : « Péret, la tête sur le bras, répond aux questions d'un air extasié, absolument angélique, d'une voix douce et fine, aérée, détachée, lointaine. » D'autres fois il agit en somnambule sublunaire : « Hier, il était encore assis droit sur sa chaise quand il s'écrie : " Tonnerre de Dieu! Tonnerre de Dieu! Mais je suis une fleur! " Et en effet il est une fleur, dans une forêt de la Bolivie, sur la branche d'un arbre très fleuri. On essaie de le persuader qu'il va se faner et tomber. Il entre en colère et d'un énorme coup de poing sur la table, affirme : "*Je ne tomberai pas.* " Puis il se débat, renverse tout, et s'aplatit par terre. On le réveille. »

Un Sommeil de Péret a été décrit du début à la fin; il nous permet de juger comment s'effectuait sa mise en condition.

Benjamin Péret. Lundi 2 octobre.

On lui dit : *Il fait chaud.* (Toutes les réponses sont parlées.)

R. – *Habillez-moi.*

Q. – *Où allez-vous?*

R. – *Où on me mènera.* (Puis :) *Là où les hommes tombent morts, morts comme tombe la neige.*

Q. – *Où est ce pays?*

R. – *Là* (doigt tendu).

Q. – *Est-ce en Europe, en Asie, etc.*

R. – *Non.*

Q. – *Dans une autre planète?*

R. – *Oui.*

1. *Première rencontre avec Breton* (Bibl. Jacques Doucet, ms.).

Q. – *Jupiter?*
R. – *Non. La plus éloignée de la terre.*
Q. – *Qu'y voyez-vous?*
R. – *Une grande lame bleue... une grande lame bleue... qui roule, qui roule...*

A partir de ce moment le visage de Péret prend une expression d'extase qui ne le quittera plus jusqu'au réveil. Il est tout à son étonnement, il rit aux anges.

Q. – *A quoi sert-elle?*
R. – *A rien.*
Q. – *Y a-t-il des animaux?*
R. – *Un œuf... un œuf... un œuf. Un œuf tout rouge... Il roule* (se reprenant :) *il saute* [1].

On a l'impression que Péret, lors des premières répliques, ne dort pas encore, mais que c'est le bombardement de questions qu'il subit qui a sur lui une action hypnogène. Ses amis l'acculent à l'extraordinaire. Il se soumet à la suggestion commune. On guide son rêve en lui demandant des précisions, et peu à peu, il est amené à évoquer un pays fantastique où il n'y a pas d'eau, pas d'air, où les plantes poussent comme du poil, et où à la place des maisons il y a des trous. Il se laisse aller insensiblement à la dépersonnalisation complète :

Q. – *Est-ce qu'il y a des bureaux de poste?*
R. – *Qu'est-ce que c'est?*
Q. – *Pour faire partir des lettres.*
R. – *Qu'est-ce que c'est, des lettres?*
Q. – *Pour envoyer des nouvelles à ses amis.*
R. – *Je n'ai pas d'amis.*
Q. – *Comment vous appelez-vous?*
R. – *Je ne sais pas.*
Q. – *Est-ce que vous savez lire?*
R. – *Qu'est-ce que c'est?*

Ainsi, d'une manière moins pathétique, la conduite de Péret endormi vise au même but que celle de ses deux émules : se perdre.

Évidemment, l'étude de la période des Sommeils ne va pas sans qu'on y soupçonne de la simulation. On est tenté de

1. *Littérature* (novembre 1922).

croire que Crevel, Desnos et Péret furent trois simulateurs qui se prirent à leur propre jeu, et devinrent, pour étonner leur entourage, les acteurs de brillantes improvisations faites sciemment. Une telle hypothèse, je le dis tout net, ne saurait être péjorative : ces expériences n'auraient pas un moindre intérêt si elles étaient simulées [1]. Les surréalistes, qui tentèrent quelques années plus tard des essais de simulation de maladies mentales, n'ont pas à être jugés selon un critère qu'ils ont eux-mêmes dénoncé. Tout le monde admet qu'un romancier est contraint à une certaine simulation, que pour décrire un assassin ou un alcoolique, par exemple, il est obligé de s'identifier à ses personnages, de faire comme s'il était atteint de leurs passions, et que sans être lui-même un criminel, il peut ainsi porter un témoignage indubitable sur le crime ou l'ivrognerie. Or la poésie ne bénéficie pas de cette tolérance; on croit que le poète évacue son affectivité dans son poème et que l'*authenticité* de ce qu'il dit dépend de sa *sincérité.* Baudelaire est le premier à avoir établi que la création poétique comporte une part de simulation, lorsqu'à propos du *Reniement de saint Pierre* il notifia : « Fidèle à son douloureux programme, l'auteur des *Fleurs du Mal* a dû, en parfait comédien, façonner son esprit à tous les sophismes comme à toutes les corruptions. » Ces poètes resteraient donc dans la lignée baudelairienne s'ils avaient voulu s'attribuer les possibilités du médium, et en mimer l'état de crise en vue d'un résultat poétique.

Il n'en est rien, et mon enquête approfondie sur cette période me permet d'arriver à une conclusion plus nuancée. Crevel, Desnos et Péret présentèrent, à des degrés d'intensité différents, des cas d'auto-hypnose; mais ils n'y parvenaient qu'en jouant par avance les effets qu'ils désiraient

1. A propos de Desnos, Man Ray dit : « Certains contestaient l'authenticité de ces séances. Mais elles auraient été miraculeuses même si elles avaient été préparées à l'avance et apprises par cœur. Et la fin de chaque séance avait quelque chose de très troublant : Robert mettait longtemps à sortir de sa transe » (*Autoportrait*, Paris, Robert Laffont, 1964). De son côté, Jacques Baron donne ce témoignage : « Crevel m'avoua un peu plus tard que ces séances de sommeil le fatiguaient énormément et qu'il simula plusieurs fois, surtout quand l'intérêt commença à s'émousser » *(L'An 1 du surréalisme, op. cit.).*

obtenir. L'auto-hypnose, comme l'hypnose, demande des sujets prédisposés et une volonté formelle de s'endormir; la prédisposition tient à une blessure psychique (l'appréhension de la maladie chez Crevel, le désir d'être aimé chez Desnos, le sentiment d'infériorité chez Péret) que l'on compte cicatriser avec les forces réparatrices du sommeil. Elle a moins de techniques d'induction que l'hypnose, dont la littérature médicale du XIXe siècle a décrit une grande variété (Charcot hypnotisait ses patients à la Salpêtrière en utilisant des coups de gong; Jules Luys leur faisait regarder un appareil rotatif; Bernheim se contentait de la simple injection verbale, etc.). L'auto-hypnose est produite par la concentration de l'esprit dans une situation symbolique; en l'occurrence, l'obscurité soudaine de l'atelier, la présence d'êtres tendus vers l'idée du sommeil, suffisaient à favoriser l'endormissement artificiel des sujets prédisposés. Enfin, si un auteur classique comme Liébault indiquait dix états d'hypnose plus ou moins profonds, si l'on en admet trente aujourd'hui conformément à l'échelle de Davis et Husband, l'auto-hypnose comprend aussi toute une gamme de catégories; il semble que Péret connaissait une auto-hypnose légère, que Crevel restait à un stade intermédiaire, et que Desnos s'y abîmait le plus profondément. Tous trois se maintenaient néanmoins au niveau de la transe moyenne (avec amnésie partielle, changement de personnalité, etc.) et ne versaient pas dans le somnambulisme complet (avec ouverture des yeux, hyperesthésie, hallucinations posthypnotiques).

Cette attitude, qui n'a rien de morbide, est l'amplification de l'état normal de création imaginative. L'auto-hypnose est une protection naturelle de l'esprit quand il fouille dans ses couches inconscientes; elle le rend indifférent aux sollicitations extérieures qui pourraient freiner cette activité, et hypersensible aux instances qui le stimulent [1]. Minime chez

1. J'en parle d'expérience car mon roman onirique *Danger de vie* (Paris, Denoël, 1964) a été écrit dans un état d'auto-hypnose constant. On est alors comme un somnambule lucide, à l'affût de tout ce qui se passe au fond de l'être; on a des distractions invraisemblables, car le monde réel semble reculer dans l'espace et dans le temps. On revient à la conscience vigile graduellement. Un incident imprévu

l'homme absorbé par une idée, beaucoup plus forte chez le créateur en pleine effervescence, elle va jusqu'à la perte du contrôle de soi chez le passionné mis en condition. Desnos, Crevel et Péret ne montrèrent pas là une possibilité *en plus*, mais une possibilité *en moins;* ils se privèrent expérimentalement de la faculté qu'ont les créateurs de susciter et d'arbitrer eux-mêmes leur auto-hypnose. Leur comportement prouva, en exagérant ce qui est latent dans l'inspiration du poète, que le relâchement du processus conscient, au lieu d'interrompre la production des images, la surexcite. *Le génie poétique, dans son temps d'incubation comme dans son travail d'expression, implique la simulation partielle d'un phénomène de paroxysme et la manifestation de l'auto-hypnose :* telle est la loi que l'on peut déduire de la période des Sommeils.

C'est précisément à cette époque, il est intéressant de le remarquer, que le groupe de *Littérature* s'attaqua à un magnétiseur de music-hall, Bénévol; quelques jours avant son premier sommeil chez Breton, Desnos avait mis Bénévol au défi de l'endormir, et lui avait infligé un échec devant le public; quant à Péret, il écrivit un article dans le *Journal du Peuple* pour démontrer comment Bénévol abusait les spectateurs à l'aide d'un compère. Ils faillirent se battre en duel à ce propos, Aragon et Éluard servant de témoins à Péret, mais le combat n'eut pas lieu, Louis de Gonzague-Frick ayant refusé d'en être l'arbitre, et Bénévol, qui exigeait des excuses, cessant de s'estimer diffamé. Chez ces êtres férus d'une poétique des merveilles, il y avait donc une horreur de l'illusionnisme vulgaire, un dégoût de la supercherie mercantile, garantissant la loyauté de leurs propres démarches.

Tout le mois d'octobre se passa pour le groupe à interroger les « philosophes dormants ». Les événements prirent une autre tournure en novembre, à cause du voyage en Espagne d'André Breton et de sa femme, que Picabia et Germaine

— sonnerie du téléphone, entrée brusque de quelqu'un dans le bureau — nous donne l'impression d'être réveillé en sursaut, et l'on doit attendre d'être de nouveau en transe pour reprendre le fil de la création. Rien de tout cela ne se produit quand on écrit un article critique ou un livre d'érudition. L'exercice intellectuel n'y exclut pas l'attention au monde extérieur. L'auto-hypnose n'a lieu que lorsque l'écrivain travaille dans le sous-sol de l'imaginaire.

Everling emmenèrent dans leur Torpédo. Picabia faisait une exposition à la galerie Dalmau de Barcelone, et Breton, qui en était le présentateur, prononça à cette occasion à l'Ateneo sa conférence *Caractères de l'évolution moderne et ce qui en participe.* Il n'y fut pas question de l'aventure en cours, à part une allusion finale à Robert Desnos occupé « à opérer le miracle les yeux fermés », alors que tant de faux poètes se vouaient à « renchérir sur des états d'âme de pacotille »; la priorité était accordée à la nécessité de « maintenir une certaine aristocratie de pensée », réunissant des hommes qui seraient « de la matière explosive ». C'est là que Breton s'écria : « Il n'y a qu'une chose qui puisse nous permettre de sortir, momentanément au moins, de cette affreuse cage dans laquelle nous nous débattons, et ce quelque chose c'est la révolution, une révolution quelconque, aussi sanglante qu'on voudra, que j'appelle encore aujourd'hui de toutes mes forces. » On comprend pourquoi Crevel et Desnos évoquent dans leurs Sommeils les Jacobins et leurs victimes, quand on entend l'homme qu'ils suivent comme un maître déclarer : « Il ne serait pas mauvais qu'on rétablît pour l'esprit les lois de la Terreur. »

Durant son absence, ses amis restés à Paris tentèrent de poursuivre les séances de sommeil, sous la direction d'Éluard; mais il apparut que sans Breton, dont le pouvoir de suggestion sur son entourage était incomparable, de telles expériences tournaient court, se réduisaient à des comédies improvisées. Une lettre d'Éluard à Breton, datée du 14 novembre 1922, en fait foi : « Ici nous continuons les petites séances, les bonnes petites séances, mais moins bonnes qu'avant puisque vous n'êtes pas là. Crevel aussi nous manque beaucoup. Dimanche Limbour s'est endormi. Pleurs, trépignements, désir de s'en aller, coups, il griffe, il mord, il veut avaler les sous qu'il a dans sa poche. Puis Desnos s'endort et le questionne. Réticences, réponses vagues et très à côté. Desnos s'arrache les cheveux de désespoir, assure qu'il est plein de bonnes intentions, veut nous distraire et nous faire rire, fait des grimaces, demande son pardessus, son chapeau, pour s'en aller, déclare qu'il ne se réveillera plus, que ce n'est pas utile. En tout le ton de

Desnos un peu ivre. Sa passion de dessiner ne diminue pas. Il a fait des dessins étonnants que vous avez dû recevoir [1]. »

Après que Breton fut revenu de Barcelone, les réunions de ce genre devinrent plus espacées et changèrent progressivement de nature. Picabia ne voulut plus y assister, parce qu'il avait peur de ces cris dans la pénombre, de ces convulsions, de ces prédictions et de ces menaces proférées en état de somnambulisme [2]. Capable de témérité en conduisant une voiture de course, bravant avec insouciance les tabous, il se décontenançait devant l'inconnu. Certains participants, qui n'étaient pas des sujets aussi électivement conditionnés que Crevel et Desnos, introduisirent en ces séances des éléments de mystification. Georges Limbour feignit un jour de s'endormir et, se mettant à quatre pattes, s'en alla manger la pâtée du chien (il savait que c'était du riz au lait). Germaine Everling rapporte que pendant un « Sommeil » d'Aragon, Vitrac l'interrogea : « Qu'est-ce que l'expressionnisme? – C'est la neuvième connerie inventée par Freud. – Qu'est-ce que Freud? – Freud? C'est le marchand en gros des sexes de paraffine [3]. » Des méprises avaient lieu sur le caractère de ces soirées. Matthew Josephson, journaliste américain fréquentant le milieu Dada parisien, quand Aragon et Éluard voulurent l'entraîner à une séance, pensa qu'il s'agissait de spiritisme ou de psychanalyse collective, et protesta en riant que cela se pratiquait à New York depuis des années [4]; à force de montrer qu'il ne s'en laissait pas accroire, Matthew Josephson apparaît dans ses Souvenirs comme un homme superficiel placé parmi des hommes supérieurs, et n'y comprenant rien.

Les séances de Sommeil finirent peu à peu par n'avoir plus

1. Document reproduit dans *Dada à Paris, op. cit.*

2. Picabia, dans sa correspondance avec Pierre de Massot, fait allusion aux premiers Sommeils, le 5 octobre 1922, en ces termes : « Paris est la ville Océan, il y a beaucoup de vent et les naufrages y sont fréquents. » Dans une lettre sans date, écrite un samedi à 2 heures du soir, un passage se rapporte vraisemblablement à ce sujet : « *Littérature* propose *une chose assez étonnante,* mais il y a bien des chances que je n'y prenne pas part, je compte même m'y opposer si cela est possible. »

3. Germaine Everling, *L'Anneau de Saturne* (Paris, Arthème Fayard, 1971).

4. Matthew Josephson, *My Life among the Surrealists* (New York, 1962).

que Robert Desnos pour héros. Péret s'effaça devant lui, soit que sa faculté de suggestibilité s'émoussât, soit qu'il ne voulût plus s'exposer à lui disputer la prééminence. Quant à René Crevel, il s'en trouva éliminé à la suite d'une brouille passagère avec le groupe, qui lui reprochait d'avoir participé à la « Soirée du Cœur à barbe ». Tzara fut l'organisateur de cette soirée, le 6 juillet 1923, au Théâtre Michel, afin de relancer le dadaïsme dont *Littérature* avait proclamé le décès; il en débaucha à cet effet certains collaborateurs. Quand Pierre de Massot récita la liste des ex-dadaïstes « morts au champ d'honneur (Picabia, Duchamp, etc.), Breton monta sur la scène avec Desnos et Péret pour lui intimer de vider les lieux, et sur son refus, le frappa de sa canne. La police expulsa les perturbateurs, mais lorsque commença la représentation de la pièce de Tzara, *le Cœur à gaz*, où Crevel avait accepté de tenir un rôle, Éluard, Aragon, Limbour, Morise, Marcel Noll, intervinrent et provoquèrent une bataille. Crevel, suspect de collusion avec Tzara, essuya l'irritation de ses proches (Desnos le traita à cette occasion de « petit con salonnard »); rentré en grâce, il n'eut plus l'état d'esprit qui le rendait apte aux expériences précédentes. Le charme était rompu.

Desnos, d'autant plus stimulé à l'aventure médiumnique qu'il restait seul en lice, s'adonna dès lors aux Sommeils avec une passion extraordinaire. Il y voyait un moyen d'être « face à l'infini », et de s'incorporer les ondes cérébrales de ses compagnons. Il croyait que l'auto-hypnose développait en lui la clairvoyance, permettait une telle dilatation de l'être que le Temps et l'Espace devenaient accessibles dans leur totalité. Il écrivait à cette époque :

Le stéréoscope traditionnel qui superpose sans cesse de nouveaux plans au passé, certains d'entre nous l'ont brisé. Robert Desnos d'il y a deux minutes est contemporain de Charlemagne et d'Andromaque. A chaque fraction de temps qu'il nous plaît de considérer entre nos cils s'accomplissent la fin du monde et la genèse. Le monde date de maintenant et le passé n'est pour nous qu'un dossier uniforme et plat comme un miroir où notre souffle fait apparaître le givre du rêve quand nous y constatons notre vie, où l'avenir se reflète si nous nous plaçons hors de son champ. J'ai mis au monde ainsi un certain nombre de personnages historiques et d'événements fabuleux. Je suis l'auteur, entre autres choses, de tous les livres qui constituent ma bibliothèque [1].

Breton, tout en étant ravi de cette position extrême, se montra beaucoup plus circonspect. Il doutait de la valeur prophétique de la parole poétique; il voulait seulement pour sa part interroger l'inconnu, en faire sortir des réponses insolites dont il se gardait de tirer des conclusions hâtives. Quand Desnos affirmait être depuis Paris en communication télépathique avec Duchamp à New York, Breton se contentait de poser publiquement le problème : « Qui dicte à Desnos *endormi* les phrases qu'on a pu lire dans *Littérature* et dont Rrose Sélavy est aussi l'héroïne; le cerveau de Desnos est-il uni comme il le prétend à celui de Duchamp, au point que Rrose Sélavy ne lui parle que si Duchamp a les yeux ouverts? C'est ce que, dans l'état actuel de la question, il ne m'appartient pas d'élucider [2]. »

Cependant, au fur et à mesure que se succédaient ses Sommeils, Desnos était d'un commerce de plus en plus jaloux et ombrageux. La jalousie et l'irascibilité sont d'ailleurs des traits fréquemment cités par les auteurs qui se sont occupés de la psychologie des médiums. Desnos, s'enivrant d'être le point de mire du groupe, devait fatalement s'aigrir quand il sentirait une baisse de l'intérêt général autour de lui. Fier de l'admiration que lui portait Breton, il estimait être le préféré, et agissait envers certains membres du groupe comme envers des rivaux qui tendaient à lui usurper cette place. Ainsi, lors d'une séance de sommeil chez Éluard, à Saint-Brice-la-Forêt, Desnos endormi chercha à frapper Éluard d'un couteau, et le poursuivit jusque dans le jardin, tel un somnambule, en menaçant de le tuer; Breton et Max Ernst n'eurent que le temps de le maîtriser. Une autre fois, dans son sommeil, Desnos cria des injures à Péret, qui était pourtant son meilleur ami. Il se fâcha violemment contre Roger Vitrac lorsque celui-ci publia les jeux de mots de *Peau-Asie*, prétendant avoir l'exclusivité d'un tel style.

1. *André Breton ou Face à l'infini (Littérature).*
2. *Les Pas perdus, op. cit.*

Des incidents de ce genre poussèrent Breton à interrompre définitivement les séances collectives de sommeil; aussi bien en avait-il tiré tous les enseignements désirables, et ne voulait-il pas que le groupe s'éternise dans un seul type de recherches. Desnos ressentit cette interruption comme une frustration insupportable, et n'accepta pas de ne plus être le dormeur-idole. Il avait du reste si bien discipliné son tempérament à l'auto-hypnose qu'il lui était impossible de faire rapidement machine arrière. Il s'endormit désormais en dehors de toute séance spéciale, comme s'il tentait de forcer l'attention qui se détournait de lui. Lors d'une réunion en plein jour, où l'on débattait de tout autre chose, on le voyait tomber la tête contre la table, réclamer de la main un crayon pour écrire et pour dessiner [1]. Le plus souvent, il débarquait à l'improviste chez Breton, et au bout de quelques minutes de conversation, s'endormait, improvisait un discours révolutionnaire ou une série de jeux de mots. Il devenait de plus en plus difficile de le réveiller; il aurait voulu éternellement dormir. Une fois Breton, ne parvenant pas à le sortir de sa léthargie, ni par des passes sur le visage ni par des ordres, s'inquiéta au point d'appeler un médecin; quand celui-ci arriva, Desnos se réveilla de lui-même et le repoussa en le couvrant d'injures. On voit donc qu'il était attaché à son sommeil comme un enfant à son jouet, prêt à exercer un chantage exhibitionniste pour qu'on le lui laisse.

La période des Sommeils s'acheva quand Desnos se résigna à n'en être plus le protagoniste. Il semble que ce soit à la fin de 1924 si l'on se réfère à la phrase liminaire de *La Liberté ou l'Amour* : « Robert Desnos : décédé à Paris le 13 décembre 1924, jour où il écrit ces lignes. » Or que se passe-t-il, en ce mois de décembre 1924? La publication du premier numéro de *La Révolution surréaliste*. Desnos se sent mourir au moment de la naissance du surréalisme, qui abolit la période où il était roi. Son héros, qu'il appelle le

1. Théodore Fraenkel raconte : « On entendit alors, de la bouche de Desnos, l'automatisme poétique déferler avec une force, une grandeur, un souffle dont les témoins gardent encore aujourd'hui le frisson : l'image même du génie. Sans arrêt – les auditeurs effrayés seuls finissaient par l'interrompre – il pouvait improviser des alexandrins pressés comme un troupeau de bisons » (*Biographie de Robert Desnos*, dans *Critique*, nos 3-4, août-septembre 1946).

Corsaire Sanglot (nom évoquant l'aventure et les gros chagrins de l'enfance), tient ce monologue devant une boutique de coiffeur :

> Je n'ai jamais eu d'amis, je n'ai eu que des amants (...). Comment ai-je pu confondre avec l'amitié, vase grise et molle, ces rencontres tumultueuses, cette furieuse attirance, cette quasi-haine, ces débats de conscience, ces disputes, cette tristesse en leur absence, cette émotion quand, maintenant que nous avons presque cessé de nous voir, je pense à eux. Ceux qui, incapables de sentir le caractère élevé de mon commerce, ne m'ont offert que de l'amitié, je les ai méprisés (...). Rien maintenant ne saurait reprendre de la vie ancienne. Étrangers l'un à l'autre quand nous sommes en présence, nous renaissons à cette communion de pensée de jadis dès que nous nous quittons.

Breton déclara plus tard, à propos des Sommeils de Desnos : « J'ai tenté, pour ma part, de le retenir, de l'instant où j'ai pu craindre que sa structure individuelle n'y résistât pas... Il m'en a voulu mais il faut avoir été là pour savoir que c'est quelquefois de très près qu'il a frôlé l'abîme [1]. » En plus de ce témoignage, nous possédons un document précieux révélant que Desnos lui-même a eu l'impression qu'il était conduit au bord de la folie : c'est un rêve qu'il a noté, mais qu'il s'est abstenu de publier dans *La Révolution surréaliste*, avec ceux des autres. Le voici :

RÊVE DE DESNOS. *Nuit du 16 au 17 juin 1925.*

Je me promène sur un boulevard que je reconnais subitement : c'est le boulevard de Courcelles devant l'entrée principale du parc MONCEAU. J'ai la sensation de présences inquiétantes autour de moi. Ces gens m'entraînent dans un hôpital.

La salle de l'hôpital n'est qu'un amphithéâtre au centre duquel se trouvent la chaire du professeur et une étagère chargée de plâtres comme on en voit dans les cours de dessin. Un homme barbu nous parle longuement de la guerre de Cent Ans. A cet instant précis, je découvre que je suis en train de devenir fou et que je suis dans un asile. Je sors dans la cour qui ressemble à une cour de caserne. D'un côté s'ouvrent les écuries aux portes desquelles apparaissent des têtes de chevaux. Au mur sont scellés des anneaux. Des sonneries de clairon retentissent à tout moment. J'ai de plus en plus la certitude de devenir fou et j'en constate les symp-

1. A. Breton, *Perspective cavalière* (Paris, Gallimard, 1970).

tômes dans mon esprit au fur et à mesure que l'homme barbu les énumère auprès de moi.

Tout cela sous un ciel nuageux de fin d'après-midi, un ciel d'orage sur le point d'éclater [1].

Ce rêve est trop clair pour appeler un long commentaire. A ce tournant de son existence, Desnos redoute de devenir fou; il craint que cette folie ne dure toute sa vie (le professeur barbu parle de la guerre de Cent Ans) et pense qu'elle lui est imposée (l'asile identifié à la caserne, lieu du service militaire; sous-entendu inconscient : on me rend fou, on m'oblige à faire mon « service » dans la folie). Un rêve de poète est décidément ce qui nous apprend le plus sur sa personne et sur son œuvre; il nous communique la sensation poignante et véridique de ce qu'il appréhende, ou qu'il croit être, mieux qu'aucune exégèse.

On est évidemment tenté de comparer la période des Sommeils aux séances de tables tournantes de Victor Hugo à Jersey, d'autant plus que le groupe de *Littérature* était nourri des souvenirs de Hugo; mais on s'aperçoit aussitôt que les points de similitude entre les deux cas sont moins apparents que les différences radicales. Hugo a été initié au spiritisme par Delphine de Girardin, de passage à Jersey, à la fin de l'été 1853; le mode de production des messages était le *rapping*, c'est-à-dire les coups frappés par la table. A chaque coup, on nommait une lettre de l'alpabet, et dès que la table s'arrêtait on inscrivait la dernière nommée. Avec sa famille, Auguste Vacquerie et d'autres proscrits habitant l'île, Hugo interrogea par ce moyen l'au-delà; il eut ainsi de longs dialogues non seulement avec André Chénier, Jean-Jacques Rousseau, Marat, Molière, Shakespeare, Jésus-Christ, mais aussi avec l'Ombre du Sépulcre, la Drame, la Critique, la Mort, l'Ane de Balaam. Le plus significatif fut le rôle joué par son fils Charles Hugo dans toutes ces séances : quand il n'était pas là l'esprit ne se manifestait pas, ou ne disait que des banalités; quand il servait de médium les personnages invoqués lançaient des tirades splendides. Hugo eut un instant l'intuition que Charles était l'auteur involontaire des réponses, puis il crut qu'une « Bouche d'Ombre » les

1. Inédit (Fonds Desnos, Bibl. Jacques Doucet).

lui faisait. Charles Hugo, qui avait des velléités littéraires, comme ses deux frères Léopold et François-Victor, ne parvenait pas ordinairement à les exprimer. L'auto-hypnose accomplie sous l'influence du puissant magnétiseur qu'était Victor Hugo, le délivra de ses inhibitions, lui inspira les dictées de la table, qui reflètent son admiration du génie paternel. Sa verve tarit sitôt que la série des séances s'interrompit, parce qu'elles étaient justement limitées au spiritisme. La secousse fut néanmoins suffisante pour le libérer de son complexe œdipien, et lui permettre d'écrire peu après une féerie, *Le Cochon de saint Antoine* (1857). Si Charles Hugo avait été placé dans la période surréaliste des Sommeils, il serait peut-être devenu un poète égal à Desnos. C'est que là, il ne s'agissait pas de communiquer avec des esprits, mais de favoriser l'éclosion de la personnalité seconde.

Il est donc tout à fait impropre, comme nous venons de le constater, d'assimiler à un dérivé du spiritisme la période des Sommeils [1]. Plutôt que d'être les suiveurs des spirites du XIXe siècle, les surréalistes se sont montrés les précurseurs des psychologues modernes. Ils réalisèrent avant eux un véritable psychodrame, répété avec de multiples variantes, tel que le concevra Jacob L. Moreno, mettant en jeu un patient et des moi-auxiliaires, ayant pour effet une « catharsis d'action » et une « catharsis de groupe ». Le psychodrame crée entre ses participants un « inconscient commun » ou « co-inconscient »; c'est précisément le résultat atteint par les poètes de *Littérature.* Ils partagent désormais des aspirations inconscientes, et non seulement des idées conscientes. Notons que Moreno, en 1939, inventa aussi l'hypnodrame, en endormant une jeune fille qui croyait que le diable couchait avec elle chaque nuit, et en lui faisant décrire sous hypnose comment cela se passait [2]. On peut considérer que

1. Michel Sanouillet, dans *Dada à Paris*, est mal venu d'écrire : « On commença à s'égayer ouvertement, dans l'entourage de Tzara, sur les tables tournantes, les esprits frappeurs, les ectoplasmes et les prouesses médiumniques de Desnos. » Où sont, dans cette affaire, les tables tournantes? Les ectoplasmes? J'espère que personne, après avoir lu ce chapitre, ne pourra plus se permettre ce genre d'appréciations.

2. Cf. J. L. Moreno et J. Enneis, *Hypnodrama and Psychodrama*, Beacon House, 1948.

les premiers hypnodrames ont été vécus en 1922 par Crevel, Desnos, Péret et Renée, sous la direction de Breton. Cependant, quelque chose donne à leurs démarches un caractère sublime que n'auront jamais les hypnodrames médicaux : les usagers de la psychothérapie s'efforcent de guérir, alors que ces poètes cherchent à s'inoculer une « immortelle maladie », la fièvre de l'imaginaire.

Il nous est maintenant possible de dégager les facteurs qui rendent la période des Sommeils importante à divers titres. D'abord, ce fut durant les semaines où elle se développa que ceux qui étaient la veille des dadaïstes devinrent des surréalistes, ou plutôt accédèrent à un état d'esprit nouveau justifiant la rédaction du *Manifeste.* Quand Breton écrira en leur nom : « Ce n'est pas la crainte de la folie qui nous forcera à laisser en berne le drapeau de l'imagination », il ne fera pas une rodomontade. Les poètes ont vu en face les risques de la dépossession de soi-même, ils en ont frémi, mais ils se sont préparés à les courir tant qu'il le faudrait pour arracher ses trésors à la nuit.

Pendant ce temps, on assiste aussi à la maturation accélérée de trois poètes qui vont particulièrement compter dans le surréalisme, et qui n'auraient peut-être pas sans cette expérience *trouvé leur voix :* Robert Desnos, du jeune homme incertain qu'il était, se transforme en vaticinateur inspiré; René Crevel, gracieux conteur de flirts imaginaires, y prend cet accent de dérision douloureuse qui ne le quittera plus. Benjamin Péret, le seul à avoir fait ses preuves – son excellent livre *Le Passager du transatlantique* avait paru en 1921 – y acquiert la légèreté funambulesque qu'il n'assumait pas encore. Et il est certain que, parmi les témoins, bien d'autres furent marqués secrètement par les scènes auxquelles ils prêtaient leur concours.

En outre, il se produisit dans les Sommeils une sorte de synthèse entre le rêve et les activités motrices de l'automatisme psychique, qui apparut comme le meilleur but souhaitable pour l'homme. L'écriture automatique, le récit de rêve, ce n'étaient encore que des exercices antilittéraires; on ne savait pas comment les insérer dans la vie quotidienne. Voilà brusquement qu'on vérifiait qu'ils pouvaient correspondre à un comportement, aboutir au dialogue, à ce fameux dialogue fait de « propos désaffectés » qui sera l'idéal surréaliste de la conversation.

Enfin, André Breton se présenta au cours de ces séances comme un magnétiseur de premier ordre, ayant sur ses proches l'emprise qu'un Charcot (surnommé à cause de cela « le César de la Salpêtrière ») avait sur ses collaborateurs, ses disciples et ses malades. Plus qu'un chef d'école, c'est un inspirateur qui opère des conversions chez les êtres, les transforme en instruments destinés à « orchestrer la merveilleuse partition ». Desnos, un peu plus tard, verra en lui un « homme-brasier » et dira : « A lui, comme à ses pareils, il faut la rencontre des hommes-diamants. Ceux-ci, d'abord inconnus et invisibles, resplendissent aux premières lueurs du feu qui ne tarde pas à les consumer. Ils brûlent alors sans laisser de cendre mais d'un éclat si vif que l'espace et le temps se le transmettent à travers l'infini et l'éternité [1]. » Desnos insistera sur la façon dont Breton fait feu de tout bois, de tout homme : « Si cette rencontre se fait attendre il insufflera au premier venu assez de flamme et de semblant de génie pour faire d'un fantoche un poète de quelques instants. » Et de conclure : « Breton occupe ainsi au carrefour de la poésie et de la morale moderne la place du sphinx de la légende. Rares sont ceux-là qui ont pu résister aux impitoyables interrogatoires qu'il pose. » Cette impression saisissante, d'un homme-brasier entouré d'hommes-diamants qu'il fait étinceler, Breton ne commence à la donner qu'à partir de la période des Sommeils, début de la grande quête du « rêve pur » que fut avant tout le surréalisme.

1. *André Breton*, cahier inédit (Fonds Desnos, Bibl. Jacques Doucet).

V

La clé du surréalisme

Il est difficile de s'évader d'une prison qui n'a pas de mur.

Georges Ribemont-Dessaignes.

L'année 1924 est celle de la naissance officielle du surréalisme, puisqu'on y voit paraître successivement le *Manifeste du surréalisme* et le premier numéro de *La Révolution surréaliste.* Cependant, ce ne sont pas ces deux faits qui sont déterminants et qui doivent être considérés comme majeurs; ils ne sont que les conséquences d'un fait antérieur beaucoup plus important, la rédaction de *Poisson soluble.* Ce grand texte automatique de Breton, fait d'une suite d' « historiettes », a une valeur secrète qu'on ne soupçonne pas, à tel point que s'il n'avait pas existé il n'y aurait peut-être pas de théorie du surréalisme. En effet, le *Manifeste du surréalisme* a d'abord été conçu comme la préface de *Poisson soluble;* Breton, craignant qu'on ne se méprenne sur cet écrit poétique, voulut le faire précéder d'une déclaration de principes. Le manuscrit du *Manifeste* a d'ailleurs été intitulé « Préface », et c'est lorsqu'il vit que son exposé excédait les limites d'une simple introduction, que Breton en changea le titre; il garda néanmoins une allusion à son dessein primitif en disant qu'il n'avait pu s'empêcher d'écrire « les lignes serpentines, affolantes, de cette préface ».

Un malentendu est vite apparu au sujet de l'importance de *Poisson soluble.* On a négligé de l'étudier, croyant que le document capital de l'écriture automatique était *Les Champs magnétiques;* Breton a fini par s'illusionner lui-même sur la valeur du livre où il employa pour la première fois sa méthode, et lui a assuré, en le citant constamment, une audience que l'autre mérite mieux. Pourtant, *Les Champs magnétiques* sont partiellement ratés, par rapport au projet initial; le souci de la performance donne un ton forcé au contenu, dont la liberté semble feinte. On y entend trop souvent grincer la plume, et les propositions qui firent rire les auteurs nous font à peine sourire. Au contraire, *Poisson soluble* est une réussite complète; Breton ne cherche pas là à accomplir un exploit, il cède au torrent, il s'exprime totalement. Les premiers surréalistes ne s'y trompèrent pas; Éluard, dans le compte rendu qu'il fit du *Manifeste du surréalisme,* insista surtout sur *Poisson soluble.* Quand Georges Bataille confia en 1924 à Michel Leiris que le *Manifeste* le décevait, celui-ci lui répondit : « Oui, mais il y a *Poisson soluble.* » C'est donc à la paresse ou à l'incompétence des critiques que l'on doit cette habitude de dissocier la préface et le corpus poétique, la défense et l'illustration de la méthode surréaliste.

J'ai déjà fait une analyse d'ensemble de ces proses, à laquelle je renvoie le lecteur [1]; mais, depuis, j'ai pris connaissance du manuscrit de *Poisson soluble,* et cette circonstance m'a permis d'approfondir mon opinion. En effet, ce que Breton a publié ne représente qu'un tiers de ce qu'il a réellement écrit. On se trouve en présence d'un foisonnement de textes, parmi lesquels il a choisi ceux qui lui semblaient les plus significatifs. A la fin de sa vie, il a redemandé ce manuscrit à son possesseur pour l'étudier; il l'a rendu sans faire aucun commentaire, on ne saura donc jamais ce que sa relecture lui a inspiré. L'ensemble est tellement important qu'on ne saurait comprendre sa démarche poétique sans le décrypter au préalable. J'ai dit ailleurs que *Poisson soluble* était « un bal masqué de confidences », parce que Breton y a fait référence à ses croyances et à ses sentiments cachés. Je suis aujourd'hui en mesure d'aller plus loin et d'affir-

1. Dans *André Breton par lui-même, op. cit.*

mer : *Poisson soluble*, c'est la clé du surréalisme.

Il faut d'abord savoir dans quelles conditions ces textes furent réalisés. Après la période des Sommeils, et déjà lorsqu'elle commence à lasser l'attention de tous (fin 1923-début 1924), Breton organise des séances d'écriture automatique *en commun*. Il réunit chez lui cinq ou six amis, pas toujours les mêmes; ils s'échauffent dans une conversation générale, commentent quelquefois des poèmes de Hugo ou de Baudelaire, ou se racontent leurs rêves; puis le silence se fait, chacun se retire dans un coin, ouvre un cahier, et se met à écrire à la vitesse *v''* ce qui lui passe par la tête. Un phénomène de contagion et d'osmose se produit; celui dont l'inspiration languit ou hésite est gagné par la rapidité d'exécution de son voisin; l'auto-hypnose, indispensable à ce genre d'expérience, se communique de l'un à l'autre. Une fois la séance achevée, chacun lit à voix haute sa production; on pousse de grands éclats de rire devant les résultats par trop baroques; on savoure longuement les trouvailles inattendues. Enfin, selon la valeur qu'on leur attribue, les textes sont déchirés, gardés en réserve ou publiés dans *La Révolution surréaliste*. La plupart des écrits automatiques – ceci n'a jamais été dit – ont été réalisés dans des séances collectives; on ne doit pas l'oublier quand on lit *Connaissance de la mort* de Roger Vitrac ou *Les Reines de la main gauche* de Pierre Naville; cela est également vrai de *Poisson soluble*.

Le manuscrit de *Poisson soluble* est réparti en sept cahiers d'écolier contenant une suite de textes courts en prose, numérotés progressivement en chiffres romains, et quelques-uns datés. L'écriture est tantôt régulière, tantôt déformée comme dans une notation trop rapide, ce qui prouve des variations dans la vitesse de la pensée. Le manuscrit est écrit à l'encre verte ou noire; parfois deux encres ont servi dans un même texte. Certains mots sont cancellés, illisibles; d'autres sont biffés de manière à laisser lire ce qui est dessous. Quelques textes sont entièrement rayés, annulés d'un double trait de plume. Une fois, un blanc a été laissé dans une phrase, et rempli après coup par une image verbale. La phrase de départ est parfois complètement biffée et remplacée par une phrase de nature différente. D'autres fois, au bout de quelques lignes, le texte reste inachevé, la phrase initiale n'ayant pas eu assez de force propulsive pour entraîner le discours automatique. De nombreux poèmes faits avec des titres découpés dans des journaux sont intercalés parmi les écrits à la plume (ou exceptionnellement, au crayon).

Sur la couverture d'un de ces cahiers de cent pages (« de pluie et de beau temps », ajoute-t-il), contenant 38 historiettes et se terminant le 27 mars 1924, Breton met en exergue : « Il avoue avoir commis plus de cent vols ET S'ENVOLE. » Il est très intéressant d'examiner les variantes, entre le manuscrit et l'imprimé, car on sait que l'on a accusé les surréalistes de tricher, en corrigeant après coup leurs textes automatiques. *Poisson soluble* prouve le contraire. Par exemple, Breton écrit : « Le passe-temps catholique est très délaissé », et au crayon violet barre *catholique*, et note au-dessus *électrique*, au-dessous *cyclique*. Il se donne le choix entre « le passe-temps électrique » et « le passe-temps cyclique », mais dans le texte imprimé il conserve son premier jet, en faisant simplement tomber le superlatif : « Le passe-temps catholique est délaissé. » Plus loin, « l'œil à la bandoulière » devient « l'œil en bandoulière ». Autre exemple : dans « vivre auprès d'une compagne très belle qui tend la corde du pardon », il avait écrit d'abord « la soie », puis « l'étoffe » du pardon. Cette menue correction est une *surdétermination :* l'inconscient insiste sur le fait qu'on est ligoté par le pardon. Les biffures radicales correspondent au phénomène d'annulation. Au lieu de : « Sur le couvert de crime inconnu de même nature », il met : « La boule bleue a fait place à un anneau. » Un texte commence ainsi : « Un éditeur se fait une réputation par la manière de ménager les blancs dans la page d'imprimerie »; ceci est barré, et il écrit dessus : « De peur que les hommes qui la suivent dans la rue se méprennent sur ses sentiments, la jeune fille usa d'un charmant stratagème », etc. (historiette 13 du livre).

Il est à remarquer que les textes sont écrits dans des cahiers d'écolier aux couvertures ornées d'images : Geoffroy Plantagenet en armure, un gentilhomme devant un château, une Anglaise, etc. Desnos écrira aussi un grand nombre de textes sur des cahiers choisis pour leurs vignettes pittoresques[1]. J'ajoute une précision physique : Breton écrit ses textes automatiques assis, à main levée, comme s'il arrachait le morceau dans un transport continu. Il lui arrive de « sécher » devant la page blanche, en regardant avec envie ses compagnons plus favorisés. Au contraire quand il écrit le *Manifeste du surréalisme* il est toujours debout, marchant nerveusement de long en large dans son atelier, revenant noter à sa table le passage qu'il a ainsi conçu, puis reprenant sa déambulation de fauve en cage.

La production du texte-rêve.

Il y a une évolution certaine entre *Les Champs magnétiques* et *Poisson soluble;* dans le premier livre, Breton expérimente le texte-hallucination; dans le second, il cherche à produire le texte-rêve. Je vais en faire la contre-épreuve, en comparant les caractéristiques de l'écriture automatique avec celles du rêve, telles que les a définies Freud.

Prenons d'abord la condensation. Un cahier de *Poisson soluble* en donne un bel exemple. Il contient un seul récit, que Breton commence ainsi : « Je m'étais approché ce soir-là par désœuvrement de la femme fatale. La femme fatale, ou ce qui pouvait passer pour tel se tenait immobile à l'entrée du passage Jouffroy, *dans la lumière des chansons.* » Dans le texte imprimé (historiette 26), ce passage est devenu : « La femme aux seins d'hermine se tenait à l'entrée du passage Jouffroy, dans la lumière des chansons. » Le sentiment est *condensé,* selon le processus onirique; l'inconscient tient à s'expliquer pourquoi cette femme est fatale : c'est parce qu'elle a des seins d'hermine (emblème de la femme-fée chez Breton). Du moment qu'apparaît une femme aux seins d'hermine, l'expression *par désœuvrement* est inconvenante; en outre, il n'est même pas besoin de dire qu'on s'approche d'une telle créature, cela va de soi. Enfin, il n'est plus nécessaire de souligner *la lumière des chansons :* rien ne peut nous

1. Victor Hugo, dans son *William Shakespeare,* affirme que les vrais poètes écrivent sur des feuilles volantes, et rabaisse Malherbe parce qu'il écrivait sur des cahiers. L'exemple des surréalistes rend caduque cette opinion romantique.

étonner là où se trouve la femme aux seins d'hermine. Ainsi, ce type de condensation relève, non de considérations esthétiques, mais d'un besoin de réalisation affective symbolisée.

D'après Freud, « tout rêve est lié aux événements *du jour qui vient de s'écouler* ». Même si l'on y retrouve des réminiscences infantiles, cette thèse n'est pas infirmée, car on peut établir qu'un souvenir d'enfance a été sous-jacent à une impression du jour précédent. Le texte automatique est également l'expression symbolique du vécu immédiat. On en a un exemple frappant, dans ce passage de *Poisson soluble* qui se rapporte à une séance de sommeil de Desnos :

> « La parole est au dormeur, au dormeur qui est étendu sur chaque blessure, depuis la blessure verte des étangs dans lesquels on jette une pierre jusqu'à la blessure rose de l'ivrognerie. Oui, c'est à lui de parler, qu'il se soulève à peine des grandes ondes concentriques du choc, pareil à une flèche quand elle se détache d'une cible ou encore au ciel quand il secoue les courants nocturnes et prend l'air d'une femme qui sort d'un bain d'étoiles, ou encore à un coquelicot au moment où il se déchiffonne, avec des tristesses qui ne nous appartiennent qu'à demi. Que va dire le dormeur? » Et, de tous les côtés, dans le murmure papillonnant des curiosités qui est comme un essaim de sauterelles dans un champ, menaçant d'obscurcir pour toujours la délicatesse naturelle des bandes de terrain vertes, lie-de-vin et mauve, la foule s'empressait du regard autour du dormeur soulevant lentement la charpie de son sourire sur l'assemblée pour ne pas la blesser [1]...

Inutile de poursuivre plus longtemps cette citation, tout l'épisode étant bâti sur ce modèle transparent. D'autres fois, la référence au vécu immédiat est très complexe. On en a la preuve dans un cahier qui est un véritable journal de voyage écrit au second niveau; il ne s'agit pas d'observations prises sur le vif, mais de la libération d'images obsédantes suscitées par un lieu. Ce fut au cours de ce fameux voyage initiatique que Breton entreprit en mai 1923 avec Aragon, Vitrac et Morise en Loir-et-Cher, après avoir tiré au hasard le nom de la localité sur la carte. Le fait d'errer sans but défini favorisa en eux une levée de fantasmes, et dégénéra en malaise et en conflit. Breton acheta un cahier à Romo-

1. Inédit.

rantin, où il consigna pour ainsi dire les étapes de leur itinéraire. En passant dans une agglomération nommée Argent, Breton écrivit :

La ville d'Argent appuyait à cette minute le pied sur une taupe de verre. La taupe rentrait justement chez elle et une enfant rencontrait sur la route un ressort splendide traîné par un chien. C'était d'ailleurs la queue de ce chien qu'on avait oublié de couper. Les pendules de l'ombre sonnaient trois cauchemars. C'est alors que nous entrâmes dans le jeu des paillettes. Paillettes de sang, paillettes d'argent, paillettes de braise et tout ce qui n'est pas la commune mesure de la vie, car la vie est absence et absinthe. Une femme dégustait en d'autres temps un verre d'absence ou d'absinthe à la terrasse d'un château. Elle était belle et ourdie comme la plus savante des conspirations contre moi, contre toi, contre tout ce qui ressemble à notre certitude originelle [1].

Un autre texte, écrit le 7 mai à Argent, commence ainsi :

Le *Journal des Débats* se criait sur les boulevards comme chaque soir. De temps à autre, une jeune fille, laissant une de ses jambes se poser en avant de l'autre comme un oiseau sur le fil de la terre, se rendait acquéreur de la célèbre feuille qui a plus de cent ans d'existence et, entre ses mains finement gantées, le grand paysage blanc et noir se couvrait de rêves. J'ai fait celui-ci : le *Journal des Débats* était une avalanche. Il n'était question que de moi sur la première page, du débat qui avait eu lieu un peu partout à mon sujet : il s'agissait de savoir si je fonderais une ville en plein Paris, une ville anonyme naturellement, où n'aurait cours au lieu d'argent, que la vertu des hautes herbes qui arrêtent le sang, car le sang menace de tout recouvrir à Paris. On a tout fait pour assécher les marais de sang où coassent les grenouilles blanches de la mort [2]...

On voit ici les préoccupations intellectuelles se superposer aux inspirations affectives, et un rêve probablement vrai se mêler à l'énoncé purement automatique. Il est significatif de constater que le seul texte retenu pour l'impression, dans ce cahier, est celui daté du 9 mai à Moret, rédigé entièrement au crayon, qui traduit le sentiment mitigé (mi-échec mi-réussite) de l'aventure : « Les oiseaux perdent leur forme après leurs

1. Inédit.
2. *Ibid.*

couleurs [1]. » Le souvenir de Moret est évoqué dans le rêve du 5 avril 1931 des *Vases communicants* où Breton, se voyant jouer avec deux petites filles qui urinent sur le parquet de sa chambre, s'entend reprocher par sa mère les « petites mares » ainsi produites : « Ma mère, très mécontente, prétend que tout son ameublement a, naguère, été souillé ainsi, par ma faute, à Moret. » Ce rapprochement montre qu'il associe l'écriture automatique à une idée d'incontinence (ce qui explique l'importance de la pluie dans ce texte); et d'autre part, que le « rêve du haschich » concerne l'écriture, qu'il s'y prouve à lui-même que celle-ci, supérieure à la drogue, crée des images qui font corps avec la réalité. Tout admirateur de Breton qui veut comprendre le « rêve du haschich » des *Vases communicants* doit lire l'historiette 4 de *Poisson soluble* (et vice versa).

La censure dans l'écriture automatique.

J'ai examiné le manuscrit de *Poisson soluble* en fonction du problème de la censure dans l'écriture automatique. On comprend l'intérêt de cette recherche : si j'arrive à établir que le principal texte automatique de Breton a été l'objet d'une censure involontaire de sa part, que des résistances ou des blocages affectifs ont produit le rejet de certaines parties, je prouve du même coup qu'il ne s'est pas trompé sur le rôle qu'il assignait à sa méthode d'écriture. Elle est en ce cas comparable au rêve, qui s'accompagne toujours d'une plus ou moins grande activité censoriale.

On pense tout de suite, à propos de censure, qu'elle tend à masquer ou à éliminer des pulsions sexuelles. Malgré la liberté des rêveries voluptueuses de *Poisson soluble*, on y trouve précisément des passages non imprimés, mais non biffés, qui révèlent des pensées latentes érotiques, par exemple celui-ci :

J'ai aimé des femmes qui doraient l'air comme font les blancheurs sur les ruisseaux, des femmes qui éveillaient l'éventail de la

1. Henri Béhar a relevé, dans *Connaissance de la mort* de Roger Vitrac, des passages se rapportant au voyage initiatique de 1923.

terre, et d'autres qui prenaient la caresse comme la soie prend la teinture. Elles ne connaissaient que mes manières les plus hautes, celles qui murent les regards, celles qui détonnent avec la sérénité des honneurs. Le bateau les tirait le soir de leur sommeil exemplaire et les plongeait dans l'immensité de ma curiosité, de ma cruauté. Ces femmes n'étaient pas mes ennemies et quand par hasard je soumettais leurs pas aux miens, comme la robe de l'abîme en marche je faisais de mon cœur un rempart aux cœurs des rochers. J'étais comme le vasistas chantant de la douceur, une fois n'est pas coutume, et comme le fantôme de la divination amoureuse, qui épuise les coupes où l'on boit à deux [1].

Pourquoi ce texte d'un lyrisme admirable – dont je ne donne ici qu'un fragment – a-t-il été laissé de côté par Breton? N'était-ce pas pour refréner le penchant libertin qu'il avoue, penchant incompatible avec les exigences morales que lui dicte son surmoi?

Il y a mieux encore, un texte entier qui se rapporte à l'acte sexuel, dont l'exclusion de *Poisson soluble* ne saurait s'expliquer par un jugement de valeur esthétique :

Le soleil est un chien basset ou un cadenas. Je suis entré un jour dans une chambre dont la fenêtre était constituée par un grand bouton transparent, l'air était un flacon d'opaline bleue et la femme que j'allais voir était plus incapable de m'aimer que le silence de mes propres cheveux de m'émouvoir. J'avais retenu de ma vie antérieure juste ce qu'il est nécessaire pour ne pas être suivi par des troupeaux de perles, ces troupeaux que mène le berger de la musique. La femme coupée en morceaux par mon rêve était mollement étendue sur le sol, à la place de sa tête s'enroulaient des serpents de fleurs et je ne voyais de ses jambes que ce que l'araignée ne pouvait pas m'en cacher car il faut dire que l'araignée, dont le ventre se soulevait avec mon cœur, dont la toile se tissait avec mes yeux, que l'araignée agitait dans la chambre son drapeau en loques, sur lequel on arrivait à grand-peine à déchiffrer les noms des grandes batailles amoureuses. C'était le vent du sud, le vent des petits papiers qu'on jette par-dessus les murs de l'oubli. Je regardais de temps à autre mes mains, pareilles à des tessons de bouteilles rose et blanc, l'un rose, l'autre blanc. La femme s'était levée comme se lève le sable fin sur les plages désertes; elle était une sorte de côtelette dorée sur le gril du monde et mon paradis musculaire ne faisait qu'embellir [2].

1. Inédit.
2. Inédit.

On découvre sans difficulté que ce texte décrit la relation imaginaire du narrateur avec une prostituée, dans une ambivalence d'attirance et de répulsion. L'araignée est un symbole qui, dans le rêve, désigne le sexe de la femme en ce qu'il a de menaçant et d'interdit; plus précisément, l'araignée signifie la femme venimeuse, la prostituée. Giacometti, après avoir constaté qu'il avait attrapé une blennorragie au bordel *Le Sphinx*, eut la nuit suivante un rêve où une araignée jouait un grand rôle[1]. Karl Abraham, dans un cas névrotique, a montré que l'araignée désignait la mère phallique. On remarquera la succession des images sexuelles, depuis *les troupeaux de perles* (le sperme) jusqu'au *vent du sud* (le désir), aboutissant à une splendide métaphore évoquant l'érection : *mon paradis musculaire ne faisait qu'embellir.*

A l'aide de mon couteau glacé, de ce couteau dont la lame a séjourné dans les fontaines sans rouiller même l'intérieur de mes yeux, j'entrepris de me faire un passage à travers les grands vases sacrés de la nuit...

La suite du texte prouve que Breton entend se convaincre qu'il procède par curiosité pure, qu'il pratique une sorte de sacrifice froid dont la prostituée est la victime. Je néglige ici un « bouillon » insignifiant pour arriver à la conclusion :

... Je parvins ainsi au chaton d'une sorte de bague gigantesque qui encerclait à merveille un œil d'une grandeur insoupçonnable et là, je fis la belladone. Oui, je fis la belladone et je la ferai encore tant qu'on n'aura pas voulu me croire et que, suspendant mes pas à la façon d'une clé à la porte de l'éternel, j'entendrai retentir au loin la barre de verre, montée sur paraffine, qui saute à pieds joints les obstacles de la vie.

Le sexe de la femme, dès qu'il devient désirable, se transforme en bague, mais celle-ci enchâsse un œil; il y a là une association évidente (l'œil est appelé par le mot *chaton*, à cause de la pierre nommée *œil-de-chat*, et du terme d'argot

1. Cf. Alberto Giacometti, *Le Rêve, le Sphinx et la mort de T.* (*Labyrinthe*, décembre 1946).

chat qui suggère la vulve), mais aussi une allusion à un regard qui réprouve. *Faire la belladone,* dit pour *faire l'amour,* confirme cette interprétation : défiant l'œil du sexe, c'est-à-dire la réprobation sexuelle, le narrateur se flatte de faire un acte empoisonné. Breton sait par Michelet, dont il a lu avec admiration *La Sorcière,* que la belladone, l'herbe aux sorcières, « guérit de la danse en faisant danser ». Faire la belladone, c'est traiter la prostituée en sorcière, de telle sorte que son poison devienne un remède.

Une expression de ce texte, *le silence de mes cheveux,* nous induit à penser que la chevelure, dans la poétique de Breton, est un symbole typiquement érotique. Un autre passage de *Poisson soluble* le précise :

> Je m'étais passé l'oreille au blanc d'Espagne afin de surprendre le bruit des couleurs. C'est alors que la belle à la chevelure de castagnettes se présenta aux portes du cirque, demandant un écrin pour sa merveilleuse blessure. J'ouvris successivement les deux grandes fenêtres par lesquelles arrivent les pis-aller, mais est-il besoin de dire que les pies sont ailées [1]?

Je ne serais pas étonné d'apprendre que *la belle à la chevelure de castagnettes* ne soit une proche parente de la *Messaline* de Jarry.

A côté de la censure érotique, s'exerçant sur ce qui contredit formellement l'idéal amoureux invoqué, on trouvera une censure anti-esthétique, éliminant tout ce qui pourrait être suspect de nostalgie littéraire. Breton refuse énergiquement la littérature, il est donc inévitable que des produits de répression et de refoulement se glissent dans son écriture spontanée. Ainsi, lui qui proscrit absolument la rime et les formes régulières, il réalise en automatisme ce quatrain :

> Le moyen d'égayer les rives de la mort?
> Je salue au passage un oiseau de prière
> Mais la barque rapide avance dans le lierre
> Et les yeux de mes yeux rêvent trop près du bord [2].

1. Inédit.
2. Inédit.

Ces vers exquis, qui rappellent par leur fluidité *La Partanza* de Viélé-Griffin, tant aimée du poète, seront sacrifiés dans l'édition définitive. On voit clairement que ce type de censure recouvre un scrupule libertaire, l'auteur repoussant toute formation verbale ordonnée.

Une troisième catégorie de censure concerne le surmoi dans ses manifestations intellectuelles et héroïques. Tout ce qui a trait à la volonté de puissance, à l'expansion du destin personnel, au rôle qu'il tient à jouer dans la société, est soumis au contrôle vigilant du moi conscient. Ainsi, un morceau passionnant va se trouver rejeté pour des raisons spéciales :

> J'ai toujours été condamné à mort mais mon exécution a sans cesse été remise, si bien que j'accepte cigarette sur cigarette. Oui, je fume indiscontinûment et quand je passe dans la rue, où le soleil est la boule d'or d'un perruquier, mon col échancré par la main des femmes les plus belles, personne ne se doute de ce qui m'attend. Je me fais habiller chez les tailleurs de pierre, ce qui ne signifie pas que je suis réfractaire à l'amour, mais quand j'entre dans une maison de brique, je songe toujours au naturel dont il m'est indispensable de faire preuve si je ne veux pas attirer l'attention des hommes mes semblables par la forme seulement. J'ai toujours considéré la terre comme la margelle du ciel, mais la difficulté d'atteindre ce que l'on poursuit autour d'un puits n'est pas pour m'engager à me chercher autour du ciel. Comme je fuis! Je suis imprenable pour moi-même [1].

J'ai été intrigué de voir proscrit du livre un texte (la suite est de la même veine) qui affirme si fièrement le caractère rebelle de Breton. J'en ai découvert le motif; l'historiette 28 de *Poisson soluble* a pour phrase propulsive : « Je venais d'encourir ma millième condamnation pour excès de vitesse. » Toute cette historiette symbolise la joie ressentie par Breton d'atteindre à volonté la vitesse *v″* en écriture automatique, ce qui est contraire aux lois classiques de « l'ouvrage remis cent fois sur le métier ». Il a eu, pour ainsi dire, à choisir entre deux condamnations : celle qu'il encourt en étant asocial et celle réservée à l'homme qui écrit trop

1. Inédit.

vite. Que la censure ait écarté la première condamnation est très significatif; cela démontre qu'en 1924 Breton se soucie moins de s'opposer à la société (comme il le fera un peu plus tard) que de défier la littérature au moyen des fulgurances de l'imagination.

Le « Manifeste du surréalisme » : son sens profond.

On peut maintenant aborder l'étude du *Manifeste du surréalisme* en connaissance de cause. Au lieu d'isoler cet écrit, comme on le faisait jusqu'à présent, nous avons suivi l'itinéraire de Breton pour y arriver, sur une route pavée par les textes de *Poisson soluble.* On comprendra dès lors bien des points qui semblaient ambigus ou obscurs, notamment pourquoi Breton a éprouvé le besoin de se référer au rêve pour expliquer l'écriture automatique : il a vérifié que c'était l'envers et l'endroit de la même réalité psychique.

Il voulait à la fois se dégager de l'imprécision du « mouvement flou », qui risquait de nuire à l'entreprise commune, et perpétuer le souci d'abolir toute littérature. Un but généreux se présentait au groupe : mettre à la disposition de l'humanité une méthode parvenant à faire sortir l'esprit de ses tanières inconscientes. Le réalisme, qui croyait exprimer l'homme vrai, ne tenait compte que de son activité diurne et de son aspect extérieur; c'était une imposture. La somme des moments de rêve, de la naissance à la mort, n'étant pas inférieure à la somme des moments de veille, on devait en tirer les leçons nécessaires. Il fallait opérer la jonction entre la réalité du jour et celle de la nuit, en créant la notion de surréalité. Puisqu'une science nouvelle, fondée par Freud, avait établi que des courants inconnus traversaient le psychisme humain, il appartenait avant tout aux poètes de les détecter : « L'imagination est peut-être sur le point de reprendre ses droits. Si les profondeurs de notre esprit recèlent d'étranges forces capables d'augmenter celles de la surface, ou de lutter victorieusement contre elles, il y a tout intérêt à les capter, à les capter d'abord, pour les soumettre ensuite, s'il y a lieu, au contrôle de la raison. Les analystes eux-mêmes n'ont qu'à y gagner. » Le poète n'était plus celui qui prétendait s'imposer à l'admiration du public, acquérir honneur et gloire, par des travaux minutieux; il devenait le meneur de jeu d'une fête du langage, dans laquelle tout le monde était son égal.

La négligence envers les phénomènes du sommeil, dit le *Manifeste,* est la cause de toutes les fausses conceptions que l'on se fait de l'homme et de la vie. Ordinairement, le rêve est « ramené à une parenthèse, comme la nuit », parce qu'on suppose qu'il ne change rien à l'évolution des préoccupations quotidiennes; l'esprit se rappelle le rêve en s'occupant « à faire partir le seul *déterminant* du point où il croit, quelques heures plus tôt, l'avoir laissé ». La mémoire est l'ennemie du rêve; il faut apprendre, soit en l'éduquant, soit en la transgressant, à isoler le « rêve pur ». Tandis que « selon toute apparence le rêve est continu et porte trace d'organisation », l'esprit se persuade après coup de sa discontinuité : « Seule la mémoire s'arroge le droit d'y faire des coupures, de ne pas tenir compte des transitions et de nous représenter plutôt une série de rêves que *le rêve.* » Diverses hypothèses en découlent : « Mon rêve de cette dernière nuit, peut-être poursuit-il celui de la nuit précédente, et sera-t-il poursuivi la nuit prochaine, avec une rigueur méritoire. *C'est bien possible,* comme on dit. » L'état de veille étant un « phénomène d'interférence », ce n'est que dans les couches superficielles du rêve qu'on trouve le reflet des événements et des soucis du jour; il faut évaluer l'« *épaisseur* du rêve », comprenant « tout ce qui sombre à l'éveil ».

Il n'y a que deux types de production authentique de l'homme : le texte automatique et le rêve; ne vaut dans son comportement que ce qui leur est comparable. Le texte automatique et le rêve ont en commun « un très haut degré *d'absurdité immédiate,* le propre de cette absurdité, à un examen plus approfondi, étant de céder la place à tout ce qu'il y a d'admissible, de légitime au monde : la divulgation d'un certain nombre de propriétés et de faits non moins objectifs, en somme, que les autres ». Le texte automatique prend le relais du rêve; il ne tend ni à le supplanter ni à le compléter. On ne peut pas toujours dormir, ni par conséquent rêver; dans l'état de veille, on aura l'équivalent de cette fonction en pratiquant l'exercice verbal adéquat : « l'atmosphère surréaliste créée par l'écriture mécanique, que j'ai tenu à mettre à la portée de tous, se prête particulièrement à la production des plus belles images. On peut même dire que les images apparaissent, dans cette course vertigineuse, comme les seuls guidons de l'esprit ». Cependant, il y a une hiérarchie : le rêve reste supérieur au texte automatique, à cause de son caractère involontaire absolu, et de l'exemple qu'il donne d'une parfaite émancipation interne : « Quelle raison, je le demande, quelle raison tellement plus large que l'autre, confère au rêve cette allure naturelle, me fait accueillir sans réserve une foule d'épisodes dont l'étrangeté à l'heure où j'écris me foudroierait? »

Au-dessous de son sens apparent : introduire le merveilleux comme valeur décisive dans le monde moral, le *Manifeste* a donc un sens profond : montrer que le texte automatique et le rêve sont inséparables, l'un servant à mieux faire comprendre l'autre. Il s'ensuit deux conséquences théoriques, qui échappent souvent au lecteur du *Manifeste :* la mémoire éducable et l'irresponsabilité poétique.

1. La théorie de la mémoire éducable concerne le rêve, et demande le secours de l'écriture automatique. Le problème de l'essence de la mémoire tourmente Breton depuis qu'il s'est interrogé en 1922 dans ses Carnets : « Et si la mémoire n'était qu'un produit de l'imagination? » C'est parce qu'il ne peut se fier à sa mémoire que l'homme sait si peu de choses sur ses rêves. Il faut donc développer une discipline qui la rende omnisciente et la module à l'infini. L'habitude de transcrire à la vitesse *v″* des « dictées de la pensée » rendra l'homme de plus en plus apte à se rappeler ses rêves dans leurs moindres détails. Ce qui fera dire à Aragon : « Mais maintenant le rêve à la lueur du surréalisme s'éclaire, et prend sa véritable signification. Aussi André Breton, s'il note alors ses rêves, ceux-ci pour la première fois depuis que le monde est monde, gardent dans le récit le caractère du rêve. C'est que l'homme qui les recueille a accoutumé sa

mémoire à d'autres rapports que les pauvres réalités des veilleurs[1]. »

2. La théorie de l'irresponsabilité poétique vise le texte automatique, et prend exemple sur le rêve. On ne pourrait pas emprisonner un homme parce qu'il a rêvé qu'il a tué son voisin, violé une passante ou cambriolé une banque, car on sait bien qu'il n'est pas responsable des images qui naissent en lui pendant son sommeil. On ne saurait pas plus incriminer un poète surréaliste à cause des outrances qu'il profère, étant donné qu'il les écrit en se plaçant dans les mêmes conditions que le dormeur pour rêver. Breton évoque la scène hautement savoureuse d'un écrivain inculpé de diffamation, injures à l'armée, provocation au meurtre, au viol, etc. Au tribunal, il est le premier à réprouver les idées qu'il a exprimées : « Il se borne pour sa défense à assurer qu'il ne se considère pas comme l'auteur de son livre, celui-ci ne pouvant passer que pour une production surréaliste qui exclut toute question de mérite ou de démérite de celui qui la signe, qu'il s'est borné à copier un document sans donner son avis. » Naturellement, la poésie n'étant pas seulement une chose écrite, cette réaction pourra être tenue à propos de « mille autres actes », ce qui changera la vie : « Il faudra bien alors qu'une morale nouvelle se substitue à la morale en cours, cause de tous nos maux. » Breton chérissait cette notion d'irresponsabilité poétique, mais lorsqu'il tenta de défendre en son nom le poème *Front rouge* d'Aragon, il scandalisa Romain Rolland qui refusait de la voir passer dans la pratique.

1. Aragon, *Une vague de rêves.*

VI

Dormir les yeux ouverts, agir les yeux fermés

Cédez au sommeil, haute génération matinale du linge. Le mouvement des clartés aboutit au plaisir.

René Char.

En fonction du premier *Manifeste*, le groupe surréaliste parisien s'orienta vers le point lointain où, toutes les contradictions qui pèsent sur la réalité humaine étant abolies, rayonnent les possibilités d'une vie sans entraves. Préparer la libération totale de l'homme, tel fut l'idéal mis en avant, et pour cela, l'on eut recours simultanément aux formes négatives et positives de l'action, en assumant d'une part la révolte contre les iniquités sociales, et en revendiquant d'autre part des moyens nouveaux d'attiser les désirs.

Cette période succédant au « mouvement flou » a été nommée un jour par Breton « l'époque raisonnante », mais cette expression jure avec le fait que la raison y est considérée comme la pire ennemie de l'esprit. Il vaut mieux parler de la « période de *La Révolution surréaliste* », d'autant plus que les différents numéros de cette revue constituent les étapes d'une progression collective dans les problèmes de la surréalité. Si Mallarmé estimait que le monde (ancien) était fait pour aboutir à un beau livre, les surréalistes ont toujours cru que le monde (nouveau) commençait par une revue. En rassemblant leurs idées dans une revue, ils pensaient à la fois faire pression sur l'événement et rendre compte du mouvement qui les animait; le passage d'une revue à une autre aura chez eux le caractère d'une mutation éthique.

Faire la recension minutieuse de *La Révolution surréaliste* est donc un travail indispensable – et presque suffisant – pour apprécier l'état du surréalisme à ses débuts. La revue a eu douze numéros, s'échelonnant de décembre 1924 à décembre 1929; elle eut une telle qualité par sa présentation, ses textes et ses illustrations, qu'on peut la considérer comme la première revue d'avant-garde du siècle; ni *Les Soirées de Paris* ni *L'Esprit nouveau* n'eurent son éclat. La couverture rouge, ornée d'une photo symbolique et d'une devise provocante, avait un effet bouleversant sur les jeunes lecteurs. Le grand écrivain serbe Oskar Davico raconta que, quand il était étudiant à Paris, la vue dans une vitrine du numéro où l'on aperçoit deux hommes penchés sur une bouche d'égout, lui créa un choc décisif; il erra tel un fou dans la ville, avec l'impression qu'un voile s'était déchiré devant ses yeux.

Cette publication, outre « des chroniques de l'invention, de la mode, de la vie, des beaux-arts et de la magie », donna la priorité aux récits de rêves. Ils se substituèrent aux nouvelles, aux contes, aux souvenirs de voyages et autres articles de bimbeloterie littéraire, que publiaient régulièrement les revues concurrentes. Ils étaient toujours suivis de textes automatiques, ce qui permettait la confrontation de ces deux modes de poésie involontaire. Dans toute la collection de *La Révolution surréaliste* sont publiés trois rêves de Breton, un rêve de Chirico, un rêve de Renée Gauthier, trois rêves d'enfants communiqués par J. Bacaumont, trois rêves d'Artaud, six d'Éluard, un de Queneau, un d'Aragon, un de J.-A. Boiffard, trois de Pierre Naville, deux de Marcel Noll, quatre de Max Morise, dix de Michel Leiris; sans parler des documents similaires, comme douze « phrases de réveil » de Maurice Béchet ou un « dessin médianimique de Mme Fondrillon en sa 79e année ». D'autres textes – tels les poèmes en prose d'Éluard, *Le Pays de mes rêves* de Leiris (désignant le Vide où se meut la pensée combinatoire) – mettent en œuvre le symbolisme onirique. Ces récits furent transmis au public comme des comptes rendus de l'indicible. La revue ne pouvant contenir tous les témoignages de ce genre, certains de ses collaborateurs les publièrent ailleurs; ainsi, Georges Sadoul donna plusieurs de ses rêves dans *Variétés* (juin 1929).

L'étude de *La Révolution surréaliste*, de ce point de vue, appelle quelques constatations préliminaires. D'abord, ces rêves, tout en étant profondément individuels, ont des points communs; ces hommes ont des obsessions et une symbolique collectives. En outre, ces images de leur sommeil illustrent, mieux que des démonstrations concrètes, les théories exprimées au long des pages; on peut s'y référer comme à de précieuses indications psychologiques.

Ces rêves sont quelquefois un peu trop longs, un peu trop complexes et suivis, pour être toujours des notations immédiates. A part Breton, Éluard, Leiris, qui savent être laconiques, précis, cerner d'un trait net ce que leur a apporté la nuit, la plupart s'écoutent et se regardent rêver; entre les lignes du procès-verbal s'introduit une rêverie qui l'amplifie. L'écriture constitue une *élaboration tertiaire* du rêve, sans le dénaturer; cela n'est pas critiquable, mais doit être considéré comme une caractéristique de cette période.

Il n'y a qu'un seul rêve de femme, ce qui est évidemment regrettable. Cependant, il est assez remarquable, car il est érotique; Renée Gauthier, qui avait participé à la période des Sommeils, y révèle la libération de ses affects. Elle rêve qu'elle se trouve avec son ami Jim dans un champ de blé, cherchant un endroit propice pour faire l'amour. Alentour rôde un jeune homme, qui lui offre une pêche. Au moment où elle ouvre la braguette de Jim – c'est un tabernacle, dont les portes ont des gonds rouillés – le jeune homme passe en courant à côté d'eux, poursuivi par un chien énorme, et s'envole. En le suivant des yeux au ciel, elle voit une bande d'oiseaux blancs fantastiques semblant « chaussés et cravatés de noir », qui s'abattent devant elle. Prenant la canne de Jim, elle tente d'en tuer un, qui se transforme en homme ailé, avec qui elle fait l'amour, pendant que Jim se bat contre un autre oiseau. Ce rêve passionnant montre par quels symboles l'inconscient d'une femme se représente le désir mâle, l'érection, le coït, le plaisir. Si toutes les femmes racontaient leurs rêves érotiques aussi honnêtement que Renée Gauthier, la sexualité féminine cesserait d'être pour les psychologues un « continent noir [1] ».

Une proposition apparaît en filigrane dans ces récits : *raconter loyalement ses rêves suffit pour faire d'un homme un poète.* Le cas de Max Morise en est la preuve formelle. Celui-ci est le produit le plus typique de *La Révolution surréaliste;* il n'a jamais écrit de livre, se contentant d'exposer longuement ses rêves dans la revue, et d'y publier des textes automatiques. Si l'on rassemblait ces différents écrits de Max Morise, dénués d'ambition littéraire, on obtiendrait une plaquette plus estimable, par son accent d'authenticité, que l'œuvre de tel auteur lauré.

Le premier numéro fut présenté par une préface due à J.-A. Boiffard, Paul Éluard et Roger Vitrac qui déclarèrent :

> Le procès de la connaissance n'étant plus à faire, l'intelligence n'entrant plus en ligne de compte, le rêve seul laisse à l'homme tous ses droits à la liberté. Grâce au rêve, la mort n'a plus de sens obscur et le sens de la vie devient indifférent.
>
> Chaque matin, dans toutes les familles, les hommes, les femmes et les enfants, S'ILS N'ONT RIEN DE MIEUX À FAIRE, se racontent leurs rêves. Nous sommes tous à la merci du rêve et nous nous devons de subir son pouvoir à l'état de veille. C'est un tyran terrible habillé de miroirs et d'éclairs. Qu'est-ce que le papier et la plume, qu'est-ce qu'écrire, qu'est-ce que la poésie devant ce géant qui tient les muscles des nuages dans ses muscles?

Enfin, tous ces documents sont encadrés par une théorie poétique du rêve. Une étude de Pierre Reverdy, *Le rêveur parmi les murailles* [2], décrivit son expérience onirique et les liens qui la rattachaient à sa poésie. Après avoir défini le rêve « l'état où la conscience est portée à son plus haut degré de perception », il analysa ce qui distingue le rêve de la pensée : « le rêve et la pensée sont chacun le côté différent d'une même chose – le revers et l'endroit, le rêve constituant le côté où la trame est plus riche mais plus lâche – la pensée, celui où la trame est plus sobre mais plus serrée ». Reverdy énonça alors cet axiome qui rend parfaitement compte de l'état d'esprit des surréalistes : « Le rêve du poète c'est

1. *R.S.* (n° 1, décembre 1924).
2. *R.S.* (n° 1, décembre 1924).

l'immense filet aux mailles innombrables qui drague sans espoir les eaux profondes à la recherche d'un problématique trésor. »

Après ces considérations générales, nous pouvons entrer dans une analyse en profondeur de *La Révolution surréaliste.* J'ai procédé à l'inventaire de ses thèmes principaux, et relevé quels sont les mots clés qui y reviennent le plus souvent. Cela me permet de tracer – avec exemples à l'appui – un tableau exact des préoccupations du surréalisme durant cinq ans, entre le premier et le second *Manifeste.* Les valeurs défendues dans cette période, et qui prennent tout leur relief en fonction du rêve, sont : l'éloge de l'invention pure, l'irréductibilité, le spectacle intérieur, la séduction de la mort, la qualification des stupéfiants, la revendication du plaisir, les mots de jeux, le succubat, l'activité antireligieuse, le cinéma parfait.

L'éloge de l'invention pure.

Les préfaciers de *La Révolution surréaliste* annonçaient qu'elle exalterait l'« invention selon les joueurs » et précisaient : « Toute découverte changeant la nature, la destination d'un objet ou d'un phénomène constitue un fait surréaliste. » L'éloge de l'invention est une constante de cette période, et Aragon, qui s'en attribue quasiment l'exclusivité, déclare dans *L'Ombre de l'inventeur* [1] qu'il s'agit de l'*invention pure,* ne correspondant à aucun critère d'utilité; on ne doit s'intéresser à l'objet inventé que lorsqu'il évoque la gratuité de l'inspiration : « Au moment qu'elles se forment, ces machines de la vie pratique ont encore le décoiffé du rêve, ce regard fou, inadapté au monde qui les apparente alors à une simple image poétique, au mirage glissant dont elles sortent à peine, bien mal désenivrées. » Il faut substituer à toute idée, à toute réalisation, ce rapport nouveau et secrètement délirant que l'inventeur inaugure avec le possible : « Nul doute qu'à la pomme de Newton Hegel eût pré-

1. *R.S.* (n° 1, décembre 1924).

féré ce hachoir que j'ai vu l'autre jour chez un quincaillier de la rue Monge et qu'une réclame assure : *le seul qui s'ouvre comme un livre.* » Mais toutes ces créations ne sont pas également intéressantes : « On apprendra avec un peu de réflexion à distinguer quelles inventions sont proprement surréalistes. La nature surréelle du rapport établi y demeure, malgré les déformations de l'usage, en quelque manière apparente. Ce sont les inventions qui gardent la trace des divers moments, des diverses démarches de l'esprit : la considération du réel, sa négation, sa conciliation et le médiateur absolu qui les englobe. » On y retrouvera fatalement « cet humour qui ne donne qu'aux niais ces contractions de la face par lesquelles s'expriment parfois la gaîté ». Qu'il s'agisse d'ustensiles, de tours de société, on y voit luire des étincelles analogues : « Inventions pures, sans application possible, où même aucune illusion n'est cherchée, en elles réside, dans son état immédiat, l'humour surréaliste, sans mise en scène. Ce ne sont pas des jeux, mais des actes philosophiques de première grandeur. »

Aragon revint à plusieurs reprises sur cette notion, notamment dans son compte rendu de *Mouvements perpétuels* où J. Michel, ingénieur civil, résume les plans de 98 appareils. Sa connaissance du problème lui fait objecter : « M. J. Michel fait erreur quand il attribue le premier moteur magnétique à l'évêque de Chester, John Wilkins, qui vécut au XVe siècle. Un appareil basé sur le même principe fut inventé vers le milieu du XIIIe siècle [1]. » Aragon donne, comme exemple d'invention présurréaliste, la « roue mystérieuse » qu'Orphyréus, conseiller du Landgrave de Hesse-Cassel, construisit à la fin du XVIIIe siècle, et que le savant Gravesande, après l'avoir examinée, décrivit dans une lettre à Newton.

Naturellement, on fit valoir l'invention pure au niveau de la poésie. C'est dans cette intention que furent célébrés des écrivains dont la principale qualité était la naïveté, ou plus précisément, une fraîcheur d'imagination ingénue aussi loin que possible de l'infatuation des littérateurs. Desnos

1. *R.S.* (n° 10, 1928).

présenta *Sous le charme olympien* d'Ulysse Préchacq, facteur dans les Basses-Pyrénées, comme l'œuvre d'un poète béni, à l'inverse d'un poète maudit, et qui « prend place parmi les bienheureux de la Poésie pure » [1]. Préchacq, dont le recueil invoquait dès son titre le souvenir de sa mère Olympe, avait joint à ses poèmes ses « lettres administratives »; ses supérieurs reprochant à ses rapports d'être écrits en dépit du bon sens, il voulait permettre au lecteur d'en juger sur pièces. Mais l'*inventeur* que les surréalistes révèrent le plus, qu'ils découvrent avec ravissement, c'est Xavier Forneret, petit romantique sur lequel aucun universitaire n'avait eu le discernement de dire un mot. En publiant un de ses textes, *Et la lune donnait et la rosée tombait*, accompagné de la lettre du directeur de la *Revue de la Côte-d'Or* refusant de l'insérer, ils disent : « Un inconnu : Xavier Forneret. Ce nom n'a même pas laissé ses initiales sur les grands arbres de la forêt où nous sommes perdus, de la forêt à la lisière de laquelle Racine, ce con, a sa statue, grandeur nature, Lamartine, cette vache, a son mausolée de marbre et M. Paul Souday, l'insulteur de Baudelaire, cherche à transporter son tas de fumier couleur du Temps. » Devant la critique incapable de prendre ses responsabilités, seuls des poètes connaissant le poids du rêve pouvaient dire : « Forneret? Un homme que nous avons rencontré dans les ténèbres et à qui nous avons baisé les mains [2]. »

L'irréductibilité.

Une déclaration collective de *La Révolution surréaliste* demande à être examinée attentivement : « Nous nous reconnaissons entre nous, et entre nous seuls, à une certaine irréductibilité. La réductibilité qualifiée de tous les autres nous permet de passer outre à l'interprétation publique de nos actions [3]. » L'irréductibilité est une valeur fondamentale du surréalisme, utilisée à la fois comme moyen de sélection et

1. *R.S.* (n° 5, octobre 1925).
2. *R.S.* (nos 9-10, octobre 1927).
3. *R.S.* (n° 11, mars 1928).

ligne de conduite. Elle exprime la capacité de refus d'un être, sa résistance à tout ce qui pourrait le détourner de sa voie. Elle manifeste sa volonté indéracinable de ne pas lâcher prise. Mais l'irréductibilité ne vaut que par l'amour de la liberté qu'elle engage; elle est simple fanatisme quand elle s'accomplit pour défendre, envers et contre tout, une croyance religieuse ou une conviction politique, car l'une et l'autre reposent fatalement sur des certitudes relatives. Elle n'est incontestable que si elle s'inspire d'une foi absolue, celle qu'on voue à l'existence en tant que telle. Ce que revendique le surréalisme, c'est l'irréductibilité au nom du rêve, la sauvegarde du noyau intime de la personnalité vraie. Elle est alors la suprême qualité humaine. Pierre Brasseur commença un de ses textes surréalistes, *Chacun pour soi*, par cette apostrophe : « Allez-vous-en dégoûtant personnage, vous n'êtes pas irréductible[1]. »

L'irréductibilité est liée à l'idée de l'incorruptibilité de l'esprit. Dès qu'un être cède à la moindre compromission, il devient réductible, c'est-à-dire asservi plus ou moins à un système connu, qui ne le laisse pas exercer son tempérament en fonction de la liberté et de l'inconnu. C'est pourquoi on voit les surréalistes s'alarmer de toute déviation d'un des leurs, Aragon et Breton écrire contre Miro et Max Ernst ayant accepté de faire des décors pour Diaghilev : « Il n'est pas admissible qu'une pensée soit aux ordres de l'argent. Il n'est pourtant pas d'année qui n'apporte la soumission d'un homme qu'on croyait irréductible aux puissances auxquelles il s'opposait jusqu'alors[2]. »

Une condition de l'irréductibilité est la révolte; aussi verra-t-on Aragon, dans sa conférence du 18 avril 1925, à la Residencio des Estudiantes de Madrid, prédire « l'avènement d'un nouvel esprit de révolte, un esprit décidé à s'attaquer à tout », et affirmer : « Monde occidental, tu es condamné à mort. Nous sommes les défaitistes de l'Europe, prenez garde ou plutôt non : riez encore. Nous pactiserons avec tous vos ennemis, nous avons déjà signé avec ce démon, le Rêve, le parchemin scellé de notre sang et celui des pavots.

1. *R.S.* (nº 5, octobre 1925).
2. *R.S.* (nº 7, juin 1926).

Nous nous liguerons avec les grands réservoirs d'irréel[1]. » De son côté Robert Desnos, dans *Description d'une révolte prochaine*, justifie avec un lyrisme exaspéré les outrances même criminelles : « Assassins, bandits, forbans, vous fûtes les premiers révoltés. Le parti immonde des honnêtes gens vous a consacrés au dieu de la lâcheté et de l'hypocrisie. Ce que je n'aurai sans doute jamais le courage d'accomplir, vous l'avez tenté et vos têtes coupées, roulées par quelque invisible océan, s'entrechoquent ténébreusement, quelque part dans un coin de l'âme universelle[2]. »

Une telle attitude de fureur, d'opposition, de désespoir, de dégoût, part naturellement du pessimisme ou y aboutit. L'irréductibilité, par ses actes et ses propos, relève d'une disposition pessimiste dont Pierre Naville, dans *Mieux et moins bien*, se fit le théoricien : « L'organisation du pessimisme est vraiment un des " mots d'ordre " les plus étranges auquel puisse obéir un homme conscient. C'est pourtant celui que nous réclamons de lui voir suivre[3]. » Naville donnera une définition exigeante du pessimisme, ne voulant pas qu'on l'assimile à une vague déclamation romantique : « Il faut rejeter nettement ces deux apparences du pessimisme : *contemplation* ou *scepticisme*, fausse monnaie mais monnaie courante, l'une et l'autre trouvant parfois une misérable excuse dans la *fantaisie.* »

Le type même de l'irréductible est le marquis de Sade, que Paul Éluard glorifie dans *D.-A.-F. de Sade, écrivain fantastique et révolutionnaire :* « Son nom est devenu le synonyme de cruel et d'assassin. Tous les assis ont bavé sur cette âme indomptable. Il ne fut jamais d'homme plus souverainement malheureux. Il a toujours accepté le défi de la morale convenue et est toujours resté à la pointe des ouragans qu'elle déchaîna contre lui[4]. » La force d'insoumission de Sade, son impétueuse imagination n'admettant aucune entrave, fournissent les éléments d'une éthique de l'irréductibilité, dont chaque surréaliste se réclamait. Un nouveau venu, René

1. *R.S.* (n° 4, juillet 1925).
2. *R.S.* (n° 3, avril 1925).
3. *R.S.* (n°s 9-10, octobre 1927).
4. *R.S.* (n° 8, décembre 1926).

Char, l'invoqua d'entrée de jeu, en écrivant dans *Profession de foi du sujet :* « L'homme en question dont le sang vit dans mes veines n'a pas livré le secret[1]. »

Le spectacle intérieur.

Spectacle est un autre mot clé du surréalisme, souvent mis en avant durant cette période. C'est parce qu'il est un spectacle nouveau que le cinéma fait l'objet de dithyrambes; la Foire du Trône, Luna-Park, la Fête à Neuilly, Tabarin et divers lieux de spectacles seront sacrés territoires où la chasse au surréel est favorisée. On affirmera que l'art est inférieur au spectacle de la vie moderne, croyant avec Naville que rien n'est préférable à la contemplation directe de « la rue, les kiosques, les automobiles, les portes hurlantes, les lampes éclatant dans le ciel[2] ». Mais il ne faut pas se borner à ce qui tombe sous les yeux et les autres sens. L'homme a besoin de spectacles intérieurs. Le surréalisme va se proposer de les lui procurer, ou de lui montrer comment les produire à volonté et les vivre simultanément en tant qu'acteur et spectateur.

Cette notion de spectacle intérieur justifie entièrement l'intérêt pour les rêves. Ceux-ci sont les multiples formes d'une tragi-comédie que chacun se donne, pleines de surprises, et se déroulant dans la stricte intimité d'un moi, comme le souligne Reverdy : « Par la pensée les hommes quelquefois s'accouplent, par le rêve l'homme trouve toujours le moyen de s'isoler. » C'est peut-être dans le rêve de Chirico que la sensation de spectacle intérieur, sourde et diffuse, se communique le plus intensément. Il se voit luttant avec « l'homme aux yeux louches et très doux », puis faisant des « recherches angoissantes le long des rues obscures », et se retrouvant « sur une place d'une grande beauté métaphysique » comme la piazza Cavour à Florence; dans une pâtisserie aux éventaires surchargés, il aperçoit son père de dos mangeant un gâteau, veut y entrer le poignard à la main pour le défendre

1. *R.S.* (n° 12, décembre 1929).
2. *R.S.* (n° 3, avril 1925).

d'un danger inexplicable, mais est entraîné par la foule vers les collines. Il n'y a rien là d'extraordinaire, et pourtant, on ressent l'émoi du dormeur devant une scène de sa réalité psychique, son désarroi d'être arraché à ce qu'il contemple avec les yeux de l'esprit.

Préférer le spectacle intérieur aux évidences du monde visible, ce n'est pas lâcher la proie pour l'ombre. Aragon, qui ne conçoit pas le merveilleux hors du réel, où il lui assigne un rôle de contradiction inspirante, va jusqu'à dire : « Le fantastique, l'au-delà, le rêve, la survie, le paradis, l'enfer, la poésie, autant de mots pour signifier le concret [1]. » L'homme qui n'est pas sensible aux images de sa vie onirique encourt le mépris; ainsi Joseph Delteil, ayant répondu à une enquête sur les rêves qu'il ne rêvait jamais, reçoit une lettre de rupture de Breton : « Votre goût maniaque de la vie en ce qu'elle a de plus moche – vous ne rêvez jamais – finit par me taper singulièrement sur le système. » Cependant, ces images, on ne les surestime pas au point de croire qu'elles ne sont pas conditionnées par l'état de veille, et qu'elles ne souffrent pas la discussion. Max Morise, rêvant que, déguisé en prestidigitateur, il est mis en prison et molesté par un gardien, ne croit pas dénaturer son rêve en le commentant : « Ce passage à tabac me semble être l'écho d'une manipulation à laquelle mon ami, le docteur F..., s'est livré la veille sur ma personne : compression des yeux pour mesurer le réflexe oculo-cardiaque [2]. »

Enfin, ce spectacle intérieur, qui est propre à chaque individu, et reste ordinairement impossible à fixer, tant il est fugitif, impalpable, enfoui aux plus basses profondeurs, les surréalistes s'imposent le tour de force de le matérialiser. *Le Surréalisme et la peinture* de Breton, qui paraît en feuilleton dans plusieurs numéros de la revue, n'a pas d'autre objet que de prouver qu'un tableau désormais doit représenter le spectacle qu'observe le peintre quand il regarde en soi.

1. *R.S.* (n° 3, avril 1925).
2. *R.S.* (n° 5, octobre 1925).

La séduction de la mort.

Le groupe de la revue *Philosophies*, réuni autour de Pierre Morhange, surnommait les poètes de *La Révolution surréaliste* les « hurleurs de mort ». Soit qu'ils appellent à la destruction de tout ce qui est inacceptable, soit qu'ils s'interrogent sur le néant, les surréalistes de cette période ne cessent en effet de se référer à la mort. Le premier numéro s'ouvre sur cette enquête retentissante : « On vit, on meurt. Quelle est la part de la volonté en tout cela? Il semble que l'on se tue comme on rêve. Ce n'est pas une question morale que nous posons : *le suicide est-il une solution?* » Comme pour inviter leurs correspondants à se montrer à la hauteur du sujet, ils parsèment cette publication de coupures de presse relatant toutes sortes de suicides motivés, à tous les niveaux de la société, par le plus violent désespoir. Les réponses, dans le deuxième numéro, sont précédées de cet avis : « Si le suicide était une solution, nous nous glorifierions d'y pousser le monde, si seulement nous le croyions un peu. S'il n'en est pas une, qu'est-ce que cette rumeur héroïque, cette brume légendaire qu'on veut laisser flotter sur lui? » Cependant, l'enquête ne révèle que la triste mentalité, la confusion intellectuelle des parvenus de la culture; de Francis Jammes à Clément Vautel, c'est le clabaudage des bien-pensants. Tandis qu'un médecin trouve spirituel de dire que le suicide n'est pas une solution, mais une dissolution, d'autres répondent sans vergogne : « Il n'est pas de question plus absurde » (Léon-Pierre Quint), « Avancer qu'on se tue comme on rêve est stupide » (André Lebey), « Une défaite ne saurait être une solution » (Louis Pastor), « Se tuer comme on rêve c'est admettre une métaphysique du rêve conscient et volontaire » (Paul Recht). Poètes, académiciens, chroniqueurs, philosophes, se livrent à des considérations si indécentes que les surréalistes, écœurés, leur rétorquent : « Que toutes ces réponses habiles, littéraires ou burlesques, apparaissent donc sèches et comment se fait-il qu'on n'y entende rien sonner d'humain? *Se tuer*, n'avez-vous pas pesé ce que comporte un semblable propos, de fureur et d'expérience, de dégoût et de passion? Ce qu'il passe d'amer dans ceux qui se décident *alors* à ce geste. » En conclusion de cette enquête, ils reposent leur question, en espérant qu'il se trouvera enfin un être pour lui apporter un jour une réponse digne.

Divers textes définiront le sens que la mort donne à la vie, sans effet facile, sans complaisance pour la déploration mélodramatique. Dans *La Muraille de chêne*, Robert Desnos affirme que « le caractère fugitif de l'amour est aussi celui de la mort » et imagine son propre enterrement auquel il convie toutes les femmes de ses rêves [1]. René Crevel, dans *Le Pont de la mort*, trace une allégorie où l'idée de mort est associée à celle d'embarquement pour un mystérieux voyage : « Navigateur du silence, le dock est sans couleur et sans forme ce quai d'où partira ce soir le beau vaisseau fantôme, ton esprit [2]. » La perspective qui s'ouvre, plutôt que la navrance, éveille une joie étrange : « Du pont de la mort, venez voir, venez tous voir la fête qui s'allume. »

Il s'ébauchera aussi cette conviction que le rêve est la négation de la mort. Reverdy, dans *Le Rêveur parmi les murailles*, s'en explique clairement : « Du moment que je ne dors pas d'un sommeil sans rêve, il m'est impossible d'oublier que j'existe, qu'un jour je n'existerai plus. Mais, entre les deux montants de cette porte ouverte sur le vide, je peux fuir, gagner l'autre côté du mur, pour exploiter les champs illimités du rêve qui est la forme particulière que mon esprit donne à la réalité [3]. » L'inconscience totale dans le sommeil est l'équivalent du néant; mais il suffit d'un bout de rêve qui se profile pour que ce néant soit contesté, et que la vie reprenne ses droits. En rêvant si peu que ce soit, ce corps inanimé, qui a les apparences de la mort, fait échec au non-être, se maintient vivant et actif jusque dans l'inertie complète.

1. *R.S.* (nº 2, janvier 1925).
2. *R.S.* (nº 7, juin 1926).
3. *R.S.* (nº 1, décembre 1924).

Le surréalisme devant la drogue.

Le surréalisme a été considéré par ses fondateurs comme un concurrent de la drogue. Breton et Aragon ont insisté sur ce point, en le comparant à « une harpe aux cordes de chanvre », et en précisant qu'il s'agissait de développer un moyen poétique d'obtenir des images inattendues, telles que n'en procure aucun stupéfiant. Dans leur *Préface*, Boiffard, Éluard et Vitrac se prononcent sans équivoque :

> Le surréalisme ouvre les portes du rêve à tous ceux pour qui la nuit est avare. Le surréalisme est le carrefour des enchantements du sommeil, de l'alcool, du tabac, de l'éther, de l'opium, de la cocaïne, de la morphine; mais il est aussi le briseur de chaînes, nous ne dormons pas, nous ne buvons pas, nous ne fumons pas, nous ne prisons pas, nous ne nous piquons pas et nous rêvons, et la rapidité des aiguilles des lampes introduit dans nos cerveaux la merveilleuse éponge défleurie de l'or [1].

Ainsi, en principe, par son exploration méthodique du champ de l'inconscient, le surréaliste se flatte de n'avoir pas besoin d'être opiomane, par exemple, pour connaître des sensations analogues à celles de l'opium. Francis Gérard, dans *L'État d'un surréaliste* [2], s'efforce de définir la stupeur qui s'empare du poète pratiquant l'écriture automatique. Le flux rapide et ininterrompu de l'automatisme produit une somnolence agréable, durant laquelle certaines sensations inconnues acquièrent une acuité extraordinaire : « Dans cette béatitude on observe un engourdissement général du corps, toute la vie semble se réfugier dans une griserie mouvante et dans la fraîcheur (particulièrement directe) d'une activité tout intérieure. L'impression très douce paraît comparable à l'ivresse du tabac, et plutôt encore, de l'opium. L'esprit se meut dans une opaque région vaporeuse, contre les nuages de laquelle il se joue comme un parfum. » Selon lui, l'écriture hallucinogène provoque trois états : l'état A

1. *R.S.* (nº 1, décembre 1924).
2. *R.S., ibid.*

(le sujet est entravé dans sa course verbale par les consonances des termes), l'état B (l'esprit se fixe dans une atmosphère dramatique) ou l'état C (l'esprit poursuit un cours haché : chaque progrès semble ponctué d'un arrêt, d'un blanc rompu par « l'apport d'un élément qui accourt de l'autre bout du monde »). Il regrette même qu'il n'y ait pas un état D, comportant une entière dépossession : « L'état le plus souhaitable serait un blanc de la conscience pendant l'écriture. »

Il y a donc une certaine réprobation de la drogue chez les surréalistes, fondée sur la conviction qu'un homme qui l'emploie ne fait pas assez confiance aux vertus capiteuses du surréalisme. Il y a des moyens intellectuels plus subtils, plus étendus d'accéder à une ivresse souveraine, que ceux qu'offre la pharmacopée. Pourtant, leur condamnation de la drogue ne fut jamais aussi radicale que leur proscription hautaine de l'homosexualité. Ils la traitèrent simplement comme une denrée sans mystère, n'appelant aucun interdit. Breton et Prévert tentèrent une expérience du haschich, pour vérifier si ses effets sont bien tels que les a décrits Baudelaire dans *Les Paradis artificiels;* leurs compagnons les trouvèrent assis côte à côte au café, secoués à tout propos d'une hilarité inextinguible. Cette expérience fut sans lendemain. Marcel Duhamel raconte diverses tentatives qu'il fit pour expérimenter la cocaïne, le haschich ou l'éther, et qui le rendirent affreusement malade [1]. Dans un rêve de Max Morise [2], le maître du lieu où il est retenu prisonnier avec ses amis leur distribue les pilules d'une drogue mortelle, qui leur donnera « un inespéré rêve d'amour ». Il met ces pilules dans la poche droite de son pardessus, lutte contre l'envie grandissante de les avaler, mais ne s'y décide que quand arrive quelqu'un qui l'en empêche. Symbole frappant d'un sentiment ambigu d'attirance et de répulsion pour la drogue, typique du surréalisme. Si quelques membres du groupe tâtent à l'occasion d'un stupéfiant (Desnos, Malkine, Rigaut, Artaud, Brasseur), ils le font sans s'y asservir, et à des périodes où leur activité surréaliste est en perte de vitesse. Les surréalistes préfé-

1. Marcel Duhamel, *Raconte pas ta vie* (Paris, Mercure de France, 1972).
2. *R.S.* (n° 5, octobre 1925).

rèrent, à beaucoup près, l'alcool à la drogue; il y a une sensualité dans l'alcool, en raison de son goût spécifique, de son pouvoir d'échauffement du palais et des voies digestives, de son action énergétique immédiate; tandis que les êtres ne vont pas à la drogue à cause de sa saveur ou de son parfum.

C'est précisément parce que les surréalistes ne furent pas des adeptes de la drogue qu'on doit admirer la largeur d'esprit avec laquelle ils l'ont jugée. Artaud, dans *La Liquidation de l'opium*, situe le débat à sa vraie place, au milieu de la souffrance et du malheur : « Tant que nous ne serons parvenus à supprimer aucune des causes du désespoir humain, nous n'aurons pas le droit d'essayer de supprimer les moyens par lesquels l'homme essaie de se décrasser du désespoir [1]. » Il vitupère les « souteneurs de la médecine, du journalisme et de la littérature », en les dénonçant avec mépris : « Il y a des gens qui ont bâti de fécales et industrieuses renommées sur leurs prétendues indignations contre l'inoffensive et infime secte des damnés de la drogue (inoffensive parce que infime et parce que toujours une exception), cette minorité de damnés de l'esprit, de l'âme et de la maladie. » Aussi loin du snobisme de l'opium, suscité dans les milieux littéraires par *Fumées d'opium* de Claude Farrère, que de la vertueuse opposition des pédants sans cœur, Artaud lance le cri de la sensibilité blessée : « Toutes les lois, toutes les restrictions, toutes les campagnes contre les stupéfiants n'aboutiront jamais qu'à enlever à tous les nécessiteux de la douleur humaine, qui ont sur l'état social d'imprescriptibles droits, le dissolvant de leurs maux, un aliment pour eux plus merveilleux que le pain, et le moyen enfin de repénétrer dans la vie. » Desnos renchérira sur ce point de vue, partagé par les autres surréalistes, en disant à son tour : « En vertu de quel droit interdisez-vous l'usage des stupéfiants? Bientôt, sans doute, ô gribouilles, condamnerez-vous à mort tous ceux qui tenteront de se suicider sans y réussir [2]. » Ainsi, les surréalistes ne font pas l'éloge de la drogue, gardent leurs distances avec elle, mais veulent qu'on prenne les drogués pour des

1. *R.S.* (nº 2, janvier 1925).
2. *R.S.* (nº 3, avril 1925).

rêveurs malheureux, n'arrivant à rêver que sous l'empire de produits toxiques dont il est abusif de les déposséder.

La revendication du plaisir.

Sous ce titre, *La Revendication du plaisir* [1], Jacques Baron et Michel Leiris écrivirent un texte automatique faisant allusion à un mobile d'action du surréalisme, dont la plupart des œuvres se distinguent autant par la nature du plaisir revendiqué que par la singularité d'expression de cette revendication. Pour ces poètes, les éléments du plaisir, ce sont : « le cristal, les veines du bois et de la lumière, et la lumière même des alcools nécessaires à une existence prophétique, les musiques trop légères pour que nous les maudissions, les étoiles achetées à des prix dérisoires, les perles nées des jeux de l'air avec la peau des femmes ». Revendiquer le plaisir comme la seule loi capitale à laquelle on consent à obéir, accomplir des créations qui éveillent en tous un appétit universel et permanent de plaisir, voilà qui sert le rêve et la poésie. « Nous n'aimons que la neige et le feu, les tourmentes glacées des pôles, les victimes encore chaudes de l'espoir », disent Baron et Leiris, marquant bien qu'ils cherchent la satisfaction du désir de réunir les extrêmes.

La revendication du plaisir implique la lutte contre les obstacles qui l'arrêtent ou restreignent son expansion. L'obstacle majeur est le travail, aussi la devise « Guerre au travail » devient-elle le cri de ralliement des surréalistes. Aragon, annonçant aux étudiants espagnols : « Je vais dire son fait au travail, ce dieu incontesté qui règne en Occident », prendra à partie tous les travailleurs : « Ah! banquiers, étudiants, ouvriers, fonctionnaires, domestiques, vous êtes les fellateurs de l'utile, les branleurs de la nécessité. Je ne travaillerai jamais, mes mains sont pures. Insensés, cachez-moi vos paumes et ces callus intellectuels, dont vous tirez votre fierté [2]. »

L'anathème jeté sur l'argent est la conséquence de la déva-

1. *R.S.* (n° 3, avril 1925).
2. *R.S.* (n° 4, juillet 1925).

lorisation du travail. L'argent est l'appât avec lequel on attrape l'homme de peine, qu'on agite sous ses yeux pour le pousser à faire n'importe quelle besogne; le travail serait apprécié à sa juste mesure s'il n'était pas sanctionné par l'argent. Les *Notes sur l'Argent* d'André Thirion font l'apologie de la pauvreté en se référant à la théorie marxiste de la valeur [1]. Il y aura une façon plus légère, plus persiflante, et non moins efficace de traiter de l'argent, celle qu'emploiera Jacques Rigaut dans ses papiers intimes : « Il est honteux de gagner de l'argent. Comment les médecins peuvent-ils ne pas rougir quand un client pose un billet sur leur table. Dès qu'un monsieur se met dans le cas d'accepter d'un autre quelque argent, il peut s'attendre à ce qu'on lui demande de baisser son pantalon [2]. » Flétrissant l'argent quand il est un salaire, rétribue de quelque façon que ce soit un travail, cet anarchiste élégant le célèbre quand il est donné, trouvé dans un taxi, acquis par le jeu, car alors il dispense de la nécessité de travailler. Il fait la différence entre l'argent et la richesse : « La petite V... vient d'épouser un riche garçon; elle l'aime. Ce n'est pas son argent qu'elle aime, elle l'aime parce qu'il est riche. La richesse est une qualité morale [3]. »

La route menant au plaisir étant aplanie, il ne reste plus, après le balaiement de tous les obstacles, qu'à exalter les hasards de sa poursuite et les joies de sa possession. Le summum du plaisir s'identifiera à la découverte de l'amour. « Nous réclamons celles qui de droit nous reviennent, les amies luxueuses qui portent nos couleurs », déclaraient Baron et Leiris. L'enquête sur l'amour du dernier numéro de *La Révolution surréaliste* a été préparée par les débats sur les plaisirs sexuels du numéro précédent. Il en sera ainsi de toute valeur : on ne lui accordera d'importance qu'en fonction de la série de jouissances réelles et imaginaires qu'elle permet de connaître.

1. *R.S.* (n° 12, décembre 1929).
2. Jacques Rigaut, *Écrits* (Paris, Gallimard, 1970).
3. *Ibid.*

Les mots de jeux.

Les jeux de mots de Marcel Duchamp émanaient d'une activité réfléchie qu'il appela par la suite la « méta-ironie ». Ils n'étaient pas une invitation à jouer. Quand ils participaient d'un jeu, c'était d'un jeu individuel, contracté, glacé, tenant le partenaire à distance. Les surréalistes, dans la période considérée, produisent un autre type de verbalisation ludique : les mots de jeux. A l'inverse des jeux de mots, ce sont des phrases ou parties de phrases qui proviennent d'un jeu collectif, ou qu'un homme invente pour inciter ses semblables à user du langage sans préméditation.

Les premiers mots de jeux sont les cadavres exquis. Ils sont les reliquats d'une cérémonie rituelle, se passant dès 1925 soit dans l'atelier de Breton, soit dans la maison de la rue du Château. On se réunit pour faire des cadavres exquis, chacun apportant sa pierre mentale à l'édifice, mettant le sens du message à la merci des rencontres inopinées. Les numéros de la revue en porteront les traces, sous forme de suites de cadavres exquis, placés comme des ana en bas de page.

Les proverbes sont d'autres mots de jeux très appréciés à cette époque. Il n'est pas rare de trouver, entre les textes de la revue, une sentence énigmatique se détachant en caractères différents : « L'espace ne conspire plus », ou : « Il y a un espoir d'étoiles dans la transparence des larmes. » Les proverbes surréalistes ne visent pas à constituer la sagesse des nations, mais à exprimer la folie des passions. Qu'ils soient anonymes, comme ceux des « papillons » à coller sur les murs, ou dus à un auteur nommé, ils ont une fonction d'avertissement (« Attention à l'inaccessible » est un proverbe d'Artaud), de constat, d'impératif catégorique, ne procédant jamais du devoir, toujours du plaisir. Éluard et Péret systématiseront ce genre de mots de jeux dans leurs *152 Proverbes mis au goût du jour*, qui partent le plus souvent de proverbes existants qu'ils retournent ou décomposent.

Le combat de mots est un jeu sadique dont les surréalistes

se sont montrés friands, et que l'on peut rapprocher des combats de coqs. L'un de ses experts est d'ailleurs Michel Leiris, qui va bientôt définir la littérature comme une tauromachie. *Glossaire j'y serre mes gloses,* qu'il publie dans *La Révolution surréaliste,* prouve combien il excelle à harceler le mot, à le larder de banderilles, à le mettre à mort en beauté. Dans ces combats, on fait entrer en collision certains mots, on les regarde se dévorer les uns les autres, on les excite à se détruire mutuellement; d'autres fois, on se contente de prendre un mot, de le déshabiller de son sens, de l'écorcher vif, de le désosser. Alors que l'usage lui attribuait une possibilité finie, on lui trouve des possibilités infinies. Les combats de mots sont beaucoup plus complexes que les simples calembours.

Enfin, le « jeu des définitions », présenté d'abord sous le titre *Le Dialogue en 1928,* se joue à deux par écrit; le questionneur s'informe « Qu'est-ce que? », le partenaire répond sans connaître la question. Entre Breton et Suzanne Musard, ces mots de jeux s'échangeront :

Suzanne. – Qu'est-ce que le jour?
Breton. – Une femme qui se baigne nue à la tombée de la nuit.
Suzanne. – Qu'est-ce que les yeux?
Breton. – Le veilleur de nuit dans une usine à parfums.
Suzanne. – Qu'est-ce qu'un lit?
Breton. – Un éventail vite déplié, le bruit d'une aile d'oiseau.
Suzanne. – Qu'est-ce que l'exaltation?
Breton. – C'est une tache d'huile dans un ruisseau [1].

Ce dialogue, fertile en coïncidences merveilleuses, sera complété par le « jeu des conditionnels », où le questionneur propose une phrase commençant par *Si* ou *Quand,* et le répondeur écrit de son côté une phrase au conditionnel ou au futur que l'on confronte à la précédente. Les premiers résultats en seront consignés dans *Variétés* (juin 1929).

Ainsi, les mots de jeux sont les équivalents, dans la vie éveillée, des phrases de demi-sommeil. Ils ont leur gratuité, leur bizarrerie, leur sens au-delà de la logique. Ils sont la

1. *R.S.* (n° 11, mars 1928).

forme essentielle, au niveau du langage, de la revendication du plaisir, et la combinaison de l'invention pure et du hasard.

Le succubat.

C'est dans cette période que les surréalistes étudièrent une des plus curieuses conséquences du rêve, le succubat. Ce phénomène occulte, magistralement décrit par certains démonologues – en particulier Sinistrari d'Ameno –, avait été évoqué par Huysmans dans le cadre du satanisme; son héroïne Mme Chantelouve est une succube, dont il dit « qu'elle cohabite à volonté, en songe, avec des êtres vivants ou morts ». Le surréalisme modernisa cette notion en la transférant sur le plan poétique, et en la traitant comme une donnée immédiate de la psychologie sexuelle. Aragon fut le premier à lancer ce problème, lorsqu'il écrivit *Entrée des succubes* [1], qui commence sur une note d'érotisme cosmique : « J'ai souvent pensé à ces légères semences qui s'envolent au printemps des arbres des jardins. On les voit passer comme des nuages de neige, des neiges de caresses, des papillons de désir. » Pareilles à ces semences, des pensées d'amour errent à travers le monde, cherchent leur proie qu'elles fécondent à la faveur de la nuit. L'homme qui dort, Aragon l'affirme selon son expérience, est parfois assailli par une succube. Il rappelle ce qu'en disaient les auteurs anciens; les succubes sont des démons-femmes visitant les dormeurs. Ce sont de ravissantes créatures qui, après l'avoir enivré d'exquis embrassements, lui révèlent au dernier moment un attribut du Diable : une oreille velue, un pied fourchu, des cornes. Elles épuisent l'homme de leurs appétits insatiables, et quelquefois s'en désolent : « On a vu des succubes constatant les ravages de leurs baisers soulever de leurs mains transparentes la tête pâle de leur favori, lisser lentement ses cheveux et faire retentir la nuit des soupirs déchirants de la fatalité. » Les mœurs de « ces filles voluptueuses de l'enfer » sont de deux sortes : les unes s'attachent aux hommes vertueux, chastes,

1. *R.S.* (n° 6, mars 1926).

dont elles se plaisent à déconcerter la vertu; les autres recherchent les roués, les libertins experts, qu'elles mettent à l'épreuve. Leurs attaques sont si redoutables qu'on doit s'en préserver : « On a discuté sans fin du moyen d'éviter les succubes. Il semble que rien, ni les reliques ni les prières que préconisent des charlatans revêtus de la fausse dignité d'un prétendu sacerdoce, ni les méthodes chimériques du psychiatre viennois, car ce n'est pas la peine de considérer seulement celles de ses ennemis, ne mettent l'homme à l'abri de ces consomptions oniriques. » Il n'y a qu'un moyen, affirme Aragon, de décourager une succube, de la déshabituer de soi, c'est de se jeter dans une débauche effrénée, afin qu'elle n'ait plus rien à espérer du corps qu'elle convoite. Mais certains raffinés peuvent se plaire à ce commerce avec une ombre : « Ils pensent à l'impalpable maîtresse qui les quitta, et tâchent de n'en point oublier les traits fugitifs. Puis attendent l'heure où les convenances permettront qu'ils apprennent à quelque amie qu'ils ont, et que parfois vraiment ils aiment, les événements qui n'ont eu pour complices que les ténèbres, et non pas l'égarement de leur volonté [1]. »

Jusqu'ici *Entrée des succubes* est, sans plus, un beau texte lyrique de la lignée romantique. Soudain le ton change. Aragon convient qu'il n'a parlé que des démones, belles et désirables, auxquelles le dormeur s'abandonne sans résistance, qu'il croit même poursuivre. Elles relèvent de la mythologie, tandis que celles qui existent dans la réalité se recrutent parmi les femmes laides. « Les succubes humaines sont le plus souvent marquées du sceau magistral de la hideur. » Le dormeur en est accablé : « Ce sont elles qui s'avancent dans la nuit à pas redoutables. D'abord il ne les

1. Aragon a une conception du succubat visiblement inspirée de Jacques Cazotte. Il parle en poète, plutôt qu'en érudit. Les démonologues discernaient trois formes de *seminatio innaturalis* (sémination antinaturelle) : la pollution, la sodomie et la bestialité. Le succubat, pris d'abord pour un cas de bestialité, fut ramené ensuite à un cas de pollution. Au XVIIe siècle, Sinistrari d'Ameno, dans son traité *De la Démonialité*, après avoir rappelé que primitivement le succubat est « la copulation avec un cadavre, lequel cadavre n'a ni sentiment ni mouvement, et ne se trouve mis en motion qu'accidentellement, par l'artifice du Démon », définit quant à lui les incubes et les succubes comme des créatures raisonnables, se nourrissant d'effluves, différant de l'homme par la nature plus subtile de leur corps, et par leur matière tenant de l'air, de l'eau et du feu.

distingue pas des autres éléments du songe. Elles prennent corps. Leur laideur d'abord le saisit. Il ne croit pas qu'il soit question de se confier à ces monstres. Il est surpris de leur familiarité. » Le dormeur, répugné, s'acclimate à cette femme horrible, au point qu'il a avec elle un accouplement d'une bestialité sans nom. « Il arrive qu'on éprouve moins de honte qu'on n'aurait cru à une conjonction telle. Il arrive même, mais oui, qu'on tremble de devancer cette conjonction, dans le trouble d'une aventure si neuve. Il arrive que le plaisir souffle où il veut. »

Le succubat, par conséquent, est un rêve érotique où l'homme se voit entrepris par une femme inconnue, plutôt laide, qui le contraint à la jouissance. Il est dû aux émanations psychiques des désirs féminins insatisfaits. Ce sont des femmes réelles qui, par leurs représentations inconscientes, créent ces courants magiques perturbateurs. Aragon avoue que, dans ses promenades, il s'interroge sur les passantes qu'il soupçonne d'être succubes : « Je fréquente beaucoup de femmes laides, à cause de cette curiosité que j'ai. Je dois même avouer qu'on trouverait là le point de départ de certains entraînements qui déconcertèrent plusieurs fois mes amis, et qui leur donnèrent à penser que je devenais fou, perverti, que sais-je? » En conclusion, il demande une étude sérieuse du succubat : « Il serait humainement profitable que quelques esprits critiques, comme moi, disent une bonne fois ce qu'ils savent d'un sujet partout si mal traité, avec des descriptions exactes, les noms, les dates, tout le détail de l'affaire. On comparerait alors de si précieux renseignements. »

Deux autres surréalistes relatèrent leurs expériences avec des succubes. Max Ernst, dans ses *Visions du demi-sommeil*, rapporte cet incident du mois de janvier 1926 : « Je me vois couché dans mon lit et, à mes pieds, debout, une femme grande et mince, vêtue d'une robe très rouge. La robe est transparente et la femme aussi. Je suis ravi de la finesse surprenante de son ossature. Je suis tenté de lui faire un compliment[1]. » Robert Desnos, dans *Journal d'une apparition*[2], décrit nuit par nuit les visites que lui rendit un fan-

1. *R.S.* (n°s 9-10, octobre 1927).
2. *Ibid.*

tôme de femme vivante, de novembre 1926 à février 1927.

Le succubat fut l'objet de débats si sérieux dans le surréalisme que lorsque furent entreprises les *Recherches sur la sexualité*, la question fut tout naturellement posée parmi le groupe rassemblé. Ce fut tout de suite après la discussion sur les représentations mentales au cours de l'onanisme :

Naville. – Péret a-t-il eu des jouissances précises par des succubes?

Péret. – Oui.

Naville. – Quel rapport cette jouissance a-t-elle avec celle qu'on peut obtenir dans la réalité?

Péret. – C'est beaucoup mieux.

Naville. – Pourquoi?

Péret. – Voilà où l'explication est difficile. Je constate sans expliquer. Cela ne s'est produit que deux ou trois fois.

Naville. – Quelle différence faites-vous entre les représentations féminines dans le succubat et dans l'onanisme?

Péret. – La différence entre le rêve et l'imagination dans la veille.

Breton. – Cette réponse est on ne peut plus vague. Il y a cette différence que dans l'onanisme on choisit, on se montre même très difficile, tandis que dans le succubat, on n'a pas le choix.

Morise, en déclarant qu'on pouvait se masturber en évoquant une femme imaginaire, « composée de différents souvenirs », déclenche une controverse. Breton dit qu'il s'agit là d'une « simple substitution de personnes réelles ». La différenciation entre succube et fantasme masturbatoire est très nette; une autre distinction s'imposa :

Queneau. – On peut rêver posséder une femme qu'on connaît. Que pensez-vous de cela?

Breton. – C'est aussi loin que possible du succubat et c'est l'expression très acceptable d'un désir.

Péret. – Que pense Prévert du succubat?

Prévert. – Je n'ai jamais rêvé que de femmes que j'aimais [1].

On trouvera donc chez les surréalistes l'état le plus moderne de ce grand problème du succubat, que personne après eux n'a su reconsidérer. Ils ont concilié l'interprétation

1. *R.S.* (n° 11, mars 1928).

satanique de Huysmans [1] avec l'explication psychologique de Kraft-Ebbing, qui rattache ce phénomène au « coït idéal » que certains hommes imaginent avec des femmes rêvées. Il est à souhaiter qu'un psychanalyste reprenne leurs recherches sur ce sujet impliquant divers points à élucider.

L'activité antireligieuse.

L'activité antireligieuse, à peu près nulle dans *Littérature*, se développe avec une agressivité féroce dans *La Révolution surréaliste*. Elle y prend tout son sens du fait qu'elle y côtoie le rêve et les autres produits de l'automatisme psychique. Le surréalisme combat la religion chrétienne, parce qu'elle assujettit l'homme à des valeurs morales contraires à la liberté du désir, et qu'elle sert d'éteignoir à la flamme de sa révolte. En même temps il la considère comme une rivale dangereuse, une pourvoyeuse de faux rêves, rêves d'au-delà et de béatitude contemplative, qui usurpent la place des vrais rêves de plénitude charnelle. Déclenchée en réaction contre l'enquête de la revue *Philosophies*, « Votre méditation sur Dieu », cette activité suscita des allusions, des documents bruts comme la photo de Péret insultant un prêtre, et des articles polémiques tel celui de Victor Crastre, *L'Invention de Dieu* [2], dans l'esprit du matérialisme dialectique. Le meilleur texte de ce genre est *La Saison des bains de ciel* [3] de Ribemont-Dessaignes, contre les conversions d'écrivains, dont il conteste l'opportunité : « Jean Cocteau, Max Jacob, Reverdy, et quelques autres ne font pas autre chose, un jour de purée, que d'aller au Mont-de-Piété, y engager leur âme. » Il s'indigne qu'on puisse se mettre ainsi à l'abri, et fonder son œuvre sur une foi religieuse hautement proclamée :

1. Durtal, dans *En route*, lors de son séjour à la Trappe, est assailli par les succubes, et note « dans le rêve, la sensation nette, précise, d'un être, d'une forme fluidique disparaissant avec le bruit sec d'une capsule ou d'un coup de fouet, d'auprès de vous, dès le réveil ». Huysmans ne fait pas ici de littérature, mais transpose son expérience à Notre-Dame-d'Igny.
2. *R.S.* (n° 6, mars 1926).
3. *R.S.* (n° 8, décembre 1926).

« Pendant ce temps, il y a un tas de pauvres diables qui jouent et perdent à coup sûr, et ceux qui sans jouer perdent aussi – et perdent leur âme dans la solitude. Ceux-là aussi voudraient sortir de la Terre. Qu'est-ce donc que le salut? Ils n'ont qu'eux-mêmes pour s'échapper du monde, du vide, du ciel et d'eux-mêmes. »

Un personnage allait devenir quelque temps pour le groupe une sorte d'enseigne vivante : Ernest Gengenbach. Il se manifesta par une lettre publiée dans le numéro d'octobre 1925, où il racontait qu'il avait tenté de se suicider en se jetant dans le lac de Gérardmer. L'année précédente, séminariste chez les Jésuites à leur externat du Trocadéro, il avait passé une soirée en civil au théâtre de l'Athénée, pour assister à *Romance*, une pièce sur l'idylle d'un pasteur protestant et d'une cantatrice italienne. Il avait dîné ensuite avec l'actrice Régine Flory, dans un restaurant-dancing de la rue Caumartin, et ébauché une aventure amoureuse. Le lendemain, il était renvoyé des Jésuites. Se réfugiant à Plombières dans sa famille, il avait mené une vie mondaine, courtisant la cantatrice Germaine Lubin, si bien qu'il avait reçu de son évêque l'ordre de quitter la soutane. Il tomba dans une dépression mélancolique et se retrouva seul : « Ma jeune amie, qui aurait aimé devenir ma maîtresse si j'avais continué à porter la soutane (laquelle exerce sur certaines femmes un attrait morbide) m'abandonna dès que je ne fus plus qu'un banal civil. » C'est alors qu'il fit sa tentative de suicide : « J'ai maudit tous ceux qui, prêtres, moines, évêques, ont brisé mon avenir parce que j'étais obsédé par la femme, et qu'un prêtre ne doit pas penser à la femme. Race de misogynes, de sépulcres blanchis, squelettes déambulants!... Ah! si le Christ revenait! » Sauvé *in extremis*, il rédigeait cette déclaration dans un but édifiant : « Je veux que l'on sache ce que les gens d'Église ont fait de moi : un désespéré, un révolté et un nihiliste. »

Breton, admirateur de Huysmans, enchanté de ce personnage qui lui rappelle le chanoine Docre de *Là-bas*, l'invite à se joindre au groupe. Cela ne va pas sans incidents, car Gengenbach garde toujours sur lui son rosaire, et s'exhibe le plus souvent en soutane malgré l'interdiction de l'évêque.

Voyant ce jeune abbé s'asseoir à la table des surréalistes, au café le *Cyrano*, Péret le gifle; on calme à grand-peine le poète anticlérical. Gengenbach, oscillant entre la mystique et le scandale, fait en juin 1926 une retraite à l'abbaye de Solesmes, où il apprend par un journal le suicide à Londres de Régine Flory; il prie pour son âme, et sent se réveiller ses obsessions érotiques et macabres. Le mois suivant, installé chez une artiste russe à Clamart, il écrit à Breton pour se justifier : « Je suis allé en effet à l'abbaye de Solesmes, mais il n'y a rien là d'extraordinaire, j'ai l'habitude d'aller plusieurs fois par an me reposer et me remplumer chez les moines. » Et en réponse au reproche d'avoir repris la soutane : « Quant au costume ecclésiastique, je le porte en ce moment par fantaisie, parce que mon complet-veston est déchiré... J'y trouve aussi une certaine commodité pour ébaucher des aventures amoureuses sadiques avec des Américaines qui m'emmènent la nuit au Bois. » Il assure ses amis de son parfait anticonformisme : « La solution religieuse me répugne comme toutes les autres, parce que bêtement pragmatique... Il n'y a encore que le *rêve* qui soit pour moi l'évasion dans l'Infini, l'Éternel, l'Illimité [1]. »

Gengenbach évolua ensuite vers le satanisme. Vivant dans un studio où le visiteur était accueilli par une femme en cire demi-nue, dans une atmosphère lourde d'encens, il hantait les cafés et les boîtes de nuit, avec une cape noire doublée de soie blanche. Il prétendit avoir rencontré Satan dans un cabaret de Montmartre, sous la forme d'un nègre jouant du banjo. Le 3 avril 1927, à la salle Aydar, il fit une conférence sur son expérience démoniaque, et donna en audition son poème *Satan chez les moines;* Breton le présenta au public, et les surréalistes le soutinrent contre les assistants hostiles. Il composa un livre, *Satan à Paris*, naïve histoire de succubat où il dit : « Autour de moi, c'est la fantasmagorie d'un cauchemar, et j'ai beau manger des petits pains, je n'arrive pas à me persuader que je suis dans la vie réelle. » Peu de temps après, appelé au service militaire, il refusa de s'y rendre, et fit une fugue avec une jeune Alsacienne. Conduit de force

1. *R.S.* (n° 8, décembre 1926).

à la caserne de Toul, il fut transféré à l'hôpital Sédillot de Nancy, d'où il relata à Breton les démêlés que lui valut son comportement séditieux. Le lieutenant-colonel, médecin neurologue, lui dit : « Vous êtes un être nuisible, et si vous avez un système nerveux assez solide pour supporter de vivre en rêve dans le monde horrible que vous décrivez, vous risquez d'exercer une influence dissolvante et malsaine sur des natures maladivement émotives [1]. » Quand Gengenbach sera libéré, ses rapports avec les surréalistes (dont certains supportaient mal sa présence) se relâcheront; sa brochure *Surréalisme et Christianisme* n'engagera que lui [2].

L'activité antireligieuse, à cette époque, passait sans difficulté de la déclaration à l'acte. En 1927 un maniaque, l'abbé Béthléem, pour lutter contre la pornographie, allait déchirer ostentatoirement les magazines galants dans les kiosques des boulevards; par riposte, Robert Desnos courait en faire autant des journaux et des revues de la presse catholique. Il s'expliquait ensuite : « Moi-même il y a quelques jours n'ai-je pas lacéré des publications religieuses et qu'on croie bien que ce n'était pas pour répondre seulement au geste imbécile de l'abbé Béthléem, mais encore pour affirmer le dégoût que m'inspire la doctrine catholique [3]. »

Enfin, le dernier numéro de *La Révolution surréaliste* contiendra un article de Jean Koppen, *Comment accommoder le prêtre.* L'auteur, ayant étudié les chroniques de tribunaux de la fin du XIXe siècle, et y ayant relevé de nombreuses condamnations contre des prêtres pour affaires de mœurs, en infère : « Si votre bouche ne déborde pas d'insultes à la vue d'une soutane, vous êtes digne d'en porter une [4]. » Il conseille divers actes provocateurs, comme de crier au viol quand on est dans le métro près d'un prêtre;

1. *R.S.* (nº 11, mars 1928).
2. Mythomane, bellâtre et roublard, tel m'apparut Gengenbach quand je fis sa connaissance en l'hiver 1945-1946 à Paris. Pendant plusieurs mois, il tenta de me persuader de relancer avec lui le surréalisme sur des bases nouvelles, en attendant le retour de Breton. Adolescent épris de poésie, d'occultisme et de psychanalyse, je fus d'abord curieux de ce disciple de Stanislas de Guaita, puis je m'en désintéressai dès que je rencontrai de vrais génies.
3. R. Desnos, *1927*, ms. (Bibl. Jacques Doucet).
4. *R.S.* (nº 12, décembre 1929).

ce n'est là qu'une proposition bouffonne, mais qui témoigne du terrorisme intellectuel auquel aspirait le groupe.

Le cinéma parfait.

Les surréalistes sont les premiers qui ont comparé le cinéma et le rêve, pour en tirer des conclusions pratiques. Déjà au temps du « mouvement flou » Robert Desnos, dans un article de *Paris-Journal* (27 avril 1923), constatait : « Il est un cinéma plus merveilleux que tout autre. Ceux auxquels il est donné de rêver savent bien que nul film ne peut égaler en imprévu, en tragique, cette vie indiscutable à laquelle est consacré leur sommeil. Du désir du rêve participe le goût, l'amour du cinéma. A défaut de l'aventure spontanée que nos paupières laisseront échapper au réveil, nous allons dans les salles obscures chercher le rêve artificiel et peut-être l'excitant capable de peupler nos nuits désertées. Je voudrais qu'un metteur en scène s'éprît de cette idée. Au matin d'un cauchemar, qu'il note exactement tout ce qu'il se rappelle et qu'il le reconstitue avec minutie[1]. » Desnos reviendra souvent sur cette idée, déplorant de ne pas voir « un scénario affranchi des lois humaines », et que les rêves de cinéma soient dénaturés, comme s'ils étaient tournés par des réalisateurs ne rêvant jamais. Un peu plus tard, Éluard projeta d'intituler *Cinéma parfait* un recueil de ses rêves. Cette confusion était favorisée par le fait que les surréalistes découvraient le cinéma muet, qui, mieux que le parlant, est comparable au défilé des images oniriques.

L'idée de créer des « films psychiques », un cinéma-rêve, séduisit maints surréalistes. Man Ray s'y appliqua avec son sens aigu des trouvailles visuelles, et réalisa des courts métrages comme *Emak Bakia* (1927), qui se termine par l'image de Kiki de Montparnasse dormant avec des faux yeux peints sur ses paupières, et ouvrant soudain celles-ci pour montrer ses vrais yeux. Robert Desnos écrivit de nombreux scénarios, le meilleur étant *Minuit à quatorze heures*

1. R. Desnos, *Cinéma* (Paris, Gallimard, 1966).

dont les épisodes se rapportent à des hallucinations de choses rondes. Antonin Artaud, avec *La Coquille et le clergyman*, se flatta d'avoir fait « le premier film d'images subjectives, non teinté d'humour, qui ait été écrit et réalisé »; mais Germaine Dulac le mit en scène en l'édulcorant et en le présentant comme un rêve, aussi l'auteur et ses amis interrompirent-ils par un esclandre sa projection au Studio des Ursulines, le 9 février 1928. Artaud avait auparavant précisé : « Ce scénario n'est pas la reproduction d'un rêve et ne doit pas être considéré comme tel. Je ne chercherai pas à en excuser l'incohérence apparente par l'échappatoire facile des rêves. Les rêves ont plus que leur logique. Ils ont leur vie, où n'apparaît plus qu'une intelligente et sombre vérité. Ce scénario recherche la vérité sombre de l'esprit, en des images issues uniquement d'elles-mêmes [1]... »

C'est dans *La Révolution surréaliste* que fut publié le scénario d'*Un chien andalou* [2], prototype d'un « cinéma parfait » concrétisant la symbolique de l'inconscient. Luis Bunuel, assurant que ce film témoignait de sa « complète adhésion à la pensée et à l'activité surréaliste », et qu'« *Un Chien andalou* n'existerait pas si le surréalisme n'existait pas », protesta contre ceux qui y voyaient une esthétique nouvelle, contre « cette foule imbécile qui a trouvé *beau* ou *poétique* ce qui, au fond, n'est qu'un désespéré, un passionné appel au meurtre ». Dali a raconté que Bunuel voulait faire un film sur un autre thème (un homme lit un journal dont les faits divers s'animent sous ses yeux) et qu'il l'en dissuada en lui proposant ce scénario. Ado Kyrou, cherchant à minimiser l'apport de Dali, prétend : « Donc, Dali rêve de fourmis. Il raconte ses rêves à Bunuel qui, à son tour, raconte ses rêves. Les deux amis se disent : Pourquoi ne pas faire un film avec des éléments de ces rêves? Et en trois jours, ils écrivent le scénario d'*Un chien andalou* [3]. » Cette version me paraît contestable. Dali fut le principal responsable de cette imagerie, où l'on retrouve sa science des fantasmes, son habileté à transposer la psychanalyse sur le plan plastique. D'ail-

1. A. Artaud, *Œuvres complètes*, t. III (Paris, Gallimard, 1965).
2. *R.S.* (n° 12, décembre 1929).
3. Ado Kyrou, *Luis Bunuel* (Paris, Seghers, 1963).

leurs, si les deux auteurs n'avaient fait que mélanger leurs rêves, ce film n'aurait qu'un mince intérêt. Ils sont partis du fonctionnement réel de la pensée dans le rêve pour créer une histoire exprimant les rapports inconscients d'un couple.

Les événements se passent huit ans après l'évocation du prologue, où un homme tranche l'œil d'une femme avec un rasoir (« scène infantile », assimilant la sexualité à un crime). Une jeune fille de sa fenêtre regarde un jeune homme à bicyclette, portant une boîte sur sa poitrine, et revêtu d'un accoutrement puéril. Le cycliste se laisse choir mollement dans la boue; la jeune fille sort de chez elle, l'embrasse, ouvre sa boîte dont elle retire une cravate enveloppée de papier de soie. Ils se retrouvent dans la chambre; la jeune fille dispose sur le lit, que creuse un corps invisible, la cravate et l'accoutrement du personnage; ce dernier, derrière elle, contemple dans sa main un trou noir d'où sortent des fourmis. Des images traduisent le trouble de sa libido (analogie entre l'aisselle velue d'une femme sur une plage et un oursin aux pointes menaçantes). Puis le couple s'approche de la fenêtre, observe dans la rue une autre jeune fille, qui essaie de ramasser avec un bâton une main coupée aux ongles colorés. Un agent enferme cette main dans la boîte du cycliste et la lui remet aux sons d'une musique religieuse. A ce moment, une auto renverse l'inconnue et la met en pièces. Le héros et l'héroïne, en proie à une vive émotion, commencent une joute sexuelle, contrariée par des incidents divers; il est attelé à deux cordes traînant des objets hétéroclites : « On voit passer d'abord un bouchon, puis un melon, deux Frères des écoles chrétiennes et enfin deux magnifiques pianos à queue. Les pianos sont remplis par des charognes d'ânes dont les pattes, les queues, les croupes et les excréments débordent de la caisse d'harmonie [1]. » *Un chien andalou* déroule le cortège de fantasmes qui accompagnent, pour un jeune homme et une jeune fille, la perte du pucelage. Quand on revoit le film sous cette optique, tous les symboles en sont clairs. L'œil crevé (allusion à la défloration), les mains mutilées (renonciation à l'onanisme de l'enfance), la femme écrasée (Dali a révélé

1. *R.S.* (n° 12, décembre 1929).

plus tard qu'il symbolisait le désir sexuel par l'image d'un accident d'automobile), et tout le reste, évoquent les conflits entre les instincts et les inhibitions morales.

Ainsi, le rêve est un film imprévu auquel le dormeur assiste à l'intérieur de son esprit; le cinéma est un rêve tout fait, où l'on retrouve, à l'état de veille, les privilèges de l'imagination nocturne. L'un et l'autre doivent s'influencer réciproquement. Ces deux possibilités, méconnues ou mal desservies, les surréalistes tinrent à les rassembler comme une seule évidence.

Est-ce que l'on se tue comme on rêve?

Le dernier numéro de *La Révolution surréaliste* annonce un événement éclipsant tous les autres : le suicide de Jacques Rigaut. Ainsi, la boucle est bouclée, et l'enquête entreprise au premier numéro reçoit sa véritable réponse, qui est en même temps le dénouement de l'« époque raisonnante ». La période de *La Révolution surréaliste* est symbolisée par la vie de cet homme qui flirtait avec la mort. Il représente l'esprit de dégagement, de négation impertinente du réel, d'insouciance désespérée, de nihilisme frivole, de dandysme en un mot, qui est sans doute le meilleur, le plus grisant tout au moins, des débuts du surréalisme. Il y a un ton dans *Le Libertinage* et le *Traité du style* d'Aragon, dans *Mort aux vaches et au champ d'honneur* de Péret, et même dans *Nadja* de Breton, que l'on pourrait appeler le ton Jacques Rigaut, parce que c'est lui qui l'a isolé à l'état pur, indépendamment de toute considération surérogatoire.

Rigaut était un amoraliste intransigeant, dont l'amoralité réfléchie s'est exprimée en maximes aussi fortes que celles de La Rochefoucauld, qu'il appréciait d'ailleurs en dehors de tout dogmatisme : « Les " maximes " de La Rochefoucauld prises séparément m'horripilent; elles n'ont de mérite qu'en leur ensemble qui constitue La Rochefoucauld, ce qui n'est pas négligeable [1]. » Il n'a jamais noté ses rêves, mais il parlait du sommeil presque comme un mystique : « Dormir

1. J. Rigaut, *Écrits* (Paris, Gallimard, 1970).

c'est regarder un point », disait-il. Drieu La Rochelle, dans une oraison funèbre à cet ami dont il avait fait un héros de roman, affirma devant son cadavre : « Comme tu n'avais pas de passions, tu avais des vices. Comme tu étais un enfant, tes vices étaient gourmandise. Et tes gourmandises étaient d'enfant : tu étais avide de sommeil et de jeu, de jeu et de sommeil[1]. »

Beau garçon, au physique de gigolo athlétique et distingué, pressé de vivre, parlant vite, agissant rapidement, Jacques Rigaut était revenu de tout dès son adolescence. « La contemplation du néant (il s'excusait avec une gentille rougeur aux joues d'avoir recours à de pareils poncifs) l'absorbait. De l'avoir une fois considéré, toutes choses étaient égales et toute ardeur découragée[2]. » Vers sa vingtième année, un soir d'ennui, il prit un vieux revolver chargé ayant appartenu à son grand-père, introduisit le canon dans sa bouche, appuya sur la détente; le coup ne partit pas. Il rejeta son arme « en riant un peu nerveusement », mais resta marqué par le souvenir de cet instant extraordinaire. Il sut que la seconde fois il ne se raterait pas, et que le destin lui accordait un sursis pour jouer avec une vie qu'il lui était indifférent de perdre.

En 1920, à vingt-deux ans, Rigaut est un des premiers à participer à Dada, en disant de ses amis : « Vous êtes tous des poètes, et moi je suis du côté de la mort. » Il va cultiver l'idée de suicide non pas d'une manière morbide, neurasthénique, lugubre, mais avec crânerie, ironie, enjouement, comme une excellente plaisanterie à faire en temps voulu. Les dadaïstes se laissent prendre à son apparente frivolité (Pierre de Massot le définit dans *391* « un beau mannequin de la rue de la Paix »), tout en appréciant la finesse et le sens de l'absurde de ce dandy marchant « un oui dans une main, un non dans l'autre ».

1. *Adieu à Gonzague*, dans *Feu Follet* (Folio, 1973). Rigaut a inspiré *La Valise vide* et *Le Feu follet* de Drieu La Rochelle. Je dois ajouter qu'il a aussi servi de modèle au héros de mon roman *L'Homme des lointains* (Paris, Flammarion, 1960). J'ai imaginé ce que serait un Rigaut remplaçant la drogue et le suicide par un état de fuite permanente. C'est par hommage à l'histoire d'E. L. que je fais trouver à Simon Fontainier un sac à main dans un taxi, dont il croit que la propriétaire lui est désignée par le hasard.

2. *Écrits*, *op. cit.*

Rigaut dédaignait la littérature, car il pensait : « Un livre devrait être un geste. » Mais comment faire ce geste, et vers qui? Il se contente de consigner sur des bouts de papier des réflexions mordantes, pour « entretenir un courant d'air en permanence ». Il les rédige parfois sous forme d'apologues, comme celui d'E. L. qui rêvait de trouver un portefeuille dans un taxi. Tous les écrits de Jacques Rigaut sont une méditation interrompue sur l'inexistence de l'homme. « Se passer la main sur le visage, la crainte angoissée de n'y plus trouver ni nez, ni bouche, tous traits effacés comme sur un dessin. » Il a caressé le projet d'un conte philosophique, *Lord Patchogue,* dont le titre même est une allusion à une aventure inachevée : voyageant à Long Island en auto avec une amie, ils avaient vu à tous les croisements un panneau indiquant la ville de Patchogue, mais pendant trois jours ils l'avaient cherchée sans réussir à l'atteindre : « Ce mot avait pris dans la conversation le sens d'une chose qui n'existe pas. » Lord Patchogue, doutant de son existence, est fasciné par les miroirs, au point qu'un jour il devient miroir et peut dire à ceux qui s'approchent de lui : « C'est moi que vous regardez et c'est vous que vous voyez, vous êtes incorrigible. »

Rigaut est un homme qui cherche à effacer le temps, et qui use pour cela de tous les moyens, drogue, alcool, jeu, acte sexuel : « Pendant deux mois je n'ai pas su l'heure qu'il était grâce à l'opium, à l'absinthe, à la coco, à la générosité d'une femme. » Un thème le hante, celui de la machine à remonter le temps, qui permet à un individu de revenir se parler à lui-même, tel qu'il était quelques années plus tôt. Rigaut a aussi des exercices de néantisation qui confinent à certaines opérations mentales du bouddhisme, s'identifiant aux objets, contemplant un fauteuil jusqu'à se prendre pour lui : « On se tient debout près de la lampe — ce n'est pas nécessaire de se coiffer de l'abat-jour — immobile comme la lampe, et si vous distinguez encore un souffle imperceptible, c'est la lampe qui respire. » Il serait trop facile de tenir pour de l'autodestruction les actes de cet « aventureman suicidé » qui avait l'impression de ne pas être vivant. « Je suis un homme qui cherche à ne pas mourir », répète Lord Patchogue. Ne l'entendez pas au sens banal du désir d'être immortel. Il veut dire qu'il a décidé de se suicider un jour, et qu'il cherche au monde toutes les raisons de ne pas le faire, sans en trouver aucune.

Camarade exquis, plein de tact et d'égards, il se moquait surtout de lui-même, s'appelant Coco-Folie ou Rigo dit la Mort des Papillons, s'examinant pour se surprendre en flagrant délit d'inexistence : « L'homme aux yeux d'or qui s'était arraché les yeux pour les contempler. (Je le connais, l'homme aux yeux d'or.) » Par horreur du sentimentalisme, il fait parade d'insensibilité, se flattant d'avoir ri en voyant tomber mort à côté de lui son meilleur ami, pendant la guerre. Il se targue de toutes les faiblesses et de tous les défauts, vantant sa « merveilleuse lâcheté » et sa capacité d'ennui. Il méprise le travail, l'argent difficilement gagné, signes de l'esclavage humain. Il collectionne par défi les boîtes d'allumettes, se fait kleptomane pour dérober des objets inutiles. Il a le sentiment que la boussole de la vie est orientée vers la mort : « La Mort-Nord, comme on oint un front, passe un aimant sur la jeune âme intacte. » Mourir pour mourir, autant choisir soi-même la date de sa disparition, mais attention : « Le suicide doit être une vocation. » Avant de sauter le pas décisif, il va multiplier les recommandations de « partir superbe, détaché et non comme une victime », ainsi que le héros d'une de ses fables : « Il choisit pour se tuer le jour où, à la suite du décès d'une tante, il devenait riche de plusieurs millions. »

Rigaut ne collabora pas à l'activité de *La Révolution surréaliste,* tout simplement parce qu'il s'installa dès 1925 aux États-Unis, où il épousa le 15 janvier 1926 une jeune Américaine divorcée, très riche (c'est à elle qu'il écrivait : « Je vous aime assez pour n'avoir rien à vous dire »), et mena un grand train de vie, roulant en Rolls et s'offrant des vacances à Palm Beach. Mais il retourna quelquefois à Paris, et ne cessa de cultiver toutes les valeurs citées plus haut, à commencer par la revendication du plaisir. Ce fut au cours d'un de ces séjours que Man Ray en fit l'acteur de son film *Emak Bakia :* on y voit Rigaut descendre de taxi une valise à la main, entrer dans un studio, ouvrir la valise contenant plusieurs douzaines de faux cols qu'il déchire et jette sur le sol, où ils se mettent à valser aux rythmes de *La Veuve joyeuse.*

En 1927, sa femme s'étant séparée de lui, il vécut dans des conditions pénibles à New York, d'autant plus que l'alcool et les stupéfiants éprouvaient sa santé : « La semaine passée, j'ai eu pendant la nuit une crise de *delirium tremens*, récompense de six ou sept années d'ivrognerie et d'une longue année de drogue; manifestations du D.T., telles qu'on les lit dans les manuels, à l'exception des serpents qui s'étaient abstenus. » En novembre 1928, il revint définitivement en France, et entreprit une cure de désintoxication à la Malmaison, à Saint-Mandé, puis à Châtenay-Malabry, dans une clinique de La Vallée-aux-Loups.

Le 5 novembre 1929, Jacques Rigaut alla passer la soirée à Paris avec des amis, assista à une comédie au théâtre de la Potinière, soupa au *Grand Écart*, se montrant constamment gai et loquace. Il repartit au petit matin pour La Vallée-aux-Loups, s'enferma dans sa chambre et se tua. « On l'avait trouvé, étendu sur son lit, le revolver à ses côtés. Il s'était servi d'une règle pour ne pas manquer le cœur et d'un oreiller afin d'amortir le bruit de la détonation. Il avait, même, pris le soin de mettre sous son corps un drap de caoutchouc pour éviter les taches [1]. » Aucun romantisme dans son geste, pas d'étalage de désespoir, de mise en accusation de la société ou de la fatalité; mais au contraire une pudeur immense, un sourire en coin devant la mort, un désir de s'esquiver de la vie sur la pointe des pieds, sans réveiller personne. Edmond Jaloux, qui le disait « souverainement intelligent », corrigea les erreurs des chroniqueurs : « On a dit, en se basant sur la ridicule expérience des faits, qu'il aurait été tué par les paradis artificiels. Il aurait fallu dire au contraire qu'il a été prolongé par eux. Il s'était condamné à mort avant de les connaître [2]. »

La question de savoir si l'on se tue comme on rêve n'est pas encore résolue. Mais l'exemple de Rigaut tourne en dérision cette mauvaise littérature scientifique sur le suicide, où l'on croit expliquer quelque chose par un pathos prétentieux illustré de statistiques. On ne se préoccupe jamais

1. Jacques Porel, *Fils de Réjane*, t. II (Paris, Plon, 1952).
2. Sur les « Papiers posthumes » de J. Rigaut, *Les Nouvelles littéraires* (16 juin 1934).

d'établir si l'homme qui se suicide avait des insomnies ou dormait bien. Là est pourtant le nœud du problème : peut-être se suicide-t-on parce que l'on désespère du sommeil et que l'on ne s'attend plus à des rêves consolateurs. Il est à peu près certain que Rigaut séparait le sommeil et le rêve; il aspirait au sommeil pur et ne rêvait qu'avant de s'endormir. Sa vie démontre que le suicide correspond à une philosophie du sommeil. C'est pour cela surtout qu'il est un héros surréaliste, et que son portrait invisible s'inscrit en filigrane, à chaque page de cette revue qui mourut avec lui.

VII

La déclaration des droits du rêveur

> *Tous ceux qui rêvent sans regretter leurs rêves, sans emporter de ces plongées dans une inconscience féconde un sentiment d'atroce nostalgie, sont des porcs. Le rêve est vrai. Tous les rêves sont vrais.*
>
> Antonin Artaud.

C'est dans la « période des préparatifs » (Breton a nommé ainsi la période ouverte après la publication du *Second Manifeste du surréalisme :* il s'agissait des préparatifs à la révolution sociale) que la revendication du rêve s'est faite la plus âpre chez les surréalistes, que les droits du rêveur ont été défendus par eux avec une fougue accrue. Il pourrait sembler paradoxal que des hommes tendant à l'action politique, admettant les nécessités réalistes de la lutte pour un monde nouveau, fassent valoir en même temps ce qui contredit apparemment cette action, la chimère, l'utopie, l'échappée dans l'imaginaire. Rien n'est plus conforme, au contraire, à la volonté surréaliste de sauvegarder le merveilleux aux moments où il est le plus menacé. Ce serait trop peu de montrer que le pragmatisme révolutionnaire est compatible avec la réalisation d'une expérience intérieure nourrie par le jeu, l'extase poétique, la magie quotidienne, l'aventure amoureuse; il faut aller jusqu'à prouver qu'on doit transformer les structures sociales pour permettre au lyrisme humain de s'épanouir librement. Si Breton met le surréalisme au service de la révolution, c'est qu'il croit que la révolution est au service du rêve.

On ne saurait persuader de cette vérité des militants visant à un but utilitaire qu'en leur dévoilant la signification profonde du rêve, son rôle précis dans une théorie de la connaissance. De sa phase purement descriptive, le surréalisme passa donc à une phase explicative; les statuts de cette orientation différente furent établis en 1932 par André Breton dans *Les Vases communicants*. A la fin de sa vie, il était mécontent de ce livre, se reprochant d'y avoir été trop soumis aux circonstances du moment, trop infatué des thèses matérialistes; en effet, à la lumière du marxisme-léninisme, dont il embrassait vigoureusement les principes, il voulut concilier la méthode psychanalytique et la méthode dialectique, et il le fit avec une certaine rudesse, afin qu'on ne pût le suspecter de complaisance envers la première; il attaqua même Freud, en raison des critiques que lui adressaient les marxistes, mais il faut reconnaître que Breton employa d'autres arguments; il ne lui reprocha nullement de récupérer l'individu névrosé au profit de la société capitaliste, préférant entrer dans des considérations épistémologiques.

Breton entendait démontrer, en évoquant son expérience personnelle, et en critiquant les résultats obtenus dans les meilleurs ouvrages relatifs à ce sujet, parmi lesquels *La Science des rêves*, qu'on n'était pas en droit d'intenter un procès au matérialisme en excipant du rêve, dont le désaccord avec l'état de veille n'est qu'apparent. Il observa qu'il y avait jusqu'à présent des lacunes dans tous les travaux conduits par les savants : « Pas un auteur ne se prononce avec netteté sur cette question fondamentale : *que deviennent dans le rêve le temps, l'espace, le principe de causalité?* » Il s'étonna qu'on n'eût pas encore cherché à résoudre d'autres problèmes : quelle est la place quantitativement réelle occupée par le rêve dans le sommeil? L'activité psychique s'exerce-t-elle d'une façon continue en l'homme qui dort? Le temps et l'espace du rêve sont-ils bien le temps et l'espace réels? Il répondit aux objections possibles de tous les détracteurs; aux matérialistes, qui sous-estimaient ce genre de recherches, il dit : « On ne saurait se désintéresser de la manière dont l'esprit réagit en rêve, ne fût-ce que pour en déduire une conscience plus complète et plus nette de sa liberté. » Aux idéalistes, qui seraient tentés d'y introduire des éléments extrinsèques à sa nature, il précisa : « Je ne vois rien dans tout l'accomplissement de la fonction onirique, qui n'emprunte clairement, pour peu que l'on veuille se donner la peine de l'examiner, aux seules données de la *vie vécue.* » Aux psychologues professionnels, il affirma qu'en se restreignant dans leur spécialité, ils passent à côté de l'élément générateur de la réalité psychique, le processus de formation des images; mieux informés de la poétique, ils pourraient retrouver dans le rêve « cette loi de l'*extrême raccourci* qui a imprimé à la poésie moderne un de ses plus remarquables caractères ». Aux poètes, il demanda de collaborer à l'éclaircissement du rêve, pour « le faire servir à une connaissance plus grande des aspirations fondamentales du rêveur en même temps qu'à une appréciation plus juste de ses besoins immédiats ».

Ses attaques contre Freud sont plutôt des « impertinences », comme il le lui spécifia dans la dédicace de son livre; quand il l'accuse d'être un « esprit philosophiquement assez inculte », de se livrer à des généralisations hâtives, il le fait pour prouver son attachement à la pensée de Lénine. Ceci est plus sérieux : « N'est-il pas surprenant de constater que Freud et ses disciples persistent à soigner et, ajoutent-ils, à guérir des hémiplégies hystériques alors qu'il est surabondamment prouvé, depuis 1906, que ces hémiplégies *n'existent pas* ou plutôt que c'est la seule main, trop impérative, de Charcot qui les a fait naître? » Ici ce n'est pas le poète qui se mesure avec le savant, c'est l'ancien élève de Babinski qui critique l'ancien élève de Charcot. La méthode d'interprétation des rêves est, pour lui, la trouvaille la plus originale de Freud : « C'est là de sa part une proposition de caractère exclusivement pratique, à la faveur de laquelle il est impossible de nous faire passer sans contrôle telle ou telle opinion suspecte ou mal vérifiée. » Cependant, on ne saurait se contenter de l'application que fait Freud de sa méthode, à cause de deux objections : 1° Le fait que la plupart des rêves qu'il analyse sont « des rêves de malades, qui plus est : d' “ hystériques ”, c'est-à-dire de gens tout particulièrement suggestionnables »; 2° la contradiction qui ressort de l'auto-analyse de Freud : « Les préoccupations sexuelles ne jouent apparemment aucun rôle dans ses rêves personnels, alors qu'elles contribuent d'une manière nettement prépondérante à l'élaboration des autres rêves qu'il entreprend de nous soumettre. » Dans ses lettres à Breton, tout en trouvant dans le livre « plusieurs motifs de polémique », Freud se défendit vivement contre cette accusation : « Je prétends que j'étais en droit de mettre une limite à l'inévitable exhibition (ainsi qu'à une tendance infantile surmontée!). »

Breton va rapporter deux de ses rêves, particulièrement compliqués, et analysera le plus long en s'inspirant de la méthode freudienne, pour prouver au public encore indécis quel avantage on peut tirer de cette entreprise dans le cours de la vie, et que le rêve ne comporte aucun résidu irréductible. Il crée ainsi une méthode surréaliste d'interprétation, dont le protocole est le suivant : le rêve doit être noté immédiatement au réveil sur le premier bout de papier venu, le moindre retard serait préjudiciable à la disponibilité de la mémoire au sortir du sommeil. Le compte rendu ainsi constitué sera étudié détail par détail et, de préférence, en présence d'un témoin des jours précédents, chargé, par ses observations, de rappeler des éléments que l'interprétant omet sous l'effet de la censure : l'analyse des rêves, dans le surréalisme, se faisait la plupart du temps en commun. L'interprétation explore le contenu latent pour mettre en évidence ce qu'il tend à liquider dans l'affectivité, ou la solution qu'il cherche à substituer à la réalité de la veille. Admettant avec Freud que le rêve est « la décharge psychique d'un désir en état de refoulement », Breton s'intéresse plus à la forme prise par le désir qu'au mécanisme du refoulement. Il veut s'assurer que le désir est là, apprécier sa capacité de distorsion des apparences, non découvrir comment et pourquoi il est refoulé. « Le propre du désir étant de nous préparer une déception », il souhaite par son analyse se rendre maître à l'avance de cette déception, afin d'inciter le désir à surenchérir. Son principe de déchiffrement des images se ramène à cette formule : déterminer, dans le travail de rêve, le passage du senti à l'imaginé et le rapport de l'imaginé avec le devoir-être réclamé par l'inconscient. En dégageant à sa manière les instances de la condensation et du déplacement, Breton en vint à cette conséquence importante : on peut analyser un poème ou un tableau surréaliste comme on analyse un rêve. J'ajouterai que lorsqu'on a tenté une telle expérience, on s'aperçoit qu'un rêve peut aussi s'expliquer comme un texte à demi intentionnel. Il est constamment vérifiable que le symbolisme poétique et le symbolisme onirique sont interdépendants [1].

Après avoir évoqué le rêve nocturne, Breton s'attaqua au rêve éveillé, décrivant une série d'enchantements dont il fut le jouet pendant plusieurs jours. A l'exception d'*Aurélia*, il n'existe pas d'autre livre où « l'épanchement du songe dans la vie réelle » soit si minutieusement étudié, mais Nerval se référait à une crise grave, qui nécessita son internement dans une maison de santé, tandis que Breton relate les menues perturbations produites, dans le train de son existence, par un désarroi sentimental d'ordre courant. De même que l'achat d'une cravate « Nosferatu », l'importance prise par une grande table rectangulaire recouverte d'une nappe blanche, les démêlés qu'il a avec une vieille femme, traduisent dans le rêve qu'il analysa ses idées latentes, de même il assume des faits qui n'ont aucun lien apparent entre eux, commet des méprises sur les personnes et les choses, résultant du déplacement de son attention. Le veilleur taille à son gré dans la réalité vécue, poussé par son désir aux mêmes confusions que le dormeur. Cette double description l'entraîne à conclure qu' « il est possible de mettre au jour un *tissu capillaire* dans l'ignorance duquel on s'ingénierait en vain à vouloir se figurer la circulation mentale », et que cette structure, dont il a donné un aperçu, est le tissu où s'interpénètrent de façon continue l'activité de veille et l'activité de sommeil : « C'est là que se consomme pour l'homme l'échange permanent de ses besoins satisfaits et insatisfaits,

1. Quand j'écrivis mon essai sur Victor Brauner (*Victor Brauner l'illuminateur*, Cahiers d'Art, Paris, 1954), le peintre le plus difficile et le plus secret du surréalisme, je lui demandai de me raconter ses rêves, afin de pouvoir élucider certains de ses symboles. Il s'y prêta de bonne grâce, et nous en fîmes même le thème d'un jeu collectif. Au bout d'un certain temps, ce n'étaient plus ses rêves qui m'expliquaient ses tableaux, mais ses tableaux qui me permettaient d'analyser ses rêves.

là que s'exalte la soif spirituelle que, de la naissance à la mort, il est indispensable qu'il calme et qu'il ne guérisse pas. »

Ainsi, *Les Vases communicants* tracent une ligne de démarcation bien précise : avant, les récits de rêves étaient publiés contre la littérature, pour signifier que les sentiments frelatés, les ingrédients de la cuisine romanesque sont non avenus devant les pures images du sommeil; désormais, ils seront appelés à résoudre les contradictions de la vie, à former le baromètre psychique à consulter en cas d'orages intérieurs. Dans le groupe parisien, on multiplia les moyens de les rendre plus explicites. On se tenait le raisonnement suivant : il est clair que si le désir actuel s'exprime involontairement dans le sommeil par des symboles, c'est que ce mode d'expression lui procure une jouissance et des commodités appréciables; l'étude du rêve informe donc sur la qualité du désir, et sur le lexique et la grammaire qui lui sont propres. Le désir est une langue vivante. Le surréaliste veut parler couramment le désir, comme on parle le chinois; ses poèmes ou ses tableaux sont des originaux, et non de faibles traductions en équivalents verbaux ou plastiques rationnels. L'enseignement de cette langue est dispensé par le rêve, comme le précise Breton : « L'admiration qu'éprouve le rêveur à l'égard du spectacle qui lui est offert, l'émerveillement même qui s'empare de lui à tel point de son déroulement (...) suffiraient à faire admettre que nous sommes ici bien placés pour saisir sur le vif le processus de la création poétique ou artistique telle que nous la concevons dans le surréalisme, pour distinguer en elle ce qui est du ressort érotique et du ressort psychologique, – ce qui est fonction du désir et fonction de la connaissance [1]. »

Il existait désormais une méthode surréaliste d'interprétation des rêves, issue de la méthode freudienne, mais la dépouillant de toute implication thérapeutique; ce n'était pas la détection du complexe d'Œdipe qui intéressait les poètes du mouvement, cherchant avant tout à se familiariser avec le langage secret de la libido, à remonter aux sources

1. André Breton, *Trajectoire du rêve*, *op. cit.*

de l'être pour y découvrir la préhistoire de la métaphore. L'emploi de cette méthode sera naturellement facultatif; les surréalistes continueront à noter leurs rêves sans se croire obligés de les faire suivre d'une analyse; en revanche, le procédé interprétatif indiqué par Breton sera appliqué à l'occasion au commentaire d'un poème, d'un objet ou d'un fait vécu.

En outre, les récits de rêves sont relayés en cette période par trois techniques concurrentes de sondage de l'inconscient :

1. *La simulation des maladies mentales.* Inaugurée par Breton et Éluard dans *L'Immaculée Conception* (1930), elle tend à ruiner l'idée romantique d'*inspiration*, jugée insuffisante. Le créateur doit apprendre à maîtriser le délire, à s'approprier toutes les formes du dérèglement de l'esprit, afin d'augmenter son potentiel poétique. Il se servira notamment de la simulation de la paranoïa pour juger de certains aspects du monde extérieur qui, au raisonnement normal, demeurent impénétrables. La méthode paranoïaque-critique (inventée par Dali, mais expérimentée aussi par d'autres membres du mouvement) permet de tirer des choses les plus banales des sensations merveilleuses ou des évidences scabreuses.

2. *La création d'objets à fonctionnement symbolique.* Giacometti, avec *La Boule suspendue*, réalisa le premier un type d'objet se rapportant à un fantasme, et extériorisant un conflit instinctuel latent. Dali systématisa ce genre de création et s'en fit le théoricien, se proposant de substituer aux rêves écrits des rêves matérialisés. Les « objets à fonctionnement symbolique », que poètes et peintres édifient à l'envi, sont en quelque sorte des rêves dirigés, dont les images s'inscrivent, non dans la vie intérieure, mais dans la matière visible, selon le processus de la dramatisation et de la surdétermination.

3. *Le détournement de texte.* En prenant le contre-pied des affirmations d'un auteur célèbre, on fait avec le langage ce que le rêve fait avec la réalité : une construction mentale

arbitraire. Ainsi, les *Notes sur la poésie* (1936) de Breton et Éluard sont le détournement d'un texte de Paul Valéry paru dans *Commerce*, dont chaque phrase est reprise à l'envers. « La poésie est une survivance », dit Valéry; « La poésie est une pipe », répondent Breton et Éluard. Et tout le reste à l'avenant. On aurait tort de croire que le détournement de texte est un acte de dérision, et que son résultat ne doit pas être pris en considération [1]. De même qu'on peut, en interprétant un objet trouvé – racine, pierre, ustensile hors d'usage –, créer une œuvre plastique intéressante (les sculptures de Max Ernst le prouvent assez), ainsi l'on peut, à partir d'un texte tout fait, aboutir à un texte différent plus significatif. Le détournement est d'ailleurs un moyen de sélection critique. A l'époque Dada, Breton refusa de préfacer *Jésus-Christ rastaquouère* de Picabia, en alléguant : « Dans le genre difficile de la maxime, l'essai de Picabia me semblait manqué. Un véritable critérium permet de mesurer la portée exacte de ces phrases lapidaires qui se forment sous la plume des moralistes. Isidore Ducasse en apporte la preuve dans ses *Poésies.* Il n'est pas une maxime de La Rochefoucauld ou de Vauvenargues, une pensée de Pascal qui, retournée, contredite, prenne un sens banal ou ne se défende plus. Par contre il n'est guère un aphorisme contenu dans *Jésus-Christ rastaquouère* qui, traité de la sorte, ne produise un lieu commun ou une niaiserie [2]. »

De telles pratiques mettent les facultés intellectuelles sous la dépendance de l'état de rêve, et élargissent celui-ci de manière à en faire la mesure du monde. Cette conception s'étendit aux groupes surréalistes étrangers, particulièrement à ceux des pays de l'Est; partout, dans un mouvement unanime, on attribua à l'expérience du rêveur un pouvoir suprême d'approfondissement du réel.

1. Dans *André Breton par lui-même,* j'ai analysé les *Notes sur la poésie* comme s'il s'agissait d'un livre absolument personnel. C'est ainsi effectivement qu'il faut le lire.

2. André Breton, *Les « Enfers artificiels »,* inédit (Bibl. Jacques Doucet).

La Révolution au service du Rêve.

Ce n'est pas par hasard si le premier numéro du *Surréalisme au service de la révolution* (juillet 1930) s'ouvre sur le texte d'Éluard, *Dors :* « Il faut que j'éclaircisse aujourd'hui l'espèce de réussite que sont mes rêves », etc. La revue la plus dure du surréalisme ne cessera de recommander d'explorer le sommeil; elle veut apprendre aux hommes à en extraire de la dynamite pour faire sauter les conventions bourgeoises. Breton y publie *Il y aura une fois* et son article sur le suicide de Maïakovski. Tzara, dans *Avant que la nuit,* fait une invocation au dégoût, sentiment qui s'exalte en lui quand il va s'endormir. Péret donne un récit automatique, *Morts ou vifs.* Un nouveau venu, Francis Ponge, exprime sa révolte dans *Plus-que-raisons :* « Sachez que je ne suis d'accord avec rien. Les jours me semblent trop courts d'au moins trois fois leur longueur; il faut que je dorme... » Dali commence en ces termes *L'Ane pourri :* « Une activité à tendance morale pourrait être provoquée par la volonté violemment paranoïaque de systématiser la confusion »; c'est le début de sa méthode paranoïaque-critique et de sa théorie des simulacres, qui auront tant d'influence sur les surréalistes yougoslaves, roumains et tchécoslovaques. Pierre Unik fait une confidence crispée : *La Queue de poisson.* Des textes à caractère polémique, satirique, idéologique, s'en prennent à tout et à tous : *Le Jour et la Nuit de la liberté* de René Char, *Toute honte bue* d'Albert Valentin, *N'encombrez pas les colonies* de Jacques Viot, *Les Frontières modernes* d'André Thirion.

Le cœur de ce numéro est constitué par les pièces de l'affaire qui vaut à Georges Sadoul trois mois de prison. Il a écrit avec Jean Caupenne, le 16 août 1929, à l'élève officier reçu premier à l'École militaire de Saint-Cyr, une lettre d'insulte : « Vous n'avez pas vingt ans; votre visage est couvert de pustules suppurantes, de servilité, de patriotisme, de merde et d'abjection. Vous portez des binocles, ayant la vue basse par la suite d'une lutte menée vainement contre l'onanisme et d'une fréquentation réitérée des prêtres, des pédérastes, des officiers, des marguilliers, des lecteurs de *L'Écho de Paris* et autres bons Français. » L'élève déféra la lettre à ses supérieurs, qui exigèrent une rétractation; Sadoul s'y refusa et se vit poursuivi en justice. En réponse, sept cartes postales seront envoyées séparément, en mars 1930, au général Gouraud, portant cette suscription : « Je ne reconnais pas aux gens de votre qualité le droit de limiter l'expression de ma pensée, notamment en ce qui concerne la patrie, mot qui n'a pour moi aucun sens quand il ne s'agit pas de l'U.R.S.S., patrie des travailleurs » (les signataires étaient Aragon, Maxime Alexandre, Joë Bousquet, Breton, Éluard, Ponge, Thirion).

Le numéro 2 (octobre 1930) a pour introduction la réponse d'André Breton à l'enquête sur *Les Rapports du travail intellectuel et du capital.* Maurice Heine salue l'*Actualité de Sade.* Georges Sadoul, dans *Le Nouvel Assommoir*, s'attaque vigoureusement au sport, spécialement au cyclisme : « Sous ses différents aspects, le sport apparaît comme le miroir de la rationalisation, du patriotisme et de la connerie. La bourgeoisie qui l'a créé l'a fait à son image. » Aragon, dans *La Guerre à la mode,* s'en prend à la littérature de guerre, et termine sur un apologue définissant le public qui s'en délecte : « Un monsieur qui a un salon avec une cheminée y fait une horrible ordure, l'appelle ordure avec horreur, puis se dit : " C'est *mon* ordure. " Et réfléchissant, finit par la placer sous globe sur sa cheminée de salon. » Des articles pamphlétaires, comme *Les Porcs en liberté* de René Char, *Bobards et fariboles* de René Crevel, *Contribution à l'avortement des études maldororiennes* d'Aragon, voisinent avec un fragment du livre de Duchamp sur les échecs, un extrait de *L'Immaculée Conception* de Breton et Éluard, et trois poèmes de Péret, dont l'inénarrable *Vie de l'assassin Foch.* Le psychanalyste Jean Frois-Wittmann fait une étude sur *Les Mots d'esprit et l'inconscient;* ce dernier, qui tente de concilier la psychanalyse et le behaviorisme, est alors un familier du groupe [1].

1. A l'enquête surréaliste : *Quelle a été la rencontre capitale de votre vie* (*Minotaure,* n° 3, 1933), à laquelle répondirent des psychanalystes, Frois-Wittmann dit sans hésiter : Jacques Rigaut.

Le numéro 3 (décembre 1931) commence par *Le Surréalisme et le devenir révolutionnaire* d'Aragon. On y retrouve le dosage habituel de textes anticléricaux, comme *Danger de pollution* de Max Ernst, sur les manuels chrétiens à l'usage des confesseurs, et anticapitalistes, comme *Le Problème du chômage résolu en une demi-heure* de Georges Sadoul ou la déclaration collective du groupe surréaliste yougoslave. *Nuits partagées* d'Éluard n'est pas le seul témoignage sur le rêve dans ce numéro; les premiers « objets à fonctionnement symbolique » qui sont présentés là, et commentés par Dali, sont des essais de concrétisation de l'onirisme.

Le numéro 4, qui paraît le même mois que le précédent, contient un inédit de Sade, *Le Patriotisme de l'inconscient* de René Crevel (qui critique violemment une étude de la *Revue française de Psychanalyse* justifiant le racisme), *Le Bon Pasteur* de Georges Sadoul (anticlérical et antimilitariste), des poèmes d'Éluard, Aragon, Char, *Un panier de crabes* de Pierre Unik (compte rendu d'un débat sur la littérature prolétarienne), l'*Essai sur la situation de la poésie* de Tristan Tzara, où il précise : « Il s'agit de limiter de plus près les différences entre le *rêve* proprement dit et la *poésie (rêve projeté sur la vie diurne)* ainsi que leurs caractères spécifiques. » Mais le plus extraordinaire est la *Rêverie* de Dali, car pour la première fois on y voit un artiste raconter en détail ses fantasmes masturbatoires. Dans ce long récit, il expose comment, l'après-midi du 17 octobre 1931 à Port Lligat, s'étant étendu sur un divan, il se met à penser au tableau de Vermeer *La Lettre;* il comprend soudain pourquoi : « Je viens de localiser le rideau du tableau de Vermeer dans un rêve que j'ai eu voici quelques jours. En effet, il s'identifie par sa forme, sa place et surtout sa signification affective et morale avec le rideau qui, dans le rêve, servait à cacher plusieurs petites vaches, au fond d'une écurie très obscure, où, couché parmi les excréments et la paille pourrie, je sodomise la femme que j'aime, très excité par la puanteur du lieu. » Sur cette réminiscence, une « rêverie involontaire » commence. Il se voit dans un château, avec une fille de onze ans, qu'il a connue autrefois, Dulita, et qu'il se prépare à sodomiser dans une étable, au terme d'une initiation sexuelle compliquée, avec la complicité de la mère de celle-ci, Mathilde, et d'une vieille prostituée, Gallo. Tout en rêvassant à ces images, Dali joue avec son pénis et accomplit un cérémonial intime dont aucun détail repoussant ne nous est épargné. Ce texte d'une liberté sans frein valut à Aragon, Sadoul, Alexandre et Unik une sévère remontrance du Parti communiste, dont ils étaient membres; ce fut Aragon (pourtant hostile à Dali) qui défendit *Rêverie* avec le plus de fureur, menaçant même de télégraphier à Staline pour lui demander son arbitrage.

Le numéro 5 (mai 1933), qui réunit les lettres de Freud à Breton, des poèmes d'Éluard, Péret, Giacometti, Maurice Henry, Pierre Unik, César Moro, un extrait de *La Mariée mise à nu* de Duchamp, et des morceaux polémiques comme la « revue de la presse » de Péret et Éluard, *A propos du concours de littérature prolétarienne organisé par « L'Humanité »* de Breton, ou *Un drame passionnel* (fait divers rapporté par Joë Bousquet), se signale aussi par l'apport de nouvelles recrues. Pierre Yoyotte, dans sa *Théorie de la Fontaine*, rédige une fantaisie psychanalytique montrant dans la fontaine « une provocation sexuelle de type très simple ». Roger Caillois donne *Spécification de la poésie*, Jules Monnerot *A partir de quelques traits particuliers à la mentalité civilisée*, Gilbert Lély *Le Songe ou les Coqs*, une prose onirique fastueuse. On publie une longue lettre d'adhésion au surréalisme de Ferdinand Alquié, alors professeur de philosophie à Carcassonne. Jehan Mayoux envoie un texte composé de phrases prises dans des manuels de psychologie et des morceaux choisis de Boileau, Lamartine, Michelet, Chateaubriand, et mises bout à bout au hasard.

Le dernier numéro (n° 6, mai 1933), jumelé au précédent, propose *En lisant Hegel* de Lénine, un texte de Breton célébrant le centenaire d'Arnim, la *Préface à une étude sur la métaphore* de Zdenko Reik, des poèmes de Péret, Gui Rosey, Georges Hugnet, Arp, *Une girafe* de Luis Bunuel (description d'un objet fantôme), trois *Notes-Communications* de Dali (celle sur les faux météores du Muséum d'Histoire naturelle est particulièrement savoureuse), *Comment on force l'inspiration* de Max Ernst, un extrait de l'album d'André et Marcel Jean, *Mourir pour la Patrie.*

On y trouve la relation d'expériences collectives intitulées *Recherches expérimentales sur la connaissance irrationnelle de l'objet.* Réunis dans l'atelier de Breton, les membres du groupe répondirent à une série de questions bizarres concernant un objet posé sur la table. Ainsi, devant la boule de cristal des voyantes, vingt-quatre questions furent formulées : Est-elle diurne ou nocturne? Est-elle favorable à l'amour? Est-elle apte aux métamorphoses? etc. A propos d'un morceau de velours rose, le questionnaire fut sensiblement le même. L'expérience *Sur les possibilités irrationnelles de pénétration et d'orientation dans un tableau de Chririco* consista à contempler la Place publique évoquée dans *L'Énigme d'une journée,* et à répondre à quinze questions : Où apparaîtrait un éléphant? A quel endroit se masturberait-on? Quelle publicité ferait-on sur le bâtiment principal de gauche? etc.

L'enquête *Sur les possibilités irrationnelles de vie à une date quelconque* tendait à définir ce qu'aurait fait chacun en l'an 409 (ces chiffres avaient été tirés au sort). Dix-huit questions : Quel aurait été votre costume? Quel était le plaisir sexuel le plus apprécié? Quelle était la perversion la plus développée? Quelle fut la nouveauté de l'année? etc. Il ne s'agissait pas d'un jeu poétique sans conséquence, mais au contraire d'un moyen de révéler sa personnalité. Voici comment les participants répondirent à la question : De quelle manière abordait-on les femmes? Breton : « On les jetait en l'air à plusieurs mètres en avant, ce qui les faisait rire; puis on les portait horizontalement sous son bras en les inclinant de temps en temps pour les embrasser »; Éluard : « En essayant de leur expliquer le peu de ressemblance qu'on avait avec son propre père »; Giacometti : « Le soir, on se cachait. Et quand une femme passait on se jetait sur elle pour la violer »; Péret : « En ouvrant son parapluie et en leur disant : " Madame, il va pleuvoir " »; Tzara : « En sifflant comme les rossignols ou en se chatouillant les aisselles et en riant à se désarticuler les mâchoires. » Il est curieux de constater que presque tous refusèrent de répondre à la question : Comment se vengeait-on? sauf Éluard : « En persuadant à la personne dont on voulait se venger qu'elle n'avait aucune chance d'être aimée », et Tzara : « On se vengeait généralement en saluant du bras droit son ennemi à la romaine, l'index de la main gauche dans la bouche. »

Le questionnaire *Sur certaines possibilités d'embellissement irrationnel d'une ville*, pour savoir si l'on devait conserver, déplacer, transformer, modifier divers monuments de Paris, est également significatif. Seul Tzara se préoccupe de la tour Eiffel (« A conserver telle quelle. Changer son nom en " Le verre de lait " »); l'arc de Triomphe n'excite que Breton (« Faire sauter après l'avoir enfoui dans un tas de fumier »), Éluard (« Le coucher et en faire la plus belle pissotière de France ») et Péret (« Le remplacer par un volubilis grimpant à une hallebarde »). Après cette série d'épreuves, Maurice Henry et Arthur Harfaux (transfuges du *Grand Jeu*) proposent d'en varier les données; les questions seront posées au fur et à mesure par les assistants à tour de rôle; le jeu aura lieu dans une clairière ou sur une plage; l'objet ne sera pas choisi : « Il est assurément plus tentant de faire porter l'expérience sur un objet jamais vu, et dont on ne connaît ni le nom ni l'usage; mais tous les objets doivent nous retenir, même la cuiller à manger le potage, même le fixe-chaussette, même l'un d'entre nous capable de se transformer tout à coup en un enchevêtrement de tuyaux d'arrosage. »

Le cycle du *Surréalisme A.S.D.L.R.* s'achèvera sur une double apothéose de la vie intérieure : un prodigieux récit de rêve de René Char, qu'il nota en y mêlant des phrases automatiques qui s'imposèrent à lui au cours de la notation; procédé entièrement nouveau, que personne n'a repris depuis lors. Et un « rêve expérimental » de Tristan Tzara, détaché de son livre *Grains et issues;* c'est un morceau poétique tendant à mettre la coulée verbale et le discours logique dans le même rapport que le rêve et la réalité. Il veut libérer le rêve de l'automatisme de l'inconscient pour le soumettre à l'automatisme du langage en soi. Il dit de ce langage : « Il tire sa nourriture de la structure logique du récit (qui représenterait l'état de veille) sur laquelle il exerce son influence jusqu'à en provoquer la décomposition, comme le rêve-sommeil se comporte envers les manifestations du monde extérieur, dont il extrait ses données, et que, par répercussion, il *trouble* réellement. » C'est donc un rêve froid, qu'il fait la plume à la main, en contrôlant les images et en les déduisant les unes des autres : « J'ai appelé ce rêve " expérimental " parce que les interventions de l'activité lyrique dans le domaine rationnel se produisent en vue d'éclairer le problème de l'interprétation des mondes rationnel et irrationnel, et parce que les mobiles, les provocations, les moments de déclenchement, ne se trouvent plus uniquement soumis à la volonté du poète, mais tiennent en grande partie à l'*automatisme des nécessités et des réactions* créé, pour la cause, par le récit logique lui-même. »

Deux collaborateurs du *Surréalisme A.S.D.L.R.* méritent qu'on s'y arrête un instant, car c'est à cette époque qu'ils se distinguent : Pierre Unik et Maxime Alexandre.

Pierre Unik était le benjamin du groupe, auquel il s'était joint en 1925 à quinze ans. Ce jeune homme mélancolique et passionné, dont un frère s'était suicidé et une sœur était entrée au couvent, contestait la réalité avec une volonté farouche tempérée de grâce. Un de ses amis raconte : « Quand nous nous promenions ensemble, il se postait tout à coup devant un passant et, le regardant droit dans les yeux, prononçait d'une voix bien posée cette phrase surréaliste : " Deux enfants sont menacés par un rossignol [1]. " » Attaché au hasard objectif, Unik était capable de croire qu'une femme qui l'avait abandonné lui reviendrait parce que, prenant le train après leur dernière entrevue, le poinçon du billet de chemin de fer avait la forme d'un cœur. Pierre Unik a publié un seul recueil de poèmes, *Le Théâtre des nuits blanches* (1931), qui suffit à assurer la réputation d'un homme. Il a non seulement des vers bien frappés, comme « Les défis à langue de femme des marées sonnantes » ou « La pupille d'absinthe de l'amour éphémère », mais encore un rythme général très particulier, marqué par des ruptures entre les mots. Lorsqu'il suivit Aragon hors du groupe, Unik entra dans le silence. Sa fin fut tragique et obscure : pendant la guerre, s'évadant en 1945 d'un camp de prisonniers en

1. Maxime Alexandre, *Mémoires d'un surréaliste* (Paris, la Jeune Parque, 1968).

Tchécoslovaquie, il disparut dans des conditions inconnues.

Maxime Alexandre, admirateur inconditionnel d'Aragon, qu'il avait rencontré en 1923 à Strasbourg, faisait partie du surréalisme depuis sa création. Rédacteur à *L'Humanité*, révoqué d'un poste de professeur à Lectoure, ses convictions progressistes rendent d'autant plus intéressant son livre *Mythologie personnelle* (1933), qui est le Journal de ses rêves. Dans son introduction, il s'explique : « Chaque nuit, dans nos rêves, nous créons des mythes nouveaux, ce que j'appellerais nos mythes personnels. Mais ce qui prédomine dans notre imagination, c'est ce monde mythologique complet et parfait qui s'est cristallisé au cours de notre enfance et qui restera le décor pour ainsi dire de nos rêves pendant toute notre vie. » L'activité du rêveur n'est en aucun cas une fuite devant la réalité : « Les rêves se réalisent. Les rêves de l'enfant dirigent les actes de l'homme. Les rêves de l'humanité dirigent le monde. » Sa position est celle de tous ses amis du *Surréalisme A.S.D.L.R.* : « Pour moi, le mot liberté n'a qu'un sens : la possibilité pour l'homme de réaliser ses désirs. C'est ce qui fait de moi un révolutionnaire... Le rêve, en décelant les désirs, est une arme révolutionnaire. » Il rêve que Breton est un crocodile et son atelier une piscine de marbre blanc; et que lui-même, au bord de cette piscine, apprend à se transformer en crocodile et à reprendre son apparence humaine à volonté.

Il a également des rêves érotiques, qu'il raconte loyalement, tel celui qu'il note à une heure du matin au clair de lune; il s'était vu assis sur un banc de square, entre deux femmes dont l'une le masturbait « comme on arrache les plumes d'une volaille », tandis qu'il masturbait l'autre; se levant après cette séance, son sexe se détachait complètement, il l'enveloppait dans son mouchoir et le glissait dans son pantalon, puis partait à la recherche d'un médecin nommé Nonnenmacher (faiseur de nonnes), qui l'avait opéré quatre mois auparavant de l'appendicite. S'il décrit les circonstances qui aident à comprendre chaque rêve, il ne se préoccupe pas de l'analyser : « Nous n'arrivons jamais à une analyse complète des rêves. Il faudrait remonter trop haut, plus haut que la naissance du rêveur. » Il a aussi une belle hallucination hypnagogique : « Le matin, dans le demi-sommeil, j'ai fait la réflexion qu'une histoire dictée *au bord du sommeil* serait d'un effet bouleversant, et au même moment je me suis vu couché *au bord du ruisseau.* » Maxime Alexandre envoya son livre à Freud (qu'il était seul dans le groupe à avoir lu en allemand) et celui-ci le commenta avec intérêt. L'évolution ultérieure de cet auteur, que Claudel convertira au catholicisme, ne compte plus pour le surréalisme; aucun de ses autres livres n'égale ce document brut sur ses rêves, né dans la « période des préparatifs ».

Au *Surréalisme A.S.D.L.R.* succéda *Minotaure* qui témoigne d'une épuration et d'un approfondissement des recherches précédentes. Breton venait de se séparer brutalement d'Aragon et de ceux qui, se solidarisant avec celui-ci, n'étaient pas assez jaloux de l'indépendance du surréalisme envers le Parti communiste. Il n'y avait aucune désaffection chez lui de son but révolutionnaire : au contraire, c'est dans la période de *Minotaure* qu'il rencontre Léon Blum, qu'il lance des appels antifascistes aux intellectuels, qu'il crée durant le Front populaire l'organisation *Contre-Attaque,* enfin qu'il contracte alliance avec Trotski. Mais *Minotaure* ne reflète que la « grande actualité poétique » et non l'écume des événements (à part son éditorial contre *Le Nationalisme dans l'art*). Cette revue obéit tout entière à la consigne que donne Breton, à l'occasion de l'Exposition internationale du surréalisme de Londres en 1936 : « Exprimer le *contenu latent* d'une époque, et non son *contenu manifeste* » (on remarquera l'emploi du vocabulaire psychanalytique du rêve). Tenir *Minotaure* pour moins révolutionnaire que *Le Surréalisme A.S.D.L.R.* parce que la polémique en est exclue, et que l'édition en est luxueuse, serait un point de vue rétrograde et borné. Dans l'action révolutionnaire, la violence n'est qu'un pis-aller; la force principale reste la persuasion. Il faut savoir persuader que le monde nouveau que l'on veut substituer à l'ancien est réellement le meilleur, à la mesure de tous les désirs. La renonciation au luxe est une attitude réactionnaire, car il s'agit d'établir le luxe pour tous. En concevant une revue qui, par sa mise en page, son illustration, son format, fait éclater une idée de luxe et de beauté, le surréalisme est fidèle à sa lutte contre le misérabilisme, cet avilissement masochiste de l'idéal humain. On trouvera dans *Minotaure*, en hommage à la splendeur cachée du monde, le dévoilement des trésors méconnus de la culture, ce qui fit dire à Edmond Jaloux, le critique le plus sensible d'entre les deux guerres : « Il est certain que le témoignage de *Minotaure* sera un jour considérable dans l'histoire intellectuelle de la période qui a suivi 1933. »

Toute la collection de *Minotaure*, par un accord saisissant entre le texte et l'image, exalte le rêve en mettant l'accent sur son matériau objectif, le *désirable*. A cela contribuent non seulement l'étude sur le sommeil qu'on demande à Claparède, celle de Frois-Wittmann sur *L'Art moderne et le principe de plaisir*, mais encore les articles d'Éluard sur les cartes postales, de Péret sur les ruines ou les armures, de Jacques Prévert sur les terres cuites de Béotie, de Jacques-B. Brunius sur le cinéma fantastique, de Maurice Heine sur les prodiges, de Roger Caillois sur le « complexe de midi » (c'est-à-dire les mythes se rapportant à l'apparition des spectres en plein jour), de Dali sur différents aspects de la méthode paranoïaque-critique, de Breton sur les travaux des médiums, la décalcomanie du désir, la peinture surréaliste. Le sommet est atteint dans le numéro spécial sur « Le côté nocturne de la nature » (n° 7, hiver 1935), avec *La Nuit du Tournesol* de Breton, *Mimétisme et psychasthénie légendaire* de Roger Caillois, *Oiseaux de nuit*, une étude de Jacques Delamain sur les chouettes et les hiboux, *Un tout petit cheval*, cauchemar d'Henri Michaux, *Appliquée* d'Éluard illustré par Bellmer, des extraits des *Nuits* de Young (qui sont, on s'en souvient, « surréalistes d'un bout à l'autre »), *Nuits romantiques sous le Roi-Soleil* de Maurice Heine, d'après un recueil de gravures du XVIIe siècle qui s'ouvre par une figuration du *Chaos* et se termine par celle du *Palais du Sommeil*, *Paolo Uccello peintre lunaire* de Georges Pudelko, *Psychologie non euclidienne d'une photographie* de Dali. des illustrations de Balthus pour *Les Hauts de Hurlevent* et d'admirables photos de Man Ray de nus féminins dans le clair-obscur. Ce n'est pas l'éloge de la nuit obscure des mystiques, mais de la nuit étoilée de l'inconscient. La deuxième série de *Minotaure*, débutant par *Le Merveilleux contre le mystère* de Breton (n° 9, 1936) s'achèvera sur le double numéro où est évoqué son voyage au Mexique (nos 12-13, 1939).

La conclusion des expériences surréalistes sur le rêve, au cours de la « période des préparatifs », sera apportée par Breton dans *Trajectoire du rêve* (1938). Après avoir cité les rares précurseurs que se reconnaît le surréalisme, en invitant Albert Béguin à commenter, dans *Le Rêve et la poésie*, les textes de romantiques allemands et de Paracelse, il met en regard les travaux les plus récents des membres du mouvement. Ces documents seront illustrés par des peintres surréalistes, qui feront des récits de rêves *dessinés*, au lieu d'être écrits; et l'on verra chacun, dépassant la simple figuration d'un fait bizarre rechercher des substituts graphiques de l'impression nocturne éprouvée. On aura ainsi une suite de dessins étonnants : la *Mère des rêves* d'Yves Tanguy; *Le Dormeur* d'André Masson; *Comme en rêve* de Remedios; *Le Céleste fiancé* (collage) de Max Ernst; *Veilleuse* de Jacqueline Breton; *Le Rêve de l'androgyne* de Magritte; *L'Élément Rêve* de Man Ray; *Rêve de glaçons* de Wolfgang Paalen; *Rêve du 20 janvier 1937* de Kurt Séligmann; *Rêve de l'apparition de l'Emblème* de Dali; *Le Souvenir de l'Avenir* de Dominguez; *Le Réveil impossible* de Marcel Jean; *Fête de bienfaisance* de Maurice Henry; *Rencontres successives dans un rêve du même objet simulacre* d'Espinoza; *La Nuit que j'étais soleil* de Matta, qui tous ouvrent une fenêtre sur le paysage mental.

Les textes théoriques cernent toutes les faces de la question. Marcel Lecomte, dans sa *Note sur Kafka et le rêve*, explique *La Métamorphose* par le « phénomène de durcissement » dont parlent les psychologues qui attribuent la forme d'un cauchemar à la position du dormeur. Ferdinand Alquié, dans *Rêve et Présage*, analyse la croyance à la valeur prophétique du rêve, à la lumière de la psychanalyse; en exposant le cas d'un pressentiment vérifié dans les faits, il montre qu'il correspondait à un désir inconscient qui rendait sa réalisation probable. Pierre Mabille, dans *Sur la scène du rêve*, s'intéresse au processus de formation des images; Georges Mouton (qui est médecin comme Mabille), définit les *Rêves de nutrition,* à partir d'un rêve personnel où il voit Breton lui préparer un repas. Gui Rosey donne un texte, *Dans les eaux du rêve et le feu de l'action,* sur les rapports de l'inquiétude et du désir, du rêve et de l'action, revendiquant un état intermédiaire entre le rêve réalisé et la réalité rêvée. Georges Hugnet, dans *Les Revenants futurs,* voit dans le rêve une poétique de la connaissance. Henri Pastoureau, dans *Le Rossignol ne se laisse pas nourrir de fables* (titre emprunté à une phrase de Lénine), établit la différence de l'attitude surréaliste et de l'attitude romantique, et prouve que le rêve concilie la contradiction de l'extérieur et de l'intérieur. J.-M. Bellaval, dans *Essai de reconstitution d'un message automatique,* fait l'analyse de la phrase *Oisellerie Véra Carocallaire* qu'il a entendue dans le demi-sommeil.

A côté de ces théories, il y aura des témoignages précis sur l'activité du rêveur. André Breton, dans *Accomplissement onirique et genèse d'un tableau animé,* publie la notation immédiate de son rêve du 3 février 1937, dans lequel il regarde Dominguez peindre un tableau où des arbres emboîtés les uns dans les autres sont des lions qui se lèchent mutuellement le sexe; le tout se termine sur un incendie déclenché par le feu bleu-vert dont Dominguez se sert pour animer ses arbres-lions, et sur la fuite de Breton, passant à travers un cercle de flammes, emportant sa fille dans ses bras. L'analyse qu'il fait de ce rêve, déterminant ce qui dans la réalité en a constitué la trame et les images — le délabrement du tuyau de poêle de son atelier, le souvenir d'une lecture de Lichtenberg, la contemplation d'un coït de lion dans le zoo d'Anvers, le fait qu'il surnomme Dominguez « le dragonnier », l'assimilant à un arbre des Canaries — est une excellente démonstration de sa technique d'interprétation. Michel Leiris donnera douze rêves, suivis du compte rendu de quatre hallucinations hypnagogiques; Paul Éluard dans *Je rêve que je ne dors pas,* la transcription de son rêve du 18 juin 1937, particulièrement angoissant. D'autres matériaux seront fournis par Maurice Blanchard dans *Rêve,* Gisèle Prassinos dans *La Sensibilité d'un autre,* Armel

Guerne dans *Les treize sommeils du pauvre Jean* (où un cycle de rêves forme les étapes d'une initiation); Péret étudie une phrase de demi-sommeil, Guy Lévis-Mano dans *Rêves accrochés* confronte quatre de ses rêves avec les incidents qui les ont vraisemblablement déterminés.

Trajectoire du rêve constitue, pour ainsi dire, le bilan définitif du surréalisme sur le rêve; il est le dernier travail d'ensemble du groupe parisien à ce sujet. Ce n'est pas qu'il considérera que la question n'a plus d'importance, ou qu'elle est à jamais étudiée, mais il estimera avoir précisé l'essentiel et s'être suffisamment distingué de ses prédécesseurs. Ceux qui adhéreront après cette date au mouvement y trouveront un acquis impressionnant : une méthode de déchiffrement du rêve, plus souple que celle de Freud, et visant à dégager le « fonctionnement réel de la pensée »; des procédés de captation automatique des images du demi-sommeil; une masse d'exemples, montrant comment doivent être faites les notations du réveil, sans réflexions *a posteriori;* un ensemble de textes philosophiques, prouvant que le rêve est révolutionnaire, qu'il renseigne sur les désirs latents et qu'il aide l'homme à accomplir son devenir poétique. On peut regretter qu'il n'y ait plus eu, par la suite, de spectaculaires remises en question des problèmes du rêve (ce sera d'ailleurs un des griefs articulés contre Breton par des surréalistes dissidents d'après-guerre); il reste que ces témoignages sont les plus originaux de tous les temps sur l'aventure périodique du dormeur. Depuis lors, personne n'a encore dit mieux. Quand viendront les nouveaux prospecteurs du rêve, ils pourront partir de la base du surréalisme, qui leur permettra des variantes intéressantes et une expérimentation sans fin.

VIII

L'Internationale du rêve

Le surréalisme ne peut exister que dans une opposition continuelle envers le monde entier et envers lui-même, dans cette négation de la négation dirigée par le délire le plus inexprimable, et cela sans perdre, bien entendu, un aspect ou un autre de son pouvoir révolutionnaire immédiat.

Ghérasim Luca et Trost.

Dès son origine, le surréalisme s'est trouvé formé d'une constellation de groupes situés en divers pays, recevant la chaleur et la lumière d'un foyer central rayonnant à Paris. Chacun de ces groupes a réagi d'une façon originale aux mots d'ordre concernant le rêve et l'exploration de l'inconscient, aussi ne peut-on traiter à fond ce problème sans faire un tour complet d'horizon. Il va de soi que le morcellement de ce mouvement dans le monde ne correspond à aucun sectarisme ethnique. Je n'ai jamais vu une pire colère chez Breton que le jour où des maladroits vinrent lui parler du « surréalisme français »; il rugit que le surréalisme n'entendait pas se départir un instant de la ligne internationale qui était la sienne. Pourtant, on ne peut éviter, ne serait-ce que pour des raisons géographiques et linguistiques, de distinguer des surréalistes français, roumains, belges ou yougoslaves. Mais on ne doit pas oublier qu'il s'agit d'hommes qui, avant tout, se tiennent pour des citoyens du monde, et croient que la Terre doit échapper à la domination des clans et des empires. Magritte, qui était wallon, lorsqu'il fut sollicité à participer en 1946 à une exposition d'artistes wallons, répondit : « Les groupements d'artistes, parce qu'ils sont " wallons " ou parce qu'ils seraient par exemple " végétariens " ne m'intéressent en aucune façon (quoique des artistes " végétariens " auraient une petite supériorité sur les artistes " wallons " : un comique appréciable). » C'est dans le même esprit que le surréaliste péruvien César Moro, vivant le plus souvent en France ou au Mexique, déclarait froidement : « Je suis un nationaliste japonais. »

Yougoslavie.

Le groupe surréaliste yougoslave est le premier qui se soit constitué après le groupe de Paris. Avant même la naissance du surréalisme, certains jeunes poètes de Belgrade eurent un contact avec les dadaïstes parisiens, et fondèrent en janvier 1922 la revue *Chemins (Putevi)* dont ils voulurent faire l'équivalent de *Littérature.* Deux de ses rédacteurs, Milan Dedinac et Dusan Matic avaient fait leurs études à Paris; Marko Ristic avait fait les siennes en Suisse, et parlait parfaitement le français. La revue commença par des attaques contre l'esthétisme, l'esprit professoral, et par une défense de la fantaisie. Quand *Littérature* changea de formule, *Chemins* l'imita en inaugurant une nouvelle série en octobre 1923. Le premier fascicule publia sous le titre de *Fragments* des morceaux choisis d'André Breton, ainsi que des reproductions de Picasso et de sculptures primitives; le deuxième, un important article de Dusan Matic sur la psychanalyse, présentant Freud au public yougoslave, et louant les anciens dadaïstes de considérer que la psychiatrie appartenait à l'histoire de la littérature.

Après la publication du *Manifeste du surréalisme*, le groupe yougoslave décida au cours d'une réunion dans un café de Belgrade, *Au Roi Serbe*, de lancer une nouvelle revue, *Témoignages (Svedotchanstva)*, paraissant tous les dix jours. Chaque numéro devait être un témoignage sur la vie, avec des documents bruts. Le premier, en novembre 1924, était consacré à l'« abnégation poétique », avec un hommage à Germain Nouveau; Marko Ristic y publia un article sur le surréalisme, rendant compte du *Manifeste* et donnant un extrait de *Poisson soluble.* On y annonce la création du Bureau de Recherches surréalistes, avant même que les Français en fassent mention, ce qui montre combien les liens étaient étroits entre les deux groupes. Le numéro 2, sur « L'unité slave », fait encore allusion au surréalisme. Le numéro 3, « La création littéraire », comprenant une traduction du *Bateau ivre* de Rimbaud, des poèmes de Blake, un commentaire sur l'extase trouvé dans les habits de Pascal après sa mort, présentera des articles sur l'écriture automatique, et *Exemple* de Marko Ristic (premier texte automatique yougoslave). Le numéro 4, « L'intimité et le dévouement des sentiments », sera composé avec des lettres de gens qui « aiment et souffrent profondément ». Le numéro 5 est dédié aux « Songes », avec des extraits d'Artémidore, des prophéties, des récits de miracles tirés de légendes folkloriques, des dessins et des lettres d'enfants, le plan d'un trésor caché. Le numéro 6, « Notes de la maison sombre », sur les créations des fous, contiendra notamment *Le Vampire*, roman en images qui sera traduit pour *La Révolution surréaliste* par Monny de Boully, poète yougoslave vivant à Paris. Le numéro 7, « L'Enfer », étudie l'expression spontanée de ceux qui sont « exilés du paradis », les sourds-muets, les aveugles, les prostituées, les suicidés, les prisonniers, à l'aide de toutes sortes de documents, tels les graffiti d'une cellule de prison de Belgrade. Le numéro 8 et dernier (mars 1925), « Le Paradis » (dont la couverture porte un dessin que Picasso a envoyé personnellement à la revue), illustre la joie de vivre, en publiant des rédactions sur le Paradis par des élèves de l'école primaire, et le poème d'Aleksandar Vuco, *Le Rêve.* On voit que d'emblée les surréalistes yougoslaves, loin de plagier les publications de leurs amis parisiens, soutiennent le même point de vue avec des formes qui leur sont propres.

Entre 1925 et 1930, les manifestations collectives du surréalisme yougoslave se bornèrent à des discussions et des projets avortés. En revanche, des œuvres individuelles firent éclater son état d'esprit au grand jour. Milan Dedinac écrivit *L'Oiseau public* (1927) dans un tel état de transe qu'il pensa devenir fou. Le titre lui avait été soufflé dans la rue par une voix humaine inconnue, et il avait accepté ce don du hasard. Il composa lui-même les illustrations de cet anti-poème, en voulant qu'il ressemblât à « une brochure publicitaire de quelque usine, d'une usine de parfums peut-être, à la musique d'une chanson en vogue ou même à des cotes boursières, mais non pas à un vrai livre, et encore moins à une œuvre littéraire »[1]. Marko Ristic, avec *Sans mesure* (1928), où il rapporte une série de petits faits merveilleux, en de nombreux chapitres dans lesquels paraît parfois un personnage nommé Roman, publie l'ouvrage capital du surréalisme yougoslave. Aleksandar Vuco, dans *La Racine de la vue* (1928) et *Si je me rappelle ou les Principes* (1929) réunit des proses remplies de traits de ce genre : « On m'a tendu un étui. Quand je l'ai ouvert, vingt doigts coupés y étaient rangés au lieu de cigarettes. Naturellement, je n'ai pas pu fumer[2]. »

En 1930, les surréalistes de Belgrade purent enfin réaliser une publication commune, *L'Impossible (Nemoguce)*; la déclaration préliminaire était faite au nom de treize signataires. L'éditorial de Marko Ristic et Dusan Matic, *Soit dit en passant*, citait un exemple d'écriture automatique collective, avec échange de textes entre les auteurs. Une grande enquête, *La mâchoire de la dialectique*, posait des questions sur l'idée de famille, la trahison, la défaite, le rêve, l'heure qu'il est, la mythologie personnelle, le désespoir, le succès, etc. Elle allait jusqu'à demander : pourquoi ne vous êtes-vous pas encore suicidé? Croyez-vous qu'un suicide permanent soit possible? Une chronique humoristique s'intitulait *Le Réveille-matin*. Vane Bor, peintre et écrivain influencé par Dali, y insérait une *Psychanalyse de la volonté*. On y trouvait des récits de rêves, et deux courts pamphlets de Koca Popovic, *Le Destin vendu* et *Éloge de la médiocrité*.

Le Manifeste du surréalisme yougoslave est l'*Esquisse pour une phénoménologie de l'irrationnel* (1931) de Marko

1. Cité par Hanifa Kapidzic-Osmanagic, *Le Surréalisme serbe et ses rapports avec le surréalisme français*, Paris, Les Belles Lettres, 1968.
2. *Ibid.*

Ristic et Koca Popovic (qui terminait à ce moment-là ses études de philosophie à la Sorbonne). Les auteurs se proposèrent d'éclairer l'idéologie surréaliste à la lumière du matérialisme historique, et de définir la morale moderne, le désir, la pensée réelle, « l'utilisation philosophique pratique et justifiée » de la notion d'irrationnel. Distinguant entre le freudisme et la psychanalyse, ils montrèrent comment devaient être faites la réhabilitation de l'inconscient et sa mise en valeur. L'irrationnel est la manière de se manifester de l'inconscient, comme le rationnel est le mode d'apparition du conscient. Il ne faut pas tomber dans l'erreur de l'idéalisme, système philosophique qui se sert arbitrairement de l'irrationnel, le prenant pour principe de base d'un contenu métaphysique qu'il élabore rationnellement. Au contraire, l'irrationnel doit être étudié scientifiquement par la méthode paranoïaque-critique. Le Manifeste s'étend sur l'analyse de l'inspiration, l'examen des produits de l'inconscient, l'exaltation de la mentalité primitive, l'identification de la poésie et de la morale. S'il préconise d'explorer l'inconscient, ce n'est pas pour supprimer le conscient, mais pour lui permettre d'atteindre à un stade supérieur, l'*ultraconscient*, qui est une conscience enrichie de la connaissance des ressources du Ça. L'élément de l'ultraconscient est l'« idée ouverte », imprégnée des désirs secrets de l'inconscient; cette ouverture de l'idée est le but du processus poétique.

La revue *Le Surréalisme maintenant et ici (Nadrealizam danas i ovde)* reflète ce nouvel état d'esprit. Le numéro 1 (juin 1931) contiendra un article de fond, *Le Déclenchement de la morale*, une polémique violente contre tout ce qui n'est pas surréaliste, l'enquête *L'humour est-il une attitude morale?*, et la sténographie d'une conversation entre plusieurs membres du groupe sur la notion d'être et d'avoir (« L'individu est plutôt le *mien* que le *moi* », dira Koca Popovic). Le numéro 2 (janvier 1932) se caractérise par la collaboration massive des Français. La partie *Rêves au travail* réunit des récits de rêves; et dans les *Essais de simulation*, plusieurs surréalistes yougoslaves simulent l'Optimisme bourgeois, la Superstition, etc. Le numéro 3 (juin 1932), qui sera le dernier, contient l'Enquête sur le désir (à laquelle répondent Breton, Éluard, Crevel, Dali), des textes en prose tenant de l'automatisme et du rêve, le fragment d'un roman de Dali : *Vive le surréalisme!*, un article collectif : *L'Incompréhension de la dialectique,* une étude de Vane Bor sur la conciliation de la psychanalyse et du matérialisme dialectique. Enfin, *Devant un mur* est un exercice de simulation paranoïaque sur les six façons de voir un vieux mur.

En 1932, *L'Anti-Mur* de Vane Bor et Marko Ristic, et *La Position du surréalisme dans le processus social* d'Oskar Davico et Djordje Kostic seront les derniers livres théoriques du groupe de Belgrade. En mai 1933, un article de Crevel, *Des surréalistes yougoslaves sont au bagne* [1], révèle qu'Oskar Davico, jeune professeur de français à Bihac (Bosnie), avait été passé à tabac jusqu'à perte de connaissance « pour avoir organisé un centre d'études marxistes »; Djordje Kostic sera emprisonné durant quelques mois, Koca Popovic, également arrêté, n'aura pas le droit d'avoir un avocat. En raison des circonstances, le surréalisme yougoslave est obligé d'interrompre ses recherches, et se concentre dans la lutte clandestine contre la dictature royale. Le seul texte surréaliste à paraître en 1938, *Turpitude,* « rapsodie paranoïaque et didactique » de Marko Ristic, sera interdit par la censure et saisi. Cependant, on retrouvera après guerre au sommet les surréalistes yougoslaves, n'ayant rien renié de leur jeunesse; Marko Ristic sera ambassadeur à Paris, et rassemblera ses poèmes surréalistes sous le titre de *Nox microcosmica* (1956); Oskar Davico deviendra le plus grand romancier de langue serbe, Dusan Matic le plus grand poète; Koca Popovic sera nommé successivement général de brigade, ministre des Affaires étrangères, et en 1966, vice-président de la République.

Belgique.

Après Belgrade, c'est à Bruxelles qu'un groupe surréaliste s'est constitué le plus promptement. Il s'est tout de suite

1. Dans *Le Surréalisme A.S.D.L.R.*, n° 5.

distingué par une caractéristique essentielle : le refus de l'écriture automatique. Poètes et peintres, à l'exemple de leur théoricien Paul Nougé, ont contesté la nécessité d'une dictée spontanée de l'inconscient. Ils proposèrent des méthodes de remplacement, dans un esprit de révolte et d'humour noir, de telle sorte qu'ils ne faussèrent pas la ligne générale du mouvement. Cette restriction a rétréci le champ de leurs recherches sur les rêves : ceux de Nougé, qu'il raconte dans *L'Expérience continue*, ou le « rêve du paysage fermé » que Marcel Lecomte faisait périodiquement depuis son adolescence [1], sont de lourdes et ternes remémorations. Ce n'est pas cette notation rapide et fiévreuse, à laquelle excellait le groupe parisien, donnant l'impression que l'insaisissable était enfin pris au piège. Cela confirme l'interdépendance de l'écriture automatique et du rêve : l'exercice verbal non dirigé prépare à la parfaite évaluation de l'imagerie onirique.

Les choses eussent peut-être été différentes si le dadaïste belge Clément Pansaers n'était pas mort prématurément. Clément Pansaers avait quitté son emploi à la Bibliothèque royale de Bruxelles pour se retirer dans une maison à La Hulpe. C'est là, en méditant sur le taoïsme chinois, qu'il eut la révélation de son destin : « J'avais compris – après 6 mois de méditation sur un aveugle mur blanc – que dans la vie n'est intéressante que *la fantaisie chevauchant le hasard* [2]. » Il dirigea d'abord les six cahiers de *Résurrection* (1917-1918), puis il se rendit en août 1920 à Paris, descendit auprès de Breton à l'Hôtel des Grands Hommes, et collabora à *Littérature*. Il publiera trois livres de haute volée : *Le Pan pan au cul du nu nègre* (1920) – que Valéry Larbaud appréciait tellement qu'il en fit une lecture publique en février 1921 –, *Bar Nicanor* (1921) – qu'Aragon considérait comme « le livre le plus novateur » de Pansaers, les autres n'atteignant pas « cette insolence extrême » –, et *Apologie de la Paresse* (1921). Clément Pansaers était un homme grand et voûté, enveloppé dans une cape, que ses amis surnommaient « le connétable » ou « le comte de

1. Marcel Lecomte, *Le Carnet et les Instants* (Paris, Mercure de France, 1964).
2. Clément Pansaers, *Sur un aveugle mur blanc* (Bruxelles, Transédition, 1972).

l'étable Dada »; il était toujours flanqué de sa compagne, la « tendre marquise Bianca di Pansa » en minijupe (ce qui était à l'époque une audace). Atteint d'une maladie encore mal connue (maladie de Hodgson), il fut soigné pour des affections qu'il n'avait pas, et mourut en 1922 à Bruxelles âgé de trente-sept ans. S'il avait vécu plus longtemps, nul doute que cet adepte de l'automatisme eût dit son mot sur les rêves, et donné un autre accent à l'activité surréaliste des Belges.

En novembre 1924, Paul Nougé commença à publier, avec Marcel Lecomte et Camille Goemans, la série des tracts de *Correspondance.* Il s'agissait de feuilles volantes tournant en dérision des écrivains à la mode. Breton et Éluard vinrent à Bruxelles, en été 1925, prendre contact avec Nougé, qui signa la déclaration collective du surréalisme, *La Révolution d'abord et toujours.* Deux musiciens, André Souris et Paul Hooreman, s'adjoignirent au trio de *Correspondance* (encore une différence avec le groupe parisien, où la musique était honnie). En 1926, E. L. T. Mesens et Magritte, qui avaient fondé dans un esprit dadaïste les revues *Œsophage* et *Marie,* s'associèrent complètement à Nougé. Ce noyau de surréalistes belges sera grossi par l'adhésion en 1927 de Louis Scutenaire, et en 1934 de Paul Colinet. Le cadet, Marcel Mariën, viendra à eux en 1937, à l'âge de dix-sept ans, et se fera théoricien et éditeur pour les défendre.

Les surréalistes belges, à l'instar de Nougé qui était biochimiste, étaient des hommes rangés, fonctionnaires, avoués, professeurs, directeurs de galeries; chez eux, aucun drame de poète dans la misère, condamné à des expédients pour gagner sa vie. Tous les dehors de la respectabilité bourgeoise, et tous les dedans de l'anarchie irréductible. Au début, ils essayèrent de susciter quelques scandales, en perturbant des spectacles et des concerts; c'est ainsi qu'un membre du groupe, au Théâtre de la Monnaie, pendant une représentation de *La Bohème,* urina depuis le balcon sur le public du parterre. Un autre jour, Nougé promena à travers les boulevards de Bruxelles un grand panneau recouvert de cette inscription gigantesque : « Ce boulevard encombré de morts regardez vous y êtes. » La foule ne s'émut pas, croyant à une publicité pour un film. Moins experts que leurs modèles parisiens en ce genre de provocations, les surréalistes belges se concentrèrent dans le développement d'un désordre logique, par des moyens purement intellectuels. S'ils étaient inhabiles à capturer leurs rêves nocturnes, ils surent en revanche très bien noter leurs rêves éveillés. Ils se spécialisèrent dans l'aphorisme saugrenu, la transcription d'une réalité insolite fugitive, la rétrospection d'un souvenir ou d'une illusion.

A la place de l'écriture automatique, Nougé préconise l' « écriture simplifiée »; on peut le considérer comme un précurseur de l'oulipo [1]. Il pratique le détournement des textes, transformant en poèmes un conte de Maupassant, ou des exemples de la grammaire de Clarisse Juranville. Dans *La Publicité transfigurée*, il s'inspire de slogans publicitaires, et dans *La Parole est à Baudelaire* il remanie divers morceaux du poète. Il imagine des expériences de *fécondation poétique* : « L'on choisit un qualificatif, par exemple *sonore*, et l'on tente de féconder tous les substantifs qui viendront sous la plume » (un manteau sonore, un maquillage sonore, une mousseline sonore, etc.). Il invente une « machine poétique », boîte contenant 32 objets; on en tire un au hasard, on le pose sur une feuille de papier, et on se donne pour but de le décrire : originalité garantie. Il a conçu un jeu de 53 cartes avec des devises poétiques : on bat, on distribue, la lecture est à la merci du hasard. Il a étudié aussi la « subversion par l'image », c'est-à-dire l'effet de choc produit par la vision d'un rapport absurde entre l'homme et l'objet. Il définissait la position centrale des surréalistes de Bruxelles : « une éthique appuyée sur une psychologie colorée de mysticisme ». Il fait appel à *l'anti-esprit* pour détruire la force de l'habitude : « Tout comme une bête en péril déploie une vigueur, une adresse, une ingéniosité jusqu'alors insoupçonnées des autres et d'elle-même, ainsi l'esprit en proie aux menaces et aux difficultés. Nous nous appliquons donc à accuser, à mettre en œuvre *contre l'esprit* de semblables menaces, avec l'espoir de le voir sortir de ces conflits revêtu d'une grandeur nouvelle [2]. » Il comparait le

1. Ouvroir de littérature potentielle.
2. Paul Nougé, *Histoire de ne pas rire* (Bruxelles, Les Lèvres nues, 1956).

poète au criminel, le chargeant d'ourdir de ténébreuses intrigues pour mettre en danger les facultés mentales de l'homme, la compréhension, l'intelligence, la volonté, et cela en usant de données simples. « Les plus belles, les plus subtiles constructions intellectuelles peuvent se développer à partir de *n'importe quoi*[1]. »

Si Nougé est, comme disait Francis Ponge, « la tête la plus forte du surréalisme en Belgique », les autres têtes ne sont pas moins intéressantes. Marcel Lecomte a une poésie couverte, comme on dit d'un ciel chargé de nuages qu'il est couvert. Ses meilleurs poèmes en prose[2] ont un charme de temps de pluie, avec leur fantastique grisâtre, leur fine nostalgie insinuante. E. L. T. Mesens, qui était d'abord compositeur (mais lorsqu'il apprit que Breton détestait la musique sa carrière s'arrêta net), a fait de beaux collages et des poèmes d'une charmante vivacité où passe et repasse « la terrible reine du sommeil »[3]. Louis Scutenaire est surtout un anti-moraliste, dont les boutades sont des coups de boutoir. Il est l'auteur d'une espèce de Journal de bord, *Mes Inscriptions* (1945), d'une lecture inoubliable; ses obsessions sexuelles, ses révoltes, ses méditations s'y expriment en pensées détachées. Il y note quelques rêves, en regrettant de faire trop peu de rêves érotiques; il en cite au moins un, où il jouit d'une morte vivante. Dans un passage curieux, il raconte sa traversée de la France en 1940 comme si c'était un rêve dont il se réveille dès qu'il est hors du pays. « Le rêve est une allusion », dit-il[4]. Paul Colinet, que Scutenaire appelait « le Don Juan des mots », a créé une variété de petits récits ironiques[5]. Marcel Mariën, fondateur de la revue *Les Lèvres nues*, est comme théoricien le digne successeur de Nougé[6], et sait aussi bien que lui détourner les textes, sa réussite la plus savoureuse étant *Le Marquis de Sade raconté aux enfants*.

1. Paul Nougé, *Journal* (Bruxelles, Les Lèvres nues, 1968).
2. Marcel Lecomte, *L'Accent du secret* (Paris, Gallimard, 1936).
3. E.L.T. Mesens, *Poèmes* (Paris, le Terrain vague, 1959).
4. Louis Scutenaire, *Mes Inscriptions* (Paris, Gallimard, 1945).
5. Paul Colinet, *Histoires de la lampe* (Anvers, Ça Ira, 1942).
6. Marcel Mariën, *Les Corrections naturelles* (Bruxelles, Librairie Sélection, 1947).

En 1934, Achille Chavée, jeune avocat inscrit au barreau de Mons, fonda le groupe « Rupture » qui, fait nouveau en Belgique, se recommandait de l'automatisme psychique. Chavée organisa avec Mesens l'exposition internationale du surréalisme de La Louvière en 1935. Tourné plus que tout autre vers Paris, il dédia à Breton son recueil de poèmes *Le Cendrier de chair* (1936). Ce rêveur était un intrépide homme d'action; il participa à la guerre d'Espagne comme officier dans les Brigades internationales, et fut recherché par la Gestapo, durant l'occupation nazie, pour son activité clandestine. Le groupe surréaliste du Hainaut, dont il fut l'animateur, comporta aussi les poètes Fernand Dumont et Marcel Havrenne. Mais c'est Achille Chavée qui en demeure la personnalité la plus marquante, par son lyrisme où la cocasserie, le tragique et le bizarre ne font qu'un. Sa plaquette *La Question de confiance* (1940) contient un long texte automatique écrit en quarante minutes, et une étude justifiant la méthode employée; c'est le « jeu des définitions », qu'il pratiqua un soir avec le patron du bistrot *La Jambe de bois*, qui déclencha en lui la phrase-déclic. Dans ses autres livres, *Écrit sur un drapeau qui brûle* (1948), *Les Traces de l'intelligible* (1957), *L'Enseignement libre* (1958) et tous ceux qu'il publia jusqu'à sa mort en 1969, Chavée réunit des textes automatiques rédigés en contemplant un objet ou en évoquant un souvenir précis; il se servait aussi de l'écriture automatique pour transcrire ses rêves sous forme de poèmes [1].

Il serait hors de notre sujet d'énumérer les ressortissants du surréalisme en Belgique dans la génération d'après-guerre, d'autant plus qu'ils laissèrent en friche les problèmes oniriques. Ce sont les aînés mentionnés ci-dessus, réunis autour de l'incomparable Magritte, qui assumèrent le mieux sa représentation. Il importait de définir l'esprit qui fut le leur, consistant à prospecter méthodiquement, jusqu'au non-sens absolu, les rapports bouleversants entre les objets, les images visuelles et les mots.

1. Voir par exemple son amusant poème *Rêve*, dans *L'Enseignement libre* (Mons, Haute Nuit, 1958), notation en vers d'un rêve.

Tchécoslovaquie.

Le groupe surréaliste tchécoslovaque est celui qui a développé avec le plus de rigueur l'aspect scientifique du surréalisme. Il a été constitué par des personnalités de premier ordre, qui avaient déjà une expérience poussée de l'avant-garde, ayant mené de 1923 à 1932 la lutte du poétisme (synthèse du futurisme et du constructivisme), et fait partie de l'association Devětsil, à laquelle se rattachaient des formalistes comme Roman Jakobson et Jan Mukarovsky. Le « groupe surréaliste de Prague », fondé en 1934 par les poètes Karel Teige, Vítězslav Nezval, Konstantin Biebl, les peintres Jindřich Štyrský et son amie Toyen (qui avaient auparavant inventé l'artificialisme, fusion de l'art figuratif et de l'art abstrait), devint le noyau de la production intellectuelle tchèque la plus libre et la plus spéculative. Cette équipe se trouve à l'extrême pointe de la psychologie, car Bohuslav Brouk, le premier psychanalyste tchèque, se rallie immédiatement au surréalisme; ouverte à la linguistique, elle travaille en coopération avec Jakobson et les structuralistes; enfin, adhérant au marxisme, elle créa l'organisation *Front gauche* pour en débattre les solutions pratiques. Lorsque Paul Éluard et André Breton firent en 1935 des conférences à Prague, invités par *Front gauche,* ils furent enthousiasmés par l'ampleur de vues, la solidité théorique de leurs nouveaux amis. Ils rédigèrent en commun un *Bulletin international du surréalisme,* témoignant de l'accord du groupe tchèque et du groupe parisien. Puis des revues comme *Doba (Le Temps)* ou *Surrealismus,* des tracts, des recueils collectifs, des expositions, concrétisèrent l'action du surréalisme en Tchécoslovaquie.

Le poète principal fut Vítězslav Nezval, auteur de plusieurs beaux livres, parmi lesquels *La Femme au pluriel* (1934), *Prague aux doigts de pluie* (1935), *Le fossoyeur absolu* (1937), qui se passionna pour le cinéma (il fut le scénariste du film érotique *Extase* réalisé par Machaty). Un autre poète, Konstantin Biebl, dans *Le Miroir de la Nuit*

(1939) fit couler l'onirisme à pleins bords. Le grand théoricien du groupe est Karel Teige, dont l'évolution est freinée par la tendance poétiste; au début, il est hostile à l'idée d'abandonner la création consciente au profit de l'automatisme pur; il viendra peu à peu à une solution de synthèse qui est la marque du surréalisme tchécoslovaque. Dans *Le Surréalisme en question* (1938), où il prononce la condamnation de Nezval tournant au stalinisme fanatique, Teige définit clairement l'option morale de ses amis.

Cependant, celui qui est le plus attaché au rêve n'est pas un poète, mais un peintre : Jindřich Štyrský. Ses premiers récits de rêves datent de 1925 (il avait vingt-six ans), alors qu'il était artificialiste et membre de Devětsil. La peinture de Štyrský est étroitement liée à sa vie onirique; il notait ses rêves au réveil, et faisait d'après eux des dessins, des tableaux, des collages. Mais l'œuvre n'était jamais la transcription plastique du rêve; c'eût été trop banal pour un tel esprit. Il analysait le contenu latent, dégageait le thème essentiel, et par une série d'opérations mentales parvenait à une représentation différente. Parfois un poème, une prose et un tableau de Štyrský sont inspirés par le même rêve; ils ne se ressemblent pas entre eux, et aucun ne rappelle la notation originale; il faut être averti pour s'en rendre compte. Peindre revenait non à copier un rêve, mais à en approfondir la sémantique. Sa vie intérieure était également dominée par une femme imaginaire, qui se mêlait à ses fantaisies diurnes et nocturnes. A l'âge de six ans, il avait vu mourir sa demi-sœur Marie, jolie jeune fille de vingt et un ans; cette mort lui avait causé un traumatisme sexuel et sentimental. Il traîna le regret de ne pas avoir connu plus longtemps cette sœur, à qui il voua un amour posthume exclusif; pour surmonter le tabou de l'inceste, il la transforma en un fantôme familier, Émilie, qui s'interposait entre lui et ses maîtresses. Son livre ***Émilie me visite en rêve*** (1931) est la description des interventions d'Émilie au fil de ses jours et de ses nuits. Dans son recueil de *Songes* (1941), rassemblant ses rêves les plus caractéristiques, il en rapporte trois concernant Émilie, où s'expriment la nostalgie du paradis perdu de l'enfance, le déplaisir d'avoir été frustré sexuellement de sa sœur. Il rêve ainsi qu'il se trouve avec elle dans le jardin de ses parents à Cermná, transformé en cimetière de poupées, que des ouvriers entourent d'une clôture de pieux; tous deux vont jeter des objets propitiatoires dans le fossé d'enceinte, où ils voient un pieu se mouvoir comme un pilon dans un mortier.

En outre, le tempérament de Štyrský était stimulé par un fétichisme qu'il cultivait avec passion. Il avait placé sur sa fenêtre un aquarium dans lequel il conserva des objets recueillis comme des trésors – mèches de cheveux blonds, papillon, escarpin bleu de femme, ampoules, mégots, débris de tasses à café, épingles, boîtes de sardine, gant de Marie, et toute sa correspondance – où bientôt grouillèrent des insectes. Il écrit : « Lorsque j'ai fait plus tard souder un couvercle à mon aquarium, je contemplais avec satisfaction la putréfaction de mes rêves jusqu'au jour où les parois de l'aquarium se sont couvertes de moisissure, de sorte qu'on ne voyait plus rien de ce qui était à l'intérieur. Toutefois j'étais sûr que tout ce que j'aime en ce monde y existait[1]. » Štyrský vit en cet aquarium le symbole de son inconscient, au fond duquel souvenirs et pulsions se décomposaient en une secrète fermentation onirique. Štyský mourut en 1942, d'une crise cardiaque comme sa sœur Marie; son texte posthume *Le Monde devient de plus en plus petit* est un défi à la réalité : « Mon enfance est ma patrie. Mes rêves sont ma patrie. Des nuages, il y tombe une neige noire[2]. »

Le développement de l'activité surréaliste en Tchécoslovaquie fut également assumé par le groupe de Bratislava, en Slovaquie, qui publia divers recueils collectifs, comme *Rêve et Réalité* (1940), tandis que le groupe de Prague, pendant l'occupation nazie, était condamné à la clandestinité, et diffusait sous le manteau les livres-objets de Jindřich Heisler, les collages anticléricaux que fit Štyrský après avoir entendu à la radio un prêtre justifier la guerre. Si Karel Teige put encore réaliser à Prague en 1947 l'exposition *Le Surréalisme international,* le nouveau régime stalinien

1. Cité par Frantisek Smejkal dans *Le Monde onirique de Štyrský* (*Opus international,* octobre 1970).
2. *Ibid.*

lui rendit les moyens d'expression impossibles. Les dix volumes de travaux en commun qu'il dirigea, *Les Signes du Zodiaque*, ne purent jamais être publiés. En octobre 1951, lors des Procès de Prague, Karel Teige, arrêté à son domicile, prit sur le trottoir le poison foudroyant qui ne le quittait jamais; sa femme se jeta par la fenêtre pour le suivre dans la mort. André Breton, bouleversé par la fin de ce valeureux compagnon, supplia en vain Éluard d'intervenir pour sauver un autre surréaliste, le philosophe Zavis Kalandra. Cependant, la vitalité du surréalisme en Tchécoslovaquie se perpétua parmi les poètes, les peintres, les psychologues, malgré les tracasseries administratives; le cycle de conférences *Les Règles du Jeu* (1958) fut interdit à Prague après la première soirée, mais le groupe Lacoste de Brno poursuivit dès 1965 l'œuvre de Karel Teige dans son bulletin *Le Styx* et dans ses séances poétiques. En 1968, on assista à l'explosion des tendances surréalistes, toujours virtuelles en cette littérature qui a un sens aigu du fantastique, et s'honore de posséder un Kafka et un Karel Čapek [1].

Roumanie.

Le groupe surréaliste roumain a été le groupe le plus exubérant, le plus aventureux et même le plus délirant du surréalisme international. Non content de glorifier le Désir, comme tous les adeptes du mouvement, il a célébré le « désir de désirer », et aussi ce que son chef de file Ghérasim Luca, génial auteur du *Premier Manifeste non œdipien*, appelait « le désir-panique de satisfaire dans la panique tous les désirs » (ces lignes ont été écrites en 1945, vingt-sept ans avant l'*Anti-Œdipe* de Deleuze et Guattari).

Tout a commencé à Bucarest en 1928 avec la revue *Unu* que fonda Sasa Pana, jeune médecin militaire qui consacra sa solde à cette publication. Dans *Unu* furent publiés des « poèmes-invectives » de Geo Bogza, des dessins de Victor

1. Le livre d'Arnošt Budik, *La Poésie surréaliste tchèque et slovaque* (Éditions Gradiva, Bruxelles, 1972) rend compte de la variété des groupes surréalistes dans ce pays, et donne un choix de leurs poèmes.

Brauner et de Jacques Hérold, des informations sur les écrits de Breton, Aragon, Desnos, Éluard. On y mit en valeur le manuscrit d'un fou découvert dans un asile. *Unu* édita une collection de livres, entre autres les œuvres posthumes d'Urmuz, juge de paix non conformiste qui, par ses nouvelles teintées d'humour noir, était un précurseur du surréalisme, et les recueils de poèmes de Sasa Pana lui-même, comme *Diagramme* (1930).

A cette époque, l'artiste le plus avancé dans l'avant-garde était Victor Brauner, qui avait inventé la « pictopoésie ». Il alla séjourner à Paris en 1930, où il devint l'ami de Giacometti et de Tanguy, qui l'introduisirent dans le groupe parisien; Breton l'apprécia au point de préfacer sa première exposition dans la capitale en 1934. Mais n'arrivant pas à vivre de la vente de ses tableaux, Brauner retourna à Bucarest peu après, et pendant trois ans, s'y fit le propagateur du surréalisme, dont il connaissait maintenant les véritables problèmes, ainsi que les jeux et les expériences. Il influença Gellu Naum, dont il illustra les deux recueils *Le Voyageur incendiaire* (1936) et *La liberté de dormir sur le front* (1937); il orienta les recherches de Ghérasim Luca et de Paul Paun. Quand il repartit pour Paris en 1938, il laissait derrière lui une équipe de jeunes poètes fanatiques du surréalisme.

Pendant la guerre, isolés de leurs homologues européens, repliés sur eux-mêmes, les surréalistes roumains poussèrent au paroxysme leur délire expérimental et théorique. Ils fondèrent les éditions de l'Oubli, et la collection de manifestes de l'Infra-Noir, pour exprimer leurs idées, le plus souvent en français. C'est ainsi que parurent *Les Esprits animaux* de Paul Paun, *La Provocation* de Virgil Théodorescou, la *Critique de la misère* de Gellu Naum, Paul Paun et Virgil Théodorescou, *Le Secret du vide et du plein* de Ghérasim Luca, et le plus beau livre de Gellu Naum, *Médium* (1945), longue rêverie à la gloire des hallucinations provoquées et des rencontres qui changent la vie.

Dans *Dialectique de la dialectique* (1945), Ghérasim Luca et Trost expliquèrent l'attitude collective de leur groupe. En raison des événements, ce message commence sur un ton pathétique : « Nous nous adressons à nos amis surréalistes, dispersés dans le monde entier, et comme dans les grands naufrages nous leur indiquons notre position exacte, à 44°5′ de latitude nord et 26° de longitude est. » Les auteurs signalent les « déviations artistiques » qui, dans le surréalisme, menacent de compromettre l'effort révolutionnaire commun. L'erreur consiste à employer sans discrimination les techniques inventées par les premiers surréalistes, au lieu d'en rechercher d'autres : « Il est temps de réagir envers la tendance à considérer certaines techniques, objectivement surréalistes, comme *mécaniquement* transmissibles, et pouvant être utilisées à l'infini. » Le surréalisme risque de devenir peu à peu une esthétique, alors qu'il se veut une méthode d'action : « Ce maniérisme " surréaliste ", très souvent involontaire, risque de faire du surréalisme un courant artistique, de le faire accepter par nos ennemis de classe, de lui accorder un passé historique inoffensif. » On assiste à la formation d'un état définitif du surréalisme, qui doit être au contraire une révolution poétique permanente. A cela les surréalistes roumains opposent leur volonté de « fouler aux pieds toute découverte qui ne nous obligerait pas à en trouver une autre », d'assumer des « états de négation qui s'enchaînent concrètement, absurdement et dialectiquement l'un à l'autre ».

Ils exposent leurs propres solutions : d'abord, ils développent le pouvoir insurrectionnel de l'érotisme, considérant que seul l'amour fou, sensuel et pervers, a la force de détruire en profondeur tout ordre établi. « Nous croyons que l'érotisation sans limites du prolétariat constitue le gage le plus précieux qu'on puisse trouver pour lui assurer, à travers la misérable époque que nous traversons, un réel développement révolutionnaire. » Ensuite, ils posent en principe la nécessité de se révolter contre la nature et le complexe d'Œdipe. Il y a là une double oppression dont il faut délivrer l'homme; c'est parce que les mouvements révolutionnaires restent soumis à des instances œdipiennes, et gardent une admiration cachée pour la nature, qu'aucun d'eux ne parvient à concevoir la révolution totale. A qui veut acquérir une affectivité non œdipienne, les surréalistes roumains recommandent une activité critique devant l'inconscient. Il est intolérable, par exemple, d'avoir des rêves reflétant des aspirations bourgeoises : « Nous ne pouvons accepter les rêves régressifs, comme nous ne pouvons accepter les folies religieuses », disent Ghérasim Luca et Trost. « L'acceptation de tout rêve, même à contenu réactionnaire, pour l'unique raison que c'est un rêve et un symptôme de l'inconscient, et par conséquent l'acceptation de certaines scènes oniriques, telles les scènes de répétition ou de castration sociale, qui contredisent nettement nos positions idéologiques conscientes, nous conduirait à un tabou. »

Afin d'effacer « les plis inconscients défavorables qui dirigent à notre insu, notre attitude envers le monde extérieur », on doit surexciter le désir. Voici les principales méthodes inventées à cette intention par les surréalistes roumains, et usitées à Bucarest de 1940 à 1948 dans leurs expériences collectives :

L'objectanalyse : « Interprétation de quelques objets dans un état de léger somnambulisme provoqué par eux » (Luca).

Les mouvements hypnagogiques : Peindre les yeux fermés, à l'aide de couleurs choisies au hasard.

La graphomanie entoptique : Prendre une feuille blanche, et relier d'un trait de plume tous les points correspondant aux irrégularités du papier.

Le surautomatisme des lignes et des surfaces : « graphies colorées » produites par des gestes involontaires de la main, sans aucune intention préconçue.

Les mancies indéchiffrables : comprennent le fumage (trace noire laissée par la flamme d'une bougie), la stillomancie (tache d'encre écrasée entre les moitiés d'une feuille pliée en deux), et l'écoulement d'un fluide sur une surface verticale. Ces « produits oculaires aplastiques » sont les « équivalents graphiques de nos désirs les plus inexprimables ».

La vaporisation : utilise l'automatisme du souffle. « Une boule d'encre (assez peu fluide) ou de couleur fortement délayée, est dispersée dans tous les sens à l'aide d'un vaporisateur actionné par le souffle » (Trost).

La cubomanie : Type de collage non œdipien, que l'on fait avec des images découpées en petits carrés. Catharsis idéale des pulsions sadiques.

Il faut ajouter à cela leurs jeux, comme le « jeu de la décoration réciproque ». Ils confectionnaient les uns pour les autres des décorations baroques, et au cours de leurs réunions, se décoraient mutuellement avec un sérieux solennel, en prononçant devant chacun une longue citation expliquant les raisons de cette distinction absurde. Il y avait aussi le « jeu du sable nocturne », consistant à entrer dans une chambre obscure, où avaient été disséminés des objets, et après avoir mis la main à tâtons sur l'un d'eux, à le décrire en état de surautomatisme. Exemples de phrases correspondant à des « descriptions surautomatiques » d'objets palpés dans les ténèbres : « La vague insatiable lentement traversée par des gouttes corrosives »; « Mercure souterrain palpitant au bord de l'équilibre »; « Le reflux du regard effleurant le niveau des nuages au-dessus des lèvres », etc. De telles activités avaient pour but de purger le moi de ses résidus réactionnaires, et d'exalter ses pouvoirs de surcompensation poétique.

Trost, qui avait une formation psychanalytique, était chargé de conduire les travaux sur les rêves. Son meilleur livre est *Vision dans le cristal* (1945), traité d'« oniromancie obsessionnelle ». Après une critique de l'analyse freudienne du rêve, dont le caractère utilitaire restreint la portée, il rapporte les rêves de R., une femme « chez qui le mécanisme du refoulement censural était considérablement affaibli et qui d'ailleurs, consciemment, au lieu de s'opposer à la réalisation de ses désirs, les poursuivait jusqu'au paroxysme ». Pour analyser ces rêves exceptionnels, Trost fait appel à une méthode d'interprétation fondée sur le hasard objectif : « Comme dans l'analyse, je reprenais chaque phrase symptomatique, mais au lieu de la mettre en association mnésique d'idées, j'ouvrais au hasard, à l'aide d'un couteau, un manuel de pathologie érotique, en considérant le texte qui me tombait sous les yeux comme interprétant la phrase lue auparavant. » Il y a ainsi une série de sept rêves et de leurs sept interprétations, qui rivalisent en divagations érotiques et s'éclairent réciproquement. L'autre innovation de Trost concerne le récit de rêve : il doit être épuré, dit-il, de tous ses éléments sociaux (noms de personnages et de rues, considérations familiales ou professionnelles, etc.), afin de dégager, à l'état pur, le « fonctionnement onirique de la pensée ». Les exemples qu'il donne de rêves ainsi expurgés sont des plus curieux. Il montre également, en s'appuyant sur son propre cas, que certains rêves sont des analyses de rêves antérieurs. Enfin, pour introduire le délire d'interprétation dans le rêve même, il pousse R. à s'endormir après avoir longuement contemplé une graphomanie entoptique ou respiré un flacon de parfum; il lui demande aussi de garder toute la nuit la main droite gantée, ou la jambe gauche revêtue d'un bas, ou les yeux bandés; il termine en étudiant les rêves obtenus par ces perceptions nocturnes continues.

Dans son manifeste *Le Même du même* (1947), Trost prolonge cette théorie en affirmant que seul compte le contenu manifeste du rêve; le contenu latent n'existe pas, ou plutôt il est identique pour tous les rêves analysés. Interpréter le rêve en ramenant ses images à des pensées latentes est une ruse du rationalisme; tout rêve est érotique par essence, les scènes oniriques sont des formes d'amour altérées par un double déterminisme subjectif et objectif. Trost s'élève contre l'idée que le désir précède le rêve qui n'en serait que la conséquence : « Le rêve *crée* le désir en se créant lui-même, le désir crée le rêve en s'exprimant. Il n'y a ici nul rapport d'antériorité ou de simultanéité : rêve et désir se confondent (...) Le rêve n'est donc ni une forme narrative du désir, ni même une seconde vie. Il est, à vrai dire, l'image réelle de la vie, mais comme concentrée et repliée sur elle-même. Il va de soi que le désir, lui aussi, doit être considéré comme une forme abyssale de la réalité. » Le rêve, selon Trost, n'est pas un reflet de la réalité : c'est la réalité même, telle qu'elle serait sans la censure de l'activité diurne. Il voit dans les images du rêve « l'expression directe de l'inconscient qui tend à devenir conscient, courant à la rencontre du conscient qui lui, délesté du refoulement, tend à devenir inconscient ». Cette conception est illustré dans *Le Plaisir de flotter* (1947) où les rêves d'un homme, d'une femme et d'une jeune fille se compénètrent pour former une seule réalité hallucinatoire.

Si étonnants que soient les écrits de Trost et de Gellu Naum, l'œuvre de Ghérasim Luca est plus extraordinaire encore. Après *Quantitativement aimée* (1944), livre publié à un seul exemplaire orné de 944 plumes d'acier, Luca a exprimé ses idées et ses expériences dans *Le Vampire passif* (1945). Il y raconte comment il s'est mis à confectionner des O.O.O. (objets objectivement offerts), dans lesquels est inclus le symbolisme du rêve. L'objet offert n'a aucun rapport avec le cadeau, car celui-ci correspond à des usages impersonnels de la société. Tandis que les objets fabriqués par Luca pour ses amis ont une signification inconsciente, qu'il analyse en cours d'élaboration. Il offre à quelqu'un une étoile de mer attachée à une cuiller; à un autre un tube de verre, le chiffre sept et une bobine plate; à une femme, une bille dans laquelle sont enfoncés des clous. Les interprétations qu'il se donne de ces objets lui révèlent des pulsions érotiques sado-masochistes. Un soir, après avoir réalisé trois objets en bronze, il se couche avec le pressentiment qu'il va y avoir un tremblement de terre; et la nuit même il est réveillé par un tremblement de terre. Il analyse ces trois objets où il constate que tous les symboles traduisent « le désir panique de provoquer un tremblement de terre » et la prévision de ce séisme. Il entre dans une longue rêverie, envisageant la possibilité d'offrir des objets aux objets, s'identifiant à un vampire qui aspire le monde extérieur et le remplace par le monde intérieur, assimilant l'esprit d'invention au satanisme. Il relate l'histoire d'une rencontre bouleversante avec une jeune femme, Déline, qui devient sa maîtresse dans l'instant : « Je m'assieds auprès de Déline, je caresse Déline, j'embrasse Déline, je pars avec Déline, je fais l'amour avec Déline. Sans obstacles, sans personnes et objets mutilants, sans les aspects de catastrophe que peut prendre le monde extérieur dans les relations intimes entre un homme et une femme. » Leurs rapports sont si exaltés qu'il a deux « rêves en état de veille » en la regardant. Au comble de ce délire amoureux, il lui offre un O.O.O. : « Je lui ai apporté un objet intitulé " Fétiche-Déline ". Elle me donne en échange une carte postale montrant 27 enfants. Une heure plus tard tout est fini. Je ne comprends pas pourquoi nous nous séparons, alors qu'aucun de nous ne désire cette rupture, alors que rien de connu ne s'oppose à notre liaison. » Rempli de désespoir et de stupeur, il reconnaît en cet objet « une magie qui n'est pas étrangère à la libido ». Il le lui a offert pour l'envoûter; elle s'est parée avec « la carte montrant 27 enfants (sans doute les sexes de ses anciens amants) », qui a fait office de contre-envoûtement. Leur rupture a été la conséquence d'une « néfaste rencontre d'objets ». Et le livre s'achève par une méditation sur les phénomènes mystérieux du hasard objectif, permettant aux objets de disposer de la vie humaine.

En d'autres textes de cette époque, Luca multiplie les essais d' « inventer de nouveaux désirs ». *Amphitrite* (1947) est la description d'un appareil, digne de Raymond Roussel, pour réaliser l' « expérience spectrale d'Amphitrite », avec une femme couchée sur un plateau tournant; ensuite vient la présentation de « trois objets-mouvements qu'Amphitrite et ses partenaires essaient de décrire à l'aide de leurs corps ». Dans *La Mort morte*, Luca expose ses cinq « tentatives de suicide non œdipiennes », faites dans la volonté critique de négation de la mort, avec simulation de cinq états de désespoir différents, et notation immédiate des sensations éprouvées en se pendant avec sa cravate, en se frappant d'un coup de couteau, ou en s'arrêtant volontairement de respirer jusqu'à la défaillance. Les cinq « derniers messages » réalisés dans cette expérience dangereuse, et reproduits en fac-similé, font de cette histoire vécue un des récits les plus affolants du surréalisme[1].

En 1952, Luca vint se fixer à Paris, où son premier acte fut d'envoyer à chacun des membres du groupe parisien cette question : « Quel espoir mettez-vous aujourd'hui dans les somnambules? » Presque tout le monde lui répondit. Il a mené depuis lors l'existence d'un poète de l'espèce la plus rare, demeurant grave et hiératique au sein de ses imaginations les plus extravagantes. A partir de *Héros-limite* (1953), il a entrepris de désintégrer le langage en simulant l'aphasie,

1. *La Mort morte* fait partie de son livre *L'Inventeur de l'Amour*, paru en roumain aux éditions Négation de la Négation en 1947.

le bégaiement, en usant de termes balbutiés, équivoqués, répétés. En 1960, il publia sur une feuille volante un poème contre la bombe atomique, *La Clé,* qu'il adressa à tous les chefs d'État, les leaders politiques, les généraux, etc. Il croyait sincèrement qu'il allait ainsi les dissuader d'employer l'arme nucléaire. Naturellement, la bombe atomique n'était pas nommée dans ce texte obscur et magnifique (c'est moi qui donne ici la clé de *La Clé*). Une autre année, à la date anniversaire de la mort d'Esclarmonde de Foix, des destinataires privilégiés reçurent une carte anonyme, où étaient imprimés des mots sybillins. Je dis à ma femme, après avoir ouvert l'enveloppe : « Il n'y a qu'un homme au monde capable de faire cela : Luca. » J'ai appris plus tard par Élisa qu'André Breton avait prononcé exactement la même phrase; et tous les autres durent avoir une réaction identique. Pour un cercle d'admirateurs fidèles, Ghérasim Luca a continué de publier de surprenants recueils de poèmes, comme *l'Extrême-Occidentale* (1961) ou *Le Chant de la carpe* (1973), sans parler de ses livres-objets en collaboration avec des peintres ou des sculpteurs.

Amérique latine.

Chili. Le Chili s'ouvrit aux idées modernes avec le créationnisme, « théorie esthétique générale » inventée en 1916 par Vicente Huidobro; ce dernier vint à Paris, participa à la fondation de la revue *Nord-Sud* de Pierre Reverdy, fut mêlé à l'évolution du cubisme, du dadaïsme et du surréalisme, auxquels il s'opposa par des polémiques (reprochant à ces trois mouvements de le plagier!), et donnant des œuvres d'un esprit similaire. Il traversa une phase onirique, marquée par son poème *Vague subconscient* et son livre *Les Miroirs somnambules.* Mais dans ses *Manifestes* (1925), écrits en français, Huidobro rejette le rêve, qu'il tient pour une activité banale : « Le rêve appartient à tout le monde, le délire n'appartient qu'aux poètes. »

Le groupe surréaliste du Chili fut constitué en 1938 par Braulio Arenas, sous l'égide de la revue *La Mandragora,* qui réunissait Jorge Cáceres, Enrique Gómez Correa, Teófilo Cid, etc. Ce même Braulio Arenas fonda ensuite la revue *Leitmotiv* (1941-1943) et participa en 1943 à *Boletin surrealista* aux côtés de Jorge Cáceres et de E. Gômez Correa. Cette équipe était brillante et sensible; j'ai connu personnellement l'exquis poète Jorge Cáceres, dont le suicide fut ressenti avec tristesse par ses amis parisiens.

En dehors du groupe de *La Mandragora*, le surréalisme fut exploité par d'autres poètes chiliens, tel Nicanor Parra, auteur d'anti-poèmes où la révolte s'exprime par l'absurde, l'humour noir et l'onirisme. Quant à Pablo Neruda, en dépit de son amitié avec Aragon, et de son répertoire d'images, on ne saurait le rattacher à cette tendance; l'auteur de l'*Ode à Staline* avait des raisons personnelles de juger le surréalisme : « Un petit clan pervers, une petite secte de destructeurs de la culture, du sentiment, du sexe et de l'action[1]. »

Mexique. Le Mexique connut d'abord l'estridentisme, mouvement équivalant au futurisme, qui dans son manifeste *Acual*, dans le recueil de son chef de file Manuel Maples Arce, *Échafaudages intérieurs* (1922), fit l'éloge exacerbé de la machine et du dynamisme. Ensuite, vint le groupe des Contemporáneos, ainsi nommé du titre de la revue qui leur servit d'organe de 1928 à 1930; son animateur, Bernardo Ortiz de Montellano, emprunta aux surréalistes l'idée de l'exploration de l'inconscient. En 1933, son recueil *Sueños (Rêves)* rassemble des poèmes inspirés par ses rêves; le premier devint célèbre parce qu'on y vit une prémonition de la mort de Lorca. Dans un autre poème de *Sueños*, Ortiz de Montellano décrit, après une intervention chirurgicale, ses sensations sous l'emprise du chloroforme.

Cependant, le surréalisme, dans toute sa rigueur théorique, et toute la complexité de ses problèmes, ne commença à être représenté qu'avec le groupe Taller (1938-1941), comprenant les poètes Octavio Paz, Efraín Huerta, Alberto Quin-

1. Cité par Danielle Musacchio, *le Surréalisme dans la poésie hispano-américaine* (*Europe*, novembre-décembre 1968). Les surréalistes avaient auparavant attaqué Neruda en ces termes : « Neruda, agent du Guépéou pour l'Amérique du Sud, protecteur de Siqueiros qui organisa le premier attentat contre Trotsky » (*La Brèche*, décembre 1964).

tero Alvarez, Neftalí Beltrán. L'homme qui en est le meilleur porte-parole, Octavio Paz, malgré son attachement à ses racines, est un cosmopolite. Lors d'un premier séjour à Paris en 1938, le surréaliste cubain Alejo Carpenter lui fit rencontrer Desnos, qui l'enchanta. Mais ce n'est que plus tard, entre 1948 et 1951, quand il était attaché culturel à l'Ambassade du Mexique, qu'il fréquenta assidûment Breton et Péret, et participa à l'activité du groupe parisien. Il publia un recueil de proses, *Aigle ou soleil?* (1951) qui, spécialement dans sa deuxième partie où dix contes sont traités comme des « rêves exemplaires », regorge d'images abyssales. De retour à Mexico, il fit une série de conférences à l'Université sur le surréalisme. Il ira de la critique de la poésie, avec *L'Arc et la Lyre* (1956) à la poésie même, avec *Pierre de soleil* (1957) que traduira Péret. Après le Japon, sa carrière diplomatique l'amena en Inde, où il fut ambassadeur du Mexique de 1962 à 1968. Octavio Paz a fondu ses souvenirs de voyage et ses souvenirs d'enfance dans *Le Singe grammairien* (1972), une espèce d'autobiographie allégorique que traverse une femme nommée Splendeur, symbolisant la proie pourchassée par l'Écriture. Attentif au monde nocturne, il est parti d'un de ses rêves dans lequel il voyait une sphère tourner au-dessus d'un désert tout couvert d'yeux, pour écrire un poème sur le peintre Sima (les mots « Sima sème » du début lui ayant été dictés au réveil par une voix hypnagogique).

Pérou. Le Pérou était assez bien préparé à recevoir le message surréaliste car certains de ses poètes, comme José Maria Eguren et César Vallejo, pouvaient en passer pour des précurseurs. Le surréalisme péruvien débute en 1928 avec la revue *Amauta* dirigée par Xavier Abril, poète et théoricien qui fit l'éloge de la folie. Mais Abril, parti de l'automatisme, évolua vers une organisation rationnelle du langage et finit par s'opposer au surréalisme qu'il avait revendiqué bien haut.

Le meilleur représentant de ce mouvement au Pérou fut César Moro qui en 1925 vint séjourner quelques années à Paris, où il se plaça sous l'obédience de Breton; il collabora à l'hommage à Violette Nozières et au *Surréalisme A.S.D.L.R.* et signa un tract; mais il admirait également Proust. De retour à Lima, César Moro y organisa en 1935 une exposition de tableaux et de collages « en faveur de l'art trouble-sommeil contre l'art-pavot somnifère », comme il le précisa dans le catalogue. Il fonda en 1938 avec Emilio Alphonso Westphalen et Moreno Jimeno la revue *El Uso de la Palabra (L'Usage de la parole),* qui n'eut qu'un seul numéro. Installé ensuite à Mexico, César Moro prépara avec le peintre-philosophe Wolfgang Paalen l'Exposition internationale du surréalisme de 1940; ce fut lui qui rédigea la préface du catalogue. Mais les deux hommes devaient s'opposer à l'activité de Breton aux États-Unis, et lancèrent le mouvement Dynaton, dont l'organe fut la revue *Dyn.* Dans le numéro 4 de cette publication, César Moro exprime la raison de son désaccord : il reproche aux surréalistes de ne pas exploiter suffisamment l'apport de Freud, et de se contenter de banalités, à propos du rêve, au lieu de le faire servir à une prise de conscience générale du monde moderne. En 1948, César Moro revint à Lima, et jusqu'à sa mort en 1956 mena une vie plus ou moins scandaleuse (il était ambisexuel comme Crevel), en donnant ici et là des leçons de français. Il a publié des livres en français, tels *Le Château de grisou* et *Amour à mort* (1957); ses livres en espagnol sont *La Tortuga ecuestra (La Tortue équestre)* et *Los Anteojos de Azufre (Les Lunettes de soufre).* Son lyrisme est scintillant d'images, ce n'est pas un poète mineur.

Argentine. En Argentine, vers 1921, les poètes se recommandaient surtout de l'ultraïsme, dont J. L. Borges fut le plus célèbre représentant, et que répandirent des revues comme *Prisma.* L'ultraïsme provenait d'Espagne; Dali et Luis Buñuel, lorsqu'ils étaient étudiants à Madrid, étaient ultraïstes. Ce mouvement purement esthétique était fondé sur un emploi systématique de la métaphore, continuant le gongorisme. A Buenos Aires, ce fut la revue *Que* fondée par Aldo Pellegrini en 1928 (elle n'eut que deux numéros) qui révéla le surréalisme au public argentin. On découvrit qu'on pouvait aller beaucoup plus loin que l'ultraïsme, et associer la métaphore à une conception philosophique du monde et du devenir de l'homme. L'influence resta souterraine, et ce fut en 1952, toujours sous l'impulsion d'Aldo Pellegrini, que s'épanouit un deuxième mouvement surréaliste, avec la revue *A partir de O* dirigée par Enrique Molina, à laquelle collabora entre autres Francisco Madariaga. Une autre revue *Poesie Buenos Aires*, dont le directeur était Raul Gustavo Aguirre, réunit les meilleurs écrivains de cette tendance. Ensuite, il se créa une multitude de mouvements d'avant-garde, comme l'inventionnisme, qui ont tous pour point commun d'emprunter leurs formules et leurs revendications au surréalisme.

Venezuela. Au Venezuela, ce n'est guère qu'en 1936 autour de la revue *Viernes* qu'on trouve la première manifestation de poésie d'avant-garde. Auprès de son fondateur José-Ramón Heredia s'assemblèrent notamment Angel Miguel Queremel (qui d'un voyage en Europe avait rapporté les nouveautés) et Luis Fernando Alvarez, mort en 1952, considéré comme l'un des plus grands surréalistes vénézuéliens. La génération suivante comporta toutes les tendances – il y eut un groupe qui s'intitula « Le toit de la baleine » – avec prédominance de l'esprit surréaliste.

Paraguay. Au Paraguay, celui que l'on tient aujourd'hui pour le plus grand poète national, Hérib Campos Cervera, a été le premier à diffuser le surréalisme, faisant servir l'automatisme et le rêve, dans son meilleur livre *Ceniza redimida (Cendre rachetée)*, à l'expression des malheurs de son pays. Le groupe qu'il forma à Asuncion en 1945 était pénétré des idées d'André Breton; ses disciples Oscar Ferreiro, Estéban Cabañas, Pedro Gamarra Doldán, continuèrent à illustrer l'inspiration surréaliste.

Colombie. En Colombie, le surréalisme pénétra profondément, sans constituer de groupe sous ce nom; il fut le fait de poètes isolés, ou de mouvements qui se recommandèrent de lui en portant une autre appellation, comme celui des Nadaïstes animé par Gonzalo Arango.

Japon.

Ce fut en 1926 que le poète Shuzo Takiguchi, âgé de vingt-quatre ans, initié au surréalisme par un de ses professeurs revenant d'Europe, décida de fonder à Tokyo un groupe en rapport avec le groupe parisien. Il constitua une équipe comprenant les peintres Ichiro Fukuzawa, Harne Koga, Aiko, les poètes Jiro Oyamada (qui fit son œuvre en fonction de la psychanalyse), Masao Tsuruoka. Non seulement ils firent connaître au public japonais, par leurs écrits et leurs expositions, les œuvres de leurs amis internationaux, mais encore ils développèrent eux-mêmes un style exploitant l'automatisme psychique et le merveilleux. Takiguchi organisa « le Club des artistes d'avant-garde » en 1936; le surréalisme devint ainsi la base de tous les éléments avancés de l'art moderne japonais. Lié également avec le théoricien marxiste Jun Tozaka, ils créèrent un cercle clandestin pour étudier conjointement le matérialisme dialectique et le surréalisme, et entreprirent une collection de livres intitulés « Traités de la connaissance ».

Takiguchi, à cause de son activité poétique révolutionnaire, fut en butte à des persécutions policières. Le 5 mars 1941, il fut arrêté, ainsi que son ami le peintre Fukuzawa; son appartement fut soumis à une perquisition en règle. A sa sortie de prison, le 11 novembre de la même année, il fut mis en garde à vue par la Sûreté Nationale jusqu'à la fin de la guerre. Une autre circonstance allait nous priver du plus précis de son témoignage sur le rêve, comme il l'écrit dans son *Journal* à la date du 25 mai 1945 : « Dans le dernier bombardement de Tokyo, la maison fut brûlée complètement. Les livres, les organes et les brochures surréalistes dédicacés par leurs auteurs, les lettres de Breton ainsi que des manuscrits – surtout des écrits documentaires sur mes rêves – furent tous perdus. Déménagement de Tokyo à Kanazawa [1]. »

1. Cité par Jun Ebara, dans *Si cette pierre philosophale n'existait pas* (*Opus international*, octobre 1970).

Après la guerre, Takiguchi continua de présider au destin du surréalisme japonais, dont l'activité comporta la traduction de la *Juliette* de Sade (qui entraîna un procès de dix ans), celle de la *Théorie des Quatre Mouvements* de Fourier. A partir de 1955 deux groupes distincts se recommandaient du surréalisme : le « Cercle d'étude du surréalisme » animé par Koïchi Iijima (auteur d'une *Anthologie de la poésie surréaliste*) et rassemblant des poètes et des critiques d'art; et le groupe Néo-Dada, avec des peintres comme Arakawa et Kudo, qui quittèrent le Japon en 1961, le premier pour se rendre aux États-Unis, le second pour se fixer à Paris.

Ce qu'il y a de particulier dans le surréalisme japonais, c'est qu'il a influencé la danse. En effet, des danseurs se réclamèrent des idées de Breton sur « la beauté convulsive », et voulurent démontrer que « le corps existe à l'état sauvage ». L'un d'eux, Tatsumi Hijikata, a réalisé des « danses-expériences » en plein air, parmi les paysans; elles ont été photographiées par Eiko Hosoe dans son album *Kama-Itachi (Faucille-Belette)*. La compagnie du « Théâtre ambulant à la tente rouge », dirigée par Juro Kara, qui se disait un « mendiant du rivage », a également donné des spectacles de danse inspirés par l'automatisme et le rêve.

Dès novembre 1965, Takiguchi se lança à fond dans l'« affaire du billet de mille yens », pour soutenir le jeune artiste Akasegawa, inculpé de fabrication de fausse monnaie, parce qu'il avait envoyé, comme invitation à son exposition, un billet de banque imprimé sur une seule face. Pendant plus de dix audiences les surréalistes réalisèrent des happenings au tribunal, des objets provocateurs, firent des dépositions sur le mode lyrique. L'artiste fut néanmoins condamné. Avant d'être frappé d'hémiplégie en février 1969, Takiguchi publia un livre sur *Les Paroles de Marcel Duchamp*, et réunit l'ensemble de ses poésies dans *Expérimentations poétiques 1927-2937*. Ce volume contient des textes automatiques dont certains, traduits en français par l'auteur, ont une richesse d'images des plus séduisantes.

Autres pays.

En d'autres pays, l'apport du surréalisme est plus difficile à déterminer, soit qu'il ne touche que des poètes isolés, soit que la communauté qui s'en réclame n'ait pas de fermes structures. Ainsi, les surréalistes suédois ont laissé des témoignages beaucoup plus intéressants dans le domaine plastique que dans le domaine poétique. En Angleterre, après l'Exposition internationale du surréalisme de Londres en 1936, un groupe anglais se constitua; mais malgré les efforts de Herbert Read, il n'a pas eu de recherches typiques. Si en Hongrie le psychologue Arpad Mezei a été un correspondant assidu du groupe parisien, aux travaux duquel il participa, en Turquie les poètes qui pratiquèrent l'automatisme n'eurent pas de lien avec Paris (le surréaliste turc Feyyaz Fergar se rattacha au groupe anglais et fonda à Londres sa revue *Fulcrum*). L'Espagne envoya ses meilleurs éléments à Paris (Picasso, Miró, Dali, Buñuel) et ne produisit que des velléités, comme l' « action surréaliste » qu'accomplirent en 1932 dans un tramway les poètes de Séville, avec l'aide de musiciens et d'actrices.

L'Italie n'eut pas de groupe surréaliste, et seules quelques personnalités y furent concernées par le mouvement. Giuseppe Ungaretti, qui fut à l'époque Dada un des témoins du procès de Maurice Barrès, œuvra dans le sens où l'invitait son admiration pour André Breton. Mais sa conception du « Rêve immobile », élément éternel de tous les rêves, est contraire aux principes admis par ce dernier. Malaparte fonda la revue *Surrealismo*, qui ne retint du mouvement que l'incitation au merveilleux. Cependant, le plus grand surréaliste italien, Alberto Savinio, compositeur, peintre et poète, fut un groupe à lui tout seul; ses récits, où il vise à « retourner le rêve à la manière d'une chaussette qu'on retire », ont fait la joie et l'admiration de tous.

En Égypte, le groupe surréaliste « Art et Liberté » fut créé au Caire en 1934 par Georges Henein, qui l'anima avec autorité; Henein était un homme de haute distinction, fin, éclairé, polémiste caustique dans ses pamphlets *Le Rappel à l'ordure* (1935) – contre Cocteau – ou *Pour une conscience sacrilège* (1936), mais aussi poète passionné dans *Déraisons d'être* (1938). L'activité des surréalistes égyptiens s'appuya dès février 1947 sur la revue *La Part du sable* qu'il fonda avec le peintre Ramsès Younane. Ils avaient formé le projet de rendre un hommage collectif à Sonia Araquistain, une jeune femme « qui parlait d'assurer enfin la liaison entre les espèces animale et humaine », et qui s'était suicidée à Londres en se jetant nue par la fenêtre d'un troisième étage. Dans sa réponse à l'enquête « Qu'est-ce que le surréel », Henein prédisait : « L'extrême lucidité et l'extrême rêve – tous deux interdits de séjour – auront bientôt le même séjour d'élection [1]. » Le groupe égyptien se disloqua quand Georges Henein quitta Le Caire pour s'installer à Paris, où il devint chroniqueur de *L'Express*, spécialiste des événements du Moyen-Orient.

Il n'était pas question de tracer ici un panorama critique exhaustif, car il faudrait tout un livre pour montrer l'originalité respective des groupes surréalistes, leurs interactions et leurs échanges, et pour définir les individualités qui s'en sont détachées. Ce que j'ai dit suffit à faire apprécier la puissance de pénétration de ce mouvement dans les milieux les plus lointains ou les plus fermés, l'espoir qu'il a charrié partout d'une vie où la veille et le sommeil, la réalité et l'imaginaire, le désir et la contingence, formeraient une unité harmonieuse. Le surréalisme a appelé les rêveurs du monde entier à s'unir; et aux points les plus reculés de la Terre des voix ont répondu à son cri de ralliement, propageant à travers la multiplicité des langues la possibilité de libérer l'inconscient et la parole.

1. *Troisième Convoi* (janvier 1946, n° 2).

Deuxième partie

LES PRÉSIDENTS DE LA RÉPUBLIQUE DU RÊVE

... Vos portraits sont accrochés aux parois de la chambre du rêve, vous êtes les Présidents de la République du rêve.

Aragon.

I

Les rêves d'André Breton

Dans les retours sur soi, mieux vaut emprunter les routes carrossables.

André Breton.

Devant la masse des documents bruts assemblés par les surréalistes, on peut se demander si leurs rêves ont un autre intérêt que de nous révéler des épisodes fugitifs de leur vie intérieure. En fait, ils trouvèrent un triple avantage dans cette activité de notation : d'abord, elle permit à chacun de pratiquer une auto-analyse constante, qui eut pour but non seulement de se connaître soi-même, mais aussi de construire la surréalité, état d'équilibre entre le monde diurne et le monde nocturne; ensuite, en se racontant mutuellement leurs rêves, les membres du groupe en faisaient une monnaie d'échange intellectuel, plaçant les relations humaines au niveau de l'inconscient et des désirs réels, non plus à celui du conscient et des travestissements du surmoi; enfin, ils fournissaient au public, en lui montrant ce qui se passait au-dedans du poète, le moyen de mieux comprendre la poésie surréaliste. La question est de savoir comment le critique doit utiliser ces documents, et dans quelle mesure ils servent à la connaissance de la personnalité et de l'œuvre d'un auteur : je vais maintenant l'éclaircir en commençant par le cas le plus intéressant, celui du fondateur du surréalisme.

Le poète qui tenait l'homme pour un « rêveur définitif », qui se prononçait en faveur de tous les égarements de l'esprit, a eu une solidité mentale à toute épreuve. Avec un autre meneur, le surréalisme n'aurait pas résisté aux à-coups délirants que lui imprimèrent dès le départ Desnos et Artaud. Il aurait sombré en chemin dans une mystique du rêve faisant perdre à ses adeptes le goût des réalités. Il y eut, en Breton, un pouvoir d'exaltation compensé par un fond de ténacité, de circonspection et de bon sens. Il a passionnément aimé le rêve, mais en terrien qui cherche à lui assigner une place sur terre. Ses origines le prédisposaient à rester du monde où peinent les travailleurs manuels. Il a lui-même tracé son arbre généalogique, en insistant avec complaisance sur son ascendance paysanne. Sa mère, Marguerite Le Crouguès, couturière à Lorient, était la fille d'un maître des travaux de l'arsenal; son père Louis Breton, originaire de Vincey dans les Vosges, ancien soldat de Crimée, devenu comptable, puis débitant, était issu du peuple. Du côté maternel, Breton a eu parmi ses grands-oncles et ses grands-tantes un couvreur en paille, un maître de fourrages, un tanneur (André, qui disparut le jour de son mariage), une ouvrière en tabacs; du côté paternel, sa tante Lucie était paysanne, et la famille comprenait un maçon, un trappiste, deux sœurs défroquées, deux institutrices (dont l'une avait été en Russie). Rêver, pour Breton, ce ne fut donc pas une occupation de gosse de riche; ce fut une prise de possession de l'impossible, qu'il chercha à commuer en possible. Ce fut aussi le nœud d'un conflit avec ses parents, qui souhaitaient le voir choisir une situation bien posée. Comme de nombreux surréalistes, Breton a eu un problème avec sa mère (personne très autoritaire, même acariâtre), plutôt qu'avec son père, beaucoup plus débonnaire.

Son caractère explique aussi pourquoi son amour du rêve ne l'a jamais porté à croire au surnaturel. C'était avant tout un homme d'action, un organisateur, d'une violence contenue; déjà au temps de *Littérature*, le docteur Val-Serner, dadaïste suisse expert en nihilisme, passant en revue les membres de Dada, écrivait : « André Breton : nous attendons le moment où suffisamment comprimé, comme la dynamite, il fera explosion [1]. » Breton rejetait la bipartition de

1. *391*, XI, février 1920.

l'homme en un corps et une âme, déclarant à trente-cinq ans, en plein épanouissement de son génie : « Moniste, matérialiste, je n'aperçois pas de différence essentielle entre les besoins sensoriels matériels et les besoins spirituels. L'esprit n'ayant pas pour moi d'existence indépendante du corps ne peut être tenu que pour une propriété de la matière organisée d'une certaine façon. Les besoins de l'esprit n'ont pas à être séparés des besoins du corps, ils n'ont pas davantage à être identifiés à ces besoins ou niés au bénéfice de ces besoins. On peut leur accorder la suprématie mais non à coup sûr la priorité sur ces besoins [1]. »

Breton a commencé à noter ses rêves vers 1920, d'une manière abrégée, sans tenter d'en restituer le climat affectif, et en se contentant de retenir le fait essentiel. Le 29 août 1920, il raconte ainsi à sa future femme Simone qu'il a rêvé qu'elle le priait, par l'intermédiaire d'une de ses amies, de ne plus lui écrire; et il lui dit que grâce à ce rêve si pur (au cours duquel la pensée ne s'est pas trouvé de distraction), il sait avec précision de quel degré d'émotion il est capable. Un autre rêve, dont il fait le compte rendu le 3 septembre 1920, a le même aspect de notation cursive : « Dans une espèce de caverne du " Pirello ", je dessinais machinalement des cœurs avec ma canne et j'écrivais par terre, à la marée montante : A toi pour la vie [2]. » L'expérience d'une nuit est ici résumée en quelques lignes; on est encore loin de ces procès-verbaux minutieux, complexes, que Breton inaugura en mars 1922 dans *Littérature*.

Le rêve-programme.

Quand on lui demanda, au questionnaire des Préférences, quelle était son occupation favorite, Breton répondit : « Rêver en dormant. » Il a toujours eu une production onirique intense, dans laquelle apparaissaient des images aussi fortes et surprenantes que celles de ses poèmes. Il y évoquait sou-

1. *Réponse à l'enquête sur le désir*, ms. (Bibl. Jacques Doucet).
2. Inédit. Document communiqué par Simone Collinet.

vent les créateurs de son entourage, tels Reverdy, Aragon, Éluard; il m'a confié un jour qu'il rêvait régulièrement de certains amis avec qui il avait rompu, longtemps après le moment de leur rupture. Une caractéristique des rêves de Breton fut leur tendance à dénouer un problème affectant le mouvement surréaliste. Fréquemment, dans un débat collectif, il citait un événement qu'il avait rêvé, à l'appui d'une proposition. Le fait qu'une trouvaille ait eu lieu en rêve ne lui conférait à ses yeux aucun prestige particulier : il estimait simplement qu'on devait en tenir compte aussi sérieusement que d'une idée venue dans l'état de veille [1]. Il mit en scène pour la première fois cette particularité dans l'*Introduction au discours sur le peu de réalité,* lorsqu'il raconta qu'une nuit, dans le sommeil, il imagina qu'il maniait un curieux livre, dont les pages étaient de grosse laine noire et le dos constitué par un gnome de bois; au réveil, regrettant de ne pas le trouver près de lui, il fit des réflexions qui furent à l'origine de la fabrication des objets surréalistes.

J'appellerai ce type de fabulation onirique le rêve-programme, étant entendu qu'il ne ressortit pas au seul Breton, qu'on en trouve des exemples chez les autres surréalistes et, plus généralement, chez tout homme engagé dans de grandes spéculations intellectuelles. Le dernier des trois songes que fit Descartes, la nuit du 10 novembre 1619, où il trouve sur sa table un dictionnaire et un livre de poèmes de différents auteurs intitulé *Corpus poetarum,* et où il interprète lui-même ce rêve dans le rêve, est un rêve-programme, et il le ressentit comme tel [2]. Cette tendance fut d'autant plus marquée chez Breton qu'elle devait triompher d'une résistance. En effet, le mot « programme » était soigneusement proscrit du surréalisme, comme le mot « style » était banni du Bauhaus. Les surréalistes estimaient qu'un programme est toujours limitatif, contraire à l'esprit d'aventure poétique, qui est fait d'impulsions spontanées, de réponses immédiates aux rencontres inattendues et aux jeux du

1. On peut voir comment Breton rêva le titre d'une revue et le mit en discussion dans mon *André Breton par lui-même,* p. 49 (Éditions du Seuil, 1971).

2. « Ce dernier songe, qui n'avait rien eu que de fort doux et fort agréable, marquait l'avenir selon lui » (Baillet, *Vie de Descartes,* Paris, 1691).

hasard. Il y avait une sorte de charte des refus, sur laquelle le groupe était amené à s'accorder, mais non une liste détaillée des objectifs à atteindre, le contenu à exprimer ne relevant que des initiatives individuelles. Si les recherches des surréalistes ont une telle variété, aucun peintre ne ressemblant à un autre, chaque poète ayant son ton particulier, c'est précisément parce que tout en étant unis par des expériences communes, ils ne s'appliquaient pas à illustrer un programme déterminé. Les mots d'ordre de Breton sont toujours, on le vérifiera aisément, des conclusions qu'il tire d'une découverte qu'il a déjà mise en pratique. Cependant, l'inconscient suppléait à ce refus d'organisation, dû au déni des systèmes et des dogmes, en faisant éclore le rêve-programme qui engageait l'avenir.

Les cinq rêves publiés par Breton dans *Clair de terre* (1923) sont ainsi des rêves-programmes, à l'exclusion du dernier (le rêve de la chasse aux faisanes et des petits hommes bleus) qui exprime la libido et a une coloration sentimentale. Il y a une analogie frappante entre son rêve sur « le nouveau temps du verbe être » et le songe précité de Descartes. Breton, là aussi, découvre un volume qu'il ignorait posséder, et qu'il ouvre au hasard : « Le livre se présentait comme un traité de philosophie mais, à la place du titre correspondant à une des divisions générales de l'ouvrage, comme j'aurais lu : Logique, ou : Morale, je lus *Énigmatique.* » J'abrège toutes les circonstances de ce rêve, où Breton consulte encore un dictionnaire d'observations médicales : « Je poursuivis mes investigations : il s'agissait maintenant de chercher dans le dictionnaire un mot qui était probablement le mot : souris. J'ouvris à Rh et mon attention fut attirée par la figure qui accompagnait le mot : Rhéostat. On y voyait un petit nombre de parachutes ou de nuages suspendus ensemble à la manière des ballons d'enfants : dans chaque parachute ou dans chaque nuage il y avait, accroupi, un Chinois. » Ce rêve, fait dans la période du « mouvement flou », exprime les problèmes qui se posaient au poète qui venait de répudier la technique mallarméenne : il tombe sur les mots commençant par Rh – assurément en pensant à Rhétorique – et il symbolise son abomination de toute rhétorique, en lui substituant rhéostat, en rêvant d'un langage qui serait un envol de la fantaisie et contiendrait des énigmes vivantes. Les Chinois, symboles d'impénétrabilité, sont en plus accroupis, donc doublement cachés, par nature et par position : telle est la définition qu'il se donne de l'image poétique.

Après ces considérations préliminaires, je vais rapporter ici trois rêves de Breton, ceux qu'il a publiés sans commentaire dans le premier numéro de *La Révolution surréaliste*, en décembre 1924. Je les interpréterai selon la méthode surréaliste d'analyse des rêves, telle que je l'ai apprise de Breton lui-même, à ceci près qu'il m'est impossible de faire la part des excitations sensorielles du jour précédant chaque rêve; il n'omettait pas de les rechercher. Ce désavantage est minime, puisqu'il s'agit de rêves-programmes; ces excitations nous renseigneraient sur le principe de conversion des images, non sur les préoccupations morales que celles-ci impliquent. Un tel essai inaugural sera concluant; nous allons savoir si, oui ou non, les surréalistes ont eu raison de raconter leurs rêves et quels renseignements la postérité peut en tirer.

Rêve n° 1. – La première partie de ce rêve est consacrée à la réalisation et à la présentation d'un costume. Le visage de la femme auquel il est destiné doit y jouer le rôle d'un motif ornemental simple, de l'ordre de ceux qui entrent plusieurs fois dans une grille de balcon, ou dans un cachemire. Les pièces du visage (yeux, cheveux, oreille, nez, bouche et les divers sillons) sont très finement assemblées par des lignes de couleurs légères : on songe à certains masques de la Nouvelle-Guinée mais celui-ci est d'une exécution beaucoup moins barbare. La vérité humaine des traits ne s'en trouve pas moins atténuée et la répétition à diverses reprises sur le costume, notamment dans un chapeau, de cet élément purement décoratif ne permet pas plus de le considérer seul et de lui prêter vie qu'à un ensemble de veines dans un marbre uniformément veiné. La forme du costume est telle qu'elle ne laisse en rien subsister la silhouette humaine. C'est, par exemple, un triangle équilatéral.

Je me perds dans sa contemplation.

. . . .

En dernier lieu je remonte, à Pantin, la route d'Aubervilliers dans la direction de la Mairie lorsque, devant une maison que j'ai habitée, je rejoins un enterrement qui, à ma grande surprise, se dirige dans le sens opposé à celui du Cimetière parisien. Je me trouve bientôt à la hauteur du corbillard. Sur le cercueil un homme d'un certain âge, extrêmement pâle, en grand deuil et coiffé d'un chapeau haut de forme, qui ne peut être que le mort est assis, et se tournant alternativement à gauche et à droite, rend leur salut aux passants. Le cortège pénètre dans la manufacture d'allumettes.

Analyse. – Le prologue reflète la conception de l'amour unique que Breton se faisait à cette époque, et l'on voit que la sensualité, et un autre sentiment *masqué* y ont une part plus grande que le sens de la fidélité. La forme du costume destiné à la femme inconnue est triangulaire, comme si tout son être s'identifiait à son sexe, c'est-à-dire comme si c'était le sexe féminin tout entier qu'il va contempler en elle. Le visage de cette femme se répète partout tel un motif ornemental, jusque dans son chapeau, et on n'est pas tenté de la considérer isolément; ce n'est que la partie d'un tout. Cette constellation de visages traduit l'ensemble des jours qui s'écouleront avec la même femme. Un élément indique une surdétermination : la comparaison de la figure avec un masque de la Nouvelle-Guinée. L'Océanie représentait déjà pour Breton le « monde perdu », celui dont l'homme civilisé a immémorialement la nostalgie, et l'attrait que lui inspiraient ses objets remontait à l'enfance : âgé d'une douzaine d'années, ayant reçu de ses parents une petite somme d'argent, il l'avait dépensée entièrement pour acheter un masque primitif aperçu dans une vitrine; ç'avait été son premier achat de collectionneur. L'analogie visage-masque, la possibilité d'une censure annoncée par la ligne de points renvoient de toute évidence à un souvenir très ancien ou à une réaction très profonde.

Dans le rêve proprement dit, une scène funèbre se produit devant la maison qu'il habitait à Pantin quand il était enfant (Louis et Marguerite Breton s'y installèrent en 1900). Ce rappel du « monde perdu » de l'enfance traduit la difficulté de ses rapports avec sa famille. Au moment où il décida d'interrompre ses études de médecine, à la fin de l'année 1919, la mère de Breton vint l'accabler des plus vifs reproches, lui disant même : « Je préférerais que tu sois mort plutôt que d'avoir renoncé à la médecine. » Cette phrase l'affecta et il lui en fit longtemps grief. L'association d'une image de mort avec la maison de l'enfance dérive certainement de ce fait, resté inassimilé dans l'inconscient. En raison de son mariage en septembre 1921 avec Simone Kahn (Mme Collinet), ses parents acceptèrent de le revoir; il se dirige donc vers la Mairie pour évoquer ce mariage et cette réconciliation, et montrer que l'image de mort se rapporte à autre chose. C'est l'analogie maison-d'enfance/costume-féminin qui définit le prologue : le costume somptueux d'une femme surestimée doit s'opposer à la demeure familiale originelle. Entendons : la femme aimée doit transgresser la fonction maternelle, non se substituer à la mère (interprétation superficielle), mais être sa négation (et trente ans plus tard, il glorifiera la « femme-enfant », celle qui ne peut être mère que par jeu, non pour accomplir un devoir d'espèce).

L'événement auquel il assiste correspond à la tendance fondamentale du rêve : un enterrement à rebours, qui semble venir du cimetière au lieu d'y aller. Qui a-t-on déterré, qui ressuscite? Je constate qu'à cette époque Francis Picabia, dans un article de *Comoedia*, accuse Breton de vouloir faire revivre Dada sous le nom du surréalisme. Jacques Rigaut, un peu plus tôt, avait écrit : « On a trouvé hier dans le jardin du Palais-Royal, le cadavre de Dada. On présumait un suicide (car le malheureux menaçait depuis sa naissance de mettre fin à ses jours) quand André Breton a fait des aveux complets. » Breton lui-même avait écrit dans *Après Dada :* « Dada, fort heureusement n'est plus en cause et ses funérailles, vers mai 1921, n'amenèrent aucune bagarre. Le convoi, très peu nombreux, prit la suite de ceux du cubisme et du futurisme, que les élèves des Beaux-Arts allaient noyer en effigie dans la Seine. » Tout ce symbolisme funéraire s'applique donc à la dissolution d'une entreprise intellectuelle. Deux autres détails indiquent que le mort vivant et son cortège désignent un mouvement poétique d'avant-garde : *a)* le chapeau haut de forme, symbole de l'Esprit moderne chez les dadaïstes, fréquemment évoqué par Breton (« numéros du chapeau haut de forme »), et qui servit d'emblème à une couverture de *Littérature; b)* le salut à droite et à gauche, rappelant ce que Tzara avait écrit dans *Le Cœur à barbe,* pamphlet contre Breton et Picabia : « Le bien est à gauche, le mal à droite, monsieur Francis au milieu. »

Voici donc le schéma directeur du rêve : Breton se persuade que le surréalisme qui vient de naître, salué à droite et à gauche tel un prodige attendu (transposition des attaques de Picabia), n'est pas un mouvement mort-né, comme le dadaïsme et le cubisme; qu'il ne renie pas le passé, puisqu'il sort de l'empire des morts; qu'il justifie amplement, comme l'amour unique, que lui, Breton, se soit mis en désaccord avec sa famille; qu'il a pour idéal (et ici le costume du prologue prend un double sens) la contemplation de la Beauté inconnue. Quant au but des surréalistes, chevaliers servants de l'Esprit moderne et de la Beauté inconnue, il est clair : s'enfermer dans une fabrique d'allumettes (la revue *La Révolution surréaliste*) c'est-à-dire devenir des incendiaires, créer toutes sortes de brûlots pour incendier ce que Crevel nommera « le Bazar de la Réalité ».

Rêve n° 2. – J'arrive à Paris et descends l'escalier d'une gare assez semblable à la gare de l'Est. J'éprouve le besoin d'uriner et m'apprête à traverser la place, de l'autre côté de laquelle je sais pouvoir me satisfaire lorsqu'à quelques pas de moi et sur le même trottoir, je découvre un urinoir de petites dimensions, d'un modèle nouveau et fort élégant. Je n'y suis pas plus tôt que je constate la mobilité de cet urinoir et que je prends conscience, comme je n'y suis pas seul, des inconvénients de cette mobilité. Après tout c'est un véhicule comme un autre et je prends le parti de rester sur la plate-forme. C'est de là que j'assiste aux évolutions inquiétantes. non loin de nous, d'un second « urinoir volant » semblable au nôtre. Ne parvenant pas à attirer l'attention de mes co-voyageurs sur sa marche désordonnée et le péril qu'elle fait courir aux piétons, je descends en marche et réussis à persuader le conducteur imprudent d'abandonner son siège et de me suivre. C'est un homme de moins de trente ans qui, interrogé, se montre plus qu'évasif. Il se donne pour médecin militaire, il est bien en possession d'un permis de conduire. Étranger à la ville où nous sommes, il déclare arriver « de la brousse » sans pouvoir autrement préciser. Tout médecin qu'il est, j'essaie de le convaincre qu'il peut être malade mais il m'énumère les symptômes d'un grand nombre de maladies, en commençant par les différentes fièvres : symptômes qu'il ne présente pas, qui sont d'ailleurs de l'ordre clinique le plus simple. Il termine son exposé par ces mots : « Tout au plus suis-je peut-être paralytique général. » L'examen de ses réflexes, que je pratique aussitôt, n'est pas concluant (rotulien normal, achilléen dit *tendineux* dans le rêve, faible). J'oublie de dire que nous nous sommes arrêtés au seuil d'une maison blanche et que mon interlocuteur monte et descend à chaque instant le perron haut d'un étage. Poursuivant mon interrogatoire, je m'efforce en vain de connaître l'emploi de son temps « dans la brousse ». Au cours d'une nouvelle ascension du perron il finit par se rappeler qu'il a fait là-bas une collection. J'insiste pour savoir laquelle : « Une collection de cinq crevettes. » Il redescend : « Je vous avoue, cher ami, que j'ai très faim », et ce disant il ouvre une valise de paille à laquelle je n'avais pas encore pris garde. Il en profite pour me donner à admirer sa collection qui se compose bien de cinq crevettes, de tailles fort inégales et d'apparence fossile (la carapace, durcie, est vide et absolument transparente). Mais d'innombrables carapaces intactes glissent à terre, quand il soulève le compartiment supérieur de la valise. Et comme je m'étonne : « Non, il n'y en a que cinq : celles-là. » Du fond de la valise il extrait encore un râble de lapin rôti et sans autre secours que celui de ses mains, il se met à manger en raclant des ongles de part et d'autre de la colonne vertébrale. La chair est distribuée en longs filaments comme celle des raies et elle paraît être de consistance pâteuse. Je supporte mal ce spectacle écœurant. Après un assez long silence mon compagnon me dit : « Vous reconnaîtrez toujours les grands criminels à leurs bijoux immenses. Rappelez-vous qu'il n'y a pas de mort : il n'y a que des sens retournables. »

Analyse. – C'est le symbole le plus difficile à déchiffrer, l'« urinoir volant », qui donne la clé de tout le rêve. Il y a un urinoir célèbre dans l'art moderne : celui que Marcel Duchamp présenta aux Indépendants de New York, sous le pseudonyme de R. Mutt, et que le Comité refusa d'exposer, ce qui entraîna la démission de Duchamp de ce Comité auquel il appartenait. Breton vient de faire connaissance de Duchamp, dont la personnalité « infixable » le séduit infiniment, et il projette dans son rêve tout ce que lui inspirent l'œuvre et le comportement de ce dernier. L'homme qui se déplace dans un urinoir volant – symbole de sa mobilité d'esprit et de son anticonformisme – n'est autre que Duchamp, et Breton, puisqu'il occupe avec son groupe un autre objet du même genre, considère qu'entre Duchamp et lui il y a égalité dans l'invention et la rapidité d'évolution. Il craint toutefois que Duchamp, en faisant cavalier seul, ne nuise à l'essor du surréalisme, en lui opposant l'esprit persistant du dadaïsme; il tentera donc par la persuasion et l'intimidation d'engager celui-ci à abandonner son indépendance.

Pourquoi Breton, qui rêve couramment de tous ses amis, n'évoque-t-il pas Duchamp nommément? C'est parce qu'il a besoin de se définir à lui-même qui est Marcel Duchamp, et il ne peut le faire qu'en assemblant toutes sortes d'analogies. On voit ici un cas extrêmement intéressant de rêve où un personnage inconnu est chargé de signifier par comparaison un personnage connu. Ce Duchamp anonyme a l'apparence d'un médecin militaire : Breton l'associe au docteur Bonniot, gendre de Mallarmé, qu'il a rencontré à Nantes pendant la guerre, et qui lui a communiqué le manuscrit d'*Igitur.* Il pense donc que Duchamp lui apporte, à propos du langage, une révélation aussi grande que Mallarmé. D'ailleurs, dans *Igitur*, on trouve cette phrase : « La folie, fiole vide » fondée sur une métathèse (folie, fiole), opération souvent usitée dans les jeux de mots de Duchamp.

Breton veut convaincre ce médecin militaire qu'il est malade, c'est-à-dire soumettre Duchamp à son influence. Celui-ci énumère des maladies qu'il n'a pas : c'est un mystificateur au second degré, faux médecin, faux malade. En outre, c'est un mystificateur froid et lucide, puisqu'il n'a aucun des symptômes de fièvre qu'il décrit. Il va jusqu'à prétendre négligemment qu'il est peut-être « paralytique général » : notons que cette mystification permet à Breton, pratiquant un examen des réflexes, de vérifier qu'il n'a pas oublié les leçons de Babinski; il garde donc une certaine culpabilité d'avoir abandonné ses études de médecine.

Maintenant, Breton s'interroge sur l'œuvre principale de Duchamp, *La Mariée mise à nu par ses célibataires, même.* On sait qu'il s'agit de la description d'une machine tournant en dérision les rapports sexuels et le machinisme. La Mariée, mue par un « moteur-désir » et lubrifiée par l'« essence d'amour » est mise à nu électriquement par ses prétendants. Dans le rêve, la Mariée est symbolisée par la maison blanche, et Duchamp monte et descend sans arrêt les marches du perron, évoquant la machine célibataire dont le Chariot va et vient contre le « butoir de vie » de la Mariée.

Fugitivement, Breton veut savoir quelle est la vie sexuelle de l'auteur de *La Mariée :* il lui demande quel fut son emploi du temps « dans la brousse », d'où il revient. La « brousse », ce n'est autre chose que les « abominables fourrures abdominales », jeu de mots publié par Duchamp dans *Littérature* sous la forme du titre d'un livre à paraître. Or, dans cette « brousse », Duchamp n'a fait qu'une « collection de cinq crevettes ». On se rappelle que les jeux de mots publiés comme des sentences dans *Littérature* (nº 5!) sont au nombre de cinq (une sixième, fausse publicité dissimulée dans les annonces, n'entrant pas en ligne de compte). Les « crevettes » représentent donc les calembours de Duchamp, et Breton découvre ainsi que l'important dans la Mariée n'est pas ce qui a trait à la sexualité mais ce qui perturbe tout langage connu.

Autre détail capital : la valise de paille, dont Duchamp va tirer un lapin rôti (un rapprochement se fait ici avec *Langage cuit* de Desnos, qu'il écrivit justement à l'époque où il imitait Duchamp). Cet attirail de prestidigitateur montre que Duchamp est pour lui un illusionniste d'un nouveau genre : au lieu de tirer un lapin vivant d'un chapeau haut de forme – action purement dadaïste – il tire un lapin rôti d'une valise de paille. Duchamp va donc plus loin que le dadaïsme, et on peut difficilement l'influencer : il a de quoi se nourrir de ses propres recherches. Remarquons que si Duchamp a rassemblé toutes ses œuvres dans une valise en 1941, l'idée de publier ses notes dans une boîte remonte à 1914. Le fait que Duchamp mange la chair distribuée en longs filaments (souvenir de la « matière à filaments » de *La Mariée?*) d'une manière peu ragoûtante révèle la réaction de dépit de Breton sentant que Duchamp échappe à son influence. Enfin, les derniers propos traduisent leur « programme » commun : le poète qui commet un attentat sur le langage est récompensé par des images splendides (des « bijoux immenses »). Il n'est pas nécessaire de créer des néologismes : il suffit de retourner le sens des mots.

Dans ce rêve, Breton affirme que le surréalisme ne peut se passer de Duchamp, mais que celui-ci est malheureusement insaisissable; il se dit aussi qu'il faut combattre l'art au moyen d'objets et de mots promus à une signification insolite.

Rêve nº 3. – C'est le soir, chez moi. Picasso se tient au fond du divan, dans l'angle des deux murs, mais c'est Picasso dans l'état intermédiaire entre son état actuel et celui de son âme après sa mort. Il dessine distraitement sur un calepin. Chaque page ne comporte que quelques traits rapides et l'énorme mention du prix demandé : 150 fr. Il répond à peine et ne paraît pas ému à l'idée que j'aie pu me renseigner sur l'emploi de son temps à Beg-Meil, où je suis arrivé peu après son départ. L'ombre d'Apollinaire est aussi dans cette pièce, debout contre la porte; elle paraît sombre et pleine d'arrière-pensées. Elle consent à ce que je sorte avec elle; sa destination m'est inconnue. En chemin, je brûle d'envie de lui poser une question, une question d'importance faute de pouvoir vraiment m'entretenir avec elle. Mais que m'importe-t-il, par-dessus tout, de savoir? Aussi bien ne satisfera-t-elle sans doute ma curiosité qu'une fois. A quoi bon m'informer auprès d'Apollinaire de ce qu'il est advenu de ses opinions politiques depuis sa mort, m'assurer qu'il n'est plus patriote, etc. Après mûre réflexion je me décide à lui demander ce qu'il pense de lui-même, tel que nous le connûmes, de ce plus ou moins grand poète qu'il fut. C'est, je crois, la seconde fois qu'on l'interroge en ce sens et je tiens à m'en excuser. Estime-t-il que sa mort fut prématurée, jouit-il un peu de sa gloire : « Non et non. » Quand il pense à Apollinaire il avoue que c'est comme à quelqu'un d'étranger à lui-même et pour qui il ne ressent qu'une banale sympathie. Nous allons nous engager dans une voie romaine et je crois savoir où l'ombre veut me mener (elle ne m'étonnera décidément pas, j'en suis assez fier). A l'autre extrémité de cette voie se trouve en effet une maison qui tient dans ma vie une place considérable. Un cadavre y repose sur un lit et autour de ce lit, qui baigne dans la phosphorescence, ont lieu à certaines époques des phénomènes hallucinatoires dont j'ai été témoin. Mais nous sommes loin d'être arrivés et déjà l'ombre pousse devant elle les deux battants encadrés de boutons d'or d'une porte rouge sombre. J'y suis, ce n'est encore que le bordel. Incapable de la faire changer de résolution je prends à regret congé de l'ombre et reviens sur mes pas. Je suis bientôt aux prises avec sept ou huit jeunes femmes, qui se sont détachées d'un groupe, que je distingue mal sur le côté gauche et qui, les bras tendus, me barrent la route *à elles quatre.* Elles veulent à tout prix me faire rebrousser chemin. Je finis par m'en défaire à force de compliments et de promesses plus lâches les uns que les autres. J'ai pris place maintenant dans un train en face d'une jeune fille en deuil qui s'est, paraît-il, mal conduite, et à qui sa mère fait la morale. Elle a encore un moyen de se repentir mais elle reste à peu près silencieuse.

Analyse. – A cette époque Breton menait des transactions difficiles pour vendre à Jacques Doucet, dont il était le conseiller artistique, *Les Demoiselles d'Avignon* de Picasso. Ce qui explique le fait que Picasso répète le même prix sur ses dessins (impératif sous-entendu : pas de marchandage), et la présence du bordel plus loin (le peintre avait intitulé primitivement son tableau, figurant les pensionnaires d'une maison close, *Le Bordel d'Avignon*). Il y a peut-être un personnage invisible au début de la scène : Chirico, dont la croyance aux fantômes était fort goûtée des surréalistes. J'incline à penser que c'est lui qui influence le côté spectral des êtres et des choses dans le rêve; des deux peintres qu'Apollinaire a légués à Breton, l'un représente déjà le passé (Chirico, absent), l'autre l'avenir (Picasso, perçu comme après sa mort). La discussion avec Apollinaire permet à Breton de se prouver qu'il l'a complètement dépassé; Apollinaire lui-même se juge inférieur à ce qu'il aurait pu être. Lui qui avait pour idéal la surprise, il n'arrive plus à surprendre Breton; il le conduit sur une voie romaine (en direction de Chirico, qui habite Rome), puis comme Breton renonce à le suivre, il entre dans le bordel (c'est-à-dire dans le tableau de Picasso). Breton estime donc – ses écrits du moment le confirment – que Picasso jouera un rôle plus important que Chirico dans le développement futur de la peinture surréaliste. Il accepte le tableau, mais il refuse le bordel – on sait qu'il n'a jamais voulu avoir de rapports avec une prostituée; en revenant sur ses pas, il se trouve arrêté par un groupe de femmes qui se réduisent à quatre, lui faisant face. De même, dans *Les Demoiselles d'Avignon,* quatre femmes sont vues de face, le cinquième personnage à côté d'elles, de profil, ressemblant plutôt à une divinité primitive. Sa réprobation du bordel ne va donc pas jusqu'à lui faire critiquer le tableau peint par Picasso.

Un symbole est particulièrement frappant : cette maison lointaine où se trouve un cadavre phosphorescent, que Breton renonce à atteindre. On commettrait une erreur, à mon avis, en identifiant cette maison au corps maternel, hypothèse plausible si l'on se réfère au rêve n° 1, et le mort comme substitut du père, ou comme le souvenir de l'état d'enfance, aboli et pourtant rayonnant. Les « phénomènes hallucinatoires » sont une indication précieuse : la maison est l'hôpital de la Pitié, et le cadavre phosphorescent est celui de l'Hystérie, que Babinski a tuée, mais que les surréalistes s'obstinent à tenir pour la plus grande découverte poétique du XIXe siècle, telle qu'elle est illustrée dans l'Iconographie de la Salpêtrière. Le trait final confirme cette interprétation : dans le train où Breton est en route pour une destination inconnue, une jeune fille qui s'est mal conduite reçoit les remontrances de sa mère, comme lui-même s'est vu violemment quereller par la sienne, quand il lui a annoncé sa décision d'abandonner la médecine. Cette jeune fille est en noir (qui n'est pas ordinairement la couleur du deuil chez Breton, mais celle de l'anarchie), et rappelle l' « ennemie de la société » dont il écrit dans *Poisson soluble :* « Elle était discrète comme le crime et sa robe à petits plis noire, en raison de la brise, apparaissait tour à tour brillante et ternie. » Nous y sommes : la jeune fille est l'entité suprême du rêve, elle représente à la fois la Révolte *qui ne s'est pas encore exprimée,* et la Poésie qui est hors des mots.

En conclusion, les trois rêves de Breton révèlent d'une manière complémentaire son état d'esprit au moment de la naissance du surréalisme; certains thèmes – celui de la mort niée, par exemple – se retrouvent en chacun sous une forme différente. En classant les informations par ordre d'importance, je découvre ceci : 1° Breton est encore sensible au reproche familial d'avoir abandonné la médecine, et il éprouve le besoin de s'en justifier; 2° il entend faire du surréalisme un mouvement qui ne peut mourir; 3° le but qu'il assigne à ce mouvement est la Révolte par tous les moyens (l'incendie, la mystification, le silence, etc.); 4° il estime qu'il n'a plus rien à apprendre d'Apollinaire, et qu'il va plus loin que lui, comme protecteur des peintres et promulgateur d'un art nouveau; 5° il se dit que chaque fois que se présentera un homme original, tel Duchamp, il faudra chercher à l'entraîner dans le surréalisme (le rêve n° 2 préfigure à cet égard l'attitude adoptée par les surréalistes avec le groupe « Le Grand Jeu »); 6° il prétend solennellement qu'une lumière merveilleuse vient de l'inconscient (le cadavre phosphorescent faisant allusion, par le biais de Charcot, à la façon dont Freud a illuminé le ça par la psychanalyse); 7° il songe à faire prévaloir une conception de l'amour unique, excluant le commerce avec les prostituées, et impliquant une négation de la mère; 8° il est d'accord avec Duchamp sur la nécessité de retourner le langage contre lui-même, en vue d'une révolution sémantique.

Si Breton n'avait pas senti la nécessité d'enregistrer ces trois rêves, nous ne connaîtrions pas les dessous de sa pensée à ce moment crucial, puisque nous ne disposons d'aucune lettre, d'aucune confidence pour savoir quelle répercussion eut sur sa vie intérieure la création du surréalisme. Je ne prétends pas avoir épuisé toutes les significations de ces documents (Breton affirmait lui-même que l'interprétation d'un rêve n'est jamais *finie*), mais je me suis approché le plus près possible de la vérité. Les surréalistes ne sacrifiaient donc pas à une mode en notant leurs rêves, ils fournissaient en tout état de cause au public un matériel psychique qui permet de les mieux comprendre. Naturellement, la manipulation de ces notations est très délicate, et exige une application plus souple de la méthode employée par Stekel, dans son livre sur les rêves des poètes, pour analyser ceux de Hebbel, de Grillparzer ou de Gottfried Keller[1]. On remarquera quel avantage m'a donné la notion de rêve-programme : grâce à elle, le symbole de l' « urinoir volant », qui autrement nous aurait égarés, est devenu clair, et le rêve n° 2, de prime abord impénétrable, est presque entièrement déchiffré. Dans le rêve-programme d'un écrivain, on voit qu'une imagerie sexuelle luxuriante peut servir à exprimer violemment un débat idéologique inconscient.

L'étalon-rêve des échanges.

L'évolution de Breton à l'égard de ses propres rêves comporte deux phases principales : dans la première, il les note sans se préoccuper de se les expliquer et de les faire

1. Wilhelm Stekel, *Die Traüme der Dichter*, J. F. Bergmann, Wiesbaden, 1912.

comprendre, car il lui semble suffisant de saisir l'insaisissable, de mettre en mots ce qui par essence défie le langage; dans la seconde, il cherche à rivaliser avec Freud dans l'auto-analyse, et accompagne d'une glose sa notation. Il commença à manifester cette nouvelle attitude à l'occasion du « rêve infâme » de *Nadja;* il fit ce rêve dans la nuit qui succéda au soir où il raconta l'épisode des *Détraquées,* et où il s'abandonna aux conjectures pour savoir ce qui se passait entre le deuxième et le troisième acte : « Un insecte couleur mousse, d'une cinquantaine de centimètres, qui s'est substitué à un vieillard, vient de se diriger vers une sorte d'appareil automatique; il a glissé un sou dans la fente, au lieu de deux, ce qui m'a paru constituer une fraude particulièrement répréhensible, au point que, comme par mégarde, je l'ai frappé d'un coup de canne et l'ai senti me tomber sur la tête – j'ai eu le temps d'apercevoir les boules de ses yeux briller sur le bord de mon chapeau, puis j'ai étouffé et c'est à grand-peine qu'on m'a retiré de la gorge deux de ses grandes pattes pelues tandis que j'éprouvais un dégoût insurmontable. » Il ébaucha un essai d'interprétation, en rapportant ces images moitié à l'évocation des *Détraquées,* moitié au fait qu'il avait observé, au plafond de sa loggia, un nid vers lequel un oiseau revenait une sauterelle au bec.

Nous avons vu quel fut le développement de cette tendance anagogique dans la « période des préparatifs »; je compléterai mon précédent exposé en montrant ici les conséquences qu'a eues l'approfondissement du rêve sur la poétique de Breton. Il existe deux séries de trois poèmes automatiques qu'il a écrits en mai 1931, quand il était en train de terminer *Les Vases communicants;* ils sont restés inédits, si bien que même les spécialistes du surréalisme les ignorent. Je vais en dire quelques mots, car ils font de la poésie une invitation au sommeil lucide.

Le 7 mai 1931, à 10 heures du soir, Breton écrit *Poème avec vocabulaire,* qui commence ainsi :

On a frappé C'était l'action de s'étonner
Qui demandait la permission de passer outre

Les vecteurs ensanglantés prenaient le large
Ils crevaient le cerceau horizontal de leurs gueules de feu
C'étaient les ressemblances mouvantes les bonnes à tout faire de la réalité

A 10 h 15, c'est-à-dire dix minutes environ après avoir achevé ce texte, il écrit *Poème exhibitionniste* dont voici le début :

Je prendrai mon lit à bras-le-corps
Et je le secouerai de tous mes rêves
Les femmes rousses pourront sauter à la corde
En me faisant de l'œil comme la pensée
Rien ne m'arrêtera
J'enterrerai la fenêtre
Les couronnes de belles de jour et de belles de nuit
Puis je battrai la campagne en disposant les précieuses machines agricoles sur le papier mural
Le silence qui est déjà l'aventure
Sera encore les habits que j'aurai quittés
Le revers qui se plaque
Le volubilis qui s'enroule

Enfin, à 10 h 45, au seuil de la nuit, avant d'aller se coucher, il écrit *Poème fin du monde :*

Brrr ce ne sera pas encore pour cette fois-ci
Les cheminées au haut des rêves sont moisies
Et la vérité est couchée dans le puits
Les poètes sont mobilisés depuis midi
On voit que les cheveux se portent de plus en plus longs
Ils rabattent les cils qui rabattent les perdrix
Les chemins de fer sont désespérés
Les bateaux sont à louer
C'est trop

Il est clair que ces trois poèmes, écrits coup sur coup, expriment la gradation d'un sentiment. Je crois que Breton a reçu ce soir-là une visite, celle d'une femme ou d'un ami avec qui il a eu une discussion; il éprouve le besoin de réagir à cette impression par un poème. Puis il décide de se coucher : deuxième poème pour se préparer à l'aventure nocturne. Mais dans la demi-heure qui suit, il traîne dans son atelier, parcourant peut-être un journal du soir, ou repensant à des propos de son visiteur concernant l'actualité. Troisième poème, pour se prouver que malgré la situation déplorable du monde, il est licite de s'endormir. On trouve ici un cas de textes automatiques rédigés en vue de se procurer des rêves, en se nettoyant l'esprit à l'avance des influences extérieures. Il est probable que Breton ne trouva pas cette nuit-là l'apaisement désiré, car le lendemain 8 mai 1931 il écrivit à 2 h 30 *Poème prophétique*, à 2 h 55 *Poème scatologique*, et à 3 h 15 *Poème genre scolaire*. Il y a là un processus inverse : les textes automatiques tiennent lieu des rêves qu'il n'a pas eus ou dont il ne se souvient plus.

Dans la dernière période de sa vie, Breton n'a plus écrit de poèmes ni fait de comptes rendus de ses rêves; il a montré ainsi qu'il tenait ces deux activités pour identiques, et que si l'on voulait renoncer à la poésie formulée, ce qui était son cas, il fallait se les interdire l'une et l'autre. Il ne rompit son silence poétique qu'en publiant à soixante-cinq ans *Le La*, quatre phrases de demi-sommeil, et à ce propos, il regretta de ne pas entendre plus souvent la voix intérieure qui les lui soufflait. On pourrait donc croire que Breton vieillissant rêvait moins, ou qu'il était devenu blasé sur les féeries du rêve, au point de se désintéresser de leur description.

La question se pose autrement. Le rêve était toujours là, à portée de cerveau. Il n'était plus nécessaire d'en faire l'objet d'une revendication immédiate, car tout le monde admettait qu'il servait de référence au surréalisme. Il valait mieux étudier à son éclairage les aspects du monde moderne. L'homme ne devant pas vivre au-dessous du rêve, mais se maintenir à son niveau, et même tenter de s'élever au-dessus, Breton va engager les recherches de son groupe dans la détermination de ce qui, en état de veille, permet d'aller aussi loin ou plus loin que le sommeil. Les grandes enquêtes qu'il anime – sur le strip-tease, la magie, les voyages interplanétaires, et surtout sur les représentations mentales pendant l'amour – ont pour but de déceler ce qui peut aiguiller et suractiver la rêverie, décupler les désirs générateurs d'images obsessionnelles.

Breton a été soumis à des influences tardives qui, sans modifier son message, lui donnèrent des points d'appui différents. Ainsi, il n'a découvert qu'après la Seconde Guerre mondiale la peinture de Monsu Desiderio, l'art celtique, la poésie de Georg Träkl (qu'il définissait superbement « cette absolue déchirure qui se referme sur une rose de glace »). C'est en 1948 qu'il lut *Le Temps et le rêve* de John Dunne, dont il ne cessera désormais de faire grand cas. Dunne, ingénieur anglais spécialisé dans l'aéronautique, a voulu éclaircir le problème des rêves prédisant l'avenir, sans faire appel aux notions de la parapsychologie. A l'aide d'expériences et d'équations, il a élaboré une conception du « temps sériel » expliquant comment un rêve peut être aussi bien précognitif que rétrospectif. Breton, qui avait toujours reproché à Freud de limiter l'analyse du rêve au passé du rêveur, est reconnaissant à Dunne de chercher « cette nouvelle *structure du temps* », dont les psychologues ne se soucient guère, et qui « ne saurait se révéler qu'à la faveur de *nouveaux états affectifs* [1] ».

Il est évident que Breton fut particulièrement intéressé à la fin de sa vie par le rêve à plusieurs, ce dont témoignent les jeux collectifs du surréalisme, qui devinrent de plus en plus raffinés. Les comptes rendus de jeux, dans les revues surréalistes de 1950 à 1966, *Médium, Le Surréalisme même, La Brèche*, ont totalement remplacé les récits de rêves que l'on trouve dans celles de 1924 à 1933 [2]. Il y eut le jeu « Ouvrez-vous? », définissant les rapports des participants avec des personnages historiques, le jeu des Cartes d'analogie; il y eut la quête commune des pierres, dans le Lot, avec improvisations poétiques sur les plus belles agates découvertes. Il y eut l'essai d'interprétation collective d'un tableau de Gabriel von Max, représentant une créature étendue à terre.

1. A. Breton, *Magirama 1957*, dans *Le Surréalisme même* (nº 2, printemps 1957).

2. Dans l'*Almanach surréaliste du demi-siècle* (la Nef, 1950), on ne trouvera qu'un rêve de Maurice Heine, datant de 1939, rien de plus récent. Les dernières revues surréalistes continuent d'exalter le bizarre, de rendre hommage à Freud (en égratignant Jung au passage), de révéler des poètes et des peintres méconnus, de célébrer l'occultisme, l'érotisme, la révolution; mais elles ne contiennent plus de récits de rêves. Seul Adrien Dax, dans *Au grand bazar de l'Hôtel des Rêves* (*Le Surréalisme même*, nº 2, 1957) y publie quelques-uns de ses rêves, illustrés de croquis explicatifs.

Il y eut le jeu de « l'Un dans l'autre », que Breton mit au point avec Péret en 1956, provoquant des correspondances inattendues entre les objets, jeu auquel il se passionna au point d'étudier s'il impliquait des « secours d'ordre paranormal », effleurant la question du rêve télépathique sans la trancher. Il y eut le jeu « De qui est-ce? », joué exclusivement par Breton et sa femme Élisa : « Je demande à Élisa si, prenant une enveloppe fermée qu'on lui tend, elle éprouve comme moi, devant une écriture inconnue ou non reconnue, un sentiment de sympathie ou d'antipathie qui pourrait, à plus ample examen, laisser obscurément pressentir telles affinités ou leurs contraires. – Elle n'y a jamais songé consciemment; de par sa complexion " rêveuse " n'est apte à identifier tout au plus qu'une dizaine d'écritures au cours de sa vie marquantes et je certifie qu'elle ignore jusqu'aux rudiments de la graphologie. » Il s'agit, par de menues épreuves, d'exercer les dons de voyance d'un être; Breton fit ainsi interpréter par Élisa, sans qu'elle en sache l'expéditeur, des enveloppes que lui avaient adressées Freud, Saint-John Perse, Raymond Roussel, etc. « L'examen visuel s'aide souvent d'un mouvement de l'index droit reproduisant dans l'air le dessin des lettres. Le temps de lecture est de cinq à sept minutes environ [1]. » Le jeu est devenu une cérémonie sacrée, qui favorise l'induction, fait du rêve un dialogue, met la réalité au service du psychisme humain (alors que la société prétend faire l'inverse).

Ainsi, par l'exemple personnel qu'il donnait, André Breton était bien fait pour être le maître d'une communauté de rêveurs actifs. Parmi eux, il est le premier à montrer comment noter un rêve sans l'affaiblir ou l'altérer; il est le seul à rechercher méthodiquement par-dessous une signification psychologique. Les autres surréalistes – à part Crevel, mais d'une façon moins hardie – ne l'ont pas suivi si loin sur la voie de l'analyse. Enfin, il a fait du rêve une initiation à la pratique de la poésie, un moyen d'introduire dans les actes quotidiens les possibilités nobles que leur refuse la nécessité.

1. *Le Surréalisme même* (n° 5, 1958).

II

Robert Desnos entre veille et sommeil

> ***Rêvons acceptons de rêver c'est le poème du jour qui commence.***
>
> Robert Desnos.

Robert Desnos a été le premier héros (et hérault) du rêve dans le surréalisme, en ce sens qu'il a montré à ses amis du « mouvement flou », encore incertains de leur destination, comment « parler surréaliste à volonté », et comment marcher en funambule sur le fil imperceptible qui relie la veille au sommeil. Breton lui rendit rétrospectivement cet hommage : « Desnos, entre tous, quand il offrit de se joindre à nous, Desnos m'apparut comme l'homme de la situation. » Il explique pourquoi : « De lui se dégageait une grande puissance de refus et d'attaque, en dissonance frappante – il était très brun – avec le regard étrangement lointain – l'œil d'un bleu clair très voilé, de " dormeur éveillé ", s'il en fut. Je ne crois pas offenser sa mémoire en prononçant à son sujet le mot de fanatisme, comme il m'est d'ailleurs arrivé de le faire avec son approbation [1]. » Ainsi, Desnos a complètement modifié le type du rêveur que l'on prenait, avant lui, pour un homme doux, vulnérable, détaché des choses matérielles; il a été, plutôt qu'un songe-creux, un songe-plein combatif, véhément, exalté, embrassant la vie d'une vaste étreinte, et jonglant négligemment avec les réalités.

Desnos n'attendit pas l'appel du surréalisme pour commencer à noter ses rêves; il le faisait depuis l'âge de seize

1. A. Breton, *Perspective cavalière, op. cit.*

ans, d'autant plus volontiers qu'ils étaient toujours fort curieux. Aussi, lorsque Breton donna le signal de cette activité dans *Littérature,* Desnos y publia tout de suite après lui trois de ceux-ci. Dans l'un, datant de 1916, il se voit transformé en chiffre, errant sur une feuille de papier d'une équation à une autre; dans le deuxième, remontant à 1918, il assiste à une animation d'objets, son coupe-papier se soulevant tout seul pour se tenir sur la pointe. Ces rêves anciens révèlent la qualité de son tempérament nerveux, ses dons précoces de médium. Le troisième, fait en août 1922, prouve qu'il aspirait à monter d'un degré dans l'admiration de Breton : « Je suis couché et me vois tel que je suis en réalité. André Breton entre dans ma chambre, le journal officiel à la main. " Cher ami, me dit-il, j'ai le plaisir de vous annoncer votre promotion au grade de sergent-major ", puis il fait demi-tour et s'en va [1]. » Desnos se réveillait avec « la sensation parfaite que les rêves durent au moins toute la nuit et peut-être le jour et que l'on ne se souvient que de fragments ». Il chercha à évaluer l'impondérable, tenta en vain de se souvenir d'un rêve d'enfant fait en 1907 (où il était au milieu d'une arène de tauromachie inclinée comme un vélodrome), et quelquefois, les mots lui manquant pour décrire ce qu'il avait vu les yeux fermés, il essaya de le dessiner. En certaines périodes, il ne retient rien de ses sommeils, rien que « d'épaisses ténèbres dans lesquelles des ombres imprécises font de grands gestes vagues [2] ».

Un rêve particulièrement beau et révélateur de Desnos est celui qu'il fait au début de sa collaboration à *Littérature,* quinze jours avant la séance qui inaugura sa période des Sommeils. On va voir ici, sans fard et sans tricherie, quel homme il était au moment où il se mêle au groupe des futurs surréalistes :

Nuit du 11 au 12 septembre 1922.

Je suis dans une grande salle au parquet raboteux, bordée de canapés râpés, en compagnie de plusieurs personnes. Arrive un homme habillé comme un ouvrier. Il a une figure énergique, les

1. *Littérature* (n° 5, octobre 1922).
2. *Journal d'une apparition,* dans *Domaine public.*

yeux très enfoncés, les cheveux noirs et crépus à la façon des bohémiens. Il semble très fatigué et demande l'autorisation de se reposer. Cependant mes compagnons et moi sommes très tourmentés parce que nous avons déjà vu cet homme mais ne pouvons dire qui il est. Soudain l'un de nous prononce le mot espagnol « naranjas » que je traduis par « marchand d'oranges » mais nous continuons à chercher son nom avec anxiété. Enfin l'individu lui-même nous le dit : « Parajoul. » Immédiatement nous sommes transportés d'une grande joie. A ce moment je constate que le plancher raboteux n'est autre qu'une place publique d'une assez grande hauteur et que je n'ai aucune peine à identifier : la Place de Grève. Cependant les murs de la chambre sont restés les mêmes et bordés de canapés. Sauf à l'endroit où je suis et où se trouve mon lit sur lequel je suis étendu, et au mur qui fait angle droit avec celui où s'accote mon lit, qui est nu et percé de la fenêtre de *ma* chambre, avec *ma* table devant. De la place monte par une pente invisible et en pente douce jusqu'au niveau de la pièce, un cortège composé d'une princesse vêtue à la mode Louis XIII et à côté de laquelle marche un personnage qui n'est ni Richelieu ni Mazarin mais participe de ces deux ministres. Ils sont suivis d'une troupe mal définie. Quand ils sont devant moi je me rends compte que ces gens viennent me chercher pour me conduire à un gibet où je dois être pendu. Mais la princesse exprime à ce moment le désir de manger une pomme. Après une discussion avec le pseudo Richelieu-Mazarin qui prétend la lui offrir, j'offre à la princesse, un beau sourire aux lèvres, une pomme sur une soucoupe peinte de fleurs roses. Je m'étonne cependant de voir que cette pomme a de beaucoup l'apparence de la pêche quoique à vrai dire sa consistance soit plutôt celle de la chair humaine que d'un fruit.

Pendant que la princesse assise à ma table mange le fruit en le découpant à l'aide d'une fourchette et d'un couteau je m'aperçois que « Parajoul » est étendu à côté de moi sur le lit. La princesse le regarde sans s'effrayer de sa mauvaise mine. Quand elle a fini de manger elle se lève et je regarde longtemps le cortège s'éloigner sur une route bordée de terrains noirs, sous un ciel de lavis à l'encre de Chine dans la direction d'un gibet qu'on ne voit pas et où ils doivent pendre quelqu'un qui est moi ou Enguerrand de Marigny dont l'atmosphère qui entoure son nom plane sur cette partie de mon rêve.

Je m'applique alors à reconstituer l'épigramme de Marot sur le lieutenant de police Maillard et me réveille avant d'avoir pu y parvenir[1].

On croirait se trouver devant une coupe pratiquée en profondeur dans l'imagination de Desnos, permettant d'étudier

1. Inédit (Bibl. Jacques Doucet).

le fourmillement de ses passions. Les grandes tendances de sa sexualité, de sa culture, de sa sociabilité sont ici mises à nu.

Analyse. – a) *Sexualité.* Le poète de vingt-deux ans se définit nettement son idéal amoureux : une princesse, accompagnée par un ministre qui est mi-Richelieu mi-Mazarin. Ces deux noms nous éclairent : Richelieu fréquentait chez la courtisane Marion de Lorme, Mazarin était l'amant d'Anne d'Autriche. La femme rêvée a donc la liberté sexuelle d'une courtisane et l'aisance aristocratique d'une reine. Desnos lui offre, sur une soucoupe, une pomme qui a la consistance de la chair, qu'elle mange avec une fourchette et un couteau. L'offrande d'un fruit symbolise presque toujours l'offrande de l'organe génital : les hétaïres grecques envoyaient porter, à ceux qu'elles voulaient séduire, un fruit dans lequel elles avaient mordu. L'allusion à la fellation est évidente; on sait d'ailleurs que ce genre de caresse est fréquemment évoquée dans les écrits de Desnos. La fellation implique un danger de castration, ce qui est souligné par le fait que la princesse mange le pénis du poète avec un couteau et une fourchette, et par l'imminence d'une exécution capitale.

b) *Culture.* Desnos nous apparaît pénétré des souvenirs de l'histoire de France; son inconscient en est saturé, on ne s'étonnera donc plus de les voir jaillir si spontanément pendant ses Sommeils. Reste à savoir pourquoi il se compare à Enguerrand de Marigny. La légende attribue à ce financier la construction du gibet de Montfaucon, qu'il étrenna puisqu'il fut le premier à y être pendu. Le gibet de Montfaucon était situé à Paris entre le faubourg Saint-Denis et le faubourg Saint-Martin; et Desnos *était né dans le quartier Saint-Martin.* Il y a trois raisons, par conséquent, à cette analogie : elle montre que c'est son enfance, l'enfant qu'il était, que l'on va pendre; elle sous-entend le nom de Montfaucon, c'est-à-dire *mon faux con* qualifiant la princesse imaginaire (interprétation qui n'est pas hasardeuse, vu les calembours obscènes auxquels se livrait Desnos dans les jeux et les textes surréalistes); elle l'assimile à un être qui fut victime de l'instrument de supplice qu'il avait dressé.

L'intérêt qu'il manifeste à Clément Marot est une grande

surprise pour nous. Desnos savait par cœur des passages de Racine, de Hugo, trouvait que Coppée « n'était pas si mal », mais personne n'a dit qu'il aimait Marot. J'ai lu *L'Adolescence clémentine,* à la suite de cette révélation, et j'ai découvert de tels points communs, entre Marot et Desnos, qu'il me semble qu'un livre sérieux sur l'un ou l'autre devrait obligatoirement les confronter.

c) *Sociabilité.* Le bohémien Parajoul est visiblement, sinon le double, du moins le *socius* de Desnos. Il est qualifié de « marchand d'oranges » (les « oranges », dans l'argot des romans érotiques du XIXe siècle, auxquels Desnos se réfère en son essai inédit *De l'érotisme,* désignent les testicules); c'est donc un donneur de plaisir amoureux, que la princesse regarde d'ailleurs en connaissance de cause [1]. Il restera tranquillement sans être inquiété dans le lit du poète qu'on envoie à la potence. L'instinct sexuel, même sous sa forme la plus fruste, doit jouir de l'impunité. Enfin, l'épigramme de Marot, que Desnos n'a pas besoin de se citer, car tout le rêve n'en est qu'un commentaire, dit que lorsque Maillart, « juge d'enfer », menait pendre à Montfaucon Semblançay, il avait pris si mauvaise contenance qu'on eût dit que c'était Semblançay qui le conduisait au gibet. Le sens général du rêve est un éloge de l'insoumission : sexuelle (la fellation préférée à l'acte de procréation), poétique (Marot a été emprisonné au Châtelet et se moque de son ancien geôlier), et sociale (le bohémien Parajoul est accueilli avec joie par une société indéfinie).

La poésie de la cruauté.

Desnos fit d'emblée profiter ses écrits de son expérience précoce de rêveur. Au printemps de 1922, il rédigea *Nouvelles Hébrides,* suite de récits reproduisant les histoires

1. Sur l'orange, en tant que symbole sexuel chez Desnos, on lira avec intérêt ce passage de *Nouvelles Hébrides :* « Agenouillé, j'approchai les lèvres des cuisses de ma maîtresse. Mes dents se refermèrent sur la queue d'un fruit. Je tirai. Une orange sortit du sexe. Je pressai dessus. Elle rendit le son de la trompe de l'automobile qui m'emportait vers les Invalides. »

qu'il se racontait à lui-même avant le sommeil, en y mêlant la transcription des rêves qui les continuaient la nuit. « Je n'ai suivi aucun plan, je ne me suis soucié ni d'art ni de vraisemblance, et la licence des termes n'est que celle des pensées intimes et des rêves[1]. » Ce sont des aventures imaginaires dans lesquelles interviennent ses amis, Breton, Péret, Aragon, Vitrac, au sein d'un monde à l'envers. On y trouve une belle collection de fantasmes : scène où toute une famille s'excite en fessant un petit garçon, scène d'initiation perverse du jeune Louis Morin avec Miss Flowers et le Capitaine, etc. Il ouvre « le robinet lyrique » (c'est le titre d'un poème inséré dans le texte) et laisse couler à pleins flots troubles les images instinctuelles[2]. Tel tableau semble une réminiscence de la curiosité sexuelle de l'enfant :

Lentement le ballon descendait. J'aperçus dans un sentier une femme de race créole. Elle était accroupie et je ne comprenais pas ce qu'elle faisait. A la jumelle je la vis distinctement, jupes troussées, introduire un serpent vert dans son intimité. Mais le serpent était trop long. Elle se releva, et les jupes toujours retroussées sur la croupe elle s'en alla. Le serpent se tordait comme une queue et sifflait une jolie petite chanson dont j'ai oublié l'air.

Tel autre traduit avec éclat l'agressivité contre le père (son père, mandataire aux Halles, était défavorable à son activité poétique) :

Une borne indiquait la direction d'une ville dont les fumées des usines bavaient sur le ventre des femmes. Un homme et un petit garçon en venaient. Ce dernier saisit son père au cou et l'étrangla. Il tira sur la tête jusqu'à transformer le cou en un filament aussi mince qu'un macaroni. D'un coup sec il détacha à droite le crâne, à gauche le corps. En sautant avec le cou de son père en guise de corde il s'éloigna.

Toute l'insatisfaction érotique du jeune homme, qui était sans femme à cette époque (Henri Jeanson a raconté qu'ils partageaient auparavant la même maîtresse), se libère en fantaisies sado-masochistes. Ses héros meurent dans des

1. Lettre à Jacques Doucet, 22 octobre 1922.
2. Seul un fragment parut de son vivant dans *Littérature*. Des extraits supplémentaires ont été publiés par la revue *Europe* (1972). J'ai fondé mon analyse sur l'examen du manuscrit complet.

conditions atroces pour renaître aux pages suivantes; Louis Morin empalé descend de son pal, décharge son revolver dans la poitrine du Capitaine. Miss Flowers, la belle Américaine, se plaît à manger les yeux du narrateur, qui repoussent aussitôt après : « Vingt fois elle goba mes prunelles. Vingt fois des yeux verts renaquirent dans mes orbites et je ne fis que rire. » Miss Flowers, qui finira dépecée par son amant, annonce déjà la femme 100 têtes de Max Ernst :

Miss Flowers sortit d'une bouche d'égout. Un enfant au milieu de la place effrayait les autos. Enfin la rade s'ouvrit devant nous. Entre deux eaux flottaient les têtes des généraux de la République. Flowers en pêcha une dans une ombrelle. Celle de Hoche. Les pêcheurs du quai à genoux autour d'elle se masturbaient en cadence.

Les romans d'aventure de Gustave Aymard et de Jules Mary, dont il se délectait adolescent, sont parodiés avec frénésie :

J'arrachai les yeux de 80 Chinois qui m'environnaient. Ils me laissèrent faire sans parler. Tandis que je jouais aux billes ils s'en allèrent au pas cadencé par quatre. Ils tenaient à deux mains leurs verges géantes qui servaient de hampes à des étendards bariolés.

Un besoin de compensation et de revanche intervient dans ces scènes. Ainsi, Desnos était extrêmement intimidé par Breton et sa femme Simone; il va chercher à les rendre moins imposants par des séquences qui les transforment en partenaires de jeu :

Je gagnai le Musée Grévin. Les statues en cire de Mr et Mme Breton étaient assises sur un canapé. Ayant gratté avec mon ongle je m'aperçus que c'étaient leurs cadavres recouverts d'une mince couche de cire. Ils avaient dans les yeux de petites ampoules électriques jaunes. Quand on appuyait sur le ventre de Breton, un mécanisme disait : « C'est malin ce que vous venez de faire! »

Il était également impressionné, comme tout le monde, par le brio d'Aragon, ce qui le pousse à écrire :

J'étais très gêné de me trouver nu au milieu du cimetière. Les morts dispersés dans les étoiles m'insultèrent grossièrement. Je pensais réintégrer mon tombeau quand une main se posa sur mon épaule. Je me retournai : c'était Louis Aragon. Il était vêtu d'une large culotte de cow-boy, et d'une chemise de soie noire échancrée. Le large sombrero accroché à la ceinture pendait sur sa hanche droite, sur la tête il avait une couronne de diamant et au bras droit un brassard de 1ère communion. D'un geste il me tendit celui-ci que je transformai en cache-sexe. Nous nous en allâmes.

Des filles nous épiaient dans les rues. Elles avaient toutes l'œil droit crevé et elles chantaient en chœur.

On aurait pu prendre ces divers exemples pour des rêves vécus, tant Desnos sait retrouver avec aisance, au bout de sa plume, la symbolique et l'accent du cauchemar. Il dira plus tard que « les caractères essentiels du rêve » (sont) « la sensualité, la liberté absolue, le baroque même et une certaine atmosphère qui évoque précisément l'infini et l'éternité [1] ».

En 1924, *Deuil pour deuil* marque un progrès éblouissant, car Desnos possède maintenant toute la pratique de l'écriture automatique. Il excelle à se procurer des hallucinations hypnagogiques, à jouer avec elles, et même à les contrôler. *La liberté ou l'amour* porte au paroxysme les possibilités exploitées dans ses deux précédents livres; Freud a donné maints exemples du « rêve mettant en œuvre une rêverie »; Desnos crée ici un superbe spécimen de rêverie mettant en œuvre les fantaisies nocturnes de l'inconscient. L'histoire du Corsaire Sanglot et de Louise Lame est la transposition de l'amour impossible que Desnos ressent, en cette période, pour une femme qui se refuse à lui. Le texte-rêve abolit les difficultés, plie la cruelle à toutes les satisfactions imaginaires; Corsaire Sanglot pousse Louise Lame au saphisme avec Jeanne d'Arc-en-ciel, « pure héroïne vouée à la guerre par sadisme », fréquente le Club des Buveurs de Sperme, dont les affiliés lui racontent leurs prouesses. L'esprit circule dans un univers où tout est possible, tout est permis, où les rapports avec les objets obéissent aux lois de la condensation et du déplacement. Errant dans la Baie de la Faim, le

1. *Cinéma* (Paris, Gallimard, 1966).

Palais des Mirages, ou Paris dont les affiches le défient, le Corsaire Sanglot fait arriver tout ce qui n'arrive pas. Le livre est un hymne à l'inaccompli : « Saluons bas ces lieux fatidiques où faute d'une minute, des rencontres décisives pour des individus exceptionnels n'eurent pas lieu. » Puisque la réalité fait défaut, l'accomplissement mental du désir aura le droit de s'exercer avec une furie implacable.

Parmi les libertés prises en amour, Desnos vante ici pardessus tout la flagellation. L'épisode où le Corsaire Sanglot et sa maîtresse, dans le Pensionnat d'Humming-bird Garden, fouettent à l'envi trente jeunes filles, est un des plus ardents du livre. Cette passion se rattache à un souvenir lointain. Quand il était enfant, Desnos fut choqué de voir son institutrice punir un de ses camarades en le fouettant devant toute la classe; humilié pour lui, il en conçut un besoin de vengeance qui réapparaissait dans ses textes automatiques[1]. C'est également à son enfance que remonte sa symbolique érotique évoquant la mer, ses tempêtes, ses naufrages, sa faune. Le livre s'achève par une image de la libido frustrée : description d'une fête, dite la pêche miraculeuse, où l'on sort de l'eau des femmes nues enfermées dans des cloches à plongeur, fête interrompue par les requins.

Aux perversions sexuelles, complaisamment décrites dans ses proses comme des signes de la plus haute liberté amoureuse, correspondent dans ses poèmes les perversions verbales, signes équivalents de la plus haute liberté d'expression. Pour Breton, les mots font l'amour; pour Desnos, ils pratiquent la sodomie, le vampirisme. Il est remarquable de constater que le tour de style qu'il affectionne est l'*inversion* (sémantique et grammaticale), comme si la poésie était un acte contre-nature. Le viol du langage est manifeste dans *L'Aumonyme, Langage cuit, C'est les bottes de sept lieues cette phrase « Je me vois »*; il y a viol parce que le sens est imposé arbitrairement au poème, à grands coups d'homophonies et de paranomases :

1. Georges Hugnet évoque une soirée, pendant l'Occupation, où Desnos essaya de réaliser une scène de *La Liberté ou l'amour*, en donnant une fessée à une jeune femme qui se dégagea en lui portant un coup bas.

Jetez le lest vers l'est lestes ballons. Volez jusqu'au soleil pour voler quoi?
La peine des regards, yeux au pêne hermétique,
Offre un calme de reines antiques.
Coupez les rênes. Laissez-les galoper, les rennes [1]!

Le poème donne l'impression d'un bal équivoque où les femmes sont déguisées en hommes et les hommes en femmes. Le mot est habillé d'un phonème, il peut donc se travestir, changer de sens comme on change de sexe, par permutation de lettres ou inversion de tournure. On bouleverse le répertoire des expressions figurées, on retourne les lieux communs :

Son manteau traînait comme un soleil couchant
et les perles de son collier étaient belles comme des dents [2].

ce qui permet de créer une chaîne de contrastes :

Le loup à pas de nuit s'introduit dans ma couche.
Visiteuse! Visiteuse! Tes boucliers sont des seins!
Dans l'atelier se dressent aussi sournoises que des langues les vipères
Et les étaux de fer comme des giroflées sont devenues des mains.
Avec les fronts de qui lapiderez-vous les cailloux [3]?

ou de développer un effet d'ironie à l'égard des désirs faciles :

à vos souhaits
Les miens sont simples
qu'on me donne à boire durant toute la mort
qu'on me fiche la guerre [4].

Alors que les autres hommes traquent le mot pour le faire rentrer dans une « forme-prison », le poète le subtilise à leurs yeux, le transforme en monnaie de songe :

1. *Cataracte des flots cataracte des yeux*, dans *l'Aumonyme*.
2. *Cœur en bouche*, dans *L'Aumonyme*.
3. *Un jour qu'il faisait nuit*, dans *Langage cuit*.
4. *C'est les bottes de sept lieues cette phrase « Je me vois »* (Paris, Galerie Simon, 1926).

Un grand nombre de gardiens poursuivent
un inoffensif papillon échappé de l'asile
Il devient sous mes mains pantalon de dentelle
et ta chair d'aigle
ô mon rêve quand je vous caresse [1]!

Même plus tard son goût des alexandrins – qui lui vaudra une cinglante critique d'Aragon en 1930 – semble un goût dépravé, une espèce de gérontophilie compliquée de fétichisme pour d'anciens falbalas. Qu'espère-t-il de ces perversions verbales? Un plaisir plus vif dans l'exercice de la parole, défiant la monotonie et la satiété, la possibilité d'un anéantissement extatique, le silence devenant, après des jeux de langage insolites, comme un sommeil lourd et profond après une journée bien remplie :

Il est de bon ton chez les élégantes
de faire monter en bague
les larmes solides des morts à l'occasion des naissances.
Amour haut parleur, sirène à cœur d'oiseau,
je vous quitte.
Je vais goûter le silence cette belle algue où dorment les requins [2].

Depuis les grands rhétoriqueurs, on a vu maints poètes se livrer à des acrobaties de langage; celles de Desnos nous touchent parce qu'elles ont un rapport direct avec l'inconscient, comme le trait d'esprit; ce qu'elles ont de scabreux, de mystérieux et d'évasif, obéit au même processus que ses rêves.

Le rêve métamorphosé en femme.

En 1925, au sortir de sa période des Sommeils, et comme s'il reportait dans une autre aventure son lyrisme disponible, Desnos tomba éperdument amoureux de la chanteuse Yvonne George, pour qui il nourrira pendant plusieurs années une passion non partagée. Après avoir fait tant de rêves d'amour, il sera amené à vivre un amour de rêve.

1. *C'est les bottes de sept lieues, op. cit.*
2. *Ibid.*

Yvonne George, comédienne belge qui se lançait dans le tour de chant, et dont on vantait les étranges yeux violets, interprétait d'anciennes chansons de marins; elle affronta le grand public cette année-là à l'Olympia, et Desnos lui consacra un article criant d'émotion : « Il a suffi qu'elle chante pour que nous prenions conscience de notre lâcheté amoureuse, de l'absence intolérable du pathétique dans notre vie. Du fond de nous-même, un personnage méconnu surgit, héroïque et téméraire, égal enfin à ce qu'on peut nommer " mission " sur terre sans ridicule ni vanité[1]. » En effet, il se sent désormais la mission de servir Yvonne George, de la célébrer, même si elle ne l'aime pas, car elle lui a révélé « l'irrémédiable déchirement des vies sans folie ». Son adoration s'exprime dans ses poèmes *A la mystérieuse,* dans son recueil *Les Ténèbres,* dans la dédicace de *La Liberté ou l'amour;* il l'appelle l'Étoile. Il l'entoure de soins assidus, mais n'en reçoit aucune faveur, sinon le privilège de s'occuper de ses quatre chats quand elle part en tournée à New York; moins heureux que Charles Cros, à qui Nina de Villars se donna, Desnos ne fut pour Yvonne George qu'un page épris de sa dame, tel le Petit Jehan de Saintré. Cependant, il ne renonçait pas aux joies de la possession; il espérait qu'un jour, vaincue par son ardeur, lassée des autres hommes, elle consentirait enfin à l'aimer[2]. Elle lui offrit en cadeau un bateau enfermé dans une boîte de verre; il fut longtemps persuadé que, lorsqu'il allait lui arriver quelque chose d'important, ce bateau vibrait.

L'épisode le plus curieux de cet amour de tête est relaté dans *Journal d'une apparition.* Il s'agit là du compte rendu d'une expérience vécue, non d'une fiction littéraire. Desnos raconte que la nuit du 16 novembre 1926, après une somnolence vague et euphorique, il s'éveille vers deux heures du matin, entend qu'on ouvre sa porte pourtant fermée à clé. Une femme entre, dont il reconnaît le visage, la robe, la démarche; il ne la nomme pas, mais le lecteur averti a

1. *Yvonne George à l'Olympia* (*Le Journal littéraire,* 2 mai 1925).

2. Youki explique ainsi leurs rapports : « Yvonne George admirait beaucoup Robert, était très consciente de la place qu'elle tenait dans sa vie et dans son œuvre, mais physiquement, il n'était pas son type » (*Les Confidences de Youki,* Paris, A. Fayard, 1957).

compris que c'est Yvonne George. Elle s'installe dans un fauteuil près du lit et contemple Desnos fixement. Il la voit distinctement, éclairée par une ligne phosphorescente bleuâtre qui cerne son corps, et par le rougeoiement du poêle. Elle remue parfois son pied droit qui fait résonner le plancher en le heurtant. Dès lors, chaque nuit, la même apparition se reproduit ponctuellement. Le 26 novembre, la visiteuse change d'attitude, s'assoit sur son lit, l'air triste; les fois suivantes, elle se met aussi sur le tapis devant le feu, et il note des particularités précises : « J'ai remarqué dans la nuit du 14 décembre qu'elle a toussé à deux reprises. Dans la nuit du 15 décembre, accroché à son épaule, il y avait un morceau de serpentin de papier comme on en jette dans les fêtes et les bars de nuit. » Le 16 décembre, il veut s'assurer de son existence en la touchant; il lui prend la main, qu'elle retire aussitôt [1]. Il décide de la tuer la nuit prochaine, avec un poignard qu'il place près de son oreiller. Il n'arrive pas à s'y résoudre, et ensuite, le souvenir qu'il garde de ses visites se fait peu à peu insaisissable. A partir du 6 janvier 1927, il ne sait pas le matin si elle lui est apparue ou non; puis il finit par avoir la certitude qu'elle ne vient plus, qu'elle ne reviendra jamais. Essayant d'analyser ces phénomènes, Desnos se refuse à les classer parmi les hallucinations. Il relève que dans la semaine qui précéda cette série d'apparitions, il connut un état d'incubation comparable à ce qu'il ressentit durant la période des Sommeils. Voilà donc un cas magnifique de vision hypnagogique à répétition, provoquée par une sensibilité de poète amoureux. C'est vers cette époque que Desnos commençait à fumer l'opium avec Malkine; mais cette matérialisation d'une absente ne doit rien à la drogue. On assiste à un effet de la toute-puissance de l'idée dans une nature habituée à cultiver l'auto-hypnose.

Yvonne George mourut dans un sanatorium en avril 1930. Mais déjà cet impossible amour tournait au mythe personnel, car Desnos avait depuis un an fait la connaissance de Fou-

1. Dans *Les Ténèbres*, trois poèmes évoquent en termes voilés cette apparition : *La Voix de Robert Desnos* (daté du 14 décembre 1926), *Vieille clameur* et *En sursaut.*

jita et de sa femme Youki, et subissait la séduction de ses nouveaux amis. En août 1930, ils firent ensemble un voyage à pied en Bourgogne, allant d'auberge en auberge au gré de pérégrinations qu'il a racontées. Il se persuada que la morte se réincarnait en Youki, et qu'Yvonne George lui avait elle-même désigné sa remplaçante en lui offrant une sirène de cire, qui était son emblème :

Cette sirène que tu m'as donnée, c'est elle.
Sais-tu quelle chaîne effrayante de symboles m'a conduit de toi qui fus l'étoile à elle qui est la Sirène?
Ô sœurs parallèles du ciel et de l'Océan [1]!

Siramour est le poème de cette identification, où il dit à Yvonne George, en lui parlant de Youki : « Regarde ton nouveau visage, car tu n'es pas morte. » Desnos se fit tatouer une sirène sur le bras droit par Foujita; la Sirène, c'était Youki, dont il devint le compagnon dès novembre 1931, sitôt qu'elle fut abandonnée par le peintre. Cet événement a été précédé d'un rêve que Desnos a pris soin de noter, dans lequel on voit qu'il souhaite la désunion du couple à condition que la femme aimée n'en soit pas victime :

Nuit du 21 au 22 mars 1931.

Je rêve que je suis avec Youki et Brancusi dans l'atelier de celui-ci. Mais ce n'est pas le vrai. Celui-ci est au 2e étage d'une maison à 3 ou 4 étages située presque au sommet d'une colline. Je sais que la maison située derrière s'est effondrée la veille.

Je sors un instant. Je vois alors la maison s'effondrer tout d'un coup et comme j'accours avec un grand cri étranglé dans la gorge je vois passer Foujita qui me regarde en grimaçant. Il a une blouse blanche, un chapeau blanc à bords assez larges et porte à la main un pot de peinture où trempe un pinceau. Il s'en va loin de la maison. Je me rassure alors sur le sort de Youki car je me souviens (ce qui est *réel*) que j'ai accompagné Youki et Foujita chez eux le soir et que Youki n'est pas par conséquent chez Brancusi [2].

Il remarque que la veille au soir il a cassé une de ses dents, et que sa bague d'ambre (cadeau de Youki) s'est brisée en

1. *Siramour*, dans *Fortunes* (Paris, Gallimard, 1942).
2. Inédit (Bibl. Jacques Doucet).

quatre morceaux. Le rêve s'inscrit donc dans une série de présages, et il trouve un écho chez Youki endormie :

> Youki rêve la même nuit que ses parents la brutalisent, qu'elle saigne beaucoup de la bouche et qu'on lui a coupé le bout des orteils. Elle doit mourir mais ne meurt pas et se réjouit de voir ses pieds rapetissés. Mais elle est déçue de ne pas provoquer d'émotion chez les assistants [1].

Le lendemain matin, il constate que le bateau d'Yvonne George vibre longuement, et le soir il a une fâcherie avec Youki. On voit ainsi naître en Desnos la conception des « rêves parallèles », ceux que les amants font ensemble, comme s'ils poursuivaient la nuit un dialogue énigmatique. Si le rêve est un moyen de préhension de la femme qui ne vous aime pas, il est encore plus la voie royale de l'amour réciproque. L'amour se fait corps contre corps et rêve contre rêve. Aimer, c'est créer avec un être une communauté de sommeil, accorder ensemble les rythmes psychiques de deux inconscients. Youki est celle à qui il dit :

> Si tu veux dormir, tu dormiras dans mes bras
> en attendant le matin de cristal et de drap mouillé
> qui tombe comme une vague sur la ville [2].

Desnos s'est complu à croire un instant que Youki était la réincarnation d'Yvonne George, mais les sept poèmes du *Livre secret pour Youki*, écrits en novembre 1932, témoignent que la « femme idéale et vivante » a entièrement supplanté la morte.

La Brocante aux chimères.

Après s'être uni à Youki, Desnos ne voulut plus se perdre, mais se sauver corps et biens. Il avait toujours montré qu'un rêveur peut avoir un grand sens pratique; depuis des années

1. *Inédit* (Bibl. Jacques Doucet).
2. *A la Dame si reine*, dans *Le Livre secret pour Youki.*

il vivait du journalisme, se pliant à une gymnastique quotidienne de l'esprit pour écrire sur tous les sujets. Dès décembre 1932, engagé à *Information et Publicité,* il commença une carrière de publiciste radiophonique. Chargé de créer des slogans et des émissions pour lancer toutes sortes de produits, il devint un homme de radio aux multiples trouvailles. « Je suis le poète le plus écouté d'Europe », disait-il alors, en fredonnant un de ses refrains publicitaires. Une de ses idées maîtresses était de faire collaborer ses auditeurs, en leur demandant de répondre à des enquêtes, ou de désigner eux-mêmes les disques qu'ils voulaient entendre. Inventant sans cesse des sketches pour Radio-Paris, il n'eut plus guère de temps à accorder aux musardises. Mais, afin de ne pas s'abrutir dans sa tâche, il s'astreignit pendant toute l'année 1936, et une partie de 1937, à écrire chaque soir un poème avant de se coucher; le poème tenait lieu de rêverie précédant le sommeil. Parmi les nombreux cahiers qu'il noircit ainsi, il ne retint que les pièces figurant dans *Les Portes battantes.* Au lieu du Corsaire Sanglot, du Voyant, on avait désormais affaire au gamin de Paris, au poète populaire: son surréalisme ne se fit encore jour que dans ses foucades, ses achats d'objets au marché aux puces, son projet d'une revue intitulée *La Brocante aux chimères.* Pourtant, au sein de l'activité tarifée où il émiettait son véritable génie, il lui arriva parfois de servir la cause du monde intérieur.

En 1937, Robert Desnos créa au Poste-Parisien une émission hebdomadaire intitulée *La Clef des songes,* dans laquelle il invitait ses auditeurs à lui envoyer leurs rêves, en se proposant de les expliquer et de les mettre en ondes. Le succès fut immédiat, et lui prouva l'intérêt passionné que le public porte à ce genre de problèmes. Chaque semaine, il reçut un flot de lettres d'hommes et de femmes lui racontant ce qu'ils avaient rêvé; un de ses correspondants lui expédia même un cahier où il notait nuit après nuit ses impressions de sommeil. Desnos choisissait les deux rêves qui lui paraissaient les plus radiophoniques, et les reconstituait avec des acteurs et un fond sonore; il en résultait des scènes bizarres, destinées à plonger l'esprit dans une ambiance onirique. Ensuite, donnant la réplique à deux assistants, Colette Paule et Jérôme Arnaud, Desnos s'entretenait doctement des autres envois qu'on lui avait faits; il les classait en deux grandes catégories : les rêves porteurs de présages, et les rêves sans signification pour l'avenir.

Il les déchiffrait en se référant au *Traité des songes* d'Artémidore d'Éphèse, traduit en 1921 par Henri Vidal. Il adaptait ce livre aux réalités modernes, c'est-à-dire qu'il appliquait par exemple aux autos ce qu'Artémidore disait des chars. Bien qu'il fît valoir que Freud faisait grand cas de l'auteur grec, il ne le lisait guère dans un esprit freudien. Au contraire, il s'en autorisait pour déterminer les signes fastes ou néfastes appartenant à la vie onirique. Il croyait, avec une authentique candeur, que les rêves ont un sens augural, et il s'en expliqua très simplement :

> On comprendra aisément, nous l'espérons, qu'il n'y a rien d'absurde à tenter de prévoir le futur par les rêves. Qu'est-ce qu'un rêve, en effet? C'est une reconstitution symbolique des événements réellement vécus, une allégorie mouvementée de l'état d'âme et de l'état corporel.
>
> Comme dans la plupart des cas le futur est la conséquence quasi mathématique du passé, il s'ensuit qu'avec beaucoup de prudence et un peu de subtilité on peut déduire du rêve un présage pour les jours à venir [1].

On lui soumettait les aventures les plus saugrenues : il y avait le rêve d'une auditrice qui avait fait un voyage avec un chameau à moustaches, avant de se retrouver assise à l'intérieur d'un potiron; celui d'un homme qui se servait d'un piano automobile, permettant à la fois de faire de la musique et de se promener sur les routes, etc. La sincérité de ces propos n'était pas toujours évidente, mais Desnos n'y voyait pas là un vice rédhibitoire : « Je devine bien quelle objection on peut nous faire : " Et les mystificateurs, dira-t-on? Ceux qui vous envoient le récit de rêves qu'ils n'ont pas faits, de rêves inventés? " Eh bien! cela n'a aucune importance, l'imagination est la même à l'état de veille et pendant le sommeil. On n'invente pas n'importe quoi, et un rêve inventé

1. R. Desnos, *La Clef des songes au Poste-Parisien, Radio-Magazine* (octobre 1937).

livre les mêmes secrets, porte les mêmes présages qu'un songe authentique[1]. »

Au fur et à mesure des émissions, Desnos fit une constatation qui le frappa : il y avait des points de concordance dans l'ensemble des rêves qu'il recevait chaque semaine. « A côté du songe individuel, qui diffère de celui du voisin par ce que nous pourrions appeler ses vêtements ou son déguisement, il existe un véritable songe collectif[2]. » Les êtres d'une même communauté réagissent aux grands événements nationaux par des rêves similaires.

Voici un échantillon des propos que le poète oniromancien tenait à la radio :

Colette Paule. – Le rêve le plus fréquent cette semaine parmi ceux que nous ont envoyés nos auditeurs est celui où l'on se trouve sur une scène de théâtre et où l'on est obligé de jouer ou de chanter.

Robert Desnos. – Se trouver sur un théâtre est en général un signe de confusion dans la vie parce qu'un théâtre réunit des gens de conditions, de caractère et de moralité extrêmement diverses.

Jérôme Arnaud. – Oui, mais être obligé de jouer sur la scène de ce théâtre?

Robert Desnos. – Tout dépend du rôle qu'on a à tenir. Jouer par exemple d'un instrument de musique aux sons très doux comme le hautbois, le piano, la harpe, est un signe d'événements heureux, surtout si l'on désire se marier.

Colette Paule. – Mais si on ne désire pas se marier?

Robert Desnos. – Si on ne désire pas se marier, la harpe est signe que des événements inattendus s'opposeront à tous nos projets. Mieux même Artémidore d'Éphèse assure que c'est l'annonce d'une crise de goutte ou de rhumatisme parce que les cordes de la harpe sont sujettes à des variations selon l'humidité de l'atmosphère. La remarque est valable pour le violon, la contrebasse, l'alto, le piano, le clavecin, enfin tous les instruments à cordes.

Colette Paule. – Et jouer la comédie ou la tragédie?

Robert Desnos. – Jouer la tragédie est en général un signe d'humiliation, mais jouer la comédie ou une farce ou un vaudeville est signe de réussite dans les affaires, de fortune... enfin réussite de tous nos désirs[3].

1. *La Clef des songes au Poste-Parisien, op. cit.*
2. *Ibid.*
3. *Le dossier de « La Clef des songes »* (Fonds Desnos, Bibl. Jacques Doucet).

L'Exposition universelle, qui se déroulait à Paris cette année-là, n'était sans doute pas étrangère à cette imagerie collective de théâtre; de même, la tension internationale due à la montée du nazisme influença les symboles d'une émission suivante, pour laquelle les auditeurs avaient envoyé des rêves maritimes : voyages en paquebots, combats navals, naufrages, etc. Desnos leur dira que la mer « signifie l'épouse ou bien encore les personnages qui par leur puissance et leur autorité ont une influence sur notre destinée ». Quant aux naufrages : « C'est un signe de complication. Pourtant, c'est un signe de libération pour ceux qui ont des dettes, des procès, ou qui sont dans la servitude. »

Notons bien qu'il s'agissait là d'un jeu poétique, plutôt que d'une entreprise sérieuse de dépouillement de l'inconscient collectif. Néanmoins, Desnos y fit entrer ses convictions personnelles, et ce travail ne fut pas sans répercussions sur son comportement créateur. Il envisagea d'écrire « un conte où les rêves sont racontés comme réels et la réalité comme rêve ». Il imagina toutes sortes de slogans pour frapper ses auditeurs, ainsi : « Vous vivez la moitié de votre vie en rêvant. » – « Savez-vous que la moitié du monde analyse ses rêves? » – « Vous ne pouvez pas vous ausculter vous-mêmes et vous ne pouvez pas vivre le jour ce que vous avez vécu la nuit. »

Cette expérience laissa un si bon souvenir à Desnos qu'il accepta d'assumer, dès l'automne 1940, le courrier des rêves dans le magazine féminin *Pour elle*, sous la signature d'Hormidas Belœil. A une lectrice qui lui demandait pourquoi il s'appelait ainsi, il répondit : « Mon pseudonyme est le nom d'un personnage singulier qui me visite parfois en songe. » Dans sa rubrique, Hormidas Belœil accordait des consultations populaires, à la façon d'un devin ou d'un guérisseur. C'était le début de l'occupation allemande, la plupart des lectrices avaient leur mari prisonnier, ou étaient désemparées par les perspectives d'avenir; leurs rêves étaient lourds de symboles traduisant la frustration sexuelle et l'inquiétude matérielle. En parcourant les réponses de Desnos, on est charmé de sa chaleureuse générosité; avec une mansuétude fraternelle, il essaie de redonner l'espoir à tous ces êtres appréhensifs. Une femme signant Anxieuse, à Bordeaux, lui dit qu'elle fait sans cesse le même rêve : elle entre dans une église, le prêtre en la bénissant tombe mort sur elle, et elle s'aperçoit alors que c'est son mari. Qu'elle se rassure, lui dit Desnos : « Elle est avertie par là que quelqu'un essaie de lui nuire et de la calomnier. Mais le fait que dans un autre rêve, elle ait refusé d'entrer dans la même église prouve qu'elle surmontera ses obstacles entre elle et son bonheur. » Une jeune fille rêve qu'elle est poursuivie par un taureau furieux, et qu'elle s'abrite dans une guérite dont elle ne peut plus sortir, car le taureau est toujours là menaçant. Voilà un bon augure, selon Hormidas Belœil : le taureau représente quelqu'un de puissant qui s'intéresse à elle, et qui lui obtiendra une place dans l'administration. A une autre, qui rêve constamment qu'elle devient folle, il apprend qu'elle a beaucoup de chance : « Rêver qu'on devient fou est un excellent signe. Il annonce la réussite de toutes les entreprises quelles qu'elles soient car les fous n'obéissent qu'à leur seule fantaisie. »

A peine si, par instants, il laisse libre cours à son humour : « Madame L. à Boulogne rue G. rêve que différents Messieurs de sa connaissance lui font des déclarations d'amour. Ce rêve n'a pas grande signification en ce qui concerne l'avenir. Il en a davantage en ce qui concerne le présent, car il pourrait être le signe chez Madame L. d'une certaine fatigue. » Une célibataire parisienne, Denise, rêve qu'elle a une montée de lait, et qu'elle se trait pour le boire; elle est informée ainsi « qu'elle ne peut compter que sur elle pour se débrouiller dans l'existence ». Une lectrice d'Angers rêve que sur le parquet de sa chambre grouillent des hippocampes, qu'elle écrase en marchant; elle craint un mauvais présage. Bien au contraire, ces petits monstres lui prédisent « qu'elle aura de petits ennuis dont elle se tirera seule et presque malgré elle ». Si déplorables qu'ils soient sur le plan scientifique, les avis d'Hormidas Belœil font comprendre pourquoi Youki dit, évoquant le moment où elle rencontra Desnos : « Je fus frappée de ses yeux couleur d'huître largement cernés de bistre, de sa grande et belle bouche qui souriait avec bonté. » Sous le caractère ombrageux du poète, il y avait une bonté incontestable, qui se révèle dans les apaisements qu'il prodigue à la jeune fille qui rêve chaque nuit qu'on l'étrangle, à celle qui a vu apparaître dans le ciel « la Sainte Vierge, des anges, des moutons et des poules ». Quand le cas ne peut être interprété dans un sens favorable, il se contente d'en dire : « C'est ce que j'appelle un rêve d'agrément, indice d'une âme romanesque, mais sans beaucoup plus d'importance qu'une rêverie. »

On pourrait croire que l'évolution de Desnos, à la fin de sa vie, dément les outrances de ses années de surréalisme frénétique. Le titre de son recueil *L'État de veille* (1943) laisse entendre qu'il préfère désormais, aux grands envols de l'extra-lucidité, la vigilance de l'esprit parmi les choses réelles. Son écriture s'assagit, déroule les rimes régulières de ses longs poèmes *Calixto* et *Le Bain avec Andromède*, de ses sonnets de *Contrée*. Il lui arrive même de faire une déclaration désabusée où il limite la part de ce qui fut jusqu'à présent son domaine féerique :

Mais je plains ceux
Qui dorment vite et mal

Et, mal éveillés, rêvent en marchant.

Ainsi j'ai marché autrefois
J'ai marché, agi en rêvant,
Prenant les rues pour les allées d'un bois.

Une place pour les rêves
Mais les rêves à leur place [1].

C'est que les temps de guerre sont là, si durs que la conscience doit se faire de bronze pour les soutenir. Le héros n'est plus celui qui dort, mais celui qui, tel *Le Veilleur du pont au Change*, protège le repos de la ville endormie. Desnos veut lui aussi être un veilleur, ayant l'œil sur la réalité du jour, luttant dans ses chroniques d'*Aujourd'hui* contre la propagande, vitupérant en poésie verte le *Maréchal Ducono*, s'occupant du réseau Agir, s'apprêtant à fonder un journal

1. *Rêves*, dans *L'État de veille* (Paris, Pour mes amis, 1943).

satirique, *La Voix des Taons.* Lorsqu'il est arrêté le 22 avril 1944, interné à Fresnes, puis à Compiègne, et déporté au camp de Flohä, le veilleur sait encore tourner contre le malheur les armes du dormeur debout. Le veilleur fait l'admiration de tous les prisonniers en jetant sa gamelle de soupe à la face d'un de ses gardiens, et en supportant sans broncher la rude punition qu'on lui inflige. Le dormeur debout rédigeait un texte surréaliste, *Le Cuirassier nègre*, sur des feuilles de papier à cigarettes; aux pires heures, il lisait les lignes de la main à ses compagnons d'infortune, en prédisant à chacun un avenir fabuleux [1]. Après l'évacuation du camp à Térézine, atteint du typhus, moribond, à l'étudiant tchèque qui l'identifie sur son lit d'hôpital, le Desnos de tous les sommeils et de toutes les veilles murmure : « C'est mon matin le plus matinal. » Le destin exceptionnel de ce poète fut d'être jusqu'au bout un rêveur public, suggérant des thèmes de fugue aux esclaves du sérieux, comme l'écrivain public du Moyen Age composait des missives pour les analphabètes.

1. Voir Robert Laurence, *Souvenirs de déportation avec Robert Desnos :* « Accroupi à la turque, imperturbable, il annonçait à chacun, après d'extravagantes aventures, un dénouement idyllique, hélas! tellement invraisemblable. On faisait queue. Personne ne souriait » (*Europe,* 1972).

III

Paul Éluard, calligraphe du rêve

Tous mes désirs sont nés de mes rêves.
Paul Éluard.

Le 19 octobre 1920, au cours d'une réunion du groupe de *Littérature* au restaurant Blanc, rue Favart, diverses questions de principe furent abordées par Breton et ses amis, qui venaient de s'engager dans le dadaïsme. On demanda ainsi : « Le langage peut-il être un but? » La réponse est intéressante : « Non, à l'unanimité moins une voix (Éluard). » D'emblée, ce qui distingue Éluard des autres membres du groupe, c'est qu'il subordonne tout au langage; il ne le considère pas comme un simple moyen de véhiculer des sensations et des idées, il en fait une fin en soi vers laquelle tout doit le conduire. S'il accepte l'écriture automatique et le rêve, qui obligent l'inconscient à vider son sac, il en filtre malgré tout les résultats; l'idéal pour lui est ce comprimé de significations, ce concentré d'essences rares du Verbe, qu'est le poème. Tous les rêves qu'il raconte sont ceux qui, dans le surréalisme, sont rédigés avec le plus d'élégance et de fioritures, au point de faire parfois penser qu'il s'agit de poèmes en prose. Il procède à une calligraphie onirique.

Son attachement profond aux ressources de la langue explique pourquoi Éluard est le surréaliste préféré du corps enseignant : normaliens, professeurs, candidats à l'agrégation, instituteurs se le disputent; le nombre de thèses qu'on a déjà écrites sur lui est impressionnant. Il fut un temps où l'on pouvait croire, devant l'insistance des critiques, qu'il était le seul poète moderne en France. C'est qu'il y a dans sa poésie, affranchie des rimes mais non des strophes, un ronronnement comparable à celui des vers classiques. On sent qu'il a le culte des bonnes manières de l'écriture. Des esprits qui ne comprennent rien au surréalisme, qui restent fermés aux trouvailles de Breton, Char, Péret, Leiris, sont béats d'admiration devant Éluard. Sa poésie est pétrie de si bons sentiments – avec même, sur la fin, un ton humanitaire et évangélisateur – que tout le monde peut en faire l'éloge sans se compromettre. Chez lui, jamais un mot plus haut que l'autre, aucune de ces « indécences » que multiplia Aragon dans *Le Mouvement perpétuel* et *La Grande Gaîté :* tout est aimable, exquis, ravissant, angélique.

Éluard ayant été un homme de parti, un homme public, qu'il était nécessaire de mettre à la portée d'une clientèle populaire, sa biographie sous la plume de certains a pris l'aspect d'une image d'Épinal. Ce n'est plus un être humain, avec ses qualités et ses défauts, c'est un saint, le saint François d'Assise du communisme, dont les hymnes et les cantiques sont écoutés moins par des amateurs de poésie que par des dévots. Quelques amis de sa période surréaliste ont protesté contre les traits trop appuyés de cette légende dorée, et il est juste de tenir compte de leurs rectifications. Christian Zervos, le fondateur des *Cahiers d'Art,* qui hébergea Éluard pendant la guerre dans un pavillon de sa propriété de Vézelay, était impatienté d'entendre louer le poème *Liberté* comme un grand chant de la Résistance; il racontait qu'Éluard l'avait écrit pour Nusch, en manière de réconciliation après une fâcherie avec elle; c'était une longue litanie amoureuse, où revenait le leitmotiv *J'écris ton nom,* et qui se terminait par *Je suis né pour te connaître / Pour te nommer / Nusch,* qu'il remplaça plus tard par *Je suis né pour te connaître / Pour te nommer / Liberté*[1]. Le plus mordant fut Benjamin Péret, qui à la suite du numéro spécial d'*Europe*

1. Il a fini par en convenir publiquement, dans une conférence sur *La Poésie de circonstance,* faite à Genève en février 1952, sans toutefois révéler les détails racontés par Zervos. Il existe plusieurs manuscrits de ce poème, celui que Raymond Jean publie en frontispice de son *Éluard par lui-même* étant la version « officielle ».

consacré à Éluard, écrivit *Défense de mentir*[1], réfutant les diverses enjolivures destinées à rendre sa figure plus attendrissante. Péret, sachant le fin mot des choses (Éluard et lui furent un temps unis comme deux frères), affirma : non, Éluard n'a pas été gazé durant la guerre de 1914-1918. Non, il ne faisait pas partie de la manifestation Sacco et Vanzetti, boulevard de Strasbourg, le 23 août 1927, pour la bonne raison qu'il ne passait jamais un mois d'août à Paris. Péret contesta violemment Sadoul qui prétendait qu'Éluard parlait gaiement au *Cyrano* de ses camarades les conducteurs de tramways et les receveurs d'autobus : « Te moquerais-tu des lecteurs d'*Europe*, Sadoul? Tu as entendu maintes fois, comme moi, Éluard protester après chaque réunion de cellule contre les propos qui s'y tenaient, et en quels termes! T'en souviens-tu? A telle enseigne qu'Éluard cessa en effet de militer après une douzaine de réunions, non parce que ses amis lui en avaient donné l'ordre (c'était tout le contraire) mais parce qu'il en avait assez. » Péret s'éleva également contre le mythe d'un Éluard né dans la misère et vivant pauvrement : « Il était le seul parmi nous à disposer de sommes qui lui permettaient d'acheter sans cesse des livres rares et coûteux, ainsi que ces cartes postales évoquées par l'oublieux Sadoul, et qui étaient érotiques de préférence. » Bref, Péret ne reconnaît qu'un mérite au témoignage de Sadoul : « Au moins a-t-il la pudeur de ne pas parler de l'amour chez Éluard. Il sait trop bien, comme tous ses amis d'alors, quel libertinage il entendait par là. Passons. » Le reproche de libertinage – article sur lequel le surréalisme ne badinait pas – émanait de Breton qui déclarait dans *Ajours*, visant principalement Éluard, que certaines ruptures du surréalisme avaient été moins motivées par des querelles politiques que par des divergences sur les mœurs amoureuses[2].

La publication des *Lettres de jeunesse* d'Éluard marque

1. *Médium* (nº 1, novembre 1953).

2. Henri Parisot m'a lu un jour – c'était en 1960 – une lettre qu'il venait d'écrire à un critique, qui avait fait une erreur sur la vie d'Éluard à une période où lui, Parisot, fréquentait le poète quotidiennement. Ledit critique lui répondit qu'il avait puisé toutes ses informations dans Louis Parrot – ce qui lui paraissait une garantie suffisante – et qu'il n'en démordrait pas! Voilà où en était hier encore l'étude de la poésie, et particulièrement l'étude d'Éluard.

une volonté, encore très timide, de le présenter tel qu'il est, et non tel qu'on veut qu'il soit. Le préfacier, Robert-D. Valette, fait justice de la légende qui lui attribuait une enfance misérable, traînée « dans les ruisseaux de Saint-Denis ». La jeunesse d'Éluard est tellement celle d'un petit-bourgeois bien-pensant qu'on se demande comment il a pu devenir surréaliste. Ou plutôt, on admire le pouvoir d'André Breton, qui a su déniaiser cet enfant de chœur, déchaîner ses virtualités de révolte, pousser son être et sa poésie dans la voie la plus propice à leur exaltation. Son père, Clément Grindel, était un marchand de biens qui fit sa fortune entre 1900 et 1905; sa mère fut un temps couturière, et eut plusieurs apprenties. Enfant unique, il fut l'idole de ses parents, surtout de sa mère, comme le souligne Valette : « Autoritaire avec tous, elle était presque soumise à son fils; elle l'aima si passionnément que ses intimes, plaisantant, prétendaient qu'elle en avait été toujours amoureuse [1]. » Élevé d'abord à Saint-Denis, puis à Aulnay-sous-Bois, il vint à Paris vers 1908 avec ses parents, mais dut interrompre ses études à l'École Colbert après une crise d'hémoptysie; envoyé en décembre 1912 au sanatorium de Clavadel, en Suisse, il y resta un an et demi. C'est là qu'il rencontra Gala, avec qui il ne tarda pas à se fiancer; sa mère opposa une hostilité jalouse à leur projet d'union. Mobilisé pendant la guerre comme auxiliaire, muté dans l'infanterie, puis versé dans l'administration, il est envahi par une obsession : se marier chrétiennement. Or son père, socialiste militant, n'avait consenti qu'à le faire baptiser; tandis que Gala de son côté se convertit au catholicisme, Eugène Grindel, qui signe déjà du pseudonyme de Paul Éluard, prépare sa première communion. De l'hôpital auxiliaire de Rosny, il écrit le 19 avril 1916 à sa mère : « L'abbé qui est ici s'occupera de tout. L'évêque viendra et ce sera l'occasion d'une petite fête assez convaincante pour les incroyants d'ici [2]. » Éluard fait donc sa première communion le mercredi 3 mai 1916 à Rosny; il est âgé de vingt et un ans. Sa correspondance montre qu'il attache une grande importance à ce que la mariée ait une

1. Paul Éluard, *Lettres de jeunesse* (Paris, Pierre Seghers, 1962).
2. *Ibid.*

robe blanche, malgré la pénurie du temps de guerre. Son idéal est de se conformer aux usages bourgeois. Rien en lui du nihilisme précoce de René Crevel. Ses premières plaquettes de poésie, financées par ses parents, publiées avec leur bénédiction : *Dialogues des Inutiles* – influencés par Paul Fort[1] –, *Le Devoir et l'inquiétude, Poèmes pour la paix,* sont d'une mignardise excessive. Fils à maman, dorloté, bichonné, sage comme une image, c'était un grand garçon modèle, respectant sa famille, la tradition et la loi. Ce fut alors que Jean Paulhan, qu'il commençait à fréquenter, lui conseilla de se mettre en rapport avec les fondateurs de *Littérature;* Éluard est ainsi happé par une aventure qui le contraint à sortir de son cocon; il en sort lentement, et il en garde longtemps sur lui le duvet soyeux.

« Vivre d'erreurs et de parfums. »

L'adhésion d'Éluard à Dada est sujet de controverses. Les puristes de cette époque la désavouèrent, tel Pierre de Massot qui disait qu'Éluard, n'ayant jamais rompu avec l'ordre traditionnel, était « si étranger au dadaïsme qu'on pourrait qualifier sa fugitive participation à ce mouvement d'escroquerie littéraire[2] ». C'est dans le numéro 3 de *Littérature,* en mai 1919, que commence la collaboration d'Éluard, qui vient d'être démobilisé. Il ne fera pas partie du premier Vendredi de *Littérature,* en janvier 1920, point de départ de l'activité des dadaïstes parisiens; mais en février, il fonde la revue *Proverbe,* à laquelle il les convie, et dont la devise était : « Bas les mots! » Éluard se dépensa sans réserve dans les manifestations de la salle Gaveau et du théâtre de l'Œuvre; ses textes *Pâtisserie Dada, Développement Dada, Présentation des Dadas* n'eurent pas un ton forcé. Ses aphorismes, sentences et lazzi furent « démorali-

1. Dans une lettre à son père, Éluard lui demande les *Poèmes de France.* L'annotateur de ses *Lettres de jeunesse* suppose que c'est une œuvre perdue d'Éluard. Il s'agit en réalité de la XIXe série des *Ballades françaises* de Paul Fort, intitulée *Poèmes de France* (Payot, 1916).

2. Préface à *Francis Picabia* (Paris, Pierre Seghers, coll. « Poètes d'aujourd'hui », 1966).

sants » à souhait : « Oubli gratuit, la vie sans phrases », ou : « Disparaître c'est réussir. » On crut qu'avec *Proverbe* il voulait faire bande à part, défendre une conception plus précieuse de Dada. Breton en jugeait autrement, et disait devant Desnos, venu se présenter à lui au Bar Certa, au cours d'une permission : « Celui d'entre nous qui est le plus Dada c'est Éluard. Quand on lui dit : " Dada c'est idiot! ", il répond : " Mais oui, Dada c'est idiot[1]. " »

Cependant, Breton et Éluard furent brouillés pendant un an, à la suite d'un incident banal, la découverte d'un portefeuille dans un café. Le groupe Dada discuta du parti à prendre, mais Éluard, à l'insu de ses amis, alla porter le portefeuille au patron du café, ce qui fut jugé fort peu dadaïste. On ne le retrouve au côté de Breton qu'en 1922, réparant par son zèle sa brève disgrâce. Il sera un participant assidu de la période des Sommeils, un combattant intrépide dans les échauffourées. Lors de la soirée du Cœur à barbe au théâtre Michel, le 5 juillet 1923, Éluard monta sur scène pour donner des coups de canne à Tzara et déchirer le costume de Crevel[2]. Hommage sera rendu à son courage par Aragon dans *Une vague de rêves :* « Paul Éluard, je l'ai vu piétiné par les agents et les machinistes sur un piano et les ampoules brisées, ils étaient trente contre ce sursaut des étoiles. »

L'événement décisif dans l'évolution créatrice d'Éluard fut ce qu'il appela son « voyage idiot », c'est-à-dire la fugue de quelques mois qu'il effectua en 1924. Une fugue est un suicide blanc. C'est une corrida sans mise à mort, un rêve sans sommeil, un jeu de hasard dont on est le cornet à dés. Le fugueur souvent ne fuit rien, n'espère rien trouver : il mime dans l'espace et le temps une impossibilité qui le tourmente, il est le chorégraphe de son indécision. Éluard est depuis quatre ans associé aux affaires immobilières de son père, qui veut en faire son successeur; il est chargé de gérer des lotissements en banlieue. Le poète se cabre devant cet avenir.

1. R. Desnos, *Rencontre avec Breton*, ms. (Bibl. Jacques Doucet).
2. Roger Vitrac, dans son article *Guet-Apens* (*Les Hommes du jour*, 4 août 1923), fait le compte des horions distribués à cette soirée : Breton gifla Jacques Baron et frappa de sa canne Pierre de Massot, Max Morise gifla Gilbert Charles, Marcel Arland et Florent Fels se battirent ensemble, etc.

D'autre part, la poésie, telle que l'entendent ses amis, aboutit au silence : Breton, l'année précédente, a déclaré dans une interview qu'Éluard, Desnos et lui allaient renoncer à écrire, après un Manifeste commun pour en donner les raisons. Éluard ne se sent pas la force de renoncer à écrire, et il s'en veut de ne pas avoir cette force. Malgré son engagement solennel, il laisse imprimer *Mourir de ne pas mourir*, y met une dédicace testamentaire (« Pour tout simplifier, je dédie mon dernier livre à André Breton »), puis le 24 mars 1924 part brusquement, lâchant tout. Il envoie un pneumatique à son père : « J'en ai assez. Je pars en voyage. Je te laisse toutes les affaires que tu avais entreprises pour moi. Mais j'emporte l'argent que j'ai sur moi, soit 17 000 frs. Ne lance pas la police ni publique, ni privée à mes trousses. Le premier qui se fourre dans mes pattes, je le mets hors d'état de me nuire. Et cela serait dommage pour l'honneur de ton nom [1]. » Cependant, démentant ce ton farouche, il lui recommande de prendre soin de sa femme et de sa fille, et de dire à leur entourage qu'il est dans un sanatorium en Suisse.

Éluard passe par les Antilles, Panama, l'Océanie, fait escale aux îles Cook, en Nouvelle-Zélande, en Australie, aux Célèbes, visite Java, Sumatra, Ceylan. Il tente de vérifier s'il est apte à l'aventure, de mettre à l'épreuve ses proches. Sa famille et ses amis s'alarment. Bientôt, désemparé, malade, il envoie des télégrammes d'appel au secours. Max Ernst va le rejoindre à Singapour et erre avec lui en Indochine. Enfin, Gala part pour Saïgon où il se trouve en souffrance, et à son arrivée, il câble à ses parents, le 12 août 1924 : « Vous ai toujours aimés. » Le 27 septembre, il débarque à Marseille : c'est le retour du poète prodigue.

Sa fugue l'a-t-elle délivré d'un fantôme? Lui a-t-elle fait perdre sa virginité intellectuelle, transformant en homme du monde, du monde entier, l'enfant délicat d'un nid douillet? Elle lui a permis au moins de surmonter les deux obstacles qui le décourageaient. Il n'est plus question qu'il devienne marchand de biens. Et il n'a plus à renoncer à écrire, car Breton a démontré entre-temps, dans le *Manifeste du surréa-*

1. P. Éluard, *Livre d'identité*, Documents réunis par Robert-D. Valette (Paris, Tchou, 1966).

lisme, qu'on peut se servir de l'écriture contre la littérature. Son premier acte est de participer au pamphlet collectif du 18 octobre contre Anatole France, en des termes d'une férocité allègre : « Tes semblables, cadavre, nous ne les aimons pas. Que de bonnes raisons, pourtant, ils ont de durer, comme la beauté et l'harmonie qui les remplissent d'aise, qui leur mettent aux lèvres un bon sourire, un sourire de père de famille. La beauté, cadavre, nous la connaissons bien et si nous nous y prêtons, c'est qu'elle ne nous donne pas précisément à sourire. Nous n'aimons le feu et l'eau que depuis que nous avons envie de nous y jeter. »

Éluard revient à l'écriture avec circonspection, ne voulant pas se conduire comme les littérateurs exécrés. En janvier 1925, il publie avec Péret les *152 Proverbes mis au goût du jour*, qui sont une série de « mots de jeu ». En février, *Au défaut du silence*, sans nom d'auteur, est une suite de notations inspirées par Gala. Ce n'est qu'à la fin de 1926 avec *Capitale de la douleur* (paraissant en septembre) et *Les Dessous d'une vie* (en décembre), qu'il laisse librement parler et agir le poète nouveau, le poète surréaliste. Il a maintenant une foi, le surréalisme, et un maître fraternel, Breton, en qui il croit aveuglément, au point de lui dire en 1926 : « Trois hommes ont aidé ma pensée à se libérer d'elle-même : le marquis de Sade, le comte de Lautréamont et André Breton [1] » et en 1929 : « Qui es-tu, André? Celui que je ne peux perdre qu'en me perdant moi-même, mon droit à penser, à vivre [2]. » De 1924 à 1938, Éluard est un surréaliste absolu, un poète raffiné, subtil, ayant le goût du mystérieux et du scabreux, dont la poésie semble une cristallisation du langage. Chacun de ses poèmes contient en filigrane un rêve. C'est aux variations de son activité de rêveur qu'on peut mesurer toute l'évolution de son œuvre.

1. *Œuvres complètes*, t. II, p. 959 (Gallimard, Bibliothèque de la Pléiade, 1968).
2. *Ibid.*

Le Dormeur appliqué.

Avant d'être l'ami d'André Breton, Éluard fut l'ami de Jean Paulhan. L'influence de celui-ci est manifeste dans la première période du poète, surtout en ce qui concerne la conception du rêve. En effet, Paulhan publie en 1921 *Le Pont traversé*, curieux recueil de rêves, répartis en trois nuits, exprimant les états d'âme d'un homme qui se dépite de l'éloignement d'une femme; chacun de ces rêves, portant un titre (*Les paroles transparentes, Le panier de singes, La promenade rapide*, etc.), est commenté par le narrateur qui s'étonne de leur tour métaphorique : « Il est étrange que l'on prenne, étant seul, tant de précautions et d'images pour se parler. » Paulhan ne s'inspirait nullement de Freud, il partait de *Double* de Francis Poictevin, où les rêves d'un couple sont traités en « écriture artiste ». C'est également en 1921 que paraissent *Les Nécessités de la vie et les conséquences des rêves* d'Éluard, offrant les plus grandes similitudes avec *Le Pont traversé.* Dans les *Exemples* qui les précèdent, deux poèmes font l'éloge du dormeur, « jeune mort, mort d'avenir »; ce n'est encore pour lui que le rescapé d'un naufrage :

Triste, il va mourir d'étrange façon,
Les yeux tomberont dans le sac des joues
Lèvres aspirées, nez étroit,
Espoir : il dormira.

Dans le recueil suivant, *Répétitions* (1922), un poème est un récit de rêve, mais si Éluard ne l'avait pas lui-même précisé à Jacques Doucet, nous n'en aurions rien su. C'est celui-ci :

L'ombre aux soupirs.

Sommeil léger, petite hélice
Petite, tiède, cœur à l'air.
L'amour de prestidigitateur
Ciel lourd des mains, éclairs des veines,

Courant dans la rue sans couleurs
Pris dans sa traîne de pavés,
Il lâche le dernier oiseau
De son auréole d'hier –
Dans chaque puits, un seul serpent.

Autant rêver d'ouvrir les portes de la mer.

Reconstituer le rêve exact d'Éluard d'après ce poème est une tâche impossible. L'image onirique se réfléchit dans une image poétique qui la déforme. Le poème est un *rêve déguisé*, où l'on ne reconnaît plus l'anecdote originelle. Beaucoup de poèmes d'Éluard seront taillés sur ce modèle. On croira qu'ils commentent la réalité, alors qu'ils mettent en œuvre les éléments qu'il a rêvés la nuit précédente.

Mourir de ne pas mourir (1924) contient le premier rêve *nu* publié par Éluard dans *Littérature*, à l'imitation de Breton : *Pour se prendre au piège*. Cette fois, le contenu manifeste est transcrit directement : « C'est un restaurant comme les autres. Faut-il croire que je ne ressemble à personne? Une grande femme, à côté de moi, bat des œufs avec ses doigts. Un voyageur pose ses vêtements sur une table et me tient tête. Il a tort, je ne connais aucun mystère, je ne sais même pas la signification du mot : mystère, je n'ai rien cherché, rien trouvé, il a tort d'insister. » Mais on a la surprise de constater que le récit, au lieu de garder ce ton jusqu'au bout, se termine par une apostrophe : « Grande femme, parle-moi des formes, ou bien je m'endors et je mène la grande vie, les mains prises dans la tête et la tête dans la bouche, dans la bouche bien close, langage intérieur. » Il y a là un genre particulier à Éluard, que je nommerai le rêve-ballade : après l'exposé des faits, il rédige un *envoi*. Quelquefois même, son rêve-ballade est réduit au seul envoi, qui ne contient qu'une vague allusion à la scène rêvée, pour la dédier à la femme aimée ou en tirer une moralité poétique.

D'autres pièces de ce recueil sont des rêves déguisés : *Dans le cylindre des tribulations*, *La Malédiction*, *Silence d'évangile*. On y rencontre aussi des poèmes qui établissent un nouveau type de relations causales, comme *L'Habitude* :

Toutes mes petites amies sont bossues :
Elles aiment leur mère.
Tous mes animaux sont obligatoires,
Ils ont des pieds de meuble
Et des mains de fenêtre.

On pense qu'un poète s'inspire du rêve quand il décrit une scène bizarre. Éluard démontre qu'il y a des procédés plus subtils, comme de faire entrer dans la syntaxe de nouvelles règles d'accord.

Dans les *Proverbes* inventés avec Péret, il en est qui expriment la confiance au lyrisme nocturne : « Sommeil qui chante fait trembler les ombres », ou : « Un rêve sans étoiles est un rêve oublié. » *Capitale de la douleur* (1926) proclame la nécessité de la connaissance par le rêve, connaissance comportant des révélations inattendues et douloureuses : « Ô reflets sur moi-même! Ô mes reflets sanglants! »

Les Dessous d'une vie ou la pyramide humaine (1926) rassemblent les rêves, les textes automatiques, les poèmes écrits dans l'esprit de *La Révolution surréaliste*. Dans son prière d'insérer, Éluard tient à séparer nettement ces trois formes d'écriture; il garde sa pleine autonomie au poème, mais en même temps, le récit de rêve est allégé de tout commentaire. Les rêves qu'il se plaît à consigner sont de deux catégories : ceux de la « dame de carreau » et ceux qu'il nomme les « cendres vivantes ». Les rêves de la « dame de carreau » sont érotiques, évoquent régulièrement une femme imaginaire qui l'embrasse sur la bouche ou se dénude devant lui. « Je rêve toujours d'une vierge », dit-il en expliquant que depuis son enfance son sommeil est assailli par des vierges différentes, dans des situations changeantes : « Une fois, le monde allait finir et nous ignorions tout de notre amour. Elle a cherché mes lèvres avec des mouvements de tête lents et caressants. J'ai bien cru, cette nuit-là, que je la ramènerais au jour. »

Les « cendres vivantes » sont les séquences oniriques dans lesquelles la réalité est convertie en images absurdes, d'un caractère irréfutable : « Dans un bouge, ma mère m'apporte un livre, un si beau livre. Je l'ouvre et je crache dedans. Ma fille est assise en face de moi, aussi calme que la bougie. »

A la savante simplicité de ses poèmes, Éluard oppose l'étrangeté spontanée de la scène rêvée :

La nuit des chiffonniers. Je tiendrai la promesse que j'ai faite aux chiffonniers de leur rendre visite. Leur maison brûle. Ces gens sont vraiment aimables. Je ne méritais pas tant d'honneurs : leurs chevaux brûlent. On cherche dans les fossés les trésors que l'on doit m'offrir. Que le feuillage invisible est beau! J'ai fait un geste incompréhensible : j'ai mis ma main en visière sur mes yeux.

Défense de savoir (1928) est un éloge du sommeil en quinze poèmes qui en commentent les possibilités, les péripéties, tant pour l'individu solitaire que pour l'aimée. Le premier poème indique l'état du dormeur qui se soustrait du monde, plonge dans une sorte d'*antiphysis :*

Ma présence n'est pas d'ici.
Je suis habillé de moi-même
Il n'y a pas de planète qui tienne
La clarté existe sans moi.

Les dormeurs, aussi fantastiques que des personnages de cauchemar, sont « des êtres multiples, des éventails d'êtres, des êtres-chevelures ». L'insistance est mise sur leur action de défaire le jour, de se rendre inaccessibles à l'univers. L'homme qui revient de l'empire d'Hypnos est plus exigeant devant les réalités, qui lui semblent dès lors insuffisantes :

Il fait toujours nuit quand je dors
Nuit supposée, imaginaire,
Qui ternit au réveil toutes les transparences.
La nuit use la vie. Mes yeux que je délivre
N'ont jamais rien trouvé à leur puissance.

On remarquera que ces vers peuvent être entendus de deux façons, l'une favorable, l'autre péjorative. C'est que l'arme du sommeil est à double tranchant. Elle risque de blesser le rêveur, qui a intérêt à laisser planer une confusion légère sur le spectacle intérieur s'offrant à lui :

Quel beau spectacle, mais quel beau spectacle
A proscrire. Sa visibilité parfaite
Me rendrait aveugle.

Le sommeil est un réservoir de négation, qui enseigne aux êtres à douter de l'évidence :

> La nuit, les yeux les plus confiants nient
> Jusqu'à l'épuisement.
> La nuit sans une paille,
> Le regard fixe, dans une solitude d'encre.

L'Amour la poésie (1929) aurait pu s'intituler aussi bien *l'Amour le rêve*, car c'est là qu'il affirme nettement que rêver à la femme aimée et rêver au rêve sont identiques : « Et les baisers se multiplient / Dans les grands réflecteurs des rêves. » C'est là aussi qu'on le voit s'intéresser à la femme endormie comme à une énigme vivante, encore plus désirable que la femme éveillée :

> Le sommeil a pris ton empreinte
> Et la colore de tes yeux.

Éluard commence alors à exalter *le rêver à deux :* je n'ai pas dit le rêve à deux, la nuance est importante. Il se préoccupe de la connivence créée par cette activité, non de son résultat commun.

Si dans *L'Immaculée conception* il glisse encore des proverbes significatifs (« Laisse à l'oreiller idiot le soin de t'éveiller » ou « Donne aux rêves que tu as oubliés la valeur de ce que tu ne connais pas »), il tient à souligner dans les poèmes d'*A toute épreuve* (1930) que le sommeil n'est pas un repos, mais une épreuve :

> Peut-il se reposer celui qui dort
> Il ne voit pas la nuit ne voit pas l'invisible
> Il a de grandes couvertures
> Et des coussins de sang sur des coussins de boue
>
> Sa tête est sous les toits et ses mains sont fermées
> Sur les outils de la fatigue
> Il dort pour éprouver sa force
> La honte d'être aveugle dans un si grand silence.

La Vie immédiate (1932) et *La Rose publique* (1934) sont les deux plus beaux recueils d'Éluard. Jamais son don d'invention verbale n'a produit de réussites plus somptueuses. Et cela, en plein accord avec les forces nocturnes. *La Vie immédiate* va exprimer la concentration dramatique d'images qui se fait en l'homme *Vers minuit :*

> Des portes s'ouvrent des fenêtres se dévoilent
> Un feu silencieux s'allume et m'éblouit
> Tout se décide je rencontre
> Des créatures que je n'ai pas voulues

En des vers superbes, il montre combien le rêve favorise *la saison des amours :*

> Par le chemin des côtes
> Dans l'ombre à trois pans d'un sommeil agité
> Je viens à toi la double la multiple
> A toi semblable à l'ère des deltas.

C'est dans ce recueil que, décrivant « tous les systèmes d'apparitions intermittentes », Éluard trace des petits tableaux de rêves :

> Par-dessus les chapeaux
> Un régiment d'orfraies passe au galop
> C'est un régiment de chaussures
> Toutes les collections des fétichistes déçus
> Allant au Diable.

Le poète a maintenant une nouvelle femme, Nusch, et dans *Dors* voit en elle le dernier avatar des vierges de ses rêves : « Cette fille que je découvre en m'endormant, comme une étoile noire dans l'oubli du jour, ne connaît d'elle-même que ce que j'ignore de moi. » Elle lui inspire une activité onirique où n'entrent plus « les déchets de la vie éveillée : salles d'école, querelles, l'argent menaçant, présences habituelles, la cuisine, la table, le travail, le voyage, les habits ».

La Rose publique, qui magnifie « le délire aux ondées de lueurs », « la lutte à mort avec les apparences », inaugure un type de poème comprenant un titre-théorème, et une suite de vers qui en sont la démonstration. Ainsi, ce théorème : « La lumière éteinte quand, par hasard, je ne choisis pas le petit cheval vert et le petit homme rouge, les deux plus familières et brutales de mes créatures hypnotiques, je me sers inévitablement de mes autres représentations pour compliquer, illuminer et mêler à mon sommeil mes dernières illusions de jeunesse et mes aspirations sentimentales » – sert de titre à un poème se terminant sur ce corollaire :

Boire
Un grand bol de sommeil noir
Jusqu'à la dernière goutte.

Dans *La Rose publique*, la cérémonie du coucher est évoquée d'un ton exultant :

Ma chambre s'est coiffée pour la nuit
Elle est au seuil de ses vêtements de nuit
Comme la pluie au début d'une fête
Ma chambre se sépare de mon univers
Et je ne connais plus que ce qui n'est pas là.

On trouvera dans *Les Yeux fertiles* (1936) deux beaux rêves déguisés, *Crinière de fièvre, Un soir courbé,* et un poème sur l'insomnie, *Je croyais le repos possible.* L'année suivante, Éluard note le terrible rêve du 18 juin 1937, *Je rêve que je ne dors pas*, où il se voit rampant dans un corridor, étouffant, devenant muet, aveugle, paralysé. Il est dans une phase critique de sa vie, préparant déjà, plus ou moins consciemment, sa désaffection du groupe surréaliste.

Dans *Cours naturel* (1938), malgré le prière d'insérer de Breton, on sent une secrète rétraction d'Éluard, qui se traduit par une réticence devant le sommeil :

Le ciel s'élargira
Nous en avions assez
D'habiter dans les ruines du sommeil
Dans l'ombre basse du repos
De la fatigue de l'abandon.

Chanson complète (1939), le recueil qu'il publie après sa rupture avec le surréalisme, est une mise en accusation des préoccupations passées. Le titre d'un poème est longuement revendicatif : « Nulle rupture : la lumière et la conscience m'accablent d'autant de mystères, de misères que la nuit et les rêves. » En outre, des vers sont la condamnation du rêveur qu'il fut :

> Je me souviens des mouvements hésitants de mes songes
> Sur des lits incertains et d'un corps de nuages
> Sortait un corps violent couvert de désirs et de chaînes.

Avec *Le Livre ouvert* I (1940) commence la réconciliation d'Éluard avec les forces du sommeil, par le biais de la sexualité. Il s'avise qu'il ne peut y avoir d'érotisme sans rêve, et que les désirs se désaltèrent à des sources d'ombre :

> Dans les ténèbres du jardin
> Viennent des filles invisibles
> Plus fines qu'à midi l'ondée
> Mon sommeil les a pour amies
> Elles m'enivrent en secret
> De leurs complaisances aveugles.

Moralité du sommeil (1941) est un long débat dans lequel il compare le sommeil à la mort, pour en tirer la conclusion que cette comparaison est un sophisme à combattre, et que ces deux états sont antithétiques :

> Désordre dérisoire
> J'ai déjoué les pièges
> Les morts ne dorment pas
> Ils ne reflètent rien
> Et ni l'eau ni le vent ni le soleil ni l'aube
> Ne peuvent les distraire.

Le Livre ouvert II (1942) témoigne de la victoire d'Éluard sur les mauvaises raisons qui le portaient à dire que le rêveur se détournait des rudes nécessités quotidiennes. Il revient à cette idée que le rêve est un moyen de connaissance (« Autour du lit fatal / chaque objet est nouveau »), connaissance de la femme aimée – c'est le thème de son poème *La conquête d'un être endormi* – et surtout connaissance de soi-même comme il l'affirme dans *Les Raisons de rêver :*

> Je t'enferme chaque soir
> Flamme naine souveraine
> De l'humide maison noire

Tu me rends à mon espoir
A la forme de mon corps.

Poésie et Vérité 1942, bien que se rapportant aux événements de la guerre, contient sept poèmes groupés sous le titre *Rêves.* Deux décrivent des sensations oniriques, les cinq autres étant des récits de rêves, comme *La Poursuite, Le Sort, Diable-Dindon.* C'est dans ce recueil qu'il compte le rêve parmi « Les plaisirs du premier printemps ».

A l'époque de la guerre d'Espagne, parce qu'il n'y participait pas avec Péret, Éluard ressentait le rêve comme une défection. Pendant l'occupation, entrant dans la clandestinité, déployant une activité courageuse, il n'a plus ce genre de culpabilité. Il se reconnaît le droit de célébrer l'imaginaire, puisqu'il prouve par ailleurs qu'il sait agir. Dans *Le lit la table* (1944), glorifiant « la nuit où l'homme fait le jour », il raconte sous la rubrique *La vie la nuit* deux rêves : *Rêve du 21 septembre 1943,* dont les vers sont assez faibles, et *Rêve du 12 novembre 1943,* simplement descriptif :

Une fille volante
Descend vers moi très lentement
Dans le vent elle chante à peine
Ne croyez pas qu'elle ait des ailes

Je l'attire comme une alouette
Avec un morceau de fer-blanc
Elle m'échappe plusieurs fois
Elle est bien habillée de blanc.

Le même recueil contient deux autres poèmes, *Jungle, Repos d'été,* qui sont des rêves déguisés, tandis que *Ceci n'est pas un rêve* chante l'acte d'amour.

En *Dignes de vivre* (1944) sont réitérés les nouveaux principes chers à Éluard, d'abord la complicité du lit comme d'une bête familière, amie de l'homme :

Sur ma main le museau du lit
Et je caresse le lit.

Ensuite, que le sommeil est éclairé par l'espoir du réveil, qui est une sorte de lumière interne :

Un sourire au-dessus des nuits
Sur le visage dépouillé
D'une dormeuse rêvant d'aube.

Enfin, que le monde extérieur est mis spontanément en jugement dans le monde intérieur :

Dans la tranquillité folle de son sommeil
Il neigeait et le ciel qui faisait sa tortue
Gris comme un lynx aveugle et sournois comme un trou
Jugeait la terre à son silence à son hiver.

Même dans *Au rendez-vous allemand* (1944), dont le sujet ne se prêtait pas à l'invocation de l'imaginaire, il célèbre le « Rêve entier vertu du feu », c'est-à-dire le rêve qui prépare à l'action, la rend irrésistible.

Lorsque la paix sera revenue, que le poète n'aura plus aucun débat de conscience pour savoir si le rêve est licite ou non, il s'abandonnera au rêver à deux, et dans *Le Dur désir de durer* (1946) l'exprimera ainsi :

Même quand nous dormons nous veillons l'un sur l'autre
Et cet amour plus lourd que le fruit mûr d'un lac
Sans rire et sans pleurer dure depuis toujours
Un jour après un jour une nuit après nous.

Si Paulhan se définissait comme un « guerrier appliqué », on peut dire d'Éluard qu'il fut un dormeur appliqué. Son application à mettre en pratique les leçons du sommeil est une caractéristique de sa poésie [1].

L'art d'être malheureux [2].

En 1946, Éluard est en passe de devenir un poète officiel, faisant des tournées de conférences en Tchécoslovaquie, en

1. On peut parcourir tous les livres consacrés à Éluard : personne n'a dit que chaque recueil du poète se référait au rêve selon une progression sensible. Personne n'a vu que *Défense de savoir* était un éloge du sommeil. C'est la première fois que cette question est soulevée. On voit combien il était nécessaire d'écrire *Le Surréalisme et le rêve*, pour la gloire de tous.

2. Titre qu'Éluard avait primitivement donné à *Capitale de la douleur*.

Italie, en Yougoslavie, en Grèce, honoré partout; mais à la fin de novembre, alors qu'il se repose seul en Suisse, il apprend la mort subite de Nusch à Paris. Le chagrin immense qui le saisit ébranle son être, retentit dans toute sa poésie. *Le temps déborde* (1947) mêle les poèmes écrits avant et après cet événement, entre autres celui qu'il avait fait la veille, en formes régulières :

J'ai dénoué la chambre où je dors, où je rêve,
Dénoué la campagne et la ville où je passe,
Où je rêve éveillé, où le soleil se lève,
Où, dans mes yeux absents, la lumière s'amasse.

Sa douleur mobilisa autour de lui toutes les sollicitudes. Il chercha à l'annihiler en aimant dès l'année suivante une autre femme, pour laquelle il écrivit *Corps mémorable* (1947), contenant des vers d'un érotisme exaspéré, tels ceux de *Répétitions tout près du sommeil exigeant :*

Doigts des éclairs, caresses d'or, broderies fauves;
Dans les paumes, les seins et les fesses s'insurgent.

De nuit entre les yeux, de jour entre les jambes,
C'est le même palais qui flambe en un instant,

C'est un trésor absurde, un flot de diamants
Qui provoque l'orage et déchire les reins.
. . . .
C'est toi, c'est moi, nous sommes double dans nos songes.

Il avait signé cette plaquette Brun, comme s'il avait quelque honte, si près d'un deuil dont il s'avouait déchiré, de célébrer un autre amour. Mais dans la seconde édition, en 1948, il reprend son nom et présente sa compagne : « Jacqueline me prolonge. » Il ajoute un poème *Je parle en rêve*, qui met au compte du rêve sa nouvelle liaison et l'aveu qu'il en fait :

Je parle en rêve et je transmets
Le court moment du grand repos
Le temps où rien n'est impossible
La chair en plus le miel en trop

Sourire aux anges est réel.

C'est à cette époque qu'Éluard écrivit aussi ses plus mauvais poèmes « engagés », et soupçonnant sans doute leur faiblesse, lui, le fin connaisseur de la poésie du XVIe siècle, il se livra à une justification plaintive. Dans ses *Poèmes politiques* (1949), il explique que c'est le désespoir de la mort de Nusch qui l'a poussé à se désintéresser de son destin individuel pour embrasser la cause de la collectivité : « Que vouliez-vous qu'il fît, puisque le plus solide des liens qui le rattachaient à la vie s'était rompu? » *De l'horizon d'un homme à l'horizon de tous,* voilà la définition qu'il donna de sa trajectoire : « Une ligne droite passa à travers les poitrines. De nouveau, les hommes se ressemblent et le malheureux se reprit à leur sourire, d'un sourire peut-être un peu moins aimable qu'avant, mais plus juste, meilleur. » On le croirait volontiers si cet amant inconsolable n'écrivait pas pour une autre, dans *Léda* (1949) :

Elle rêve et de qui rêve-t-elle de moi
Dans les draps de ses yeux qui rêve sinon moi

des vers qui sont le simple décalque de ceux qu'il adressait à Nusch dans *La Rose publique :*

Elle rêve
De qui rêve-t-elle
De moi
Dans les draps de ses yeux qui rêve
Moi.

Avec la plus grande sincérité peut-être, Éluard est un homme qui s'abuse lui-même, qui entretient des illusions un peu trop avantageuses sur ce qu'il est et ce qu'il fait. Au contraire de Lucien Scheler, qui parle de « l'érotisme inaltérablement innocent d'Éluard » [1], je vois en lui un grand pervers ingénu. Le poète qu'enchante « la merveilleuse intelligence des femmes aux yeux cernés » aimait assez ténébreusement les vierges et l'eau pure. Il a assis l'Innocence aux bas noirs sur ses genoux.

1. Préface aux *Œuvres complètes.*

Une leçon de morale (1950) est encore une justification, cette fois de son nouvel amour. Le poète fait la part du bien, celle du mal dans sa vie, et des deux côtés de la balance il place des rêves. Il se plaint d'être poursuivi par des cauchemars :

J'ai rêvé et j'avoue je rêve beaucoup trop
Pour mon bien car mes rêves sont impasses courtes.

C'est ainsi qu'il commence le récit d'un rêve érotique où l'on ne sait si la femme qui vient le tenter est la disparue ou la présente.

En deux poèmes, il compare un mauvais rêve du 8 décembre 1948 avec un bon rêve du 27 avril 1949. Enfin, il témoigne de son inextinguible croyance dans le rêver à deux pour déjouer l'adversité :

Dormir profond rêver plus haut
Et s'éveiller l'un bien à l'autre
Telle est la loi de l'innocence

Et vivre plus haut que nos rêves
Être pareils par la confiance
Tel a été notre plaisir.

Ce livre était dédié à « Jacqueline qui m'a rendu la vie »; l'année suivante, *Le Phénix* (1951), inspirée par sa dernière femme Dominique, qu'il vient de rencontrer, exprime cette même idée du rêver à deux :

Même sommeil même réveil
Nous partageons nos rêves et notre soleil.

La vertu de l'amour est de chasser les cauchemars, de peupler la tête du dormeur d'images réconfortantes :

J'allais vers toi j'allais sans fin vers la lumière
La vie avait un corps l'espoir tendait sa voile
Le sommeil ruisselait de rêves et la nuit
Promettait à l'aurore des regards confiants.

En 1952, l'année de sa mort, Éluard est toujours le rêveur s'interrogeant sur soi-même, qu'il n'a cessé d'être depuis le début du surréalisme. Il travaille à un grand poème, *Bla-*

son dédoré de mes rêves, où il raconte un rêve d'angoisse particulièrement poignant :

> Dans ce rêve et pourtant j'étais presque éveillé
> Je me croyais au seuil de la grande avalanche
> Tête d'air renversée sous le poids de la terre
> Ma trace était déjà dissipée j'étouffais
> Dernier souffle premier gouffre définitif.

Par conséquent, Éluard n'est pas le poète pour boy-scouts, le gibier à thèse, le pilier de rhétorique, que d'aucuns se plaisent à nous faire valoir, en se fondant sur les parties faibles de son œuvre, heureusement peu nombreuses. Son mérite est d'égrener des confidences arrachées au côté nocturne de l'être. On voit que dans presque tous ses recueils on trouve des poèmes mettant en question la nuit et le rêve. Le sommeil est l'axe de sa poésie. Ce n'est pas un thème qu'il exploite, c'est le support de tous les thèmes qui lui tiennent à cœur. On dirait que, pour vérifier la valeur des choses, il s'assure d'abord de leur résonance dans l'homme endormi. L'arbre du sommeil, dont chaque feuille est un rêve, déploie ses racines dans toute l'étendue de son langage.

IV

Les certitudes oniriques de René Crevel

Et toujours cette obsession : Il nous faut compter avec nos rêves.

René Crevel.

René Crevel est l'écrivain surréaliste qui a su le mieux se séparer du romantisme, et montrer combien les exigences de son groupe différaient de celles des Jeune-France de 1830; justice ne lui a jamais été rendue sur ce point. Il écrivait : « Le surréalisme, quoi qu'en aient voulu prétendre les truqueurs de la critique littéraire, s'est toujours opposé au romantisme, si bêtement unilatéral dans son exploitation littéraire du genre maudit, de l'antithèse par bravade, antithèse dans le vide, puisque sans thèse, donc sans la moindre chance de synthèse [1]. » Dans son récit *1830*, il évoque sarcastiquement le mariage d'un couple romantique, dont le marié s'inquiète du bruit de cloche que fait la mariée sous sa crinoline; au moment de la nuit de noces, il découvre qu'elle n'a qu'une seule jambe prolongeant le tronc; allégorie tournant en dérision l'union bien connue du grotesque et du sublime. Mais s'il répudie le « sot et mauvais romantisme », symbolisé par une chevelure grandiloquente et une cravate rouge, il accepte encore les leçons de celui qui produit « des silences, quelques gestes, certaines tentations et leurs faisceaux de possibilités » [2], et qu'incarne le Julien

1. *Dali ou l'anti-obscurantisme* (Paris, Éditions surréalistes, 1935).
2. *L'Esprit contre la raison.*

Sorel de Stendhal. Le suicide de Crevel, à cause de l'auréole de désespoir qu'un tel acte met autour d'un poète, a fait de lui, pour des lecteurs superficiels, un héritier des romantiques; il est temps de rectifier cette idée fausse. On croit que l'antiromantisme est nécessairement le fait d'un rationaliste combattant les excès de l'imagination au nom de la vérité du réel. Crevel est le type de l'antiromantique qui dénigre le romantisme parce qu'il le trouve trop faible, et qu'il veut aller plus loin que lui dans l'exercice de la passion et de la liberté.

Il est donc particulièrement intéressant de savoir comment ce surréaliste absolu a vécu le problème du rêve. Or, il est déconcertant, à première vue, de constater qu'il semblait faire peu de cas du texte de ses rêves, et que ceux qu'il a notés sont les moins circonstanciés de tout le surréalisme. Il a fait cet aveu caractéristique : « Je rêve sans mots, sans images. Ou plutôt, les rêves qui m'influencèrent et décidèrent même parfois de ma vie consciente furent sans mots, sans images. Un état sourdement triomphe de mon âme dans la nuit. Et c'est au réveil la mémoire décisive d'une exaltation dont en somme ne m'importe pas l'objet prétexte. Si je retrouve ou imagine les paysages ou les êtres qui provoquèrent mon extase ou mon angoisse, je perds jusqu'à la notion de cette extase ou de cette angoisse. Et alors, le souvenir de mes rêves ne vaut pas plus que la lecture du Baedecker [1]. » On comprend pourquoi, excellent théoricien du rêve, estimant à son prix ce qu'il inspire aux autres, il en est un piètre illustrateur. Il cherche dans le sommeil une recharge psychique de tout son être, un bain régénérateur dans les courants vitaux sous-humains. Il espère toucher le fond de l'inconscient, comme la surface d'un tremplin, et repartir avec un élan accru vers la vie quotidienne. Une autre confidence complète la précédente, dans le chapitre de *Mon Corps et moi* intitulé *Les Pays et les rêves :* « Ce soir, comme tous les soirs, j'ai moins peur de la nuit que du réveil. Le petit jour met trop d'obstination à ramener les incertitudes, toujours les mêmes. Au moment de dormir, je m'acharne à trouver quelque sécurité qui m'aide à reprendre

1. Réponse à une enquête sur les rêves (*Le Disque vert,* 3e année, 4e série, 1925).

plus de courage la suite de mes jours. Comme on a besoin de manger et de boire, oui, j'ai besoin d'être sûr. » Les certitudes sur lesquelles il veut s'appuyer, et qu'il tient pour irréfutables, ne sont pas intellectuelles mais oniriques.

Un examen d'ensemble de l'œuvre de Crevel nous permet de déterminer pourquoi il était si peu historiographe de ses tribulations de dormeur, et prétendait en garder moins l'anecdote que la vertu dynamique. Tout ce qu'il écrit – roman, récit, discours automatique, pamphlet, manifeste, article – a la forme d'une rêverie. Sa pensée se déroule en arabesques, dispose à son gré du monde extérieur, confond le réel et l'imaginaire, mêle les idées et les sensations. Le rêve est le concurrent direct de la rêverie; aussi, Crevel le noie dans sa prose, au lieu de l'y laisser flotter visiblement. En même temps, sa rêverie lui permet de rattraper les bribes du rêve perdu : « Au fur et à mesure que le jour m'éloigne du rêve nocturne, l'état qui en fut le résultat s'évaporant, je suis, pour le recréer, contraint de courir après un plus grand nombre d'images, de mots. Ainsi naît un certain mensonge déjà signalé. Le mensonge de l'art[1]. » Dans la rêverie, il cherche « les sensations *nettes et insuffisantes* capables de recréer un état *vague et suffisant* ». La sagesse populaire dit d'un homme franc et énergique qu'il est sans détours. Crevel découvre très tôt qu'il est un homme avec détours, ne marchant pas droit au but, voulant même oublier en marchant qu'il a un but, ou ne l'appréciant qu'en raison de la complication des détours qu'il fait pour l'atteindre. Il serait le maître inégalé de la rêverie surréaliste s'il n'y avait pas l'Aragon du *Paysan de Paris*. Il reste que certains livres de Crevel *(Mon Corps et moi, Babylone)* expriment les états crépusculaires du surréalisme, au même titre que l'*Obermann* de Senancour et *Les Œuvres d'un désœuvré* de Jules Lefèvre-Deumier ceux du romantisme. La rêverie romantique se heurte pathétiquement à la réalité (Senancour), ou papillonne gracieusement autour d'elle (Lefèvre-Deumier), la rêverie surréaliste la met en pièces et la réorganise, comme si elle n'était que le puzzle du désir. Le goût de Crevel

1. *Mon Corps et moi* (Paris, Éditions du Sagittaire, 1925).

pour Diderot – toute sa vie il gardera en chantier sa thèse commencée en Sorbonne, *Diderot et son temps* – vient sans doute de ce que cet auteur est le premier à avoir érigé en art la rêverie écrite et parlée [1].

La rêverie, sans être pour lui un état de fuite, est un vagabondage mental qui lui permet de faire le tour de ses problèmes. En effet, Crevel avait à résoudre des incompatibilités tragiques : il était homosexuel, et appartenait au milieu surréaliste où l'homosexualité était honnie. Il adhérait au marxisme, voulait préparer la révolution prolétarienne, et fréquentait assidûment la haute société, qui l'adulait. Il aspirait à l'action, et il était malade, contraint d'aller de sanatorium en sanatorium. Il adorait André Breton, et il se laissait entraîner par son choix sexuel ou ses convictions politiques dans des coteries qui haïssaient Breton et tiraient sur lui à boulets rouges. Il tentait de s'encanailler, de faire l'éloge des voyous et des putains, et sa distinction innée, sa mine d'éternel adolescent aux yeux bleus et aux cheveux blonds cendrés, lui valaient un cortège d'amies aristocratiques; les princesses Murat raffolaient de lui et Marie Laurencin le surnommait l'Archange. Il ne pouvait concilier tout cela qu'en s'adonnant à l'ivresse de la rêverie, mais en faisant de la rêverie quelque chose de plus violent, de plus compromettant, que ce qu'elle était sous la plume de littérateurs exhibitionnistes. Sa rêverie est toujours dissidente; elle ne se faufile pas entre les difficultés, elle les défie. Crevel a affirmé, contre Valéry, que la révolte était une attitude naturelle, et non le signe d'un malaise de la civilisation : « Pour l'esprit, ce n'est point une malédiction, mais une bénédiction (et un peu plus il faudrait parler de grâce), que de ne pas se trouver en accord avec le monde extérieur, car si rien ne le choquait des apparences ou des lois que les hommes se sont données à eux-mêmes, l'esprit, avec ces lois, ces apparences se confondant, n'aurait pas de vie propre [2]. »

De 1924 jusqu'à sa mort en 1935 Crevel a publié six

1. Diderot, et non Rousseau, trop déclamatoire. Qu'on relise les rêveries de Diderot sur les tableaux d'Horace Vernet, dans son Salon de 1767, qu'on relise aussi dans les *Mémoires* de Garat le récit de son entrevue avec Diderot vieillissant, qui pense tout haut : on comprendra pourquoi un surréaliste peut l'apprécier.

2. *L'Esprit contre la raison, op. cit.*

romans (je ne dis rien de son *Roman cassé* inachevé, en partie inédit, ni de ses autres écrits, comme les articles réunis dans des livres posthumes, *La Bague d'Aurore*, *Feuilles éparses*), ou plutôt, a recommencé six fois le même roman, avec des variantes qui révèlent son évolution. Pour le fond, il s'agit toujours du récit d'une jeunesse contrariée par le pseudo-réalisme des adultes; pour la forme, on pourrait dire qu'il cultive le roman-monstre. Des épisodes disparates, cousus ensemble comme au hasard, entrecoupés de digressions, de méditations, truffés d'images évasives, mettent en scène une galerie d' « anormaux », au sens tératologique ou caractérologique.

Quels sont donc les malheurs qui ont affecté l'enfance de Crevel, au point qu'il écrit pour assumer des enfances imaginaires, et mélanger ses vrais souvenirs aux faux souvenirs de ses héros? Avait-il à se venger d'un sort inique ou d'une éducation répressive? Il est né en 1900 à Paris, d'un père « imprimeur de musique spécialisée dans la chansonnette ». Il a un frère, son aîné d'un an, et deux sœurs cadettes qu'il verra naître en 1904 et en 1910. A l'âge de trois ans, sa mère le fait circoncire, sans doute en raison d'un phimosis; cette circoncision provoque en lui un traumatisme psychologique qui va longtemps le hanter. Très tôt, il déteste sa mère, parce qu'elle est sèche et anguleuse, qu'elle invoque le devoir, qu'il ne peut pas se blottir douillettement dans son giron. Il considère que sa vraie mère, c'est le fauteuil du salon, image des rondeurs féminines, contre lequel il se frotte comme un chat. Quand à six ans on lui donne une maîtresse de piano, il s'exalte à la pensée de ressembler à son père, que l'on soupçonne d'avoir une maîtresse. Il reçoit une éducation bourgeoise et catholique, fait ses études au lycée Jeanson-de-Sailly. A quatorze ans, nouveau choc : son père se suicide, et sa mère, outrée d'être laissée veuve avec quatre enfants, insulte le cadavre de son mari en présence du jeune garçon; cette scène marquera profondément Crevel. Dès 1918, inscrit à la faculté des lettres, il a la nausée devant certains professeurs momifiés chargés de diffuser la culture. Après son service militaire, où il se lie avec les jeunes gens qui rédigeront avec lui la revue *Aventure*, il ressent les premières atteintes de la tuberculose. Il se soigne à Davos, revient participer, aux côtés d'André Breton, à la naissance du surréalisme. A cette époque, il a une liaison homosexuelle avec un Américain de son âge, peintre amateur qui a dessiné son portrait; Marcel Jouhandeau, témoin de leurs relations, dit que Crevel souffrit le martyre : « On ne saurait imaginer dispute plus déchirante que celle qui mit aux prises ces deux garçons, dont l'un était la délicatesse même, quand l'autre avait pour apanage la brutalité, une bestialité sans scrupule[1]. » Sa mère mourut en 1926, année où il publie *La Mort difficile*, et où il commence un traitement psychanalytique dont il contestera ironiquement les conclusions. Il hausse les épaules quand René Allendy veut ramener son cas au complexe d'Œdipe : « Je sais à quoi m'en tenir et que je suis affligé non du classique complexe d'Œdipe, mais du simplexe anti-Œdipe. Au fond, au fin fond du cœur, entre les pavés de l'arrière-cour, pas même assez de terre pour le chiendent de l'obsession. Voilà pourquoi je ne sais comment passer le temps. Je n'ai jamais désiré ma mère. J'ai tout juste levé les jupes d'une fille de cuisine, à la campagne, quand j'avais quatre ans. Or, malheur à l'homme qui n'a pas voulu coucher avec sa mère. Ceux qui souffrent du complexe d'Œdipe ne sont point les malades, puisqu'ils forment la quasi-totalité[2]. »

On se trouve donc en face d'une enfance et d'une adolescence qui, à côté d'éléments profondément perturbants, subirent des incidents qu'une sensibilité moins vive n'aurait peut-être pas enregistrés. Crevel est souvent bouleversé par des faits sans grande importance : parce que sa mère, un jour de mardi gras, le déguise en cocher de fiacre, ou parce qu'elle le force, pour aller se promener au bois de Boulogne, à porter un chapeau melon, un col dur, un costume anglais et une canne en bois d'amourette. Lorsqu'il représente à l'aquarelle un palmier rose, il est ulcéré qu'on lui confisque sa boîte de couleurs en prétextant que les arbres sont verts. Il croit qu'on l'a circoncis pour l'empêcher d'avoir de « vilaines manières », et il les contractera d'autant mieux, par réac-

1. Préface à la réédition de *L'Esprit contre la raison* (Paris, Tchou, 1969).
2. *Êtes-vous fous?* (Paris, Gallimard, 1929.)

tion. Il n'est pas l'objet de mauvais traitements, mais le désaccord affectif entre son monde enfantin et le monde parental lui fait tout imputer à crime. Ce désaccord lui permet aussi de dégager précocement son originalité : « Le peu que je vaux, m'a-t-il toujours semblé, je le dois à l'indépendance où je suis toujours demeuré vis-à-vis de mon père et de ma mère. Sans que je puisse d'ailleurs en soupçonner la forme ou la substance, il est sûr que j'ai des œillères tout comme les autres, mais je suis heureux que mon regard n'ait point accepté pour le limiter à droite et à gauche les premières idées venues, c'est-à-dire celles de la famille [1]. » Crevel devint ainsi un jeune homme à l'intelligence vibratile, parlant très vite, dissimulant ses angoisses sous des rires aigus, interminables, qui faisaient mal à entendre; il avait l'habitude de téléphoner à ses amis tout de suite après les avoir quittés, de peur qu'ils ne se soient mépris sur ses propos. Philippe Soupault, sur un quai de la Seine, lui montra un arbre dont les feuilles tremblaient au souffle d'une brise imperceptible, et lui dit : « Voilà un arbre qui vous ressemble. » Il nous en donne la raison : « René Crevel était un être frémissant. Il frémissait de la tête aux pieds et je dois ajouter douloureusement... Il était né révolté comme d'autres naissent avec les yeux bleus [2]. »

Dans ses six rêveries romanesques, Crevel fera entrer les composantes de sa biographie, de manière à mener des existences parallèles, non pas meilleures, mais subtilement différentes.

1. *Détours* (1924). Premier état de la rêverie : la réalité à l'envers. Le héros de ce roman, Daniel, que ses proches traitent de « demi-fou » (ceci est un compliment), a une mère qu'il n'aime pas (« Brune et sans grâce, elle incarnait, dans le genre maigre, la bourgeoise dite de tête ») et un père général qui ne s'occupe pas de lui. Il offre toute sa tendresse à un fauteuil jaune (et non pas rouge, comme dans la véritable enfance de Crevel). Le général pédéraste, compromis dans une affaire de mœurs, est radié de la Légion d'honneur;

1. *Détours* (Paris, Gallimard, 1924).
2. Philippe Soupault, *Profils perdus* (Paris, Mercure de France, 1963).

la mère, devant le scandale, se suicide en se jetant par la fenêtre. On voit comment Crevel a entrepris de retourner son problème : sa rêverie est la réalité à l'envers. Aussi, quand le héros fait son initiation sentimentale avec de « charmantes amies » américaines, on peut croire qu'il s'agit d'une transposition de l'ami américain qui tient l'auteur sous sa coupe. Le général se suicide à son tour, et son fils se sent désormais responsable de cette mort, parce qu'il lui a lu la veille des faits divers de suicide, dans le journal, comme s'il lui conseillait cette solution. Daniel continue néanmoins ses études, et flirte avec une Hindoue, Leïla, qu'il rencontre aux cours de Dupont-Quentin en Sorbonne, puis avec la fille de celui-ci, Scolastique, qui a épousé le Russe Cyrille Boldiroff, et se fait appeler Cyrilla pour s'identifier à son mari. Il y a un chassé-croisé de cœurs, un jeu de méprises et de fausses confidences : Daniel aime Leïla, qui aime Cyrille qu'elle finit par enlever à Cyrilla. Resté le consolateur de Cyrilla, Daniel s'efforce de s'en faire aimer, en la rendant jalouse d'une danseuse, mais dès qu'il est sûr de cet amour, il s'avise qu'« accepter un bonheur c'est renoncer à beaueoup d'autres, à tous les autres ». A Zermatt, dans le funiculaire qui les conduit au Gornergrat Kulm, il opte pour la solitude, « un bonheur qui ne ressemble à aucun autre, car il n'a pas renoncé ». Crevel reprochait à ce premier livre son « mauvais romantisme »; il prête tout au plus à une confusion que les suivants dissiperont.

2. *Mon Corps et moi* (1925). Deuxième état : le prisme intellectuel. Le narrateur, seul dans un petit hôtel de montagne, est un être qui se sent « à peine tangent au monde ». Il fait mélancoliquement le bilan de toutes ses expériences, et égrène en les méprisant ses souvenirs, qu'il compare aux petites boules d'un mimosa trop sec : « Mémoire mimosa. Joli titre pour une valse à jouer lorsque la vie boite et que la fenêtre est ouverte sur un jardin triste. » Pendant ce temps, devant lui, le glacier qui s'irise symbolise le « prisme intellectuel (conscience, rêve, sommeil) et l'« arc-en-ciel du cœur (indifférence, amour, haine) ». Il revoit les péripéties de sa chasse au bonheur parmi un gibier tragi-comique : l'ami qu'il salue « Bonjour esprit habillé d'un corps » et qui n'est

qu'« un corps habillé avec esprit »; le couple formé par une danseuse de music-hall et son partenaire « l'homme le mieux fait du monde »; la fille pesant cent kilos qu'il racola dans un café, quand il était soldat, mais qu'il refusa de toucher au lit, se contentant de se caresser devant elle. Il évoque ses promenades à Paris, aboutissant dans un bar de travestis, ou à un spectacle de boxe dont les protagonistes lui prouvent que même les brutes connaissent la coquetterie, l'art de feindre. Il s'interroge sur ses refus des tentations de la rue : « Et dire que cette passante pourrait me donner ma photographie : un fils. J'ai peur. Deux sous dans la fente. Et dans neuf mois, mon portrait en résumé. » Sa rêverie, qui le tire à la fois en arrière et en avant, lui fait mal : « L'un de mes pieds s'appelle passé, l'autre futur. Il y a toujours un escalier à monter. » Jeune intellectuel qui se mortifie de n'être pas exclusivement un jeune animal, il va se mettre nu au soleil sur la montagne, sans arriver à définir s'il est sensuel : « D'une minute à l'autre je ne me reconnais plus. Je ne me reconnais plus dans mon corps. » S'il rêvasse ainsi, c'est que « la logique, la réflexion n'existent que faute de mieux »; mais il n'est pas dupe de sa rêverie : « Je combine des aumônes et les offre à ma propre tristesse. Complaisance du revers de la main. » La nuit n'est pas consolatrice, car sitôt qu'il ferme les paupières les cauchemars le prennent : « Dès le premier rêve la tête se détache, saute au beau milieu de la chambre, et boule, roule, bondit et rebondit, de l'un à l'autre des quatre murs qui se l'envoient avec de grands éclats de rire. » Pourtant, le réveil n'est pas un soulagement : « En dépit de l'épouvante nocturne, la tête sans corps ne connaît aucune joie de reprendre place à l'aube sur des épaules, de couronner une double courbature. » Ni sa rêverie, ni ses rêves, ne permettent au narrateur de savoir qui il est : un dompteur ou un fauve, un jouisseur ou un voyeur. Il termine sur un constat de solitude totale, définitive, où il ne peut même pas se servir de complice, puisqu'il projette un livre intitulé : *Pamphlet contre moi-même*.

3. *La Mort difficile* (1926). Troisième état : les hésitations résolues. L'auteur se sert ici de la rêverie pour essayer de

trouver une solution à son ambisexualité. Crevel n'était pas un inverti; il faisait des essais d'amour hétérosexuel, et fréquentait même les bordels, notamment celui de la rue des Quatre-Vents, où les femmes prenaient des poses avec projection de lanterne magique sur leur peau nue. Au début du roman, et durant tout son cours, deux mégères, Mme Dumont-Dufour et Mme Blok, échangent des confidences ignobles sur leurs maris. Mme Dumont-Dufour est la femme d'un colonel qui est enfermé dans un asile d'aliénés, où il a écrit 1 500 lettres à Mme de Pompadour; elle en lit une que lui a confiée le médecin : « Je suis prisonnier à Ratapoilopolis, Madame. » Son fils, Pierre Dumont, qui ne s'entendait pas avec son père, prend sa défense depuis qu'il est interné, aussi ne cesse-t-elle de lui dire haineusement qu'il est le portrait du colonel fou. Mme Blok, veuve travaillée par les désirs charnels, a une fille, Diane, qui est amoureuse de Pierre Dumont. Mais celui-ci est fasciné par le jeune Américain Arthur Bruggle, capricieux, infidèle, qu'il n'arrive pas à s'attacher. Finalement Pierre Dumont se suicidera, et autour de son cadavre se réuniront Arthur Bruggle en larmes, découvrant soudain qu'il tenait profondément à Pierre, et Diane qui prendra dans ses bras l'Américain pour le consoler. La rêverie caressée par le dandy ambisexuel est d'offrir sa mort en holocauste à ses amours, et de pousser à s'aimer mutuellement les deux êtres entre lesquels il n'arrive pas à choisir.

4. *Babylone* (1927). Quatrième état : l'arc-en-ciel du cœur. Crevel, dirait-on, imagine ce qu'aurait été son existence s'il était né de sexe féminin. C'est une petite fille sans nom qui est l'héroïne de cette rêverie, une petite fille dont le père a abandonné le foyer conjugal pour suivre la rousse Cynthia, et qui ne cesse de penser à ce couple vagabond. A table, elle mime avec son couvert les amours de son père et de Cynthia, qu'elle nomme M. Couteau et Mlle Fourchette, en écoutant les racontars haineux que ressassent contre eux sa mère et ses grands-parents. Son grand-père psychiatre ressort à tout bout de champ sa théorie des actes-champignons : « Je m'explique : les actes-champignons sont les actes qui

n'ont pas plus de causes raisonnables que les champignons de racines. Les uns et les autres risquent fort d'être vénéneux, encore que les imprudents aiment à s'en régaler. » A trop parler de Cynthia, voici qu'un vent de folie va souffler sur cette famille respectable. La femme de chambre se met à boire du pétrole, et s'enfuit avec le jardinier, non sans avoir volé un bijou de collection, le bracelet en cheveux de l'impératrice Eugénie. La grand-mère court les instituts de beauté et les couturiers, se fait appeler Amie, et séduit le galant magistrat Alfred Petitdemange, qui faisait la cour à la mère délaissée. Tandis qu'Amie et son magistrat partent à travers le monde, le vieux psychiatre entreprend de caser la mère deux fois trompée, en la remariant avec un missionnaire, le nain Mac Louf. Ils vont ensemble évangéliser l'Afrique. La fillette, « l'enfant qui devient femme », abandonnée de son grotesque entourage, se berce de rêves de plus en plus ardents. Quand son grand-père meurt, la grand-mère revient, s'abouche avec une ancienne cocotte, la Reine, qui lui fait prendre des stupéfiants, et se fait interner pour s'être jetée sur un prêtre en criant : « La viande, la belle viande blanche. » L'enfant qui devient femme, cuirassée contre toutes les folies, parvient alors au « triomphe de l'indifférence »; elle traverse la ville tentatrice en la défiant de l'émouvoir, immunisée qu'elle est par ses chimères.

5. *Êtes-vous fous?* (1929). Cinquième état : la frustration compensée. Après une invocation haineuse à la Ville, « la grande pétrifiée », qui « porte collier de visages en papier mâché », le narrateur va consulter Mme de Rosalba, « sorcière en chambre, oracle des Batignolles », qui lui annonce qu'il a du « vague à l'âme » (il décide aussitôt de s'appeler Vagualame), et lui prédit qu'il se mariera avec une rousse qui accouchera d'un enfant bleu, et qu'il fera la connaissance de la demi-mondaine Yolande, chez qui fréquente Mimi Patata, l'étoile des Folies-Bergère, flanquée de ses deux amants, des jumeaux de Dalécarlie. En sortant de chez la voyante, Vagualame est pris d'un malaise dans la rue des Paupières-Rouges, et doit partir d'urgence se soigner en Suisse. Là, tandis qu'il est « allongé depuis des mois sur un

balcon-alvéole », sa rêverie anime les prédictions qu'on lui a faites. Il imagine qu'il rencontre vraiment Yolande, « jaillie du trottoir », dont le corps est glacé car elle est morte; elle lui apprend qu'elle a été la danseuse-espionne Myrto-Myrta, fusillée mais ressuscitée. Elle l'introduit dans son logis où elle vit avec un taureau d'appartement, un rat qui pèse cinquante kilos, et un fakir ratatiné qu'elle se promène sur tout le corps pour survivre. Elle lui raconte son enfance avec son père cocher de fiacre, ses deux sœurs, sa mère acoquinée à un bellâtre italien, sa cousine Rachel dompteuse de puces (qui deviendra Mme de Rosalba). La rêverie de Vagualame est entrecoupée d'autres rêveries, inspirées par son infirmière la « goitreuse dégoitrée », la « vierge de linoléum », qui lui fait l'éloge de l'immobilité, ou par le disque que font passer, « à l'heure des gramophones », ses voisins turcs. Les moments où l'on impose une trêve à ses pensées lui sont aussi douloureux qu'un réveil : « Le silence, oiseau de feutre, fend, blesse le ciel d'un long sillon. Un révolté, qu'un révolté, un seul, mais un au moins, hurle donc à grands cris d'écarlate. » A sa sortie du sanatorium, Vagualame est poursuivi par sa rêverie; il se voit à Berlin, recherchant la Dame de la Mer, c'est-à-dire la rousse qu'il doit épouser selon la voyante. Elle est la belle-fille du chirurgien esthétique Karl Herzog, qui a opéré à moitié le visage de sa femme, dont le profil droit a vingt ans, et le profil gauche cinquante, comme dans une réclame Avant-Après : « Elle semblait faite de deux morceaux de temps, joints par une soudure invisible. » Frau Dr Herzog emmène Vagualame à l'Institut sexuel du Dr Optimus Cerf-Mayer, où la Dame de la Mer suit un traitement pour changer de sexe. Il assistera à une séance d'éonisme, avec défilé de mannequins, et il verra la femme qu'il convoite, transformée en homme, s'unir avec Miss Pâtre, jeune Américain transformé en femme. A l'aube de cette rêverie, quand « le lit, bateau de fièvre, a fait naufrage », Vagualame constate que « de mystérieux Gulf-Stream vont, viennent, labourent les flots de la mappemonde spirituelle où restent à découvrir tant d'Amériques ». Il se donne cet ultime conseil : « Docile aux courants, et non dans l'espoir d'un havre, car la plus élémentaire pudeur ne veut plus du nommé Dieu, président du conseil d'administration des compagnies d'assurance sur l'Éternité, en attendant la mort et ses rivières souterraines, fais la planche, fais-toi planche. »

6. *Les Pieds dans le plat* (1933). Sixième état : la mise en accusation de la société. « Faire la planche » sur l'océan du monde n'est pas s'évader, mais se mettre en position d'observer, de bas en haut, le vaisseau fantôme de la société, avec ses passagers dérisoires. *Les Pieds dans le plat* (dont le titre primitif était *La Grande Marmelade*) débutent sur la généalogie du « prince des journalistes »; sa grand-mère, en se promenant dans un bois, alors qu'elle était enceinte, avait été violée « et, qui pis est, du côté pile ». Le choc l'avait fait accoucher d'un garçon épileptique qui, plus tard, marié avec une petite bossue, engendra le prince des journalistes. Or, tout cela est une allégorie politique : « la sodomisée malgré elle, mais c'est la France de 1870, envahie, meurtrie ». Dès lors, il est clair que les autres personnages, Lady Primerose, l'archiduchesse Augusta, Esperanza Gobain, représentent les nations européennes qui se prostituent au fascisme; que Mgr de Belle-Lurette et la révérende mère Sainte-Épargne, fondatrice de l'ordre des petites sœurs des riches, symbolisent les autorités religieuses complices du capitalisme. Mais Esperanza a un fils, Rub dub dub, qu'elle élève dans le respect de la tradition; il s'exalte des cartes postales figurant le Kremlin que lui envoie son institutrice en voyage à Moscou, et tombe amoureux de Krim, la chanteuse phtisique fille d'un poète épris de pierres précieuses, qui a inventé une école, le gemmisme. Après avoir décrit les « passe-temps de l'honorabilité », qui sont tous infâmes, Crevel lance un violent anathème contre Paris, « capitale du capitalisme ». Il révèle qu'il y a deux lectures de l'ouvrage : l'allégorie politique et l'autobiographie déguisée. Rub dub dub est l' « auteur-spectateur »; Esperanza, la catin du rez-de-chaussée, dont il se rêvait le fils, dans son enfance, en réaction contre sa mère. L'épisode du prince des journalistes à l'enterrement du Président de la République est la transposition de l'enterrement de Barrès, à laquelle Crevel assista en tant que secrétaire de rédaction des *Nouvelles littéraires.*

Dans les rêveries écrites par Crevel, on voit donc ressortir deux thèmes majeurs : l'enfant perdu dans la mascarade et la ville-mère. L'enfant est d'abord dans la mascarade du sérieux, que lui offrent ses parents et leurs semblables, ces grotesques malgré eux. Il n'échappe à cette mascarade qu'en entrant dans la mascarade du vice, ou dans celle des mal portants, et se raccroche à la rêverie comme à la seule force capable de chasser les miasmes morbides et les masques grimaçants. Ce faisant, la ville est mise en accusation; la ville est le contraire de la mère (Crevel reprochait à la sienne, on le sait, de ne pas être assez froufroutante, assez parfumée, assez féminine); la ville-mère est séduisante, putanesque, et elle finit par être aussi dangereuse que la mère-femme; la rêverie sera un moyen de se blaser contre ces deux extrêmes. Dans tous les cas, l'écrivain puise sa virulence dans ses nuits de cauchemars. Crevel lance à la figure de la Réalité le vitriol des rêves.

En effet, le rêve pour Crevel n'est pas une source de délices; essentiellement torturant, il écartèle l'être entre le rire et les larmes. Les personnages de ses romans en pâtissent : Leïla, dans *Détours*, rêve que son fiancé la trompe avec une horrible vieille dont les deux dernières dents tombent après l'acte; Pierre Dumont, dans *La Mort difficile*, rêve que sa mère est transformée en étoile filante, et traverse le ciel en lui montrant ses dessous; la grand-mère nymphomane de *Babylone* a des songes où sa sœur morte lui apparaît en poisson ou en chouette pour lui annoncer des catastrophes. Quand il cite ses propres rêves, Crevel insiste sur leur caractère oppressant, cruel : « Je rêve d'un goût de chair humaine (non caressée, ni mordue, mais mangée). Je me réveille avec une surprise dans la bouche. Comment y vint-elle? Je crois que j'ai vu des guirlandes de peau décortiquée. Ces guirlandes ornaient ma chambre alourdies de fruits humains semblables à ces lampions du 14 Juillet. Je suppose que j'ai dû cueillir un de ces fruits, le manger. Mais cette hypothèse et les images dont j'ai tentation de l'embellir ne suffisent point[1]. » Il rappelle un rêve périodique qui

1. *Mon Corps et moi, op. cit.*

le tourmentait avant qu'on lui fît un pneumothorax : « Ainsi, au fait d'avoir eu quelques côtes coupées et aux douleurs qui suivirent cette opération dois-je d'avoir été à jamais débarrassé d'un cauchemar qui lancina un si grand nombre de mes nuits. J'étais entre des planches. On appuyait sur ces planches. *Tout* mon thorax craquait, or, une fois le thorax *partiellement mais pour de vrai* craqué, c'est-à-dire la partie sacrifiée au tout, je perdis, quant au tout, mon obsession [1]. » A Davos, quand il écrivait *Le Clavecin de Diderot,* sa chienne Mme Hebdomeros passa sous les roues d'une voiture; il rêva de cet accident, et que son sexe se détachait au moment où elle se faisait écraser. Mais le rêve le plus détaillé de Crevel est celui qu'il fit après avoir mangé « ce curieux plat intitulé Caprice de Madame à l'indienne, composé de rognons de lapins (on n'échappera point à certaine association) posés sur un plat de riz, le riz fournissant lui-même l'image d'un tapis de dents ». On va voir par cet exemple dans quel univers sauvage, baroque, il se débattait en dormant :

Pour moi, la nuit qui suivit le dîner où m'avaient été servis les caprices de Madame à l'indienne, je luttai, afin d'éviter les pièges d'un complexe de castration, dont mon sommeil, soudain, s'était rappelé, que, jadis, un psychanalyste m'avait dit que j'étais sinon affecté, du moins menacé.

Ainsi, en arrivais-je à vouloir me venger sainement de ces couilles, mes couilles couchées sur un lit d'incisives et de canines : Une femme échevelée courait de par les rues, à la main, un objet qui était à la fois un sexe d'homme en état d'érection et un revolver. Cette femme, la dame des caprices à l'indienne, relevait ses jupes, introduisait l'arme dans la forêt pubique, l'y enfonçait, appuyait sur la gâchette. Un coup sourd et secret. Elle tombait morte, et moi qui n'allais pouvoir me consoler de ce qu'un objet à faire la vie eût fait la mort, et quoique rien ne pût racheter l'abominable méprise, je voulais quand même, victime des préjugés familiaux, qu'elle eût au moins un très bel enterrement. Mais un enterrement pas trop triste. Aussi, fut-ce une grande joie que de voir venir à ma rencontre, une chanteuse qui, spécialisée dans le Satie, allait savoir animer de sa verve la musique funèbre.

– Et beaucoup mieux que tu ne peux imaginer, mon petit, s'écria-t-elle, devinant ma pensée.

1. *Le Clavecin de Diderot.*

Alors, pour me prouver qu'elle était bien du temps des valses et des Rose-Croix, de relever ses jupes et de me montrer des poils taillés en moustaches et barbiche, à la mode des ténors de la fin du XIXe siècle.

De ses doigts potelés, elle épila ce bouc jusqu'à ce qu'il n'en restât plus qu'une impériale. Par cette taille de style Napoléon III, elle entendait me signifier que Gounod allait redevenir de mode.

Et de fait, elle se mit à chanter, à tue-con, un *Ave Maria*, qui me valut de revivre certain matin de mon enfance, dans une chapelle, où pour revenir à Jésus, se trouvait un chemin de croix [1]...

Ce rêve risque d'égarer les commentaires si l'on ne sait pas que « la chanteuse spécialisée dans le Satie » était Élise Jouhandeau, qui à cette époque tentait de ramener au catholicisme l'écrivain blasphématoire et matérialiste. Comme certains rêves érotiques, celui-ci traduit un débat intellectuel; Crevel refuse toute perspective de conversion, en l'associant à une bouffonnerie obscène et à une idée de castration morale.

Le 18 juin 1935, René Crevel se suicida dans une chambre d'hôtel à Paris; on le trouva couché sur le plancher, ses affaires bien en ordre, une feuille de papier épinglée à sa veste portant ce mot : « Dégoûté. » Les semaines précédant sa mort, il s'était passionnément entremis auprès du Parti communiste, dont il était membre, pour obtenir que Breton puisse prononcer un discours au Congrès de la Culture; mais ses efforts n'avaient pas eu l'aboutissement désiré. Un incident mit aux prises les clans adverses qui se disputaient sa mémoire. Ayant appris qu'Élise Jouhandeau avait fait placer un crucifix sur la poitrine de Crevel, et que les obsèques pouvaient comporter un service religieux, tous les surréalistes veillèrent à la porte de l'hôpital Boucicaut, le samedi 22 juin à 3 heures, décidés à interrompre ce service en lisant le dernier article de leur ami, qui attaquait violemment la « mascarade de la bondieuserie ». Ils n'eurent pas à intervenir. Mais Jouhandeau, dans sa notice nécrologique pour *La Nouvelle Revue française*, rappelant que Crevel lui avait dit : « Quand je ne croirai plus en rien, ni en moi ni en personne, je croirai encore en Breton », insinua

1. *Le Clavecin de Diderot, op. cit.*

que cette croyance l'avait tué : « Il meurt d'avoir trop cru en quelqu'un [1]. » Breton riposta à cet « assouvissement de haine » avec indignation : « Si je me perds dans la multiplicité des causes de cette mort : la conscience d'une aggravation terrible de la maladie, les obstacles à une volonté d'action parfaitement probe dans un cadre déterminé, l'affolement à quoi le surmenage de ces derniers mois pouvait conduire un organisme très éprouvé, qui sait, d'autres tourments d'une nature que j'ignore, il ne me paraît pas que celle qu'indique M. Jouhandeau puisse rencontrer quelque crédit [2]. »

Le suicide de René Crevel n'appelle aucune glose; il ne saurait être interprété ni comme exemple du mal de vivre, ni comme échec d'une aventure individuelle, ni comme couronnement d'une philosophie. Crevel lui-même se moquait de ceux qui prétendent déchiffrer les intentions d'un suicide : « On se suicide, dit-on, par amour, par peur, par vérole. Ce n'est pas vrai. Tout le monde aime ou croit aimer, tout le monde a peur, tout le monde est plus ou moins syphilitique [3]. » Il affirmait que le suicide était un « moyen de sélection », distinguant des autres les esprits rebelles aux médiocrités terrestres. Il ne voulut pas laisser au destin le soin de mettre le point final à cette rêverie de trente-cinq ans qu'il avait menée pour tous, envers et contre lui-même.

1. *René Crevel, La Nouvelle Revue française,* juillet 1935.
2. *Sur la mort de René Crevel, La Nouvelle Revue française,* août 1935.
3. *Mon Corps et moi, op. cit.* Le plus beau texte de Crevel sur le suicide est son article *Mais si la mort n'était qu'un mot,* repris dans *Feuilles éparses* (Paris, Louis Broder, 1965). C'est là qu'il évoque sa théorie des « suicides provisoires » et qu'il énonce la thèse : « L'intelligence pousse au suicide. »

V

Les excursions psychiques d'Antonin Artaud

Je crie en rêve
mais je sais que je rêve,
et sur les DEUX CÔTÉS DU RÊVE
je fais régner ma volonté.

Antonin Artaud.

Artaud s'est défini lui-même comme un « mauvais rêveur », déclarant qu'il était trop renseigné sur sa pensée pour s'intéresser à ce qui s'y passait d'une façon ou d'une autre : « Mes rêves sont avant tout une liqueur, une sorte d'eau de nausée où je plonge et qui roule de sanglants micas. Ni dans la vie de mes rêves, ni dans la vie de ma vie je n'atteins à la hauteur de certaines images, je ne m'installe dans ma continuité. Tous mes rêves sont sans issue, sans château fort, sans plan de ville. Un vrai remugle de membres coupés[1]. » Pourtant, à l'instar de ses amis surréalistes, il lui est arrivé de noter certains de ses rêves – l'un d'eux, nous allons le voir, est extrêmement significatif – et il a cru qu'il serait bon d'extraire de ceux qu'il collecterait autour de lui la matière d'une logique de l'inconscient. Il écrivait une autre fois : « Je me livre à la fièvre des rêves, mais c'est pour en retirer de nouvelles lois. Je recherche la multiplication, la finesse, l'œil intellectuel dans le délire, non la vaticination hasardée[2]. » Évidemment, cet homme qui était un rêve ambulant, qui vivait la nuit en plein jour, n'était pas fait pour se repaître

1. Réponse à une enquête sur le rêve (*Le Disque vert,* 4e série, n° 3, 1925).
2. *Le Pèse-nerfs.*

des visions dictées par le sommeil; elles lui paraissaient inconsistantes en comparaison de tout ce qu'il ressentait dans l'état de veille. Les rapports étaient inversés : la réalité se dressait devant lui tel un cauchemar sans fin, dont il était la victime, et le rêve avait l'aspect d'une évidence.

La première fois que j'ai rencontré Artaud, c'était peu de temps avant son entrée en scène au Vieux-Colombier, le soir du 13 janvier 1947, pour sa fameuse conférence *Tête à tête.* Une foule considérable attendait aux portes, espérant voir le poète récemment libéré de l'asile de Rodez; mais il n'y avait déjà plus aucune place dans la salle. Je me heurtai heureusement à Henri Pichette, disciple d'Artaud, qui me fit pénétrer avec lui clandestinement par les coulisses; dans un recoin mal éclairé, nous tombâmes sur cet être prodigieux. Il était assis, farouchement seul, compulsant avec une impatience fébrile les feuillets de son texte. Il leva vers nous son visage ravagé, à la bouche édentée, aux yeux lumineux et caves, et ne répondit rien aux paroles ferventes que nous lui adressâmes. J'eus l'impression de me trouver devant un homme qui avait d'horribles malheurs, et qui vivait pour en témoigner, de manière à troubler la bonne conscience de l'humanité. Pas un instant je n'eus la conviction d'avoir affaire à un psychotique; cela ne m'effleura pas davantage les diverses fois où je l'aperçus par la suite. Il était bien plus terrible qu'un malade mental, c'était l'image d'une Douleur innommable, d'un Désespoir inextinguible. Le théâtre était bondé de tout ce que Paris contenait d'écrivains, d'artistes, d'acteurs et de médecins illustres; je dus m'asseoir par terre, dans une travée, avec bien d'autres. Artaud, à sa table de conférencier, commença par le récit de son séjour à l'hôpital psychiatrique; il décrivit notamment une séance d'électrochoc où, prétendit-il, son âme s'était détachée de son corps, et était restée au plafond pour contempler, avec les yeux de l'esprit, le personnel infirmier qui le manipulait. Ses accents étaient si pathétiques qu'on n'entendait pas un souffle dans la salle. Il s'arrêta pour chercher, pendant d'interminables minutes, un papier *qu'il venait de poser devant lui.* Personne n'osait intervenir. Ce fut André Gide, au premier rang, qui s'y risqua avec une sollicitude inquiète : « Il est là, devant vous, Artaud! » Dans la seconde partie, il lut trois poèmes invectivant le sort et la société, avec des cris et des mimiques indescriptibles; *Le retour d'Artaud le Momo, Centre Mère et Potron minet, La Culture indienne,* explosèrent comme des bombes. Quand ce fut fini, le malaise était tel que l'assistance suffoquait. Gide, lestement malgré son âge, monta sur la scène, prit Artaud dans ses bras, et l'embrassa affectueusement. Il donna de cette soirée un compte rendu d'une parfaite dignité : « Je connaissais Artaud depuis longtemps, et sa détresse et son génie. Jamais encore il ne m'avait paru plus admirable. De son être matériel plus rien ne subsistait que d'expressif[1]. » En regagnant mon domicile, le froid de l'hiver me parut moins âpre que l'angoisse; j'étais alors un étudiant de dix-neuf ans, suivant les cours du P.C.B.; je venais d'avoir la révélation d'un grand poète révolté contre toutes les forces invisibles du Cosmos, et je ne dormis guère cette nuit-là.

J'évoque ce souvenir, au seuil de cette étude, parce que ce martyr du Verbe, ce tremblement de terre incarné, est maintenant la proie de graves malentendus. Les thèses de psychiatrie foisonnent, où l'on voit les traits les plus étincelants de sa poésie cités comme des signes de schizophrénie. Ses discours et ses actes ayant été presque toujours portés jusqu'au paroxysme, on a beau jeu de répéter les habituelles niaiseries sur l' « aliénation poétique ». Les rapports entre la poésie et la folie doivent être révisés de fond en comble, car il est trop clair qu'en dépit du surréalisme, bien des auteurs modernes en sont restés aux concepts surannés de Lombroso. Il existe *une mentalité poétique.* L'homme qui se sent le besoin de tirer du langage des poèmes y est amené par des poussées intérieures *étranges,* et demande à être jugé selon des notions qui ne dépendent pas de la psychologie

1. Dans la revue *84* (n°s 5-6, 1948). Une lettre d'André Gide à Henri Thomas confirmera ce jugement : « La conférence d'Artaud a été plus extraordinaire qu'on ne pouvait supposer. Du jamais entendu, jamais vu et qu'on ne reverra jamais plus. J'en garde un souvenir ineffaçable; atroce, douloureux, presque sublime par instants, révoltant aussi et quasi intolérable. » Il reconnaît en Artaud un acteur prodigieux, « conscient de son délire orphique et en jouant » (lettre reproduite dans les *Cahiers de la Compagnie Madeleine Renaud-Jean-Louis Barrault,* Paris, Julliard, mai 1958).

et de la morale courantes. Quand Victor Hugo entend des pas dans sa chambre et des cris dans ses murs, quand Baudelaire se teint les cheveux en vert, quand Rilke est interpellé à Duino par une voix sortant d'un nuage, rien ne sert de parler d'autisme, de manie; les poètes sont incités à adopter telles croyances ou telles attitudes qui semblent folles par des nécessités internes de leur inspiration. Pour moi, aucun poète n'est fou, et tout aliéné qui peint ou écrit des poèmes est sur le chemin de la guérison. La création a une telle vertu purificatrice qu'on ne saurait voir en elle le simple reflet d'un délire. Il y a sans doute la maladie, le mal *physique* dont souffrirent Nerval, Strindberg, Artaud; leur œuvre n'est pas dedans, elle est à côté. On doit comprendre qu'un malade mental n'écrit pas pour exprimer sa maladie, mais pour la réprimer. C'est pourquoi je vais considérer comme des faits absolument normaux des événements de la vie d'Artaud que d'aucuns traitent comme des preuves de folie [1]. Artaud a écrit sous le titre d'*Excursion psychique* un article sur la magie, où il regrette les possibilités de métamorphoses de l'enchanteur. Je lui emprunterai ce terme pour désigner tout ce qui chez lui paraît délire, scandale, extravagance, éclat, divagation : j'y vois des tentatives de sorties de soi-même, des allers et retours entre le possible et l'impossible. Ses crises furent des excursions de l'esprit dans le non-être, dans la partie du rêve inaccessible à la mémoire.

Le torturé.

A la racine de la vie d'Artaud, dès l'enfance, il y a le Mal –, car ce serait trop peu que de dire la maladie. A cinq ans, il

1. J'ai lu plusieurs thèses de psychiatres sur Artaud, toutes contestables. L'un voit un symptôme de schizophrénie dans le fait qu'Artaud, à dix-huit ans, déchira ses cahiers et distribua ses livres. Que dirait-il de Rouault détruisant 315 tableaux à la fin de sa vie? Un créateur n'a-t-il plus le droit de détruire ce qu'il fait? Un autre croit qu'Artaud était en crise quand, après avoir interprété une scène du *Soulier de satin*, il annonça au public que la pièce était de Claudel, un « infâme traître ». Mais Breton était dans la salle, soutenant bruyamment Artaud! Il faut tout de même avoir idée de ce qu'est un acte surréaliste! Un autre prend pour de la glossolalie les vers phonétiques rythmant les poèmes d'Artaud. Et le langage *merz* inventé par Schwitters, et les recherches des futuristes, qu'en dites-vous, docteur? Un autre... Assez! Messieurs les faiseurs de thèses, avant de s'occuper d'un poète, il faut aimer et comprendre la poésie : c'est la moindre des choses.

contracte une méningite, dont il réchappe *in extremis*. Ses premiers troubles nerveux se déclarent quelque temps après : « J'ai noté depuis ma plus tendre enfance (6 à 8 ans) ces périodes de bégaiement et d'horrible contraction physique des nerfs faciaux et de la langue, succédant à des périodes de calme et de facilité parfaite[1]. » Fils d'un armateur de Marseille, il est placé au collège du Sacré-Cœur de cette ville; à quatorze ans, il fonde une revue avec des camarades, où il publie des poèmes sous la signature de Louis des Attides. On a toujours intérêt à rechercher les origines d'un pseudonyme. Louis est un prénom royal (servant à désigner dix-huit rois de France) et il suffit de remplacer une lettre d'Attides pour obtenir Atrides. Louis des Attides, c'est le roi des Atrides. Peut-être Artaud a-t-il utilisé un nom existant, mais il l'a choisi précisément en raison de sa forte résonance dans son inconscient. Sans aller jusqu'à en faire un super-Œdipe, on peut admettre qu'il s'identifie ici au héros d'une tragédie née de la fatalité et de la discorde familiale[2]. Le collégien devait être d'autant plus sensible à l'histoire des Atrides que sa mère était grecque, et qu'il aimait particulièrement sa grand-mère Neneka, qu'il avait été voir à Smyrne. A dix-neuf ans, ses maux de tête étant devenus insupportables, on lui ordonne un séjour dans la maison de santé de la Rouguière, près de Marseille. Quand il en sort, il est mobilisé à Digne pour aller à la guerre, mais réformé neuf mois après. Ses douleurs violentes et chroniques le font conduire à Saint-Dizier, à Lafoux-les-Bains, à Divonne-les-Bains, puis chez le docteur Dardel au Chanet près de Neuchâtel (Suisse), où il reste presque deux ans.

A vingt-quatre ans, on le confie au docteur Toulouse qui, en mars 1920, le prend dans sa maison de santé de Villejuif,

1. Lettre à Soulié de Morant, 17 février 1932, *Œuvres complètes*, (abrégé par la suite O.C.) supplément au tome I (Paris, Gallimard, 1970).

2. Artaud avouera plus tard : « J'ai vécu jusqu'à vingt-sept ans avec la haine obscure du Père, de mon père particulier. Jusqu'au jour où je l'ai vu trépasser. Alors cette rigueur inhumaine, dont je l'accusais de m'opprimer, a cédé » (*Œuvres complètes*, t. VIII, Gallimard, 1971, p. 178). Son rapport avec sa mère était plus ambivalent; il la rendait surtout responsable de son mauvais état physique : « Je sais que j'étais né autrement, de mes œuvres et non d'une mère, mais la MÈRE a voulu me prendre et vous en voyez le résultat dans ma vie » (*Lettres de Rodez*, 7 septembre 1945).

lui donne à faire des travaux de secrétariat, et continue de le suivre quand il fera ses débuts de poète et d'acteur. C'est alors que commence le combat lucide, d'une lucidité exaspérée, d'Artaud contre le Mal inconnu qui troue son esprit d'absences. Il souffre d'algies qui ont des localisations somatiques, tiennent à la physiologie et à la biochimie de son organisme. Dans toute sa correspondance, il se plaint de céphalées, d'élancements dans la partie droite de la nuque, de douleurs dans le haut de la colonne vertébrale, de sensations de morsures se déplaçant sur les bras et les jambes. De là des vertiges, des altérations brusques de la conscience, « une espèce de rupture intérieure de la correspondance de tous les nerfs », « une tête piétinée de chevaux », s'accompagnant du sentiment que « les choses n'ont plus d'odeur, plus de sexe », que « les mots pourrissent à l'appel inconscient du cerveau », et d'une angoisse qui est comme « une *congélation* de la moelle ». La première conséquence de son état est la recherche éperdue des remèdes propres à l'en délivrer. Il les essaie tous, et puisque les pilules, les piqûres de Quinby, sont insuffisantes à le calmer, il aura recours aux toxiques, au laudanum, à l'opium (en regimbant brutalement si on l'assimile à un drogué, car il ne cherche pas un paradis artificiel, il tente d'effacer une douleur que la médecine est impuissante à soigner); il réclame des remèdes extraordinaires, des « injections d'un sérum physiologique : suc testiculaire ou phosphate de soude mélangé de sel [1] », il envisage même la malariathérapie; il se fait traiter à l'acupuncture par Soulié de Morant et psychanalyser par René Allendy. Et comme rien de tout cela ne le guérit, il se voue aux « remèdes sans nom », songe à se convertir ou se recommande aux voyantes : « On me dit que vous connaissez un guérisseur ou plutôt une sorte de devineresse guérisseuse qui opère sur une mèche de cheveux. La mèche de cheveux est dans l'enveloppe qui accompagne cette lettre [2]. » Et à la fin de sa vie, « halluciné de la souffrance », quand il ne prend pas du chloral qui lui provoque des comas, il en est réduit à se piquer le sommet du crâne avec la pointe d'un couteau,

1. A Yvonne Allendy, 1924.
2. A une amie, 25 mars 1931.

pour conjurer son affreux tourment. Au-dessus des remèdes matériels, il y a ces exorcismes majeurs, la poésie, le théâtre, le dessin, qu'il mène avec rage, pour arracher son être aux contingences qui l'accablent.

L'autre conséquence sera, dans tous ses moyens d'expression, la mise en question de son Mal, avec une alternance de révolte et d'expectative crispée. D'abord, il lui faut réagir à cette certitude, venue sans doute dès l'éveil de la conscience : « On me prend pour un autre. » Comment peut-on croire dans son entourage que l'homme brillant qu'il est parfois, capable de plaisanter, de rire, de répondre avec aisance aux interviews, vit dans l'imminence d'une catastrophe mentale? Et comment croire que l'épave qu'il devient, perdant pied sous l'effet d'une douleur térébrante, émergera du chaos avec une lucidité intacte? Dès ses premiers écrits – que ce soit la *Description d'un état physique* de *L'Ombilic des limbes* ou presque tous les morceaux du *Pèse-nerfs* –, il multipliera les avertissements. « Je suis un abîme complet », dira-t-il. A cela s'ajouteront des tentatives incessantes d'explications métapsychologiques de ce mal, et du Mal en général. Pourquoi Artaud est-il destiné à souffrir autant? C'est la faute au ventre maternel, qui l'a mal conçu; c'est la faute aux médecins, qui ne savent pas le guérir; c'est la faute aux législateurs inhumains qui interdisent l'emploi de l'opium consolateur; c'est la faute aux hommes qui ont organisé un complot occulte pour aspirer ses forces de résistance. Toutes les réponses possibles à cette énigme insoluble, l'existence du Mal, s'accumulent au long de sa vie, non pas contradictoirement, mais selon un crescendo d'associations correspondant à une perplexité croissante. C'est au sein de cet appareil de défense de sa personnalité que va se poser pour lui le problème du rêve et de la réalité.

Il le formule d'emblée d'une telle manière que, lorsque naît le surréalisme, il croit l'avoir devancé. En septembre 1924, il écrit à Mme Toulouse : « J'ai fait connaissance avec tous les dadas qui voudraient bien m'englober dans leur dernier bateau surréaliste, mais rien à faire. Je suis beaucoup trop surréaliste pour cela. Je l'ai d'ailleurs toujours été, et je sais, moi, ce que c'est que le Surréalisme. C'est le système du monde et de la pensée que je me suis fait depuis toujours. » Malgré cela, il cède à l'attraction du groupe, s'y incorpore, en devient le proclamateur ardent, inimitable, tant dans la Déclaration du 27 janvier 1925 que dans la suite de manifestes du numéro 3 de *La Révolution surréaliste.* Les deux idoles du mouvement, le rêve et l'écriture automatique, il était prêt à leur vouer un culte. Il tenait le surréalisme pour « un *état d'esprit à élucider* et à rendre actif », ayant l'ambition de « créer en nous des espaces à la vie, des espaces qui n'étaient pas et ne semblaient pas devoir trouver place dans l'espace ». Noter ses rêves était une manière de laisser entrevoir ces espaces. En fait, le rêve qu'il publie dans le numéro précité est assez confus; il s'agit plutôt de trois rêves consécutifs, mais qui ne se sont certainement pas produits la même nuit. Le premier montre l'étendue de son angoisse : il se voit juché avec ses amis sur un engin aérien qui se retourne dans le vide, puis il reste seul, la tête en bas, épouvanté parce qu'il ne sait pas voler, se sentant perdu malgré les « lancets » qu'on jette sur lui pour le sauver. Le deuxième est érotique, à prédominance de voyeurisme, représentant une cérémonie où l'on marie des vierges que l'on doit poursuivre en bateau, et où Artaud observe, par la fente d'une chambre, la défloration de l'une d'elles par un acteur connu. Dans le troisième, il est en robe de moine et, assisté de deux compagnons, viole des femmes en les couchant sur des tables, l'une de ces femmes étant sa sœur, enceinte et enveloppée de plusieurs manteaux; l'arrivée de sa mère costumée en abbesse, et l'intervention paterne de Max Jacob, ajoutent à l'équivoque de la scène.

Artaud adhérait à la conception romantique qui fait du rêve une anticipation de la mort. Il se proposa, au début de *L'Art et la Mort*, de « décrire une sensation d'angoisse et de rêve, l'angoisse glissant dans le rêve, à peu près comme j'imagine que l'agonie doit glisser dans la mort ». Il va plus loin, et revendique pour le langage l'expression du néant dont le rêve donne le sentiment : « Tout ce qui dans l'ordre des choses écrites abandonne le domaine de la perception ordonnée et claire, tout ce qui vise à créer un renversement des apparences, à introduire un doute sur la position des images de l'esprit les unes par rapport aux autres, tout ce qui renverse les rapports des choses en donnant à la pensée bouleversée un aspect encore plus grand de vérité et de violence, tout cela offre une issue à la mort, nous met en rapport avec des états plus affinés de l'esprit au sein desquels la mort s'exprime. » La fusion du rêve et de l'écriture automatique se fit en lui spontanément, comme le prouvèrent ses textes surréalistes, en particulier *L'Enclume des forces, La Vitre d'amour.*

Cependant, un désaccord ne tarda pas à s'affirmer entre lui et ses amis, du fait qu'il prenait le parti du rêve contre la réalité, au lieu que ceux-ci voulaient faire entrer le rêve dans la réalité. Il l'écrit à Max Morise, le 16 avril 1925 : « Je n'ai jamais conçu que le surréalisme pût s'occuper de la réalité : question d'Orient, question juive, sort des intellectuels, avortement, opium, tout cela m'a toujours paru s'éloigner singulièrement des buts intérieurs ineffables, antérieurs à l'âme, supérieurs à l'esprit qui me paraissent être à la base du surréalisme [1]. » Il envisageait l'action du groupe comme une conjuration de révoltés, acharnés à « ruiner des vestiges », à reprendre toutes les opérations de l'esprit à partir de l'inconscient et de la déraison. Néanmoins, Breton reste intraitable, Artaud encourt de sévères blâmes, en raison de son désintérêt de la révolution sociale, et à la fin de 1926 il est exclu de la communauté. C'est précisément quelques mois après avoir rompu avec les surréalistes qu'il fait, en février 1927, un rêve qui le tracasse au point de consulter Théodore Fraenkel sur sa signification :

J'ai fait la nuit dernière un bien curieux rêve. J'avais accepté une besogne de bienfaisance auprès d'une famille inconnue. Il s'agissait de distraire, de donner le change au père devenu gâteux, retombé tout à fait en enfance en jouant son propre rôle, mais mieux semble-t-il qu'il ne l'aurait joué lui-même. Je devais me laisser pousser une barbe analogue à la sienne, revêtir ses habits, m'asseoir sur sa chaise. Auparavant on me fit faire un grand tour de ville. Et j'eus une certaine peine à repérer sa maison. Je ne lais-

1. Artaud, comme les anciens alchimistes, croyait que l'homme se compose d'un corps, d'un esprit et d'une âme. Une lecture comparative de ses écrits permet d'affirmer que pour lui son âme était féminine (« Je touche mon sexe à moi, le sexe du bas de mon âme, qui monte en triangle enflammé », dit-il dans un texte surréaliste inspiré par un tableau d'André Masson), son corps masculin et son esprit neutre.

sai pas d'hésiter beaucoup avant d'accepter ce rôle trouble. L'idée seule de la charité, du devoir, d'un devoir auquel il ne m'était pas permis de me soustraire me retint, me décida. La chambre aussi dans laquelle je fus introduit m'émouvait. Elle me rappelait toute mon enfance. A la fin un grand attendrissement me saisit. Une chose cependant me tracassait; c'est que le vieillard était plein de poux. Au moment de revêtir ses habits on me présenta un vieux chapeau constellé de poux. Quand je dis constellé j'exagère : il y en avait deux, mais en or, ou en un métal mystérieux qui imitait l'or à s'y méprendre. La nature de ce métal m'intrigua, mais plus que cela la présence des poux sur le chapeau me saisit d'horreur. Je poussai un énorme cri, un *cri de femme* et fus sur le point de m'évanouir, j'eus d'ailleurs nettement l'impression que ces poux avaient changé de forme, qu'ils étaient devenus faux après avoir été vrais et cela seul me rassura, mais j'eus honte d'avoir étalé ma faiblesse, et là-dessus je me réveillai. Ou plutôt on me réveilla. Ce sont les personnages du rêve eux-mêmes qui vinrent me réveiller[1].

En ce mois de février 1927, Artaud vient de publier dans les *Cahiers du Sud* son *Manifeste pour un théâtre avorté*. Son dernier poème paru est *Correspondance de la momie*, où il se compare à un mort vivant. Irrité de son exclusion du surréalisme, il a dit récemment à André Masson en le rencontrant : « Vous n'avez pas peur de serrer la main d'un pestiféré? » Ce rêve se produit donc dans une période de tension, de conflit, de déception, et il est intéressant de constater qu'Artaud ne s'en prend à personne en particulier, qu'il vise tout le système de la société patriarcale. Il dira d'ailleurs plus tard : « Le mouvement surréaliste tout entier a été une profonde, une intérieure insurrection contre toutes les formes du Père, contre la prépondérance envahissante du Père dans les mœurs et dans les idées[2]. » Le « père d'une famille inconnue » n'est pas son père, c'est le Père, auquel Artaud va s'efforcer de ressembler, en utilisant ses dons d'acteur. Il le fait par devoir, en domptant sa répugnance, car le Père est gâteux. Sa répulsion est la plus forte quand il doit endosser ses vêtements remplis de poux. Que veulent dire ces poux? Et pourquoi des poux d'or sur le chapeau?

1. *O.C.*, supplément au tome I, *op. cit.*
2. *Surréalisme et Révolution*, dans *O.C.*, t. VIII.

N'a-t-il pas dit : « Il y a dans le grouillement immédiat de l'esprit une insertion multiforme et brillante de bêtes[1] »? N'évoquera-t-il pas dans *La Culture indienne* le « cycle des poux rouges » à propos de la « tombe cloutée du père affreux » que l'on mire « du haut du Mirador du Pitre »? N'affirmera-t-il pas : « Ce qu'on appelle idée n'est qu'un état microbe pour moi[2] »? Les poux, ce sont les idées, les idées clinquantes dont se parent les bien-pensants. Artaud veut bien interpréter un rôle qui lui est antipathique, mais il ne veut pas revêtir le costume symbolisant la *misère dorée de l'intelligence.* Il refuse par un cri de femme, parce que ce costume est l'attribut de la Virilité, que le refuser est se placer du côté des femmes. Dans ce rêve de dérision, Artaud se sollicite à mener une vie « normale », à s'intégrer dans le corps social, ne serait-ce que par feinte. Il se donne une raison d'y renoncer, et il se prouve, en se faisant réveiller par les personnages de son rêve, que ce rêve est la réalité, tandis que la réalité est le rêve.

L'acteur mental.

Un des griefs de Breton contre Artaud concernait son amour du théâtre, et les rôles qu'il acceptait au cinéma. Avec le recul, on a compris qu'Artaud avait viscéralement besoin d'être acteur; non qu'il se composât un personnage. Dali joue à être Dali, et même le fou-qui-se-prend-pour-Dali. Artaud ne joue pas à être Artaud, il se sent condamné à être le spectateur d'Artaud, lequel est pour son être lucide un spectacle involontaire et fatal. « Je me connais parce que je m'assiste, j'assiste à Antonin Artaud », constate-t-il. Que devient un spectacle, si le spectateur est aussi acteur? Artaud se fait acteur pour modifier la nature du spectacle qu'il se donne. Pour lui, le théâtre est un rêve *agi* et un délire *dirigé :* « Le théâtre, c'est-à-dire la gratuité immédiate qui pousse à des actes inutiles et sans profit pour l'actualité. » Il faut être l'acteur de la vie comme celui d'une pièce imaginée par soi-

1. *Le Pèse-nerfs.*
2. *Histoire de la Groume et Dieu.*

même, et l'acteur d'une pièce comme si elle était un cataclysme imprévu de la vie. Mais il y a une forme élémentaire du théâtre, qui ne demande aucun public : le « drame mental ». Il s'agit de prendre un thème, et de le jouer secrètement dans son esprit, en employant toutes les possibilités du dialogue intérieur, et en se représentant avec précision l'aspect physique des personnages. L'histoire de Paul les Oiseaux, Paolo Uccello, qu'Artaud a qualifiée de « premier essai de drame mental », montre la technique de ce théâtre cérébral. Il vient de découvrir Uccello, qui lui semble le type du héros *détaché*. Il se donne une représentation d'Uccello, devant sa femme Selvaggia qu'il laisse mourir de faim, subissant les remontrances de Brunelleschi; situation qui transpose les problèmes d'Artaud au moment où commence sa liaison avec Genica Athanasiou. La condition initiale du jeu est l'intériorisation du thème : « Moi et l'Esprit nous nous mesurons face à face. Canaille d'Esprit. Je ne peux pas me fixer sur un thème. Le thème entier a passé en moi. Il faut aller au fond de moi-même. Je me contemple moi et mon thème. Je parle par la bouche du thème [1]. » Un fois que le « drame mental » s'est déroulé dans la rêverie, le rêveur est devenu un autre : « Je suis à la fenêtre et je fume. C'est moi maintenant Paul les Oiseaux. Le soir est beau, le ciel massif, à chaque bouffée des rues défilent avec de vastes maisons de mots. Des cornes beuglent. Des robes craquent dans le ciel. Toute femme en moi se résorbe. Je suis glorieux. A moi le monde. Non pas le monde. Mais ce tout petit point dans l'esprit [2]. » L'inconvénient du drame mental, c'est qu'il ne se termine pas quand on veut; on doit faire effort pour en expulser le protagoniste que l'on s'est assimilé : « Quitte ta langue, Paolo Uccello, quitte ta langue, ma langue, ma langue, merde, qui est-ce qui parle, où es-tu? » Artaud est l'auteur de nombreux drames mentaux – celui d'Héloïse et d'Abélard, ou celui des Filles de Loth d'après un tableau de Van den Leyden, où il concentra sa hantise de la castration et de l'inceste – sans parler de ceux qu'il n'a pas fixés par écrit.

1. *O.C.*, t. I (Paris, Gallimard, 1970).
2. *Ibid.*

Reste le théâtre extérieur, celui qui exige une scène et un public. Artaud le compare également à un rêve, et prétend le traiter comme tel lorsqu'on lui confie un rôle ou une mise en scène. Faisant partie du Théâtre de l'Atelier dès sa fondation, il se plie au travail d'équipe (sauf aux exercices de diction), mais ne s'épanouit que dans l'improvisation. Il aime camper les personnages extraordinaires, tel le roi Basilio de *La Vie est un songe* de Calderón, qu'il joue au Vieux-Colombier le 20 juin 1922, et dont il a dessiné les costumes. Il essaie d'imposer ses conceptions à Charles Dullin et, pour interpréter un homme d'affaires moderne dans *La Volupté de l'honneur* de Pirandello, se maquille en s'inspirant d'un masque du théâtre japonais; pour être Charlemagne dans *Huon de Bordeaux* d'Alexandre Arnoux, il imagine une entrée de l'empereur marchant à quatre pattes vers son trône. Dullin l'en empêche, mais ne pouvant contenir toutes ses outrances, se souvient « qu'il balayait les marches du dispositif avec une barbe annelée qui lui donnait l'air d'un caniche enragé et que tout à coup il se redressait dans une attitude qui en imposait à tout le monde [1] ». Devenu en 1932 assistant de Louis Jouvet pour monter *La Pâtissière de village* d'Alfred Savoir, il veut, pour le rêve du dernier acte, faire défiler vingt mannequins hauts de cinq mètres, l'un d'eux portant un arc de triomphe, à travers des feux de Bengale. Dans les huit spectacles du Théâtre Alfred-Jarry, sa conception s'affirme hautement; on y verra que ce qu'il nomme le « théâtre de la cruauté » ne nécessite pas l'effusion de sang, c'est un théâtre d'agression happant le spectateur, l'entraînant dans le rêve avec une sensation d'anéantissement.

Une particularité d'Artaud est qu'il fait de la réalité un prolongement du théâtre, comme il fait du théâtre un prolongement du rêve. Il continue de jouer dans la vie le rôle qu'il a eu sur scène. Ainsi, lorsqu'il interprétait Urdémalas, l'androïde révolté contre son maître, dans *Monsieur de Pygmalion* de Jacinto Grau, il était toujours Urdémalas en sortant de l'Atelier [2]. Il aime retrouver au café ses amis avec

1. Lettre à Roger Blin (*K*, 1948).

2. Un témoin de cette époque, Fernand Tourret, raconte : « Artaud jouait cela en traître de mélo, frôlant le décor, simiesque, sournois, ignoble. C'était sans doute

le costume et le maquillage qu'il porte dans un film. Il est acteur pour être totalement autre, se fondre en l'Autre, prendre ses distances avec la partie de lui-même qui le gêne; il apporte dans cette manière d'être autre la volonté de devenir plus que soi. Il était plus acteur que poète, ou du moins, se cherchait davantage dans le théâtre que dans la poésie; il se critiquait en tant qu'acteur, non en tant qu'écrivain, n'ayant le souci de la perfection que dans ses rôles. Si on trouve ses poèmes mal écrits, il riposte avec dédain : « On doit juger un poète sur le poids, le prix, la recevabilité de ses sentiments plutôt que sur leur forme [1]. » Mais dès qu'il se voit dans le film *Surcouf,* il décèle en son jeu des « énormités inconcevables de maladresse » et il en est malade : « *Surcouf* vient de me donner une déception *terrible,* insupportable, inavalable, *je m'y suis vu* avec horreur [2]. » On ne peut plus apprécier son talent d'acteur qu'à la Cinémathèque; les cinéphiles qui l'ont vu dans Marat du *Napoléon* d'Abel Gance, dans Savonarole de *Lucrèce Borgia* du même, dans le frère Krassien de la *Jeanne d'Arc* de Dreyer, dans le bohémien amoureux de *Tarakanova,* savent qu'il avait un registre émotionnel qui le situe entre Conrad Veidt et Le Vigan.

En outre, Artaud donnait aux divertissements privés une sorte de stylisation convulsive; chez le peintre Juan Gris, à Boulogne, qui organisait des séances d'hypnotisme et de spiritisme, il excellait à composer un personnage de tableau vivant, comme le raconte Kahnweiler : « Artaud faisait ses imitations – il conviendrait plutôt de dire ses incarnations. S'étendant sur un divan, il demandait à rester dans le noir quelques minutes. Puis, les lampes étant rallumées, on l'apercevait, immobile et couché, ressemblant d'une façon hallucinante au modèle choisi [3]. » Enfin, il avait recours

la bonne manière de concevoir le rôle. Mais l'étrange, c'est que l'acteur, hors du théâtre, semblait tellement continuer le jeu, que nous commencions à le considérer avec inquiétude. Traqué, regardant partout s'il n'était pas suivi, brandissant (déjà) sa canne comme une arme de défense possible, défiant d'invisibles ennemis et en même temps cherchant par tous les moyens à leur échapper » (*La Tour de Feu,* n°s 63-64, décembre 1959).

1. A D. H. Kahnweiler, novembre 1922.
2. A Mme Toulouse, 25 janvier 1925.
3. D. H. Kahnweiler, *Juan Gris* (Gallimard, 1946).

à l'action dramatique dans les circonstances sérieuses où elle n'était pas attendue. Quand il fit sa conférence *Le Théâtre et la Peste* à la Sorbonne, il se mit à mimer un homme mourant de la peste, tout en parlant [1]. Le public, dérangé par le spectacle de cette agonie, le couvrit de huées et de sifflets. Il alla baiser la main d'Anaïs Nin dans la salle, puis l'emmenant dehors sous la pluie, il exhala sa colère contre les spectateurs : « Je veux les réveiller. Ils ne comprennent pas *qu'ils sont morts.* Leur mort est totale, comme une surdité, une cécité. »

Comment le théâtre et la poésie peuvent se fondre au sein de la vie, en une seule et même action subversive, c'est ce qu'Artaud veut démontrer dans *Héliogabale ou l'anarchiste couronné.* Héliogabale est l'acteur-dieu qui a pris pour scène l'empire romain, et qui y a représenté « l'image dressée en pied, et portée au plus haut point de la manie religieuse, de l'aberration et de la folie lucide, l'image de toutes les contradictions humaines, et de la contradiction dans le principe ». Façonné par les femmes, sa grand-mère Julia Moesa, sa mère la luxurieuse Julia Soemia, sa grand-tante Julia Domna, roulé dans l'inceste, élevé par deux eunuques, Gannys le subtil et Eutychien le grotesque, Héliogabale est le héros d'une tragédie à rebours, dont le premier acte se déroule dans la ville-cloaque d'Emèse. Couronné roi à quatorze ans à Antioche, il interprète devant le peuple la fable de Pâris, en s'y donnant le rôle de Vénus; il fait une entrée triomphale à Rome, où il pénètre à reculons, accompagné d'un fabuleux cortège. Il bafoue les lois civiles et religieuses, chasse les hommes du Sénat pour y mettre à leur place des femmes, nomme un danseur à la tête de sa garde prétorienne, choisit ses ministres en fonction de la longueur de leur pénis, s'habille en prostitué et se vend à la porte des églises chrétiennes et des temples romains. Il prend des cochers pour maris, mais il a épousé aussi trois femmes, dont une vestale, ce qui est un sacrilège. A la fin, poursuivi par une foule en furie, il se jette dans les latrines des hommes d'armes pour se

1. Selon Anaïs Nin, la transition fut imperceptible : « Personne ne s'aperçut quand cela commença. Pour illustrer sa conférence, il représentait une agonie » (*Journal 1931-1934*, traduit par Marie-Claire van der Elst, Paris, Stock, 1969).

cacher, est retiré de la fosse d'excréments par sa chevelure, percé de glaives, traîné dans les rues. Mais cet anarchiste-né, qui fut « un esprit indiscipliné et fanatique, un vrai roi, un rebelle, un individualiste forcené », a été méconnu; les historiens n'ont vu que ses débauches, et Artaud entend prouver que son anarchie fut l'instauration d'un ordre supérieur. Héliogabale a tenté de mettre fin à la « guerre des principes », à la séparation de l'Être en masculin et en féminin; il a été homme et femme à la fois. Tous ses excès viennent d'un désir d'unité inspiré par la religion du soleil. Il est le meilleur exemple de la démesure exigible d'une poétique en action.

Ayant glorifié en Héliogabale l'acteur idéal, Artaud est encore à la recherche du public idéal. En 1936, déçu par l'échec de sa pièce *Les Cenci*, il espère le trouver au Mexique, où il se rend. Près de Mexico, il va découvrir une race d'Indiens, les Tarahumaras, qui lui apportent l'idée de ce que peut être un peuple d'acteurs. Ces Indiens pratiquent une religion solaire, comme Héliogabale, et adorent un principe transcendant de la Nature, qui est Mâle et Femelle; ils entourent leurs cheveux d'un bandeau à deux pointes, pour le symboliser. Ils utilisent à cause de cela le peyotl dans leur rituel : « La racine du peyotl est hermaphrodite. Elle porte comme on le sait la forme d'un sexe d'homme et de femme rassemblés. » Le pays a l'apparence d'un décor naturel, la Nature y parle par signes; elle a sculpté sur les rochers de la montagne des formes pathétiques, des têtes de dieux, des corps d'hommes nus torturés, des animaux féroces, des poitrines de femmes aux seins parfaitement dessinés. Avançant à cheval dans cette région, en comptant les ombres, il voit qu'à ces signes naturels s'ajoutent les symboles semés par les Tarahumaras eux-mêmes [1]. Et là, après vingt-huit jours d'attente, il obtient d'eux que lui soit appliquée la danse du Peyotl, le rite de guérison dont leurs sorciers avaient le secret. Dans un cercle contenant dix croix, dix miroirs, trois sorciers sur une poutre au pied de laquelle est étendu Artaud, et quatre desservants, le danseur aux six cents clochettes

1. Au cours de sa conférence du 13 janvier 1947, évoquant les envoûtements dont il fut victime, Artaud parla de celui des Tarahumaras se masturbant à cinq cents mètres de lui dans la montagne, pour l'empêcher de s'élever plus haut.

(trois cents de corne et trois cents d'argent) entre et sort en criant. Les trois sorciers râpent sur une cuvette des racines de peyotl, lui font prendre le mélange. Quand il sort du cercle, on l'asperge d'eau en prononçant des paroles magiques. Et après avoir vécu ce rite comme un cauchemar, il se sent non pas délivré de son tourment, mais à jamais ensorcelé, promis à un destin déchirant. Il conclura la relation de son voyage par ces mots : « J'étais prêt à toutes les brûlures, et j'attendais les prémices de la brûlure, en vue d'une combustion bientôt généralisée [1]. »

La canne de saint Patrick.

A son retour du Mexique, les forces du rêve prennent définitivement possession d'Artaud. Ses projets de théâtre sont à vau-l'eau, et il ne trouve plus d'engagement au cinéma. Il fait au printemps 1937 une cure de désintoxication à Sceaux, dont il sort en disant : « C'est 20 ans de ma vie que je jette en ce moment derrière moi. Je sens qu'un Autre Homme va sortir sans savoir exactement ce qu'il est, ni où il me mènera [2]. » Il est fiancé avec une jeune fille belge, mais lors d'un séjour à Bruxelles, sa conduite fait ajourner leur mariage; à son futur beau-père, directeur de la Compagnie des Tramways, qui lui fait visiter ses hangars, il demande en montrant les tramways : « Vous ne les égarez jamais dans les déserts? » Au cours d'une conférence sur le Mexique, à laquelle assiste la famille de sa fiancée, il change brusquement de sujet, parle des mœurs sodomites du clergé, et finit par insulter l'auditoire. Après la rupture, un tel besoin d'effacement le saisit qu'il ne veut plus signer ses écrits, ni le *Voyage au pays des Tarahumaras,* qu'il fait suivre de trois étoiles, ni les *Nouvelles révélations de l'être,* qu'il attribue à *un Révélé.*

Sa pensée va se cristalliser sur deux objets qu'on lui a donnés : une petite épée de Tolède, à laquelle étaient atta-

1. *Voyage au pays des Tarahumaras.*
2. Lettre à Mme Paulhan, mai 1937.

chés trois hameçons, cadeau d'un sorcier noir rencontré à La Havane, qu'il avait reçu comme un « signe »; et une curieuse canne offerte par un ami, ayant appartenu au peintre Kristians Tonny qui l'avait achetée à Waterloo Plein, le marché aux puces d'Amsterdam. Cette canne prend pour lui un sens magique vital. Il se persuade qu'elle est « la canne de saint Patrick, patron des Irlandais », et qu'il est élu par le destin pour aller la porter en Irlande. Pourquoi est-il attiré par l'Irlande? Est-ce à cause d'un souvenir du théâtre de Synge ou de la poésie de Yeats? Et pourquoi cette canne a-t-elle joué un tel rôle dans la dernière période de sa vie? Un incident va nous l'apprendre. Artaud exhibait fièrement sa canne dans les cafés de Saint-Germain-des-Prés, mais un jour que Robert Desnos, pour l'examiner de plus près, voulut la prendre, il s'écria : « Desnos, ne touchez pas à cette canne. C'est comme si vous touchiez à mon sexe [1]. » La canne, *comme dans un rêve*, était devenue un emblème phallique. Qu'on se réfère maintenant à la façon dont Artaud a décrit la « marche du sexe » d'Héliogabale, entrant dans Rome suivi d'un Phallus géant traîné par trois cents taureaux, accompagné par les Galles tenant à la main « des objets faits de membres d'hommes tendus, tannés, noircis du bout comme des bâtons durcis au feu », et montrant lui-même à la foule « son membre trempé dans l'or, recouvert d'or, immuable, rigide, inutile, inoffensif ». (C'est d'ailleurs en 1934, l'année où paraît *Héliogabale*, qu'Artaud lut la légende de saint Patrick dans un dictionnaire d'hagiographie de la Bibliothèque nationale.) La canne de saint Patrick s'identifie au phallus d'Héliogabale; Artaud lui attribue le pouvoir d'être un bâton foudroyant, lançant des flammes, ce qui nous révèle que le feu, dans sa mythologie, est le sperme. A la canne-pénis, d'où jaillit le sperme-feu, s'oppose l'épée castratrice décorée d'hameçons, symbole de l'eau féconde. Avec ces deux attributs, permettant la destruction par le feu et la régénération par l'eau, le poète est armé contre tout, et il réalise en lui l'accord du masculin et du féminin.

1. Raconté par Youki Desnos dans *Les Confidences de Youki.*

Avant de partir pour l'Irlande, il alla faire ferrer le bout de sa canne chez un forgeron de la rue Descartes. Il voulut faire le travail lui-même, avec l'aide de Cano de Castro, en prononçant des paroles cabalistiques, mais il jeta auparavant du sel et du soufre dans le feu qui crépita, au grand effroi de l'artisan craignant l'incendie de sa boutique. Frappant le sol du bout ferré de sa canne, pour en tirer des étincelles, ou la dirigeant contre les personnes qu'il voulait exorciser (il en touchera Breton un jour qu'il le croira menacé par des compagnons de table), Artaud se sent prêt à tout événement. Il arriva à Cohn le 14 août 1937, le 17 il était à Galway, le 23 à Kilronan dans les îles d'Aran. De retour à Galway jusqu'au 8 septembre, il aboutit à Dublin en s'identifiant à « un Enragé qui rasera TOUTES les Églises et fera rentrer sous terre le rite des Initiés »[1]. Sur une place de Dublin il fait un esclandre, brandit sa canne comme pour en frapper des passants, ce qui le fait arrêter et conduire à l'hospice Saint-Jean-de-Dieu. On l'expulsera du pays, l'embarquant sur le *Washington* vers la France, sans lui laisser le temps d'emporter sa canne qu'il avait cachée sous son matelas à l'hôpital; seule l'épée lui restera. Sur le bateau, pendant la traversée, il se met nu et déchire ses papiers d'identité; deux marins pénétreront dans sa cabine pour le ligoter, et à son arrivée au Havre il sera interné. Il refusera de reconnaître sa mère, appelée auprès de lui, et de se laisser approcher par ses amis.

Il sera transféré d'asile en asile, à Quatremare, à Sotteville-lès-Rouen, à Sainte-Anne, à Ville-Évrard. En 1943, Robert Desnos le fait venir à Chaize-Benoît, dans l'asile dirigé par le docteur Ferdière qui, muté à Rodez, l'y emmènera. Celui-ci le traite en ami, le fait manger à sa table en compagnie de sa femme; Artaud, afin de conjurer ses démons, crache, rote, et à la fin des repas, s'agenouille pour psalmodier des incantations[2]. Son agitation se calme quand on lui rend l'épée retrouvée parmi ses affaires. Un jour Ferdière, qui écrit un livre sur les comptines, plante en terre une canne

1. Lettre à André Breton, 14 septembre 1937 (*O.C.*, t. VII).

2. Il cherchait ainsi à imiter les sorciers Tarahumaras qui, au cours de la danse du Peyotl, crachent et « se débondent avec de terribles tonitruements ».

ornée de feuilles de choux, et demande à Artaud de la photographier pour illustrer la chanson de Roudoudou. Le poète, qui a fait autrefois des photographies surréalistes avec Élie Lotar, s'efforce de représenter une « figure poétique parlante »; mais il est gêné dans son travail par l'idée d'« onanisme primitif » de cette canne surmontée d'un chou. En même temps, le souvenir de sa propre canne se réveille; il pense qu'il peut en faire pousser une hors de terre pour remplacer celle qu'il a perdue. Il annonce à Henri Parisot : « J'en ai planté et constitué une autre que j'attends ici d'un moment à l'autre et je n'ai cessé d'y travailler depuis. Quand elle sera prête la bataille reprendra. »

La période de Rodez, avec les lettres étonnantes qui en témoignent, voit se recréer les capacités de défense et d'attaque d'Artaud. Il avait dit autrefois : « Cette douleur plantée en moi comme un coin, au centre de ma réalité la plus pure, à cet emplacement de la sensibilité où les deux mondes du corps et de l'esprit se rejoignent, je me suis appris à m'en distraire par l'effet d'une fausse suggestion [1]. » A Rodez, il déploie les « fausses suggestions » pour tromper ses terreurs de l'électrochoc. Il cherche des réponses plausibles à ce que la science n'a pu résoudre à son sujet. Pourquoi, par exemple, a-t-il cette douleur au haut de la colonne vertébrale, depuis l'âge de dix-neuf ans, qu'aucun médecin n'a élucidée? Il déduit : « J'ai été frappé d'un coup de couteau dans le dos par deux souteneurs, cours Devilliers à Marseille, devant l'église des Réformés. J'avais à ce moment-là 19 ans. » Comment se fait-il qu'il se trouve à l'asile, alors qu'il est capable de lire, de dessiner, de disserter longuement sur l'*Hymne aux Daïmons* de Ronsard, de commenter à ses visiteurs les vitraux de la cathédrale de Rodez? C'est qu'il subit une injustice manigancée par les ennemis de la poésie : « Moi je reproche aux hommes de ce temps de m'avoir fait naître par les plus ignobles manœuvres magiques dans un monde dont je ne voulais pas, et de vouloir par des manœuvres magiques similaires m'empêcher d'y faire un trou pour le quitter. » Pourquoi André Breton n'est-il pas intervenu? Parce qu'il

1. *Le Pèse-nerfs.*

est mort sous les mitrailleuses de la police, quand il voulut délivrer Artaud au Havre, à la tête d'une troupe de gitans. Comment opèrent ces envoûteurs? En se rassemblant exprès dans Paris, à l'instigation des initiés des hauts plateaux du Tibet; c'est donc là qu'il faudra contre-attaquer : « Je compte aussi aller au Thibet pour achever d'assassiner la magie en exterminant avec la canne que j'ai préparée et qui remplacera celle que j'avais en Irlande, tous les êtres mauvais qui la créent et la lancent sur les consciences qui m'aiment *afin de les asphyxier.* »

Il utilisera, pour cette lutte surhumaine, la magie phonétique du Verbe. De là ces rythmes de sonorités martelant ses dits; on ne saurait les mettre au compte de la glossolalie; Artaud n'est pas Hélène Smith, qui était sans culture. Il a étudié l'arithmosophie dans Pythagore et la Kabbale, il a lu le Bardo Todol et les Upanishads, il connaît les formules d'obsécrations contre les démons des grands mystiques chrétiens et des lamas de la secte des Bonnets rouges. Quand il invente des litanies d'onomatopées, il se souvient des rituels akkadiens où sont inscrits les gémissements que doivent pousser les fidèles[1]. Il est furieux qu'on lui propose de traduire *Jabberwocky* de Lewis Carroll, car le travail sur la langue n'y a pas ce caractère d'oraison jaculatoire. Pour démolir ce poète qu'on lui compare, il prétend qu'il a fait mieux que lui, tout un livre perdu intitulé *Letura Eprahi Talli Tetr Fendi Photia O Fotre Indi* « dans une langue qui n'était pas le français, mais que tout le monde pouvait lire, à quelque nationalité qu'il appartînt ».

Dès sa sortie de l'asile de Rodez, le 26 mai 1946, Artaud entre dans sa phase d'explosion finale. Il habite à Ivry dans une maison de repos, au milieu d'un parc; sa chambre, au rez-de-chaussée d'un pavillon, contient un pauvre mobilier, et près de l'entrée, un billot de bois sur lequel il frappe avec un marteau pour scander ses poèmes; au mur, il a accroché un dessin représentant ses « filles », les femmes idéales qu'il oppose aux Mères dévorantes[2]. A cette époque il fait un

1. Parmi les livres qu'il a consultés pour écrire *Héliogabale* se trouvaient les *Rituels akkadiens* traduits par Thureau-Dangin.

2. Les « filles » d'Artaud, dans son esprit, étaient sa sœur Germaine Artaud morte

rêve dont il donne un compte rendu hermétique, *Les Mères à l'étable*[1]; il est devant des portes, sans savoir s'il est un homme ou un animal, ni sur quoi donnent ces portes : « La chambre que j'avais à choisir était-elle un grenier ou une étable, un abri ou une prison? » Il comprend que ce sont des portes-femmes, « les mères qui ruent dans le moi de tout homme avec leurs ailes de sagaie », qu'il est victime de « la bataille qui revient dans tout rêve entre le Manifesté et ses Mères, et le Non-Manifesté des survies ».

Il écrit presque sans interruption, au restaurant, au café, dans le métro, ou n'importe où, debout contre un mur. Il songe à revenir au théâtre, à monter *Les Bacchantes* d'Euripide au Vieux-Colombier, ou un spectacle dans une usine. Il fait une exposition de ses dessins en juillet 1947 chez Pierre, où il organise une lecture de ses poèmes, avec un bruitage impressionnant. A l'occasion d'une rétrospective de Van Gogh à l'Orangerie, indigné par l'article d'un psychiatre qui classait Van Gogh parmi les « dégénérés du type Magnan », il rédige en deux jours *Van Gogh ou le suicidé de la société*, cet ouvrage que Breton qualifiait d'*hyper-lucide*, où est magistralement dénoncée l'ineptie d'imputer à la folie les plus belles trouvailles d'un artiste. Malade des intestins, n'ayant plus la force de se lever, il dicte de son lit les textes de *Suppôts et Supplications*. Il souhaite devenir « un corps pur » – non un esprit pur – et rêve douloureusement : « Je reconstruirai l'homme que je suis. » Son bras droit se paralyse (« J'arme mon bras droit j'arme mon bras droit », répète-t-il dans un de ses derniers poèmes), mais il trouve encore l'énergie d'enregistrer son émission *Pour en finir avec le jugement de Dieu*, prévue pour le 2 février 1948, et interdite au dernier moment. Il meurt un mois après, laissant inachevé son album de *50 dessins pour assassiner la magie*, suprême espoir d'en finir avec la coalition des influences adverses.

L'exemple d'Artaud nous prouve éloquemment que toutes les apparentes contradictions d'un génie tel que lui ont un

en bas âge quand il avait sept ans, sa grand-mère Neneka, sa fiancée belge Cécile Schramme, Yvonne Allendy et Sonia Mossé.

1. *L'Heure nouvelle*, II, 1946.

sens cohérent. Mais on ne comprend son comportement qu'*en fonction de la symbolique du rêve.* Rien de plus médiocre qu'un critique qui, ne parvenant pas à saisir les aspects multiples d'un poète, parle de ses contradictions. Il n'y a pas de contradiction, on peut aimer et haïr à la fois, croire et ne pas croire, un fil secret relie tous les extrêmes. Il est loisible à chacun de nous de rêver la nuit prochaine qu'il trouve la canne de saint Patrick, et qu'il part sur les traces de celui-ci en Irlande; Artaud, plus audacieux, met en scène ce rêve dans la réalité, et le nourrit de son lyrisme vécu. Jamais encore, depuis Empédocle, on n'avait vu poète braver plus triomphalement le feu d'un volcan, – à ceci près que ce n'était pas l'Etna, mais son propre cœur.

VI

Les jours et les nuits de Michel Leiris

RÊVE : *le revers (ou l'avers?) de la veille. Le reverrai-je?*
RÉVOLUTION : *solution de tout rêve?*

Michel Leiris.

Voici le maître moderne du rêve, celui qui résume à lui seul les aspirations du surréalisme, qui réunit et concentre en ses notations toutes les qualités respectives de ses amis : la calme lucidité de Breton, la diction poétique d'Éluard, l'attention scrupuleuse de Desnos et de Crevel, et même un peu de la quête troublée d'Artaud. Quand on lit *Nuits sans nuit*, choix de rêves transcrits par Leiris de 1923 à 1960, on a plusieurs motifs d'admiration et d'étonnement. Devant la variété de ces aventures intérieures, leur intérêt dramatique, la bizarrerie de leurs images, ce qu'ils nous montrent d'un caractère et d'un tempérament, on se dit qu'il eût été dommage de les laisser perdre; on s'aperçoit, si l'on en doutait encore, que de recueillir précieusement les reliquats du sommeil n'est pas une activité mineure, mais une véritable performance intellectuelle. L'œuvre de nuit rivalise avec l'œuvre concertée; l'homme qui a pu composer un tel recueil nous donne l'impression d'avoir eu *une vie bien remplie.* Il y a des actions dont on se vante, et qui sont moins importantes, en fin de compte, que de faire des beaux rêves.

Leiris a le sentiment que l'individu a une double vie, et que c'est une infirmité, une sorte de cécité partielle, de se confiner dans la première sans s'informer en permanence de ce qui se passe dans la seconde. « Monde de la veille, monde du sommeil : entités bien distinctes qui, telles deux parallèles, sont faites pour se côtoyer mais sans jamais se rencontrer[1]. » La surréalité résulte pour lui de la juxtaposition continue de ces deux mondes, non de leur interpénétration. Le passage de l'un à l'autre suppose le franchissement d'un seuil, clôturé par le « rideau des paupières »; il a décrit ainsi l'acte du réveil comme une cérémonie de transgression, comportant « le désespoir, sans cri qui vienne l'atténuer, de jamais émerger de ce matelas de sommeil confondu avec le matelas matériel – lui-même épais et floconneux – sur lequel la nuit, avec nous, s'est allongée »[2]. S'il est malaisé de s'arracher au monde nocturne, c'est qu'il a la séduction d'un parc d'attractions, réservé aux amateurs de sensations fortes; Leiris rêve fréquemment qu'il assiste à des spectacles, qu'il voyage, qu'il visite des endroits comme le Musée de la Peur où l'on inflige d'horribles supplices à des bagnards; l'effroi le dispute au plaisir en bien d'autres scènes encore. Ses hallucinations hypnagogiques ne sont pas moins saisissantes : « Un arbre à trois branches (qui sont des serpents) frappe au carreau de ma fenêtre, vêtu d'un complet de confection et d'un faux col cassé[3]. »

Corrélativement, Leiris pense que la réalité a une double face. A la sélection de ses *Nuits sans nuit*, il a ajouté quelques *Jours sans jour*, c'est-à-dire des exemples de choses vues présentant la part d'étrangeté propre aux rêves : d'un tramway, il aperçoit un homme qui se promène en tenant une longue perche à laquelle sont fixées une trompe d'automobile et une ombrelle blanche surmontée d'un bouquet; sur la place du Dôme à Florence passe devant lui une cavalcade de dromadaires, conduite par un cavalier nègre en grand manteau blanc flottant, etc. Il y a donc des faits inattendus, dans la veille, qui ont l'apparence absurde des images rêvées; ils appartiennent à la face *sacrée* de la réalité, opposée à sa face

1. *Fourbis* (Paris, Gallimard, 1955).
2. *Ibid.*
3. *Nuits sans nuit* (Paris, Gallimard, 1966).

profane. Un texte remarquable de Leiris, *Le Sacré dans la vie quotidienne,* dénombre tout ce qui, dans son enfance, put correspondre à des idoles, des temples, des lieux tabous. Le chapeau haut de forme de son père, son revolver Smith et Besson à barillet, son porte-or dans lequel il mettait des louis, la salamandre la « Radieuse », génie du foyer, les W.-C. où tous les soirs il s'enfermait avec son frère pour élaborer une mythologie, la chambre parentale la nuit, éclairée par la lueur d'une veilleuse, l'hippodrome d'Auteuil, la « maison vide », ensemble de rochers groupés en dolmen naturel dans les parages de Nemours, le nom de Rebecca et diverses équivoques de vocabulaire, « fenêtres ouvertes, par certains éléments de langage, sur un monde où l'on perd pied », ces objets et ces espaces l'assuraient de « l'existence d'un règne distinct, réservé, sans commune mesure avec le reste » et lui infusaient « cette mixture de respect, de désir et de terreur qui peut passer pour le signe psychologique du sacré ». Il est clair que le rêve, dans le sommeil, est l'équivalent du sacré dans la veille, au sens complexe défini par Leiris : « Quelque chose de prestigieux, comme les attributs paternels ou la grande maison de rochers. Quelque chose d'insolite, comme les vêtements d'apparat des jockeys ou certains mots à résonance exotique. Quelque chose de dangereux, comme les charbons rougeoyants ou la brousse constellée de rôdeurs. Quelque chose d'ambigu, comme les quintes de toux qui déchirent mais transforment en héros de tragédie. Quelque chose d'interdit, comme le salon où les adultes accomplissent leurs rites. Quelque chose de secret, comme les conciliabules dans la puanteur des lieux d'aisances. Quelque chose de vertigineux, comme le bond des chevaux au galop ou les boîtes à multiples fonds de la langue [1]. »

La manière dont Leiris a fait ses procès-verbaux diffère de la manière directe de Breton et de Desnos. Sur le rêve, il n'a pas la détente rapide du prédateur sur sa proie. Il procède à une *reconstitution,* comme dans une affaire criminelle. Une page de *Biffures,* très impressionnante, nous apprend par quelles affres il passait pour noter un rêve; cela

1. *Le Sacré dans la vie quotidienne,* dans *Pour un collège de sociologie* (Paris, N.R.F., 1937).

lui prenait quelquefois toute la journée. Il se le remémorait d'abord au réveil dans son lit, il y resongeait dans son bain, continuait à en triturer les données au cours de ses diverses occupations quotidiennes, tentait plusieurs comptes rendus en se reprochant toujours de ne pas être assez précis, le tournait et le retournait dans sa tête et sur le papier jusqu'à la nausée. On croit qu'il est facile de noter un rêve; mais si on veut le rendre avec exactitude, sans à-peu-près et sans trucage, rien n'est plus difficile. Leiris n'y est parvenu qu'au terme d'un entraînement et d'un effort constants.

Ainsi, pour Leiris, le rêve est l'acte fondamental d'une gnoséologie intime, le moyen d'une connaissance intrinsèque de soi-même et de l'univers. Il n'étudie pas le rêve en soi, il étudie à l'aide du rêve des secteurs de la vie intellectuelle et pratique où l'on n'admet généralement pas ce principe. Le rêve est une lampe de poche qu'il promène sur des problèmes obscurcis par le rationalisme. Il lui arrive ainsi d'utiliser des récits de rêves, dans ses travaux d'ethnographie ou de critique, comme des matériaux solides, dignes de créance, et bien loin d'y apparaître superflus, ils y deviennent des éléments qu'on ne peut négliger. Par exemple, ayant à écrire en 1952 un article sur la sculpture de Giacometti, il commence par exposer quatre rêves qu'il a eus en Bretagne durant l'été 1933; et ce n'est pas là du narcissisme. On s'aperçoit qu'ils ont tous un rapport avec la création, et l'un d'eux avec la création plastique : sortant d'une réception il satisfait un besoin naturel « face à un jardin assez petit qui constitue l'atelier d'un sculpteur »[1]. Quand ensuite Leiris parle de Giacometti « par allusion, analogie, évocation d'image sans rapport analysable avec le trait à déceler, plutôt que par thèse et description », ces épisodes prennent tout leur sens. Nous savons à cause de quelles affinités secrètes Leiris aime Giacometti, et nous partons du rêve pour comprendre ce dernier, ce qui est juste, car son œuvre correspond à des fantasmes dont il a lui-même fait l'aveu.

1. *Pierres pour Alberto Giacometti*, dans *Brisées* (Paris, Mercure de France, 1964).

Sur les traces de l'inavouable.

Michel Leiris est le fléau d'une balance à peser l'absolu, dont un plateau est André Breton, l'autre plateau Georges Bataille. Les influences antithétiques de ces deux maîtres semblent impossibles à concilier; Leiris, les ayant aimés et compris simultanément, réalise ce prodige d'être leur vivant trait d'union. Ce fut d'ailleurs la même année, en 1924, qu'il fit la connaissance de ces personnalités déjà rivales. Il rencontra Bataille par l'intermédiaire d'un ami commun, qui était le collègue de celui-ci à la Bibliothèque nationale; l'entrevue eut lieu au café Marigny, près de l'Élysée. Bataille critiqua beaucoup Dada, qu'il appelait un mouvement Non, impliquant le dénigrement de toutes choses; il prétendit qu'il serait plus extraordinaire de créer un mouvement Oui, comportant l'acquiescement perpétuel à tout. Sympathisant aussitôt, Leiris et Bataille se revirent pour reparler du mouvement Oui, et envisagèrent même de le lancer en fondant une revue, dans des conditions qui méritent d'être rapportées en détail :

> La particularité la plus notable de ce projet est que nous avions décidé de donner, si possible, pour siège à notre périodique un bordel du vieux quartier Saint-Denis, établissement où une flânerie nocturne nous avait menés et dont la vétusté passablement sordide nous avait séduits. Nous aurions essayé, bien entendu, d'associer son personnel féminin à la rédaction de la revue et, le 24 décembre, j'avais noté – aux fins d'une éventuelle publication – quelques rêves que deux des filles nous avaient racontés. De Gaby : « J'avais fait une broderie pour une combinaison. Je la trempai dans le lavoir pour la nettoyer : le courant l'emporta. Je me jetai pour la rattraper mais, à la place d'eau, je trouvai des escaliers, des escaliers qui n'en finissaient plus. » De Gaby également : « J'achète un revolver pour tuer l'ami de ma petite sœur. Plus je voyais de sang, plus je voulais tirer. » De Marinette : « Je me promenais avec une troupe de petits chiens noirs et un petit chat blanc. Je tenais les chiens en laisse, le chat pas. Ils se transformèrent en nuage[1]. »

1. *Brisées, op. cit.*

Le mouvement Oui fut abandonné pour la bonne raison que Leiris, entraîné par son ami André Masson dont il fréquentait assidûment l'atelier, adhéra au surréalisme, et trouva à s'exprimer dans *La Révolution surréaliste.* Il y apporta sa dualité caractéristique, qui le poussait d'une part à regarder la transe, l'extase, l'ivresse et tous les états paroxystiques comme les conditions expresses de la poésie, et qui lui imposait d'autre part une exigence lapidaire de styliste. Ses textes automatiques et ses rêves auront la tenue des tirades raciniennes. On dirait des graffiti finement gravés sur du marbre de Carrare. L'homme lui-même était un composé étrange, martyr et dandy, ascète et débauché, dissimulant une angoisse et une vulnérabilité constantes sous un air d'impassibilité. Habillé irréprochablement, selon les canons du chic anglais, le visage poudré, ne dédaignant pas certaines excentricités – bracelet fait d'une ficelle serrée au poignet, bout de fil de fer ornant le revers de son veston comme une décoration –, il s'enivrait avec gravité, aimant l'alcool « en tant qu'instrument de délire et poison mâle qui nous détache du réel [1] ». Un jour, il se faisait tondre le crâne et tracer au rasoir une raie partant du milieu du front jusqu'à la nuque; une autre fois, il souhaitait couvrir tout son corps de tatouages astraux : « J'aurais voulu me faire une sorte de cuirasse, réalisant dans mon extérieur le même idéal de *roideur* que je poursuivais poétiquement [2]. » Sa conduite au banquet Saint-Pol Roux, en juillet 1925, où il faillit être lynché par la foule à cause de ses cris séditieux, est légendaire. Le rêve devint sa raison d'être, mais il en fut aussi tourmenté qu'un mystique de son cilice : « Rêvant toutes les nuits, notant mes rêves, tenant certains d'entre eux pour des révélations dont il me fallait découvrir la portée métaphysique, les mettant bout à bout afin de mieux en déchiffrer le sens et en tirant ainsi des sortes de petits romans, je m'éveillais presque chaque nuit en hurlant [3]. »

Dans sa réponse à l'enquête entreprise en 1925 par la revue *Le Disque vert* sur les rêves, il expliqua combien « cette

1. *L'Age d'homme* (Paris, Gallimard, 1946).
2. *Ibid.*
3. *Ibid.*

merveilleuse libération de l'esprit » lui était essentielle, et le rendait maître d'un univers plus stable que la réalité :

> Le monde de mes rêves est un monde minéral, dallé de pierres et bordé d'édifices sur le fronton desquels je lis parfois des sentences mystérieuses. C'est une longue suite d'esplanades, de galeries et de perspectives à travers lesquelles je me promène, comme dans un espace entièrement abstrait, dépouillé de toute réalité terrestre. Le fil à plomb, le compas, la balance y sont maîtres, – car ce monde nocturne est pour moi beaucoup mieux organisé que celui de mes veilles [1]...

Les écrits poétiques de Leiris sont des prolongements directs de son expérience onirique. En outre, il a un sens *naturel* de l'allégorie, né dans l'enfance, où les figures de ses livres d'images, représentant la Vérité, le Mensonge, la Misère, l'exaltaient comme les statues antiques. Son premier texte surréaliste, *Le Pays de mes rêves,* est un poème en prose brochant sur un rêve de vol, où il se tient immobile dans l'air, regardant la Terre tourner sous ses pieds, et faisant sauter dans ses mains des mots qui sont des galets; telle est sa position de dormeur cosmique : « Au cours de ma vie blanche et noire, la marée du sommeil obéit au mouvement des planètes, comme le cycle des menstrues et les migrations périodiques d'oiseaux [2]. »

Le Point cardinal [3], écrit en octobre 1925, est un récit alliant l'automatisme à une inflexible rectitude de style. Le narrateur est dans un théâtre dont la représentation vient de finir, et resté seul, il essaie de gagner la loge de l'Ingénue, à qui il veut dérober de menus objets par fétichisme. Il emprunte un passage insolite : « Machinalement, je m'étais engagé dans un étroit corridor, sur les murs et la voûte duquel étaient peintes des femmes nues, – la même femme nue mille fois répétée dans la même posture : la jambe droite figurée sur un mur, la jambe gauche sur l'autre et le sexe à la clef de voûte, d'où pendait une lampe à huile dont la flamme tenait lieu de toison. » Le thème symbolique se des-

1. *Le Disque vert* (4ᵉ série, n° 3, 1925).
2. *Haut mal* (Paris, Gallimard, 1943).
3. Repris dans *Mots sans mémoire* (Paris, Gallimard, 1969).

sine : « A mesure que j'avançais, l'hallucination devenait plus précise : je ne marchais plus dans un couloir de pierre, mais entre les cuisses vivantes d'une femme aux sosies innombrables... » Lorsqu'il arrive, après d'autres péripéties, dans la loge de l'Ingénue, il la voit endormie, le sexe à découvert, qu'un doigt de plâtre sortant du plafond lui désigne; la porte se ferme et, emprisonné, il n'a pour issue que ce sexe, où il se jette : « J'oubliai le temps, l'espace et le théâtre, car une langue me happa comme la roue d'un moulin et m'entraîna dans une eau limoneuse qui coulait entre deux rives industrielles bordées d'usines à gaz et de tas de charbon. » Les épisodes suivants sont la conséquence de cette naissance à l'envers, de « cette chute vertigineuse à travers les replis d'une matrice »; il se retrouve dans un pays désert, les « champs catalauniques », voit passer au-dessus de sa tête dans le ciel une file de galères romaines, assiste à une bataille, puis à une danse des chiffres, écoute les propos de trois voyageurs, le « vol des messages » fuyant vers « l'horizon sans désirs », et entrant progressivement dans le chaos, ne sait plus ce qu'il est; ses membres se dispersent et il prend « l'apparence d'un échafaudage fragile de lettres, prêt à crouler ». On comprend qu'il y a ici une allégorie traduisant le passage du Mot de l'état pensé à l'état écrit, les symboles sexuels et guerriers ne servant qu'à illustrer le sens intime et risqué de cette opération.

Grande fuite de neige est la transposition d'une *novillada* sans picadors qui s'était déroulée, un dimanche d'août 1926, aux arènes de Fréjus. Cette course de taureaux, la première qu'il ait vue, avait été une atroce boucherie; il en fit le point de départ d'un texte symbolisant « la grande débâcle ». Comme il lisait à cette époque la *Critique de la raison pure*, il usa de termes kantiens pour décrire une *fiesta* métaphysique : « Ce jour-là, noumènes et phénomènes s'étaient donné rendez-vous. Les premiers se reconnaissaient à leur pâleur. Les seconds s'étaient déguisés pour la circonstance en marchands d'oranges, en officiers vaincus, en menu peuple et en gens de police. » Dans la rapidité et le tumulte de ses phrases, il tend à démontrer que la poésie est une « grande fonte, débâcle ou fuite des neiges et grande fête de nuit, s'opposant aux contraintes logiques comme les prestiges du songe à la médiocrité des jours ouvrables [1] ».

Aurora, roman terminé en 1928, mais qui ne parut qu'en 1946, a un caractère initiatique transparaissant sous le luxe des métaphores. Dans le prologue, le narrateur descend un escalier allant du grenier où il vit reclus depuis vingt ans à une antichambre sinistre, et il s'avise que tout ce qu'il fait, en mangeant, en pensant, ressemble à cet acte : « Tu n'es qu'un homme qui descend l'escalier. » Mais il fait sauter d'un coup de tête la porte qui donne sur la rue, et aussitôt le merveilleux l'entraîne. A peine a-t-il le temps de voir une femme, Aurora, que la rue devient un ponton d'asphalte qui démarre, l'emmène dans une croisière à travers tempêtes et monstres marins. Il aborde à une île où, laissant « parler la dynamite des faits », il assiste à la rencontre de l'homme au smoking blanc et d'Aurora, à leurs amours dans le gratte-ciel du pessimisme (« Le pessimisme est un gratte-ciel à quatre-vingts étages qui se dresse dans la banlieue de l'âme »), à leur errance de ville en ville, à leur mort dans le bagne en cône tronqué de l'ennui, Aurora s'empalant elle-même sur une pyramide, tandis que son compagnon se pétrifie. Dès lors, le spectre d'Aurora survole la campagne endormie, ou se terre dans un « cimetière analytique » gardé par quatre lions, influençant le destin du jeune homme aux brodequins fauves, du vagabond à la bague ciselée de rats, qui ne la connaissent que sous ses noms d'emprunt : Or aura, Or aux rats, Horrora. Il y a de superbes morceaux de bravoure, comme le discours de l'orateur-tonneau, ou l'histoire de Damoclès Siriel, le hiérarque du temple de la Féminité, dont la devise est « Pureté, Froideur et Cruauté »; on regrette simplement que le fil conducteur ne soit pas mieux dessiné, et que l'adjonction d'un faux traité de Paracelse indique, avec trop d'insistance, qu'Aurora est la Pierre philosophale [2].

1. *Grande fuite de neige* (Paris, Mercure de France, 1964) a d'abord été publié en 1934 dans les *Cahiers du Sud*.

2. Maurice Nadeau, dans *Michel Leiris et la quadrature du cercle*, parle d'*Aurora* comme d'un « roman bourgeoisement surréaliste ». Je n'ai pas encore compris ce que ce *bourgeoisement* veut dire. Porter une telle appréciation sur un écrit d'*imagi-*

Enfin, les poèmes de Leiris, dans *Haut mal*, sont des médailles de bronze bien frappées, avec des profils de déesses barbares sur leur avers, des signes cabalistiques sur leur revers. En chacun d'eux, une langue compacte et travaillée avec art fait valoir un sentiment déchirant. Ses évocations amoureuses des deux types de femmes qu'il admire, celle qui subit le crime et celle qui le perpètre *(Léna, Jocaste, Les Pythonisses)*, ses appels à l'aventure *(Les Galériens, Le Promeneur de Barcelone, Les Veilleurs de Londres)* se répondent comme dans un chant alterné. Quant à ses jeux de mots, ceci les fait comprendre : il rêve une nuit qu'il est au bord de la mer avec une certaine Nadia, qui se baigne et qui, faisant semblant de se noyer pour le défier, se noie effectivement; il se met à pleurer jusqu'à ce que les mots « Nadia, naïade noyée », dits à la fin du rêve, le consolent. On trouvera le processus inverse dans *Glossaire j'y serre mes gloses* et *Bagatelles végétales;* il y lance des formules qui ont la vertu de suggérer des séquences de rêve : « Gouffre gaufré de graphies griffues de greffiers » — « Navire aviné, raviné » — « Russe racée, rousse et rosse » — « Baobab au beau bois haut; boa au bas », etc.

Le Voyageur et son ombre.

Après sa rupture en 1929 avec le surréalisme, Leiris connut une période agitée (excès alcooliques, débauches manifestant l'« attitude dramatique devant le coït », tentative de castration sur soi-même), puis il se soumit à une cure psychanalytique d'un an. Sur le conseil de son analyste, il accepta de faire partie de l'expédition ethnographique et linguistique Dakar-Djibouti (1931-1933) dirigée par Marcel Griaule. C'était l'occasion de se prouver qu'il était capable d'être un homme d'action, un aventurier, de réaliser ce projet de dépaysement que tout être a caressé dans son enfance. Les notes prises durant cette mission formeront *L'Afrique fantôme.* On peut affirmer, sans craindre d'être contredit,

nation pure! C'est comme si l'on accolait l'épithète de bourgeois aux étoiles, à la foudre, au plaisir.

que c'est là le plus extraordinaire journal de voyages jamais tenu : ni *Les Secrets de la jungle* de William Seabrook, ni les *Carnets* de Gide au Congo ne font un pareil effet. On y voit non seulement des sites, des personnages curieux, mais encore un homme qui se découvre à travers eux. Le monde intérieur n'est pas sacrifié au monde extérieur. « C'est par la subjectivité (portée à son paroxysme) qu'on touche à l'objectivité », dit-il. Historiographe de la mission, il ne se contente pas d'en fixer les faits et gestes : il en raconte aussi les rêves de la nuit. Le résultat est fabuleux. J'ai lu avec éblouissement *L'Afrique fantôme* vers ma vingtième année, et depuis lors, tous les livres de voyage m'ont paru fades.

L'équipe embarque à Bordeaux le 19 mai 1931, et le journal commence quand le bateau sort du golfe de Gascogne, passe au large des côtes du Maroc. Dès l'escale à Las Palmas, on est déjà fixé : on a affaire à un observateur de premier ordre, à qui rien n'échappe. Selon l'adage : qui peut le plus peut le moins, cet homme exercé à décrire l'invisible du rêve distingue sans difficulté l'infiniment petit de la réalité. Qu'il s'agisse d'une coutume populaire : « Les Kroumen du bord ont l'habitude, lorsqu'ils veulent combattre la fièvre, de s'introduire un piment dans l'anus », d'une circonstance occasionnelle : « Vu le chat de nos hôtes jouer sur la terrasse avec un mille-pattes à peu près long comme la main », d'un rapport humain : « Rencontré Séliman au marché. Il avait à la bouche sa belle pipe en forme de revolver achetée de la veille », c'est le même souci du menu détail. Plus tard, au cœur de la brousse, il dira : « On ne peut retracer un paysage, mais tout au plus le *recréer;* à condition, alors, de n'essayer aucunement de décrire. » Il recrée l'Afrique, parce qu'il sait tout voir et tout dire. Il n'y a qu'un surréaliste pour saisir tant de choses dans la réalité. Couleur, ligne, son, odeur, sensations tactiles, rien n'est omis.

Pas un instant, ce voyageur ne s'en fait accroire; il compare la vie monotone de la mission à celle des gens de cirque qui se déplacent pour donner toujours le même spectacle. La première fois qu'il entre dans une piste de brousse, le 14 juin, il note : « L'Afrique se présente à moi avec un air assez bénin, mais peu rassurant tout de même –, un air de vieille paysannerie bretonne ou auvergnate à rebouteux et histoires de fantômes. » Quand il connaîtra mieux le pays, ses raisons de l'aimer ne seront pas celles des amateurs de pittoresque : « J'ai toujours aimé l'ordre. C'est du reste une des raisons pourquoi me plaît ce qu'il est convenu d'appeler " sauvagerie ". Je pense aux panoplies si correctes des Somba, aux beaux greniers compris dans une enceinte circulaire des Kirdi de Mora, aux cases si vernissées des Moundang. Admirable netteté des gens nus. Absolue correction de leur port, auprès duquel tout ce qui est habillé fait rapin ou voyou. Quelle affreuse pagaille que nos civilisations! »

De village en village, à travers le Soudan, le Dahomey, le Cameroun, Leiris poursuit son enquête sur la circoncision, les fétiches bambara, les sacrifices humains, les cérémonies d'enterrement, assistant à des tamtams, interrogeant les chefs de canton, les griots, et des informateurs comme le vieux télégraphiste Baba Kèyta, « géant barbu aux jambes et aux avant-bras complètement albinos », qui louche, porte une grosse bague au pouce, et parle de son prochain mariage avec une fillette de dix ans. Il visite des greniers cylindriques en *banco* (boue séchée), fouille dans les ossuaires (pris d'une crise de fou rire quand il fourrage dans l'ossuaire de Bara, un tibia à la main). Ici, une vieille exciseuse lui explique qu'il y a trois sortes de clitoris de mauvais augure; là, un vieillard lui raconte les mystères de la société des masques. Son guide Mamadou Vad l'enchante : « Je converse avec mon vieux copain Mamadou Vad, qui me parle des sorciers mangeurs d'hommes et des grands esprits protecteurs, le *nama* qui va plus vite et le *koma* qui est plus grand et plus fort. »

Les rêves qu'il note dans son journal de route ont trait aux difficultés de l'expédition, et en sont le commentaire symbolique : tantôt il rêve que la mission est un bateau qui sombre, tantôt qu'il doit parcourir un labyrinthe de rues, de lieux taboués et de rochers. Le premier date du 23 juillet 1931 :

Rêve qu'une de mes appréhensions se réalise et que je commence vraiment à devenir chauve. Cela se manifeste par la formation sur la partie droite de mon crâne, un peu en avant de l'occiput, d'un emplacement dénudé qui, vu de près, se révèle sableux et caillouteux, avec un petit creux que je peux gratter de l'index comme je gratterais un champ de fouille et dont la forme allongée me rappelle un sarcophage... L'autre nuit, ayant la fièvre, Griaule avait rêvé de son côté qu'il devait faire rentrer des lions dans un musée.

Un homme aussi lucide ne va pas escamoter le problème sexuel dans la vie du groupe en déplacement. Il se pose le 2 novembre : « Pollution nocturne, après rêve à peine érotique, qui se terminait après une pollution involontaire. Brusque réapparition du sexe, au moment où je croyais le moins y penser. » Le 14 novembre : « Nouvelle pollution nocturne. Rêvé par ailleurs que je me réconciliais avec André Breton. Au diable la psychanalyse : je ne chercherai pas à savoir s'il a pu exister momentanément un rapport entre ces deux événements. » Le 18 novembre, il fait un rêve érotique voilé, qui s'achève sur « un voyage maritime dans une gorge sinueuse, bordée de hauts rochers, la statue de la Liberté se montrant brusquement à un détour », et dans la journée, son obsession lui fait voir la nature sous un aspect sexuel : « Encore pas de courrier. Mais un nouveau sanctuaire, en forme de vulve celui-là, avec deux masses de banco formant presque des lèvres, une glotte de même matière un peu plus en arrière, un œuf énorme enfin, de banco également, tout au fond de cette matrice aux murailles incrustées d'œufs de perdrix. »

Comme il est pratiquement impossible d'user des femmes, l'idée de l'homosexualité s'élève dans l'inconscient, et elle est énergiquement repoussée : « 28 novembre. Rêve trouble : dans une sorte de collège d'athlètes, je refuse de faire un plongeon dans de l'eau froide. Je vais faire un tour dans un quartier genre gare de l'Est : de jolies gardeuses de cabinets m'y sourient... » Le 16 décembre, il remarque : « Depuis quelque temps les plaisanteries scatologiques nous envahissent; manie d'ecclésiastiques ou d'hommes seuls. » Ils sont alors au Dahomey, et rencontrent à chaque pas des idoles érotiques : « Les *lèbga* de terre séchée, à verge de bois en érection, se multiplient. » A Savalou, un jeune chef de canton, suavement parfumé, marchant en tortillant des fesses, est appelé par lui : le provocateur. Le 1er janvier 1932, la menace homosexuelle se précise : « Rêve : un commandant de cercle français, affilié à une puissante secte de féticheurs dahoméens, tente de m'étrangler durant mon sommeil; il s'agit vraisemblablement d'un sacrifice humain; j'appelle Griaule à mon secours. » Le refus de l'homosexualité est encore plus clair dans une autre agression : « 11 janvier : Rêvé que j'étais menacé, de la part de Lutten, de recevoir dans le dos un coup d'un long couteau[1]. » Le 15 février, le groupe tout entier lutte contre le même malaise : « Nous avons tous plus ou moins fait des rêves érotiques, à cause du froid peut-être, ou de la dureté des couches. Curieuse mécanique des organes de l'amour... » Loué soit Leiris de nous montrer que les membres d'une expédition scientifique sont des êtres de chair, de sang et de rêve, et non des robots enregistreurs.

La dernière partie de son voyage est la plus passionnante. La mission arrive en Éthiopie septentrionale où, du 1er juillet au 5 décembre 1932, elle va mener une enquête sur les sectes qui, en marge du christianisme et de l'islamisme, pratiquent le culte des génies *zârs*. Ces génies jouent un rôle de premier plan dans la vie indigène; la plupart des maladies sont attribuées à la possession par les zârs. Les guérisseurs (qui sont eux-mêmes de grands possédés, que l'on consulte sur toutes sortes d'affaires) font entrer en transe la personne malade, pour interroger le zâr descendu sur elle, lui faire décliner son identité, et lui demander le sacrifice qu'il exige. Le zâr se manifeste par le *fukkarâ*, discours volubile à thème guerrier, et le *gurri*, mouvement caractéristique du buste, qu'il impose à sa victime. Une même personne est souvent possédée par de nombreux zârs.

Au village de Gondar, Michel Leiris, aidé par le lettré abyssin Abba Jérôme, prend contact avec une vieille notable chrétienne de la paroisse Baata, la guérisseuse Malkam Ayyahou, possédée par trois grands zârs, et dirigeant la secte la plus importante de la région. La première entrevue a lieu le 28 juillet : « Elle habite une maison ronde à étages

1. Dans *L'Age d'homme*, Leiris raconte également un rêve où le peintre A.M. lui donne un coup de couteau dans le dos. Il s'agit d'un rêve classique de *liquidation* de la tentation de l'homosexualité. L'inconscient assimile cet acte à un assassinat pour le rendre indésirable.

vers l'une des extrémités de la colline de Gondar. Très familière, à la fois rieuse et radoteuse, elle participe de la maquerelle, du pitre et de la pythonisse. Les deux servantes adeptes qui nous accueillent nous baisent les mains et les genoux. » A la visite suivante, il est très impressionné par sa fille Emawayish, « princesse au pur visage de cire, mais aux mamelles flétries ». Il commence son travail d'enquête en rechignant, entravé par toutes sortes de résistances, comme « le sentiment très net de cet extravagant mensonge qu'est la magie ». Il est bientôt captivé par le contexte humain de l'aventure, les liens d'intimité qu'il noue avec Malkam Ayyahou, dont il dit le 10 août : « La vieille " zarine " me domine comme une mère. Ses adeptes sont mes sœurs, qu'elles s'en doutent ou non. »

Et l'on voit alors non pas un fonctionnaire, non pas un intellectuel supérieur, mais un homme, s'imprégner des leçons d'une humanité différente, avec un pouvoir constant de sympathie. Leiris assiste aux *wadadja*, réunions de danse collective pour guérir les possédés, il participe aux deux sortes de sacrifices aux zârs, le *danqarà*, égorgement d'un animal noir (poulet ou cabri) dans la brousse, et le *derkà*, qui se passe dans la maison du guérisseur, parmi les chants, les cris, les fumigations. Il s'entretient amicalement avec le chasseur Kasahoun, le bandit Lidj Mangoustou, « qui descend de l'empereur Mikaël Sehoul et souffre d'une orchite », le chef d'église Enqo Bahri au crâne oint de beurre, la vieille syphilitique Asammanètch, qui a « un visage ravagé de sainte ou de virago », et Abba Jérôme, à l'aspect de vieux professeur excentrique, dont il fait un éloge qu'on pourrait lui retourner : « C'est un homme qui a le sens *poétique* de l'information, c'est-à-dire du détail apparemment insignifiant, mais qui situe tout et donne au document son sceau de vérité. »

A travers ses occupations, on suit l'évolution des rapports de Leiris avec Emawayish, qui le fascine au point qu'il en tombe amoureux. Son premier mari était fou, et allait hurler dans les ruines des châteaux de Gondar; son second mari, jaloux, la menace constamment de son revolver. Elle lui inspire un intérêt bizarre, mélange d'attrait sexuel et d'horreur, et il s'émeut à l'idée que « cette femme d'aspect si calme, si réservé – malgré les rots puissants qu'elle pousse quand elle mange des *injéra* » – deviendra plus tard comme sa mère « un vieux clown, une vieille grognasse à échappées sublimes ». Il l'observe si impitoyablement que, quand elle prend le tambour et se met à chanter, il n'omet pas de dire qu'elle se gratte parfois entre les doigts de pieds. Emawayish est une possédée, et il avoue : « A son allure de princesse se mêle un certain côté succube, à chair molle, moite, froide, qui m'écœure en même temps qu'il me fait un peu peur. » Il n'a qu'une seule fois avec elle un geste libre, celui de glisser sa main sous sa *chamma :* « Et je me souviendrai toujours de l'entrecuisse humide, – humide comme la terre dont sont faits les golems. » Il la verra avec frémissement boire le sang d'un mouton égorgé, et se coiffer de son péritoine.

Les contacts qu'il a avec la population gondarienne sont des contacts qu'il aurait avec des paysans français de sa famille; il y a une scène charmante où il invite Malkam Ayyahou, sa fille, ses deux servantes, à prendre le thé chez lui, et où il laisse ces quatre femmes aller uriner dans la chambre qui sert à développer les photographies. Une autre fois, il aide à l'accouchement de Mme Enqo Bahri, en tirant des coups de revolver à la porte de sa case, pour éloigner les mauvais génies. Lorsqu'il se fera initier au cérémonial des sacrifices, il acceptera docilement de garder deux dépouilles sanglantes de poulets sur la tête. Dans cette communauté, on se préoccupe beaucoup des rêves, qui sont censés être envoyés par les zârs. Leiris en recueille plusieurs que lui racontent des possédées, et il se fait aussi expliquer les siens par la guérisseuse : « J'ai raconté à Malkam Ayyahou un rêve fait la nuit précédente et qui m'a impressionné : un chacal me monte sur la poitrine et m'empêche de respirer. Selon Malkan Ayyahou, cela signifie que je suis poursuivi par un zâr femelle. Le chacal est en effet une des formes sous lesquelles les zârs femelles se présentent en rêve. »

L'aventure va se dégrader d'une façon toute naturelle : l'ennui, la satiété y entreront. Leiris est excédé par la vénalité des possédées, et ne peut plus supporter Emawayish, dont il a appris qu'elle était grand-mère. Il lui dit adieu avec soulagement, en constatant : « Pourtant, il n'y a pas à dire, Emawayish est belle, malgré sa tournure de paysanne, très claire de peau mais plutôt sale, épaissie par les accouchements, ruinée par les allaitements, étrangement cambrée par le port sur le dos des enfants, auquel elle doit sans doute ce derrière proéminent. » La fin de la mission va se perdre en tracasseries de tous genres; ses membres seront soupçonnés par l'administration locale de divers délits, et le consul devra intervenir. Arrivé à Djibouti, après la visite des salines et des bordels, Leiris note : « Pour moi, le mirage exotique est fini. » Il ne sera jamais plus tenté de considérer le voyage comme une évasion. Le livre se termine par ces lignes, écrites dans le détroit de Bonifacio, sur le bateau qui le ramène en France : « Le bateau oscille légèrement. J'ai l'esprit net, la poitrine calme. Il ne me reste rien à faire, sinon clore ce carnet, éteindre la lumière, m'allonger, dormir, – et faire des rêves. »

La notion d'internité.

Ayant exorcisé le démon des voyages, décapé le mythe surdoré de l'exotisme (son long poème *La Néréide de la mer Rouge* trahit son désenchantement de voyageur), Leiris se retourna vers soi comme vers un microcosme appelant une exploration sans fin. Il rédigea *L'Age d'homme*, autoportrait minutieux, où il fouille son enfance, pressure ses souvenirs, interroge ses impressions les plus ténues, avec une rigueur implacable : archéologue de son inconscient, ethnographe de ses désirs, dont le moi est une autre Afrique à parcourir. Ce faisant, il lui a été donné d'écrire un livre irrésistible, qu'on ne peut pas ne pas aimer. On sait quelle révélation a été pour Sartre la lecture de *L'Age d'homme*. Il est bien d'autres lecteurs qui en ont subi l'attrait puissant. Chaque fois que j'ai conseillé à quelqu'un de lire *L'Age d'homme*, j'en ai été remercié en termes dithyrambiques. J'ai mis ce livre d'autorité entre les mains de Victor Brauner, qui avait une vague prévention contre Leiris, étant entré dans le groupe surréaliste au moment où celui-ci en était exclu; il le garda plusieurs mois comme livre de chevet, tant il en éprouva d'enthousiasme. Il y a une telle honnêteté intellectuelle, une telle universalité dans ces confidences particulières, qu'à moins d'être complètement dénué de sensibilité, on se sent immédiatement concerné. Tout lecteur de Michel Leiris devient son complice.

Pour les esprits superficiels, Leiris est simplement un grand écrivain autobiographique. Pour ceux qui prennent la peine d'aller au fond des choses, il est l'homme qui a introduit une notion nouvelle dans la littérature : la notion d'*internité.* Il a dit, en effet : « Je sais bien que toujours je serai comme la pierre, muet comme elle et comme elle immobile, les lentes transformations de mon *internité* n'ayant aucune répercussion sur celles qui prennent pour pilier l'*éternité* [1]. » Il se préoccupe moins de la vie intérieure, et de sa collection d'états d'âme fugitifs, que de la vie interne, qui comprend à la fois ces états d'âme et les états physiologiques qui leur sont afférents. Il a la conscience exacte de ses viscères, il entretient en permanence une vision autoscopique de lui-même. Dans *L'Homme et son intérieur,* considérant « les planches anatomiques qui ornent les vieux traités de médecine », il fait réflexion que « le corps humain s'y trouve révélé dans son mystère le plus intime, avec ses lieux secrets et les réactions souterraines dont il est le théâtre, bref, accompagné de tout ce qui lui confère une valeur magique d'univers en réduction [2] ». Ce n'est donc pas uniquement le psychique qu'il entend mettre en jeu dans ses récits de rêve, mais tout l'appareil central des émotions. C'est pourquoi il pense : « Combien il serait intéressant dans un journal, de noter, non seulement les plus fugaces pensées, mais tous les états organiques aux différents moments de la journée, comment on a mangé, par exemple, comment on a fait l'amour, comment on a pissé [3]... » La notion d'*homme intérieur,* purement idéaliste, remonte au néo-kantisme de Maine de Biran; elle aboutit au constat d'un personnage secret, sorte d'ectoplasme, en désaccord avec le personnage réel.

1. *Grande fuite de neige, op. cit.*
2. *Brisées, op. cit.*
3. *L'Afrique fantôme* (Paris, Gallimard, 1934).

La notion d'*être interne*, propre à Leiris, implique qu'on met à nu le *fonctionnement* de l'intériorité, qu'on mesure ses propriétés de conservation et d'excitabilité. Cette perception globale de l'intérieur de son corps – *psyché* et *soma* indissolublement conjoints – est favorisée par le rêve, la poésie et la perversion sexuelle : « Le masochisme, le sadisme et presque tous les vices, enfin, ne sont que des moyens de se sentir plus humains – parce qu'en rapports plus profonds avec les corps –, à la manière dont la vue, terrible pour certains, des rides et des viscères, nous fait faire un pas de plus dans le sens de l'intensification de notre connaissance humaine [1]. »

Avec *Biffures* (1948), le premier volume du cycle de *La Règle du jeu*, Leiris revient à ses souvenirs d'enfance et cherche à en extraire un savoir-vivre. Mais le véritable sujet du livre est la connexion de l'internité et des mots. Leiris se définit un « mangeur de langage » et affirme : « Toute chose que je regarde, j'en approche de plus près si je la fais entrer dans ma bouche en prononçant son nom. » Si la parole est pour lui l'occasion de « jeux buccaux qu'on déguste », cela remonte au temps où elle était « un corps solide autant que ceux dont se compose le goûter de quatre heures ». Le langage, tel qu'il est perçu dans l'enfance, prête à des méprises riches en suggestions merveilleuses. Ainsi, quand on lui dit qu'un incendie avait eu lieu à Billancourt, il comprit habillé-en-cour, et se l'expliqua tout naturellement : « Être habillé en cour, c'était être vêtu d'une façon commode pour la course et telle qu'on pût, avec une vitesse maxima, rallier les lieux où l'on criait " au feu! " ou " au secours! ". La ceinture rouge et noire des pompiers gymnasiarques, tel était, sans doute aucun, le détail essentiel par lequel se définissait l'habillement en cour. » En entendant chanter l'air de *Manon*, « Adieu, notre petite table! », il crut que les trois dernières syllabes ne faisaient qu'un seul mot : « Voici donc notre table changée en *tetable*, en *totable*, et devenue nom masculin pour baptiser je ne sais quel bizarre instrument : une étable, un retable, un totem, un lavabo où coule de l'eau

1. *L'Homme et son intérieur*, dans *Brisées*, *op. cit.*

potable ou non potable. » Leiris devient ainsi un virtuose de ce que j'appellerai la *rêverie induite par un mot*, c'est-à-dire qu'à partir de la sonorité, des lettres d'un mot, il est capable de vaticiner sans fin. *Perséphone*, « un nom en vrille », lui évoque une liste d'analogies : « La feuille d'acanthe qu'on copie au lycée quand on apprend à manier tant bien que mal le fusain, la tige d'un volubilis ou autre plante grimpante, l'hélicoïde inscrite sur la coquille de l'escargot », etc. Il y a là une chaîne d'associations comme dans les rêves [1].

Fourbis (1955), second volume du cycle, est un triptyque sur l'existence du corps. Des trois textes qui le composent, l'un, *Mors*, est une méditation sur l'anéantissement final auquel l'homme est promis; si Leiris évoque un rêve qu'il fit à la mort de son père, s'il dit de la mort qu'elle est un « rêve objectivé » comme le théâtre, il ne la compare pas au sommeil aussi banalement que ses prédécesseurs. Il mettrait plutôt la vie au nombre de « ces objets étonnants qu'on possédait en rêve et dont, au réveil, on déplore la disparition (avant de constater que c'est le rêve lui-même qui est cet objet décevant qu'on se désole de ne pas tenir dans sa main) ». *Les Tablettes sportives* sont consacrées à la force, tant dans les exercices physiques qu'il pratiquait jadis sans conviction que dans une bagarre dont il fut victime à Dakar. *« Vois! déjà l'Ange... »* est l'histoire de ses rapports avec Khadidja, fille publique qu'il rencontra quand il était soldat à Revoil Béni-Ounif, où il était surnommé « le Marabout », à cause de son crâne rasé et de son air sérieux. Commencée avec une certaine réserve, sa liaison prend un sens lyrique le jour où, s'introduisant en son sexe, il y sent « quelque chose comme les pulsations ou contractions légères qu'on pourrait percevoir au fond d'une galerie de mine si la terre était vivante ». Il est ainsi confronté à l'internité d'une autre, et Khadidja lui découvre plus que le plaisir : « Le sentiment qu'à ses côtés j'avais touché le fond, et qu'elle m'avait amené, comme fortuitement, à pénétrer les secrets de son soubassement organique. » Il craint en effet de tomber dans cet excès : « S'enfermer dans un narcissisme qui n'est plus de surface

1. La rêverie induite par un mot est typiquement surréaliste. Qu'on se rappelle les variations de Crevel sur le mot Transport dans *Les Pieds dans le plat*.

(celui de qui agit comme devant un miroir) mais celui de Narcisse noyé dans sa profondeur viscérale (inquiet du fonctionnement interne de ses organes et n'ayant guère plus d'yeux pour le dehors). » Seule une telle communion charnelle empêchera l'être interne de s'emmurer.

Il y a une crise de l'énergie mentale. Le jour où il faudra rouvrir les mines de l'esprit, prenez exemple sur Michel Leiris, le grand mineur de fond de la poésie.

VII

Les grandes chasses intérieures d'Aragon

Tout ce qui est moi est incompréhensible.

Aragon.

Dans l'histoire du surréalisme, Aragon est en poète ce que Chirico a été en peintre. Après avoir peint un monde mystérieux d'apparitions dans une ville fantôme, en révolutionnant les procédés d'expression de l'imaginaire, Chirico s'est livré tout à coup à une peinture réactionnaire – portraits, natures mortes, scènes conventionnelles, réalisés selon une technique surannée –, à la vive irritation de ses admirateurs, parmi lesquels Aragon lui-même, qui protesta violemment : « La peinture actuelle du Métaphysicien de Sicile est une mauvaise plaisanterie gâteuse [1]. » De même Aragon, après avoir mis la littérature au défi par des écrits étincelants de verve, d'insolence, de liberté anarchique, s'est brusquement transformé en littérateur retardataire, revenant à la rime, à la tranche de vie, au parti pris moralisateur, et se faisant le porte-parole d'une doctrine politique. La comparaison s'arrête là. Car presque personne n'a été dupe du second Chirico, qui s'est vu commander par sa clientèle des copies de ses anciens tableaux, et dont seule la première période fut retenue pour sa rétrospective au Museum of Modern Art de New York; tandis que le second Aragon a eu des partisans grâce à qui il a étayé sa réputation. En outre, Chirico n'a cessé de le prendre de très haut avec ses détracteurs, soute-

1. *Le feuilleton change d'auteur.* Préface-pamphlet à la rétrospective de Chirico à la Galerie surréaliste, 1927.

nant contre toute évidence que sa production dernière était bien supérieure à ses œuvres d'autrefois. Au contraire, Aragon a ressenti un malaise visible de sa dualité, sachant en quel mépris le tenaient certains amis de jeunesse (Breton disait, à la fin de sa vie, que même s'il se trouvait sur une île déserte avec Aragon, il ne lui adresserait pas la parole), et il a cédé de plus en plus fébrilement à la manie de la justification; articles, interviews, entretiens, livres se sont succédé pour expliquer que le poète d'aujourd'hui valait celui d'hier. Il a même écrit un roman, *La Mise à mort*, dans lequel il tuait son double embarrassant. La vie littéraire d'Aragon, c'est le drame de l'ombre qui a perdu son homme.

Plus on admire Aragon, plus on a de raisons de le détester. Ceux qui sont sensibles au charme, à la hardiesse, à la flamme de ses textes surréalistes, au tapage qu'il mena en faveur de l'indépendance de la pensée, ne peuvent pas le suivre dans ses vertueux débordements de prédicateur communiste. Ceux qui aiment en lui le troubadour bien-pensant, le romancier rétrograde qui ramène le roman aux formules du XIXe siècle, sont fatalement gênés par son passé de casseur de dogmes, et n'osent même pas citer tout bas le titre d'un des érotiques qu'il a publiés sous le manteau, *Le Con d'Irène*. Je vais tenter ici de me prononcer objectivement sur son cas. Il faut rendre à Aragon surréaliste ce qui lui appartient, et reprendre à Aragon réaliste ce dont il se pare trop complaisamment. Nous avons vu à diverses reprises, dans la première partie de ce livre, combien son apport fut original en des problèmes comme l'invention pure ou le succubat. On ne doit pas craindre d'aller plus loin, et d'affirmer que sans lui le surréalisme, à ses débuts, n'aurait pas été ce qu'il fut.

De 1919 à 1930, Aragon a été l'irremplaçable second de Breton, l'a aidé efficacement à former un groupe cohérent et à le maintenir à son point d'ébullition. Sa diplomatie, sa bonne grâce lui permirent d'atténuer les effets des rigueurs de son ami. Aragon, avec ses deux mille cravates, sa cape noire, ses allures de conspirateur et de fugitif, son irrévérence, sa facilité d'élocution, sa culture immense, sa connaissance des potins parisiens, sidérait les jeunes provinciaux fraîchement débarqués à Paris. Ce révolutionnaire boulevardier leur apparaissait comme un idéal de conquérant, une sorte de Rastignac moderne; eux qui étaient gauches, timides, empêtrés dans leur révolte, ils lui enviaient son aisance pour entrer dans une boîte de nuit, ses reparties mordantes. Breton inspirait une vénération teintée d'effroi; on savait qu'il était intolérant, et qu'il n'hésitait pas à gifler ou à frapper de sa canne ses contradicteurs. Aragon, au contraire, était un camarade prévenant, attentif aux confidences, ménageant les susceptibilités. Breton était aussi puritain que Robespierre, malgré son approbation de la liberté sexuelle; Aragon allait au bordel, dont il décrivait avec lyrisme les pratiques, se flattant de certains vices, avouant même qu'il avait eu des rapports homosexuels avec Drieu la Rochelle [1]. On le sentait capable de comprendre toutes les faiblesses, d'arbitrer tous les problèmes passionnels. Dans les Mémoires d'André Thirion, on suit l'évolution de la fascination qu'exerça sur lui, comme sur Sadoul, Jacques Baron et tant d'autres, ce desesperado talon rouge. Roger Vitrac se fixera, dans son Carnet intime, ce but : « Être l'Aragon du théâtre. » Un témoin impartial, Paul Léautaud, rencontrant Aragon en juillet 1925, est séduit par lui comme par une femme : « Vu aujourd'hui pour la deuxième fois à l'imprimerie des *Nouvelles littéraires,* Louis Aragon, joli garçon, délicieux, charmant, un joli visage, un sourire délicieux, si joli visage qu'on en est un peu... troublé et que les sentiments seraient bien curieux à l'avoir pour ami [2]. » Seul un dandy authentique, Jacques Rigaut, ne sera pas époustouflé par son parisianisme, et dira ironiquement d'une mondaine de sa connaissance : « Une femme qui a des Aragons au derrière. »

Le chevalier de l'ouragan.

L'enfance d'Aragon explique et justifie une partie de son comportement. Fils naturel d'un ambassadeur, qui ne l'a jamais reconnu, élevé par une mère qui tout d'abord se fit passer pour sa sœur, afin d'éviter la réprobation publique,

1. Cf. Maxime Alexandre, *Mémoires d'un surréaliste, op. cit.* Le « baiser de putain » qu'échangent Thomas et Roland, dans *Les Paramètres,* est-il une allusion à cet épisode? On ne le saura jamais.

2. Paul Léautaud, *Journal littéraire,* t. V (Paris, Mercure de France, 1958).

entouré d'une grand-mère que son mari avait abandonnée, de deux tantes malheureuses à divers titres, il avait les meilleures raisons du monde de se révolter contre l'hypocrisie bourgeoise. Comment ne pas haïr une société où un homme, au nom de la respectabilité, de l'honneur familial, condamne un enfant à la bâtardise, et sa maîtresse d'un moment à la gêne et au mensonge? Qu'il se soit posé de douloureuses questions, son œuvre l'atteste. Dans ses mouvements convulsifs, ses imprécations, ses actes d'adoration à la femme unique, on reconnaît le ton de l'enfant blessé, et c'est d'ailleurs ce ton qui nous réconcilie avec lui quand on est horripilé par son narcissisme ou sa mauvaise foi. Choyé par son entourage féminin, il grandit à Neuilly (où sa mère tint pendant quatre ans une pension de famille), en cultivant sans contrainte ses dons. Il s'est vanté d'avoir écrit soixante romans, entre six et dix ans; tout en admettant sa précocité, on ne saurait croire qu'il fut Mozart enfant. *Quelle âme divine*, récit qu'il aurait composé à six ans, alors qu'il n'avait lu que *Le Général Dourakhine*, ne nous convainc pas, malgré la reproduction en fac-similé d'un fragment du manuscrit. Comment se fait-il qu'on y reconnaisse l'influence de Jean de Tinan (même coupe de dialogue, même papillotement des épisodes)? Il ne faut pas prendre les amateurs de poésie pour des nigauds : cette bluette d'écolier a été retouchée par un jeune homme fin connaisseur de la littérature symboliste.

C'est à l'hôpital du Val-de-Grâce, où ils suivaient tous deux des cours de médecine auxiliaire, qu'eut lieu en 1917 la rencontre de Breton et d'Aragon. Ce fut le coup de foudre intellectuel; émerveillés de se trouver des goûts poétiques communs, ils demandèrent à partager la même chambrée où, occupant des lits voisins, ils se parlaient tard dans la nuit. Ils obtinrent de disposer pour écrire d'une petite pièce attenante, qu'ils décorèrent de reproductions de tableaux modernes. « Nous étions les meilleurs amis du monde... Nous avions des enthousiasmes, et nous faisions des découvertes : notre vie était une vie de découvertes », dira Aragon [1]. En

1. *Aragon parle avec Dominique Arban* (Paris, Seghers, 1968).

effet, leur amitié fut magnifique, alla jusqu'à la complicité d'esprit absolue. Ne voulant pas qu'il se sentît frustré de n'avoir pas été son partenaire pour *Les Champs magnétiques*, Breton collabora avec lui à un texte automatique, *Démon du foyer :* « Après la déception de ces longues années aux yeux d'amandes amères, comment voulez-vous qu'une plante de bonne famille se contente des consolations luisantes du coton à repriser [1]? » Ils développèrent une fraternité de combat, poursuivant leur accord jusque dans leurs études médicales, qu'ils décidèrent tous deux d'abandonner; mais Aragon lâcha la médecine un an et demi après Breton, au bout de trois années d'externat. Ils se retrouvèrent auprès du couturier Jacques Doucet, l'un étant chargé de l'organisation de sa collection artistique, l'autre de la constitution de sa bibliothèque.

Au temps du dadaïsme, Aragon portait un melon et une moustache, car le dadaïste voulait faire de sa personne un miroir de la bêtise bourgeoise; et Aragon, comme il l'a dit dans *Triomphe de la moustache*, tenait cet attribut pour le symbole même de cette bêtise :

Telle est la majesté de la moustache
Que ce n'est pas seulement le pauvre con qui la porte
Qu'on ne voit plus à l'ombre de ce mancenillier
Mais que le paysage en ressent le contrecoup dévastateur [2].

Son activité dadaïste, moins frénétique que celle de Soupault, eut son originalité propre. Son manifeste sur le système Dd, sa participation sans réserve à la grande saison Dada, eurent beaucoup d'éclat; ce fut lui qui, lors du vernissage de l'exposition Max Ernst au Sans-Pareil, poussait dans la cave des cris, des gémissements, qui parvenaient aux visiteurs par une trappe ouverte. Ses articles de *Littérature* le montrent soucieux de critiquer les œuvres littéraires en fonction d'un sens plus aigu de la vie. Dans *Je m'acharne sur un mort*, il procéda à la démolition de Proust : « Ce qui s'appelle la *pensée* proustienne demande à être

1. *Littérature*, n° 12, 1920.
2. *Le Mouvement perpétuel*.

serré de près : on s'aperçoit alors que c'est un bavardage de concierge[1]. » *Agadir,* qui devait servir d'avant-propos à une histoire littéraire contemporaine, évoque le coup d'Agadir, qui avait eu lieu en 1911 quand il avait quatorze ans, lui faisant découvrir le désordre politique du monde : « Le mal du siècle, disait-on hier, croyant tout expliquer. Cela pourrait aussi, si nous étions lunés autrement, se nommer le bien du siècle[2]. » Sa *Lettre à Francis Viélé-Griffin sur la destinée de l'homme* prend avec le recul une signification étrange : on dirait que l'Aragon de vingt-six ans s'adresse à l'Aragon de soixante ans. Il reproche au poète vieillissant, un des pionniers du vers libre, de verser dans l'alexandrin : « Extraordinaire banqueroute : au profit de quel escompteur a-t-on démonétisé toute une poésie? » Il fait ressortir l'indignité, pour un poète, de renier ses audaces légitimes : « Alors si quelque part il y a un adolescent qui t'avait suivi du regard, et qui dans le silence s'exaltait de ton exemple, il se lève, il serre les dents, il te maudit tout bas[3]. »

Les premiers récits d'Aragon utilisèrent magistralement la parodie et l'allégorie, qui sont encore aujourd'hui deux ressorts puissants de l'avant-garde. *Anicet ou le Panorama* (1921), qu'il commença en septembre 1918, parodie les romans de Nick Carter, les films de Feuillade et de Chaplin, certaines scènes des *Déracinés* de Barrès, et allégorise l'aventure poétique moderne. Anicet (Aragon) entre dans la société des prétendants qui aspirent à la conquête de Mirabelle (la Beauté moderne), comprenant Omme (Alfred Jarry), le peintre Bleu (Picasso), Pol (Charlot), Jean Chipre (Max Jacob), Ange-Miracle (Jean Cocteau) et Baptiste Ajamais (André Breton). Pour plaire à Mirabelle, chacun doit lui offrir un objet qu'il s'est procuré par des moyens illicites : Omme lui donne l'Ohm-Étalon, Pol une mandarine qu'il a volée à une ouvreuse, Ange-Miracle une boule de verre argentée qu'il a trouvée dans un parc, Jean Chipre une photo jaunie qu'il a obtenue en assassinant un de ses amis, etc. En l'honneur de Mirabelle, Anicet dérobe des tableaux au Musée

1. *Littérature,* juin 1922.
2. *Ibid.,* n° 9, février-mars 1923.
3. *Ibid.,* n° 9, février-mars 1923.

du Louvre, et les fait brûler en haut de l'Arc de triomphe. Mirabelle ayant épousé Pedro Gonzalès, « un butor un peu milliardaire », Anicet est chargé par ses amis de le tuer. Pendant que se déroule le procès d'Anicet, qui est le « procès de la vie », Baptiste Ajamais, devenu employé du Crédit National, joue à la manille au Café du Commerce à Commercy avec Arthur Dorange (Rimbaud), M. Prudence *alias* Harry James (Jacques Vaché) et Isidore Ducasse. Cette fin dérisoire évoque la « réussite dans l'épicerie » dont parlait Jacques Vaché.

Les Aventures de Télémaque (1922) sont une parodie de Fénelon, écrite à la manière de Francis Poictevin, dans le pur esprit Dada[1]. Télémaque, abordant à l'île d'Ogygie avec Mentor, préfère se chercher plutôt que de poursuivre Calypso ou la nymphe Eucharis, qui doit le violer pour vaincre son indifférence. Des scènes symbolisent l'exploration de l'inconscient : les messages trouvés dans trois bouteilles à la mer, les danses subaquatiques auxquelles Télémaque est convié au fond des eaux. Le hasard et la liberté gouvernent ce livre où Télémaque, pour interrompre victorieusement une tirade de Mentor sur la sagesse, se suicide. Les historiettes qu'Aragon publie dans *Le Libertinage* (1924) sont également des allégories : ainsi, son héroïne Matisse de *Madame à sa tour monte* symbolise la peinture de Matisse (c'est Breton qui m'a donné la clé de ce texte, car Aragon n'a jamais convenu qu'il avait voulu écrire un conte qui serait une critique poétique de l'œuvre de Matisse). *Le Libertinage*, avec son écriture châtiée, est le triomphe d'un artiste raffiné et inquiétant. Qu'on y lise *Les Paramètres, L'Extra, La Femme française :* pas une phrase de trop, pas un mot inutile. Une vibration ascendante du ton jusqu'au dénouement. L'art de peindre un drame par petites touches, en jouant sur les sous-entendus, en révélant sans en avoir l'air les dessous ténébreux d'un comportement. Avec cela, une perversité insidieuse, un contenu trouble, scabreux, qui est le propre des

1. Les dadaïstes parisiens ne reconnaissaient qu'un seul romancier : Francis Poictevin, auteur symboliste de *Double* et de *Ludine*, dont Félix Fénéon relevait avec ravissement les trouvailles de style.

« rêves malfaisants » tordant sur leurs oreillers les « bruns adolescents ». La perfection du genre.

On constate, dans les écrits de jeunesse d'Aragon, quelque chose d'assez troublant, c'est qu'il y avertit à plusieurs reprises ses amis de ne pas trop compter sur lui. Il y a d'abord en 1920 son manifeste *Révélations sensationnelles*, où il déclare : « Si vous voulez répondre de quelqu'un vous dites : je suis sûr de lui comme de moi-même. Or, s'il existe au monde un homme dont je ne puis psychologiquement pas être sûr, c'est moi. J'ignore ma loi; quel continuel changement permet que les autres me reconnaissent et m'appellent par mon nom; je ne peux pas me voir de profil. A tout instant je me trahis, je me démens, je me contredis : Je ne suis pas celui en qui je placerais ma confiance [1]. » Dans son conte *Lorsque tout est fini*, le narrateur qui appartient à une bande de malfaiteurs dont le chef est B. (transposition de l'activité des dadaïstes) avoue : « Un beau jour, je compris que je nourrissais en moi ce démon : le besoin de trahir. La confiance, base de notre aventure, m'apparut comme un ignoble idéalisme, une faiblesse de l'ordre de la pitié. » Cette apologie de la trahison déplut à Breton qui dit à Marcel Duhamel : « Tu verras, Aragon trahira un jour. » Un de ses textes automatiques insiste sur l'inopportunité d'être fidèle : « Dans le couloir se perdaient de charmants singes armés de rouleaux de ficelles. L'un d'eux expliquait par une pancarte l'infirmité dont il était terriblement affligé depuis sa naissance, *Paralysé de la fidélité*, on reculait d'horreur à son approche [2]... » Dans le *Cahier noir*, il fait une allusion qui alarma Péret à la façon dont il lâcha ses « compagnons du premier âge » [3]. Tout en reconnaissant qu'Aragon était la séduction même, on pouvait s'interroger sur l'amitié d'un homme qui écrivait tantôt : « Je ne crois pas en mes amis comme je ne crois pas en moi [4] », tantôt : « Qu'on ne m'attende jamais à mes rendez-vous illusoires [5]. » S'il envisage de

1. *Littérature*, n° 13, 1920.
2. *La Révolution surréaliste* (n° 1, décembre 1924).
3. *Revue européenne* (février-mars 1926).
4. *Révélations sensationnelles, op. cit.*
5. *Les Débuts du fugitif*, dans *Le Mouvement perpétuel* (Paris, Gallimard, 1924).

trahir, c'est qu'il redoute follement d'être trahi. Anicet, au cours de son procès, est abandonné par tous ses amis, à commencer par Baptiste Ajamais, qui l'a auparavant manœuvré pour l'inciter au crime. Cette obsession de la trahison – qui entraîna plus tard une conception de l'amour axée sur la jalousie – a probablement ses racines dans son enfance.

Avec *Une vague de rêves* Aragon inaugura son rôle de théoricien du surréalisme. Il a fait ressortir que ce livre avait été publié un peu avant le *Manifeste du surréalisme,* et les biographes stylés par lui ont insisté sur ce fait, comme pour insinuer qu'il avait lancé le premier le mouvement [1]. Cette thèse n'est pas défendable. Son commentaire, tout en volutes poétiques, n'en explique ni la méthode ni les objectifs, et n'a pas l'accent péremptoire qui suscite les adhésions spontanées. Il reste que ce document capital sert d'introduction au *Manifeste,* qu'il aide à mieux comprendre. Aragon raconte comment le surréalisme est né d'une réflexion de Breton sur le processus hypnagogique, et comment se passaient les expériences d'écriture automatique. Il les comparera ailleurs à des « grandes chasses intérieures » [2], mais il parla déjà là en chasseur de proies invisibles. Chacun, en s'abandonnant aux images, était envahi d'un trouble qui les lui rendait sensibles comme des hallucinations visuelles, tactiles, auditives : « Nous éprouvions toute la force des images. Nous avions perdu le pouvoir de les manier. Nous étions devenu leur domaine, leur monture. Dans un lit au moment de dormir, dans la rue les yeux grands ouverts, avec tout l'appareil de la terreur, nous donnions la main aux fantômes. » Il trace un bref tableau de la période des Sommeils, et fait le compte des rêveurs ses amis en qualifiant chacun d'eux par une appréciation symbolique. Son invocation au rêve est un transport d'enthousiasme :

1. *Une vague de rêves,* remis en juin 1924 à la revue *Commerce,* fut publié au début octobre, avec un tiré à part. Le *Manifeste du surréalisme* fut mis en vente en novembre 1924, mais son achevé d'imprimer date du 15 octobre, et les amis de l'auteur en eurent connaissance immédiatement. Il n'y a donc qu'un décalage d'une quinzaine de jours entre les deux livres, et la suite des événements prouve que le *Manifeste* impressionna les lecteurs davantage.

2. *Entretiens avec Francis Crémieux* (Paris, Gallimard, 1964).

Rêves, rêves, rêves, le domaine des rêves à chaque pas s'étend. Rêves, rêves, rêves, le soleil bleu des rêves enfin fait reculer les bêtes aux yeux d'acier vers leurs tanières. Rêves, rêves, rêves sur les lèvres de l'amour, sur les chiffres du bonheur, sur les sanglots de l'attention, sur les signaux de l'espoir, dans les chantiers où se résigne un peuple auprès des pioches. Rêves, rêves, rêves, tout n'est que rêve où le vent erre, et les chiens aboyeurs sortent sur les chemins. Ô grand Rêve, au matin pâle des édifices, ne quitte plus attiré par les premiers sophismes de l'aurore ces corniches de craie où t'accoudant tu mêles tes traits fins et labiles à l'immobilité miraculeuse des Statues!

Breton définit surtout dans son *Manifeste* le surréalisme, Aragon décrit presque exclusivement la surréalité, le surréel; leur activité théorique est complémentaire et inséparable. La surréalité, dit Aragon, est essentiellement une question d'éclairage, faisant apparaître certaines choses dans un relief imprévu :

Il y a une lumière surréaliste : celle-ci qui à l'heure où les villes s'enflamment tombe sur l'étalage saumon des bas de soie; celle qui flambe dans les magasins de la Bénédictine et sa sœur pâle dans la perle des dépôts d'eau minérale; celle qui éclaire en sourdine le bureau bleu des voyages aux champs de bataille, place Vendôme; celle qui subsiste tard avenue de l'Opéra chez Barclay, quand les cravates se muent en fantômes; la lumière des lampes de poche sur les assassinés et l'amour. Il y a une lumière surréaliste dans les yeux de toutes les femmes.

La Révolution surréaliste fut l'arène où Aragon déploya toute sa virtuosité; chacun de ses articles dans cette revue est une passe d'armes. Il s'y fait l'apologiste de la « Révolution perpétuelle » dans *Libre à vous!* et *Note sur la liberté* où il s'emporte contre les modérés, et va jusqu'à dire : « Il s'ensuit que je commettrais à toute occasion n'importe quel attentat à la liberté d'autrui, en égard à la liberté[1]. » Dans *Philosophie des Paratonnerres*, il fait un long exposé du système d'Héraclite et de la dialectique matérialiste. Réussissant à se procurer les buvards où des ministres, au cours d'une séance de Conseil, avaient fait des griffonnages, il les

1. *R.S.* (nº 4, juillet 1925).

présenta en termes vengeurs dans *Les Buvards du Conseil des Ministres.* Parmi ses textes automatiques, on remarque particulièrement *Moi l'abeille j'étais chevelure*, avec ses leitmotive obsédants : « Pourquoi les oiseaux dessinent-ils ainsi le sexe de la femme sur la rue frémissante Nous ne voulons pas revenir disent-ils nous ne voulons pas revenir Un trou a été fait au rideau à ramages. » Dans *La Révolution surréaliste* Aragon raconte aussi un rêve curieux :

> Après une longue marche je me trouve dans un compartiment de troisième classe où il y a d'autres voyageurs que je distingue mal. Sur le point de m'endormir je remarque que les secousses régulières du wagon scandent un mot, toujours le même, qui est à peu près *Adéphaude.* L'adéphaude est une pierre précieuse jaune que je vois posée dans le filet à côté d'un paquet très mal fait, enveloppé dans de la toile d'emballage, sur lequel une étiquette de chemin de fer porte cette inscription : Rhodes 1415, ce qui est une erreur, j'en suis convaincu [1].

La fin de ce rêve, où il voit une jeune dame parler à un compagnon d'abord invisible, puis revêtu d'une armure, conversation dont il saisit : « ...au défaut de laque », est ambiguë : « Nous sommes en pleine campagne, auprès d'un talus. C'est le soir de la bataille de Marignan. » Il faut rapprocher ce rêve de son poème *Lycanthropie contemporaine*, où un lycanthrope erre dans la campagne près de Pavie en 1541; on constatera, une fois encore, que rêve et poème communiquent par un souterrain secret.

La description du surréel, effleurée dans ses précédents textes, est tout le sujet du *Paysan de Paris* (1926). Les grands morceaux de ce livre sont des topographies poétiques : Aragon fait l'inventaire du *Passage de l'Opéra*, avant qu'il subisse la pioche des démolisseurs, décrit sa faune, ses boutiques, ses possibilités de plaisir. Puis, dans *Le Sentiment de la nature aux Buttes-Chaumont*, il évoque une promenade nocturne au cœur de ce jardin, en compagnie d'André Breton et de Marcel Noll, et énumère toutes les sources d'exaltation qu'il recèle. Les abstractions et les

1. *R.S.* (n° 9, 1927).

choses s'animent, tantôt l'Imagination, tantôt les statues interrompent de leurs discours la flânerie du rêveur. On apprend ici l'art des « rêveries dangereuses », qui sont attentatoires aux apparences. On apprend à reconnaître « la lumière moderne de l'insolite », à faire « l'apologie du goût de l'éphémère ». On croyait que l'aventure, le merveilleux réclamaient des pays lointains, des formes fantastiques. Non. Une rue, un jardin la nuit, traversés par des êtres qui rêvent : il n'en faut pas plus pour que la vie ait une saveur étrange. Il est bon de découvrir *Le Paysan de Paris* à dix-huit ans, quand on est travaillé par le dégoût du monde. On lit chaque page de ce livre comme on boit une gorgée d'alcool, et quand on arrive à la fin, on est joyeusement ivre. On en ressort avec la persuasion que tout promeneur attentif est un aventurier supérieur; armé de ses cinq sens, il débusque à chaque pas des merveilles.

Aragon est un prosateur flamboyant, tout plein d'images filantes (comme des étoiles), sachant dire l'indicible, variant indéfiniment les tons, ayant plusieurs vitesses de style, même le *ralenti* (qu'il emploie dans *Anicet*). Mais le poète est beaucoup moins intéressant, et Breton lui reprochait déjà en 1919 de faire rimer *odeur* avec *ardeur*. « Je jouais sur le *ton* faible », dit-il pour s'en justifier; malheureusement, la mièvrerie de la forme appauvrissait les outrances du contenu. Dans ses trois recueils, *Feu de joie, Le Mouvement perpétuel, La Grande Gaieté,* il n'y a guère qu'une dizaine de pièces de première qualité; tout le reste ne vaut pas cher, à part une trouvaille de-ci de-là. Sa poésie n'est qu'une prose désarticulée, où il ne choque jamais les mots entre eux de façon à en tirer des étincelles. Ses poèmes narquois, quand ils sont bons, sont dans la tradition de l'*Album zutique* et des fantaisies des Hydropathes; quand ils sont mauvais, ils rappellent les chansons de salle de garde :

Ce jeune homme avait l'habitude
D'oublier sur les meubles les plus divers
Sa bite
Quand il s'en apercevait
Il était dans la perplexité
Il allait chez le cordonnier

Avez-vous vu avez-vous vu
Le cordonnier était hindigné [1].

Ses poèmes de combat sont des déclarations de principes, dont la versification paraît d'autant plus débile que les idées en sont fortes :

Je n'aime pas les gens qui pètent
Même intellectuellement
Je n'aime pas les gens qui empestent l'ail
La buffleterie ou la soutane
Les sous les choux la crotte et l'empressement
Je n'aime pas les gens qui se tripotent en regardant les femmes
D'une façon manifeste [2].

Ce qui fait le seul agrément de sa poésie surréaliste, c'est son cachet d'anticonformisme distingué, c'est-à-dire d'une part son emploi désinvolte, jamais vulgaire, du mot cru, d'autre part son rejet brutal de l'opinion conventionnelle. Rares sont les poètes qui ont dit leur dégoût de la procréation avec le superbe accent qu'il a mis dans sa *Réponse aux flaireurs de bidet :*

Je chante le plaisir stérile et ses mille façons
Celui qui trouve sa route à travers une chevelure
Celui qui comme un cheval
Saute par-dessus la haie des doigts
Celui qui meurt comme une mer sur le ventre
Celui qui s'égare n'importe où
Et celui comme un vin que l'on boit par secousses
Je chante le plaisir stérile [3].

De tels exemples prouvent éloquemment qu'Aragon est poète dans sa prose et prosateur dans sa poésie; cela serait beaucoup plus savoureux si c'était intentionnel, pour provoquer la confusion des genres; mais il s'agit plutôt d'une affaire de tempérament.

Le *Traité du style* (1929) est un des plus importants ouvrages surréalistes, mais non pour les raisons secon-

1. *Tragédie*, dans *La Grande Gaieté* (Paris, Gallimard, 1926).
2. *Ibid.*
3. *Ibid.*

daires qui ont fait son succès. Si amusants qu'y soient tous les passages polémiques contre les journalistes, les critiques, les militaires, son mérite n'est pas de pousser au paroxysme l'esprit antilittéraire, antireligieux, antimilitariste et antifamilial du surréalisme. Il étudie à fond le langage et les possibilités de l'expression écrite, du point de vue de la révolution poétique; c'est là sa valeur capitale, car le *Second Manifeste* ne s'arrêtait pas à ce problème. Une fois de plus, Aragon prolonge et complète Breton. A coups de cravache, il démonte tout ce qui constitue la panoplie du parfait écrivain : les thèmes à la mode (entre autres, le thème du voyage), les admirations convenues (comme celle de Rimbaud), les servilités devant la presse et l'opinion publique, etc. Le *Traité du style* fait comprendre ce paradoxe qui a ahuri tant de critiques : pourquoi les surréalistes écrivent si bien. Que des adeptes de l'automatisme prennent soin du nombre, de la période de leurs phrases, utilisent ingénieusement toutes les finesses de la syntaxe, toutes les ressources du vocabulaire, cela passe la compréhension de certains lecteurs. Les épithètes de *précieux* et de *baroque* sont ceux qui reviennent le plus souvent dans les comptes rendus de livres surréalistes. Cela prouve l'incompétence des commentateurs, car le précieux et le baroque font de l'image un ornement (le précieux est un choix d'ornements rares, le baroque une surcharge d'ornements de tous ordres), alors que le surréalisme s'est opposé de toutes ses forces à cette conception, traitant l'image comme un atome de la matière mentale. On voit, dans le *Traité du style*, combien le souci de bien dire d'un surréaliste est conciliable avec toutes ses autres exigences. C'est ainsi qu'Aragon, définissant en ce livre les récits de rêve, déclare : « J'exige que les rêves qu'on me fait lire soient écrits en bon français. » Mais il veut également que ces récits, qui sont l'apanage du surréalisme, ne souffrent d'aucune contamination littéraire : « La pureté du rêve, l'inemployable, l'inutile du rêve, voilà ce qu'il s'agit de défendre contre une nouvelle rage de ronds-de-cuir qui va se déchaîner. Il ne faut pas permettre que le rêve devienne le jumeau du poème en prose, le cousin du bafouillage ou le beau-frère du haï-kaï. »

Prisonnier au cœur du grelot.

Ce ne fut pas de gaieté de cœur qu'Aragon rompit avec le surréalisme. Il est clair qu'il chercha à échapper à des tensions insupportables qui se produisaient dans ses ambitions personnelles et ses passions. L'événement décisif fut le voyage qu'il fit en Russie avec Sadoul, durant l'hiver 1930, pour assister au Congrès des Écrivains révolutionnaires de Kharkov, où ils acceptèrent tous deux de signer une autocritique condamnant les idées exprimées dans le *Second Manifeste du surréalisme.* Benjamin Péret raconte que Sadoul, à son retour, s'effondra devant l'indignation du groupe : « Quant à Aragon, arrivé quelques jours plus tard, il pleurait à chaudes larmes en écoutant les reproches mérités que lui adressaient Breton et Éluard. Pour Aragon, ce retour marqua l'ouverture des grandes eaux, car pendant les dix-huit mois qui suivirent ses larmes alternèrent avec des menaces de suicide, selon un rythme désarmant [1]. »

Le dernier livre d'Aragon couvert de l'étiquette du surréalisme est *Persécuté persécuteur* – il paraît en octobre 1931 aux Éditions surréalistes, tiré sur papier vert (en hommage à Breton, dont le vert était la couleur favorite) –, recueil de poèmes entièrement fondés sur l'invective. Mais son ton semble affecté à qui connaît *Je ne mange pas de ce pain-là* de Péret; il n'a pas l'irrésistible pétulance de celui-ci, ni sa rage lyrique. Le volume s'ouvre sur *Front rouge* – poème qui eut maille à partir avec la justice à cause de vers comme « Feu sur Léon Blum » – et se termine sur *Prélude au temps des cerises,* qui est un hymne au Guépéou (« Vive le Guépéou véritable image de la grandeur matérialiste », etc.).

Dans ses articles du *Surréalisme A.S.D.L.R.*, Aragon s'efforce de prouver à ses amis sa bonne foi surréaliste. Il commence par un long éreintement de Robert Desnos, qui venait de publier *Corps et biens;* il lui reproche ses reniements poétiques en des termes qu'on pourra plus tard

1. B. Péret, *Défense de mentir* (*Médium,* n° 1, 1953).

reprendre contre lui : « On regrette l'art pour l'art devant ces coups de tête dans des murs en carton, ces claques sur une poitrine en simili, ces gueulements d'écorché de théâtre, ce blanc d'œil à vomir, cette pantomime de la passion, ces clowneries déclamatoires [1]. » Il est piquant de relever qu'au moment où il était si sévère envers son ex-ami, Aragon écrivait des vers de ce genre :

> L'allumeur de réverbères et l'allumeuse
> tout court le bourreau les bourres les braves gens
> disent pom-pom entre leurs dents
> pom-pom-pom-pom-pom
> pom-pom-pom [2].

L'auteur de telles pauvretés était mal placé pour critiquer Desnos, dont les alexandrins sont supérieurs à ceux que rimera Aragon quelques années après. *Le Surréalisme et le devenir révolutionnaire* sera le dernier essai d'Aragon pour ressaisir l'audience qui lui échappe et se poser en leader d'une tendance dure devant Breton. L'insuccès de cette démarche fera éclater leur dissentiment.

L'affaire de *Front rouge* ne fut qu'un prétexte. Inculpé par le juge le 16 janvier 1932, risquant cinq ans de prison, Aragon vit immédiatement sa défense assurée par Breton, qui organisa une pétition en sa faveur, mais qui dit aussi dans *Misère de la poésie* sa désapprobation du « poème de circonstance ». Aragon préféra s'en remettre aux protections de son Parti, et publia le 10 mars 1932 une déclaration désavouant cette défense, et traitant le groupe surréaliste en ennemi. C'était fini. Un nouveau personnage était né, n'ayant plus rien à voir avec le précédent. Des considérations éthiques, l'influence d'Elsa Triolet (qui détestait Breton et ne comprenait rien au surréalisme) ne suffisent pas à expliquer son attitude. Breton accusait Aragon d'avoir opéré son revirement pour des « raisons strictement opportunistes ». Ses livres se vendaient mal. *Anicet* restait en stock dans les magasins, n'intéressant personne; *Le Paysan de Paris* n'avait eu que quelques centaines de lecteurs. Il avait écrit

1. *Corps, âme et biens*, dans *Le Surréalisme A.S.D.L.R.* (nº 1, juillet 1930).
2. *Persécuté persécuteur*, *op. cit.*

un énorme roman surréaliste, *Défense de l'infini*, qu'il avait détruit parce qu'il était impubliable. Il n'avait pas le courage, comme Péret, de laisser des œuvres vingt ans dans un tiroir, en attendant un amateur passionné qui les édite. Il voulait à toutes forces de gros tirages, une cour de flatteurs, une autorité bien assise, quitte à changer de style.

Il ne faut pas croire que les rapports entre Aragon et Breton ont été tranchés d'un seul coup et à jamais, après l'incident de *Front rouge*. Il y eut une guerre sourde entre eux, dont on suit les épisodes tant dans les articles d'Aragon de *Commune* que dans certaines déclarations surréalistes. Quand Breton fut invité en 1938 à donner des conférences à Mexico, il fut précédé par une note confidentielle d'Aragon aux communistes mexicains, le présentant comme un agent contre-révolutionnaire! Après la Seconde Guerre mondiale, son arrogance ne connut pas de bornes. Cependant, il restait attentif aux propos de son ancien maître; il suffit que Breton dénonçât dans *Arts* le « réalisme socialiste » pour qu'Aragon, qui avait entrepris une suite d'articles sur ce sujet dans *Les Lettres françaises*, s'interrompît net.

Je n'ai pas à juger ici le personnage d'Aragon II, qui n'intéresse guère les admirateurs d'Aragon I, héros complexe du surréalisme. Mais comme Aragon II s'est efforcé en une série de témoignages de minimiser Aragon I, et que des étudiants naïfs ou des universitaires sans discernement peuvent en être dupes, il faut rétablir la vérité des faits. N'a-t-il pas prétendu que Breton l'avait « poussé dans cette voie, un réalisme surréaliste [1] », d'où il était tout naturel qu'il passât au réalisme socialiste? N'a-t-il pas écrit que son insipide roman *La Semaine sainte* rappelait *Le Paysan de Paris?* Après la mort de Breton, n'a-t-il pas évoqué à son profit leurs souvenirs communs, comme si rien de grave ne les avait séparés entretemps? N'a-t-il pas adressé une lettre à Breton, par-delà la tombe, pour lui recommander un spectacle de patronage, d'un surréalisme de pacotille, *Le Regard du sourd?* Hélas! Aragon II n'avait plus aucune qualité pour savoir ce qui est surréaliste et ce qui ne l'est pas.

1. *Je n'ai jamais appris à écrire ou les Incipit* (Genève. A. Skira, 1969).

Le désaccord d'Aragon II avec les surréalistes est par-dessus tout un désaccord poétique. Il s'est moins séparé d'eux par son option politique que par sa conception de la poésie écrite et vécue. Éluard n'appelle pas les mêmes critiques, car il a maintenu jusqu'au bout son ton moderne, et son incessante invention d'images. Breton n'a jamais marchandé son estime à Francis Ponge, appartenant au même Parti qu'Aragon; c'est que ses convictions n'ont provoqué aucune défaillance de ses facultés poétiques. Tandis que l'on cherche en vain dans l'œuvre d'Aragon II un écho même affaibli du fougueux surréaliste qui porta son nom. Il s'agit d'un tout autre écrivain, que l'on a parfaitement le droit d'apprécier, mais sans commune mesure avec son prédécesseur. Quand j'ai lu à dix-huit ans, c'est-à-dire à l'époque de leur publication, *Aurélien, Les Voyageurs de l'impériale,* je n'ai pas eu l'impression d'avoir affaire à l'Aragon qui m'avait tant ébloui; tout au plus à un vague cousin. Celui-là avait aussi des dons de parodiste, mais au lieu d'en tirer un parti ironique, il pastichait avec le plus grand sérieux Hugo, Musset, Apollinaire, croyant que les copier c'était les égaler.

Huysmans, dans *Certains,* accuse de lâcheté les critiques qui, pratiquant « la promiscuité dans l'admiration », louent aussi bien Bastien-Lepage que Delacroix. On n'aime rien, si l'on admet tout. Il est *incompatible* d'aimer André Breton, le phare de la liberté et du merveilleux, et Aragon II, le snob aux gants rouges. Il est *impossible* de goûter l'auteur fringant du *Paysan de Paris* si l'on révère l'auteur papelard et larmoyant de *La Mise à mort.* On comprend que Baudelaire, le maître sublime et douloureux des poètes indépendants, soit sa bête noire, Baudelaire qu'il osa accuser publiquement d'être « l'insulteur de Molière et de Béranger, le négateur de tout réalisme » [1]. Il a beau livrer, avec une prolixité infatigable, ses « secrets de fabrication », ceux qui, comme moi, ont besoin de poésie comme de pain, lisent chaque jour quelques poèmes pour se mettre en appétit de vivre, n'écoutent que leur sensibilité. Il me rappelle plutôt les auteurs que je lisais naïvement en sixième, sur les bancs du lycée Condor-

1. Intervention au IIe Congrès des écrivains soviétiques, Moscou, décembre 1964.

cet, en les prenant pour de hardis compères. Si l'on aime les *Odes funambulesques* de Banville, *Les Caresses* et *Les blasphèmes* de Jean Richepin, *Les Musardises* d'Edmond Rostand, les *Ïambes* de Barbier, et toutes sortes d'ouvrages de ce genre, en remontant jusqu'aux élégies de Parny, on doit nécessairement aimer Aragon II. Ses acrobaties de plume, ses déliquescences amoureuses se situent à ce niveau-là.

C'est précisément dans la façon de traiter le problème du rêve qu'on aperçoit le mieux la différence entre les deux Aragon. En 1957, il écrit *Le Tournant des rêves*, présentant un numéro spécial d'*Europe* sur la littérature soviétique : « Il faut prendre garde aux rêves des hommes. D'eux naissent inventions et folies, crimes et grandes actions. Je n'ai point en vue ces rêves nocturnes qui surgissent des digestions individuelles, mais ces songeries éveillées qui s'emparent d'une génération, d'un monde [1]. » Pour justifier les « poèmes pédagogiques », les « romans de production », les œuvres exaltant le travail comme *Le Ciment* de Gladkov, *Et l'acier fut trempé* d'Ostrovski, il arrive à médire des rêves nocturnes, et à ne prôner que le rêve d'un monde meilleur, exercice rationnel de propagande.

Les divinités de la nuit, offensées, prendront leur revanche. Quand dans *La Semaine sainte* (1958) il veut créer une « stéréoscopie des rêves », il n'y parvient pas. Il doit renoncer à un projet qui aurait pu être intéressant : « A la seconde étape de la Maison du Roi, j'avais imaginé, toujours pour donner la profondeur, de refléter cette fois dans les rêves de mes personnages, arrivés à Beauvais fourbus et qui n'y pouvaient guère que dormir, toute leur vie passée, le pittoresque fou de ces vies itinérantes [2]. » Il n'en a pas les moyens, il n'est même pas capable de donner l'équivalent du rêve de Jean Valjean dans *Les Misérables*. Sa « stéréoscopie des rêves » se borne à des traits de ce genre : un personnage s'endort dans une église, et rêve d'une femme nue. Cela est expédié en quelques lignes sans chercher à évoquer la subjectivité du dormeur, après quoi l'auteur, effaré de son audace, précise : « Ce songe n'est pas fait pour une église,

1. *J'abats mon jeu* (Paris, *Les Éditeurs français réunis*, 1959).
2. *Ibid.*

il a le caractère du sacrilège, mais qu'y peut Olivier, qu'y puis-je? » Quant au rêve éveillé, voici ce qu'il lui inspire : « Dieudonné rêvait. Cet esprit positif était un rêveur. Il repensait au passé, à Rouen, à son père, à Théodore et à ses compagnons. » C'est tout. L'homme qui, le 1er décembre 1930, signa une déclaration où il s'engageait à abjurer le freudisme, aurait mieux fait de continuer de lire Freud. Ses romans y auraient gagné.

On voit qu'il est extrêmement difficile de rendre justice à l'œuvre d'Aragon, si l'on ne veut pas se contenter d'être un hagiographe complaisant, ou un détracteur farouche. Son seul titre de gloire, pour les lecteurs exigeants, est d'avoir été surréaliste et de l'avoir été incomparablement. Avant de le juger, il faut relire tout ce qu'il a écrit autrefois contre ceux qui trahissaient leur idéal de jeunesse. Il se montrait volontiers insultant, quand il disait par exemple de Chirico : « Le domestique peut produire de bons certificats : ce n'est pas une raison pour faire passer son caca pour des lanternes [1]. » N'imitons pas ce ton ricaneur, et contentons-nous de lui appliquer ce qu'il pensait, plus noblement, de Viélé-Griffin : « Le vieillard n'a aucun pouvoir sur le jeune homme qu'il fut. Pas plus qu'un prologue, le dernier acte où tout se passe si mal ne contient la moralité d'une vie [2]. »

1. *Le feuilleton change d'auteur, op. cit.*
2. *Lettre à Francis Viélé-Griffin sur la destinée de l'homme, op. cit.*

VIII

La poésie à l'ordre de la nuit

J'écrivais des silences, des nuits, je notais l'inexprimable. Je fixais des vertiges.
Arthur Rimbaud.

Tous les surréalistes, sans exception, se sont servis du rêve ou l'ont servi; mais tandis que certains se regardaient fréquemment dans ce miroir intérieur, exhumaient du sommeil des images précises, d'autres ont préféré le mettre en cause indirectement, le laisser transparaître dans leur œuvre en s'effaçant derrière elle. Il y a ainsi des poètes du mouvement qui n'ont pas fait de récits de rêves comme Breton, Éluard, Desnos, Leiris, ou qui n'ont cédé qu'exceptionnellement au besoin d'en noter un; et pourtant, ils ont prouvé à leur manière qu'ils étaient sensibles aux suggestions de la nuit. Nous allons examiner par quel biais chacun d'eux a fait subir à ses moyens d'expression les afflux de l'inconscient, et a su communiquer au langage un peu de cette vérité dont on approche en dormant.

Philippe Soupault ou le rêve de l'automate.

Philippe Soupault est avant tout l'homme de l'automatisme, c'est-à-dire l'homme du premier mouvement jamais désavoué, de la première pensée tenue pour infaillible. Il n'en a pas fait simplement une affaire d'écriture, il a voulu que tous ses gestes en témoignent, et bousculent la réalité sous l'inspiration de cette précieuse effervescence psychique. Il disait : « Quand on me le jette à la figure, je suis prêt, immédiatement automatique, *à faire ce qui me passe par la tête.* J'agis toujours d'accord avec moi-même, c'est-à-dire en complet désaccord avec ceux qui vivent en dehors de moi [1]. » Fils d'un médecin renommé, et neveu du constructeur d'automobiles Louis Renault, il avait été élevé dans l'atmosphère de la haute bourgeoisie, qu'il définissait « un grand domaine mystérieux et féroce, le royaume du *comme il faut* [2] »; dès sa jeunesse, il tenta de s'en évader pour flâner dans le royaume du comme il ne faut pas. Il enchantera ses amis par sa manière de brouiller les cartes, de tout mettre sens dessus dessous. Tel un acteur de burlesque, mais avec conviction et gravité, Soupault allait s'enquérir auprès des concierges du lieu où habitait Philippe Soupault, entrait acheter des oiseaux chez un marchand de couleurs ou de la charcuterie chez un fleuriste. Tantôt il se promenait à la sortie de la faculté de droit, un bougeoir à la main, et réclamait du feu à un vieillard pour allumer sa bougie; tantôt il grimpait à un réverbère et haranguait les piétons sur le trottoir; tantôt il feignait de grelotter de froid sous un soleil torride, et s'asseyant sur un banc de square, se chauffait les mains à un brasero improvisé. Lorsqu'il voyait les invités d'une réception franchir la porte d'un immeuble, il se mêlait à leur groupe, saluait la maîtresse de maison, passait à table et attendait les événements. Georges Hugnet raconte : « Il surprenait les gens afin de les mettre au pied du mur. C'est ainsi qu'entre deux stations, il arrête un autobus d'un coup de chaîne et demande aux voyageurs la date de leur naissance. C'est ainsi que dans un café il propose aux clients des échanges de consommation : un picon-grenadine contre un quart Vichy ou un porto contre une citronnade, de même qu'un jour il emprunte à un mendiant son chapeau et fait la quête à sa place [3]. »

Soupault a pour idéal d'être un automate qui rêve. Contra-

1. *L'Ombre de l'ombre,* dans *La Révolution surréaliste* (nº 1, décembre 1924).
2. *Histoire d'un blanc* (Paris, Au Sans pareil, 1927).
3. G. Hugnet, *L'Aventure Dada* (Paris, Seghers, 1970).

rier les habitudes des automates du travail, dérégler la machine sociale, en se présentant soi-même comme un automate sans maître et sans loi. N'être qu'un pion poussé par une grande force subjective, pour une inénarrable partie de jeu. Toujours opposer le caprice à l'utilité. Être la montre dont les aiguilles marquent l'heure en tournant à l'envers, le moulin à café dans lequel on introduit le café en poudre pour le retrouver en grains. Être un courant de fantaisie remontant le courant de la nécessité. Tout cela est le fait d'un homme qui veut être ce qu'il est, ni plus ni moins, et qui dit : « Je n'explique rien. Je nie comme les criminels et je juge le juge d'instruction. Un et un font quatre, si je le décrète. On ne me convaincra jamais [1]. »

Avec de pareilles dispositions, Soupault embrassa Dada comme une vocation – et comme une vieille connaissance. Son principal titre de fierté fut d'avoir été un des présidents du mouvement Dada, répondant au sobriquet de « Cresson de pissotière » qu'il s'était lui-même choisi. « Cette époque de ma vie fut une des plus fertiles : j'agissais comme un boulet de canon », avoua-t-il [2]. Pourtant, il fut ce personnage funambulesque dont chacun dit : « Il est charmant. » Il arrivait à scandaliser sans jamais perdre ses bonnes manières. Ce fantaisiste était néanmoins vulnérable, enclin au désespoir, au point de proposer à une femme qu'il aimait, dans *L'Invitation au suicide* (1922, plaquette détruite) de mourir ensemble. Il fut moins à l'aise dans le surréalisme que dans le dadaïsme. Il a publié divers textes dans *La Révolution surréaliste*, entre autres l'histoire de *L'Explorateur au long nez*, qu'il rédigea au moment de se rendre à une exposition sur l'Afrique du Musée des Arts décoratifs; il soutint à cette occasion que le compte rendu d'une exposition devait se faire avant de l'avoir vue, non après. Ses amis lui reprochèrent bientôt de mener de pair la poésie et les affaires, de faire des concessions multiples à la littérature (son roman *Les Frères Durandeau* fut sélectionné pour le Goncourt en 1924, ce qui irrita beaucoup Éluard). Sa révolte, sa haine de la bourgeoisie s'exprimaient légèrement, en dépit de son bel

1. *Le Bon Apôtre* (Paris, Éditions du Sagittaire, 1923).
2. *Histoire d'un blanc, op. cit.*

hymne à la liberté : « Liberté, quand tout s'endort et que la nuit comme la plus vieille des déesses tourne la tête, que la lune comme un hibou lance son petit cri, alors je sais que tu t'approches dans ta robe de soie, dans ta robe qui est plus belle que la nudité et j'attends[1]. » Sa participation au surréalisme ne fut pas plénière, et cessa tout à fait dès 1927. Il se consacra au journalisme, et ses reportages lui firent courir l'Europe, les États-Unis, l'U.R.S.S. Enfant, il avait désiré successivement devenir jockey et explorateur; adulte, il fut un poète errant, un voyageur disant : « Quand je pense à moi, je vois tantôt une flamme et tantôt un lézard[2]. »

La poésie de Soupault comporte deux variétés bien différentes : un fonds de petites pièces fugitives, s'apparentant aux comptines, aux chansons d'autrefois, aux fatrasies; et un fonds de poèmes-conversations, plus longuement filés, où des trouvailles heureuses, des accents mi-rieurs mi-nostalgiques, sont quelquefois perdus dans un contexte grêle et incolore. Si les longs poèmes ne collent pas à la mémoire, s'enfuient comme des furets devant l'attention du lecteur, on retient ses vers mineurs, obsédants comme les cris des anciens métiers de Paris. Il excelle à la poésie d'un sou, blagueuse et tendre, faisant un bruit furtif de moineau qui s'envole. Dans ce genre, la série des *Épitaphes* de ses amis est une réussite incontestable. Le meilleur de Soupault est dans cet art d'assembler des riens en bouquets insolites[3].

Soupault a publié de nombreux romans, qui sont assez décevants en ce sens qu'ils ne sont ni dadaïstes ni surréalistes. Ses personnages falots ne font aucune des actions à rebours auxquelles il se complaisait. Le premier est *Le Bon Apôtre* (1923), satire du milieu Dada, histoire d'une amitié entre Philippe Soupault (qui parle ici de lui à la troisième personne) et Jean X... avec qui il se lie au collège. Amitié naissant à propos d'un accident où un chien est renversé et coupé en deux par une voiture : « C'était leur première émotion commune. L'un l'acceptait joyeusement, l'autre un

1. *Histoire d'un blanc, op. cit.*
2. *Ibid.*
3. Cf. *Poésies complètes* (Paris, G.L.M., 1937).

peu douloureusement, mais presque avec indifférence. » Jean X..., « cet individu qui voulait à tout prix s'adapter », connaît tous les succès avant de disparaître sans laisser de traces au Canada. *A la dérive* (1923), qu'il dédie « à André Breton, à cause de sa destinée », est le portrait d'un voyageur, David Aubry (« David était né pour partir; c'était une tare comme le génie ») dont il fait un automate pur : « La vie de cet homme me semblait un rêve étrange parce qu'elle s'imposait à moi grâce à cette logique spéciale des rêveurs (...). Je voyais un mouvement d'horlogerie. Cette nécessité d'avancer, de vivre dans une direction donnée me faisait penser à un mécanisme. » Son Julien dans *En joue!* (1925) est un écrivain velléitaire, ayant la bougeotte : « Julien se précipite dans la baignoire, lit le journal et fume. Il a la manie de faire plusieurs choses à la fois. " Je suis vivant ", répond-il à chaque instant et pour le prouver, il s'agite. » Le *Voyage d'Horace Pirouelle* (1925), parodie des romans d'aventure, dont le héros est un étudiant noir obsédé par la neige qui part pour le Groenland où il subit les assiduités d'un Esquimau pédéraste, est plus savoureux; chaque chapitre porte en épigraphe une recommandation de ce genre : « Monsieur, et vous, Madame, en vérité, un seul petit acte gratuit, s.v.p. » Dans *Le Cœur d'or* (1927), le narrateur, toujours ballotté entre deux trains, traîne à Parme, à Lisbonne ou dans une maison de santé son désenchantement. D'autres romans encore, *Les Dernières Nuits de Paris* (1928), chronique du noctambulisme parisien, ou *Le Grand Homme* (1929), portrait satirique de son oncle Renault, qui en fut si fâché qu'il songea à le faire corriger par des matassins de son usine, sont d'une veine réaliste accentuée. Il y a beaucoup moins de surréalisme dans les romans de Soupault que dans ceux de Ribemont-Dessaignes [1].

Enfin, Soupault a écrit une multitude d'essais, sur Apollinaire, Lautréamont, James Joyce, William Blake, le doua-

1. Je n'ai pas à étudier ici l'œuvre romanesque de Ribemont-Dessaignes, qui n'est pas axée sur le rêve, mais j'espère qu'il se trouvera enfin un critique, ou un professeur, pour montrer combien elle est extraordinaire. Tant dans *L'Autruche aux yeux clos*, dans *Ariane* et dans *Monsieur Jean*, que dans *Céleste Ugolin* et dans *Sméterling*, il a créé un type de roman subversif, qui mérite beaucoup d'éloges.

nier Rousseau, Paolo Uccello, Labiche, etc. Je n'en ai lu que quelques-uns, qui ne sont pas des études refouillées, mais des portraits faciles à main levée. Il n'évite pas l'éclectisme et l'éparpillement de ses dons. C'est trop souvent un papillon à la quête indécise. Ce n'était pas la peine d'être surréaliste pour écrire des histoires où le fantastique et le merveilleux sont absents, ou pour consacrer un livre au caricaturiste Dubout. Ce qu'il faut retenir essentiellement de Soupault, ce sont ses *Poésies complètes,* surtout en ce qu'elles ont d'impromptu, *Histoire d'un blanc,* curieuse autobiographie qu'il rédigea à trente ans, caractéristique d'un état d'esprit, et deux ou trois romans de jeunesse, de préférence *Le Bon Apôtre, A la dérive* et Le *Voyage d'Horace Pirouelle.* On y retrouvera l'humeur fantasque de l'automate qui mimait ses rêves dans les rues de Paris, et les inspirations imprévues du poète qui renvoya la balle à Breton, au moment des *Champs magnétiques.*

Benjamin Péret et le sublime de l'absurde.

Une fée folâtre, de celles dont parle Baudelaire dans *Les Dons des fées,* a doté Péret à sa naissance de ces pouvoirs : ne jamais ouvrir la bouche sans qu'il s'en échappe une nuée de colibris et de frelons; ne jamais poser sur un papier sa main armée d'une plume sans qu'il en parte des fusées, des feux de Bengale, des légions de puces savantes, et toutes sortes d'objets épileptiques. Il a dû accommoder son destin à ces étranges dispositions. La même fée lui a accordé la chance de vivre à une époque où s'est formée la seule communauté de poètes capable de le comprendre. Son entrée dans le surréalisme a été d'un clown. De Nantes, il avait envoyé sa mère à Paris chez Breton, pour acheter un numéro de *Littérature;* celui-ci avait accepté de le recevoir un jour, si bien que Péret débarqua inopinément dans sa chambre à cinq heures du matin, ayant pris le train de nuit, et resta là sans trouver rien à dire. On apprit ensuite qu'il avait été cuirassier, et qu'une fois il s'était assis sur un banc où quelqu'un avait oublié un volume des *Poésies* de Mallarmé; il l'avait lu, et était devenu poète sous le coup de cette révélation. Sa conduite provocatrice et bouffonne, dans les manifestations Dada, créa sur sa vraie nature un malentendu que dissipa la publication en 1921 de son recueil *Le Passager du transatlantique*, dont Desnos dit : « L'édition de ce livre est un véritable roman où l'on voit un industriel le commanditer, le *Sans pareil* l'éditer et le premier faire saisir les exemplaires qu'il considère comme la preuve d'une escroquerie tant les poèmes lui paraissent extravagants et folles les illustrations, tandis que l'éditeur ne fait rien pour le défendre. Et c'est sans doute, par le texte, l'illustration et la présentation le plus beau livre de cette époque [1]. »

Péret n'a laissé aucun compte rendu de rêve, comparable à ceux d'Éluard ou de Leiris. Tout au plus a-t-il fait le commentaire d'une phrase de demi-sommeil, *L'Œuf de Durruti éclora*, qui lui vint un matin de mai 1938, accompagnée de visions de la guerre civile espagnole, et dont il conclut qu'il allait être bientôt uni à la femme qu'il aimait, Remedios Varo, admiratrice de l'anarchiste Durruti. Il n'avait aucune féerie à attendre du sommeil, cet homme qui dans la veille produisait à jets continus des images prodigieuses. Je suis persuadé qu'il rêvait peu, ou qu'il avait des rêves tout simples, comme un enfant. Son inconscient n'avait pas besoin de subterfuges oniriques pour se manifester, il s'écoulait en cascades dans son verbe. Il n'avait pas à envier les libertés que le dormeur prend avec la réalité, le poète qui était capable d'écrire tranquillement, sans effort, du ton avec lequel on conte une anecdote :

> La demie de onze heures sonnait à une horloge voisine. Quelques taxis passaient nonchalamment et les dromadaires n'étaient pas tous rentrés. Au loin, on pouvait apercevoir le Président de la République, revêtu d'un scaphandre et accompagné du roi de Grèce, qui semblait si jeune qu'on avait envie de lui apprendre à lire. Une jeune hétaïre les suivait, leur offrant ses services. Des gants pleuvaient, emportés par une bise aigre de novembre [2].

Comme je m'étonnais auprès de Breton qu'il n'ait pas fait figurer Péret dans son *Anthologie de l'humour noir*, il me

1. R. Desnos, *La Fin de Dada*, ms. (Bibl. Jacques Doucet).
2. *Au 125 du boulevard Saint-Germain* (Coll. *Littérature*, 1923).

répondit : « On m'a déjà reproché cette omission, mais je persiste à penser qu'il n'y a aucun humour noir dans Péret. On ne peut même pas parler d'humour à son sujet. » Par la suite, il l'introduisit dans la seconde édition de ce livre, cédant au désir de rendre hommage à son fidèle compagnon; c'était une erreur, car son premier jugement était le bon. Il n'y a ni humour noir ni humour dans Péret. Si on le lit parfois les larmes aux yeux (de rire), c'est parce que son agressivité lyrique s'attaque aux centres réflexes de l'homme. Sa cocasserie irrésistible provient de la déflagration de ses outrances. On sort de chacun de ses poèmes ahuri, moulu, battu d'images, étourdi d'avoir été mené à un train vertigineux. Son domaine est l'*inconvenance* poussée jusqu'au paroxysme. Tout ce qu'il ne faut pas dire, il le dit avec éclat. Il met les pieds dans le plat, et il le piétine en dansant. Sa poésie fourmille d'expressions jamais lues :

Le vert-de-gris a vraiment bonne mine ce soir
il est un peu ivre
et prendrait volontiers un bain
dans une brioche
Un vaste rire fait se tordre les boutons de ma braguette
On dirait une aigrette sous l'aisselle d'une jolie femme
amoureuse d'une pince à sucre [1].

Se moquer de la vraisemblance – ce qui a toujours indigné les cuistres – est la moindre de ses occupations. Il fait mieux, il ridiculise la vraisemblance, lui tire les cheveux, déchire sa robe, l'asperge d'eau maudite, et la reconduit à grands coups de pieds dans le derrière à la cuisine, la triste cuisine où les romanciers réalistes, les poètes académiques et les critiques réactionnaires mitonnent leur insipide brouet :

Si ton chandail a mal aux dents donne-lui un collyre
s'il a mal aux oreilles
un peu de moutarde
mais si l'herbe pousse haute et drue
dans ton tuyau à gaz

1. *De derrière les fagots* (Paris, Éditions surréalistes, 1934).

n'hésite pas à appeler quelques bossus
chauves
ataxiques
au nez en forme de pantalon de femme
et aimant à jouer aux dames au-dessus des taupinières [1].

Dans le surréalisme, Péret se montre le poète de tous les excès. Un rien fait exploser sa verve, et le jette contre ses bêtes noires. Quand l'Académie française met pour sujet de son prix de poésie la mort du lieutenant Condamine de la Tour, tué au Maroc au cours d'un assaut à la tête de sa section, Péret participe au concours avec un poème d'un grotesque et d'une violence indépassables. Un tel anticonformisme n'était pas pour lui ouvrir la porte des maisons d'édition et le cœur des critiques. S'il n'y avait pas eu les éditions surréalistes, faites avec des cotisations d'amis, ses plus beaux recueils, comme *Immortelle maladie* ou *Dormir, dormir dans les pierres*, seraient restés inédits. Son extraordinaire roman *Mort aux vaches et au champ d'honneur*, écrit dans l'hiver 1922-1923, ne fut pas publié avant 1953. Cette autre merveille, *La Brebis galante*, remontant à 1925, ne trouva un éditeur qu'en 1949. *Les Rouilles encagées*, proses et poèmes érotiques datant de 1928, durent attendre 1954 pour voir le jour. La misère lui rendant la vie intenable à Paris, il s'exila en 1928 au Brésil avec sa première femme la chanteuse Elsie Houston, et ne revint qu'en 1932.

Si quelques critiques ont fini par admettre la poésie de Péret – avec quelle condescendance et en croyant faire montre de bonté d'âme –, personne n'a voulu prendre sur soi de louer sa prose. Il faut en finir avec cette injustice odieuse. Les contes et les romans de Péret, ce sont les *Mille et Une Nuits* du surréalisme. Après ce joyau inoubliable, *Au 125 du boulevard Saint-Germain*, d'autres histoires aussi étranges, *Il était une boulangère, Et les seins mourraient*, créèrent un nouveau type de fiction. Dans *Mort aux vaches et au champ d'honneur*, Péret atteint au sublime de l'absurde. Le débat à la chambre des députés, où le Président du Conseil, Mlle Lanterne, M. Charbon, le Ministre des bruits de sabots,

1. *De derrière les fagots, op. cit.*

le Vin blanc, et d'autres personnages de cette sorte, discutent du ravalement des nez camus, de l'avortement des juments ou de la fabrication des bicyclettes-boomerangs, n'a d'égal que la séance de cinéma où tout le monde pleure, sauf le marchand de balais qui n'arrête pas de rire (il a tort : il sera transformé en gare de triage). Dans une scène, le héros dormant d'un sommeil sans rêve est réveillé par un barrissement d'éléphant : il a été poussé par un serpent, qui se dit le père des allumettes, et qui lui présente sa femme Salade, un peigne de cristal. Ainsi, pour Péret, la fantasmagorie commence dès qu'il ouvre les yeux. Il attend de la réalité ce que les autres attendent du rêve, le bouleversement des apparences et du système des relations logiques.

Le lyrisme de Péret peut aussi être grave et ému, on s'en rend compte dans son admirable récit *Entre chien et loup* [1], qui se déroule comme un rêve. L'a-t-il écrit après une nuit particulièrement troublée dont il a voulu ressusciter les péripéties, l'a-t-il créé en auto-hypnose, toujours est-il qu'il entraîne le lecteur à sa suite dans un univers crépusculaire. Rien n'est plus beau que le passage où, transformé en nuage planant sur une forêt, il arrive « au bord d'un lac noir plein de canards blancs », admire « la luxuriante fumée fleurie d'agates et de chevelures de femmes, de coraux dorés et d'yeux aux longs cils », et assiste au « dialogue entre la dernière petite fille et la dernière fée ».

Breton répétait souvent en 1947 à ses jeunes recrues : « Tout changera quand Péret sera là. » Dès qu'il arriva du Mexique, où il s'était réfugié pendant la guerre, nous vîmes non pas le poète sublunaire que nous imaginions, mais un boucanier bronzé, qui éclatait à tout propos en imprécations contre les *gringos*, comme dans les romans d'aventure de notre enfance. Farouchement militant, il envisageait un gouvernement révolutionnaire constitué par les surréalistes et disait : « Qu'on nous donne le pouvoir pendant quarante-huit heures, et l'on verra. » Il se faisait une idée grandiose du surréalisme, à laquelle il ne souffrait pas que l'on manquât. J'ai eu une assez vive altercation avec lui, au cours

1. *Minotaure*, n° 8, juin 1936.

d'une réunion; je défendais la vie privée d'un de nos amis, en arguant du respect des rêves individuels, et il me répliqua : « Nous sommes ici pour rêver en commun. » Cette croyance absolutiste explique son attitude dans l'histoire du mouvement. Cependant, sans femme, sans logement, Péret retrouva à Paris ses difficultés matérielles, que l'amitié et l'action poétique l'aidèrent à surmonter. Il rédigea des articles furibonds, dans *Le Libertaire, Combat* et les revues surréalistes, contre toutes les tendances conservatrices. Sa poésie célébrait toujours à tue-tête le merveilleux, c'est-à-dire ce que la littérature actuelle veut systématiquement méconnaître, bafouer ou travestir. Son livre *Le Gigot, sa vie, son œuvre,* qu'il présenta à divers éditeurs, fut repoussé par eux avec mépris; heureusement, Losfeld fut pour lui ce que fut Poulet-Malassis pour Baudelaire. Le Brésil, où Péret séjourna encore en 1956, lui inspira des pages délicates. A sa mort en 1959, aucun journal ne lui consacra l'article nécrologique qu'on ne marchande pas au moindre poétastre. Depuis lors, *persona non grata* des manuels universitaires, Péret est ignoré des graves docteurs qui jugent la poésie moderne; les épouilleurs de poèmes ne connaissent qu'Éluard, sans savoir qu'Éluard proclamait bien haut qu'il tenait Péret pour plus grand poète que lui.

Quand on considère ce que sont devenus dans leur vieillesse tant de matamores qui entrèrent dans les lettres le défi aux lèvres, le regard hautain, on s'incline bien bas devant Péret. Il n'a pas un instant fait de concessions pour s'attirer les honneurs que méritait son génie. Pauvre, vivotant de son métier de correcteur, il a gardé jusqu'au bout la vertu réfractaire de sa jeunesse. On le retrouve à soixante ans ni décoré, ni lauréat d'un prix, ni membre d'un jury, ni bénéficiant d'un appui officiel ou officieux, ni appartenant à un Parti tout-puissant ou à une Académie, ni satrape (ou je ne sais quoi d'autre) du Collège de Pataphysique. Libre comme le rossignol, mélodieux comme lui, menacé comme lui par la cohorte bruyante des ânes, il n'a cessé de faire entendre le chant qui lui était naturel; si, du haut de sa branche, il a souvent conchié les idoles que vénèrent les nantis de la société, ce ne sont pas les faibles et les opprimés qui s'en plaindront.

Roger Vitrac à travers les « paysages dangereux ».

C'est à Roger Vitrac que l'on attribue le célèbre « papillon » surréaliste : « Parents, racontez vos rêves à vos enfants. » La vraie vie de l'enfance, opposée au vilain monde des adultes, tel est en effet son thème de prédilection. Le souvenir de ses jeunes années, écoulées sous des orages passionnels, l'a profondément tourmenté. Élevé à Souillac, dans le Lot, il était souvent réveillé la nuit par les disputes venant de la chambre de ses parents; son père était un don Juan de village, joueur et noceur, et sa mère, qui ne se résignait pas à son rôle d'épouse trompée, lui faisait jurer sur la tête de leur fils de n'avoir plus de maîtresse; serment qu'il ne tenait jamais. Un sentiment d'irréalité se développa aussi en lui du fait de sa croissance anormale : à neuf ans, Roger était plus grand que ses parents, qu'il jugeait avec désarroi de son haut. La mort en bas âge de son petit frère Patrice, quand il avait onze ans, l'affecta si durablement qu'il donna par la suite son nom à divers héros de son théâtre. Sa famille s'installa à Paris – où son père, après s'être ruiné au jeu, trouva une place au ministère des Pensions – et il commença ses études au collège Chaptal au moment où Breton y terminait les siennes. Ses comédies refléteront les obsessions de son enfance : *Victor ou les enfants au pouvoir*, *Le Sabre de mon père* sont des chroniques familiales basées sur des réminiscences précises; *Le Coup de Trafalgar* évoque la vie de l'immeuble parisien de la rue de Palestro où il vécut son adolescence. Enfin, son long poème *Le Suicidé fameux* [1] est une mise à mort de son père, Jules Vitrac, qu'il dépeint comme un Barbe-Bleue, en intercalant dans cette complainte une « Romance pour ne pas glisser » qui est une objurgation de ne pas lui ressembler (Roger fut néanmoins lui aussi un amant volage).

1. Dans *Humoristiques* (Paris, Gallimard, 1926).

Durant son service militaire, Vitrac se passionna pour Dada, dont il fit circuler les manifestes à la caserne. Avec ses camarades de régiment, Crevel et Limbour, il conçut la revue *Aventure* qui sera bientôt phagocytée par *Littérature.* « C'est lorsque j'eus conscience de la *déroute perpétuelle* que je vis André Breton », avouera-t-il[1]. Il se donna avec ferveur au mouvement animé par celui-ci : « André Breton sait qu'il n'y a de vérité que le silence, le rêve, la liberté. Nous sommes quelques-uns à penser comme lui[2]. » Ce géant blond – il mesurait près de deux mètres – n'était pas une recrue négligeable. Collaborant en 1923 à deux journaux de gauche, *Les Hommes du jour* et le *Journal du peuple,* il put y faire des interviews de ses amis, et y célébrer à toute occasion le rêve, l'invention pure et l'amour. C'est ainsi qu'il fit une critique de Pirandello, en montrant que *Six personnages en quête d'auteur* ne valaient pas ce qui se passe dans la tête d'un dormeur; et il cite à l'appui le rêve d'une amie, qu'il trouve supérieur à une intrigue pirandellienne. Voici ce rêve, qui termine son article *Dormir,* page inconnue d'un hebdomadaire oublié :

... Voilà toute la pièce. Je vais vous en conter une autre.

La guerre. Paris est envahi. Elle va fuir. Elle est assise dans un train en face de son compagnon de voyage entre deux jeunes hommes coiffés de casquettes.

L'un deux lui enfonce une aiguille dans la cuisse. Elle feint de ne rien sentir. Elle se lève et dans le couloir elle retire l'aiguille avec une pince en acier spécial. La main de l'un des jeunes hommes se glisse derrière le compagnon de voyage. Elle fait un signe de compréhension. Le compagnon de voyage étrangle un des jeunes hommes. Elle assomme l'autre avec une barre de fer. « Lève-toi! » dit-elle. Le compagnon de voyage a *huit* aiguilles enfoncées dans la cuisse. Elle les retire avec la pince en acier spécial. Elle retrouve l'espionne. Elle décide de la tuer. Elle la frappe à la tête avec le plat de la main. A sa main restent collés des cheveux et du cuir chevelu ensanglantés. Elle monte au cinquième étage d'une maison aux fenêtres étroites. L'ennemi rencontré est le prince qui sauvera tout le monde. Il est assis dans une charrette d'enfant.

Pourquoi tirer un drame du RÊVE authentique que je viens de

1. *Revue européenne* (mai 1924).
2. *Journal du peuple,* 5 janvier 1924.

vous raconter? Pour montrer que la vie et le théâtre sont deux? N'allez pas au spectacle. Couchez-vous [1].

Féru de telles idées, Roger Vitrac allait tout naturellement devenir l'ami d'Artaud, avec qui il passa ses vacances en 1925 à Carteret, et mit au point les projets du Théâtre Alfred-Jarry. Ils seront tous deux éliminés du groupe au même moment, et pour les mêmes raisons : leur désaveu de l'engagement politique du surréalisme.

Vitrac a été le théoricien du *sommeil rouge*. Les rêves qu'il lui plaisait de considérer entre tous étaient les rêves de meurtre, ceux où l'esprit se livre à une activité inquiétante et sadique. C'est dans sa confession romanesque, *Connaissance de la mort* (1926), qu'il a exprimé et illustré cette théorie; il y évoque un couple uni dans le sommeil – comme certains couples romantiques le furent dans la mort –, accomplissant chaque nuit une espèce de suicide à deux dont leurs rêves témoignent. « Voici l'aube et ses poignards dans l'hôtel délabré où le sommeil est rouge. » Dès les premières pages, le héros regarde sa maîtresse Léa qui dort, sachant qu'elle est en train de rêver de lui; et Léa à son réveil lui raconte qu'elle l'a vu tel un spectre sortant de la mer, et qu'elle s'est jetée à l'eau pour le rejoindre. Léa, obsédée par le néant, aimant les histoires de crimes savants, ne cesse d'accumuler les cauchemars sanglants où son amant joue le rôle de victime ou de meurtrier; et lui, à son tour, rêve que Léa passe sous un tramway et qu'il recueille ses jambes séparées de son corps, ou qu'il la tue et qu'il est guillotiné. Les deux amants se torturent en se racontant ces rêves où ils se détruisent mutuellement, assouvissant les besoins de cruauté et d'anéantissement auxquels ils se soustraient dans la réalité. Il frémit en lui disant : « Mais la nuit... rappelle-toi tes rêves. Cet assassin qui mangeait une poire rouge et qui portait sur le front l'empreinte brillante d'une serrure. Et moi-même blessé, et ton chien qu'un aigle dévorait dans un berceau funèbre. » Des rêves de ce couple qui s'entre-tue sur le plan onirique va naître une fille imaginaire, Patricia, à qui le narrateur écrit une étrange lettre d'amour; Vitrac, qui admi-

1. *Les Hommes du jour*, 28 avril 1923.

rait Novalis, se souvient ici d'Astralis, la créature née d'un baiser dans *Heinrich d'Ofterdingen*. Ce roman transpose l'aventure de Vitrac et de Suzanne, la jeune femme maladive qui se livra à un si violent accès de désespoir durant la période des Sommeils [1]. Il avait connu Suzanne le 2 juin 1922, dans une loge de l'Opéra où ils avaient assisté ensemble à *Mavra* de Stravinski. Leur liaison dura trois ans, pathétique, les confinant dans « cette zone rouge où la volupté hésite entre vivre et mourir ». Il la quitta pour une femme qui lui ressemblait, Kathleen, et qui elle aussi avait des rêves de mort, qu'il a racontés dans *Le Voyage oublié*.

D'autres écrits montrent combien Vitrac était familier du sommeil rouge. S'il intitule un de ses recueils de poèmes *Cruautés de la nuit*, c'est parce que ses rêves sont hantés par le goût du sang. Lui qui était d'un naturel peu agressif – Jacques Prévert le surnommait « le grand méchant Mou » –, qui s'esquivait des bagarres surréalistes où le frêle Éluard payait passionnément de sa personne, avait son imagination tournée vers des scènes de massacre. La série de ses textes automatiques de *La Lanterne noire* fourmille en allusions sanguinaires [2] : « On donne à manger aux athlètes. Ils refusent tout ce qui n'a pas de plumes. Ils s'allongent sur des viandes violettes en nouant en rêve des cordelettes de soie autour du cou des étrangleurs » – « Chaque désir est une plaie. Et j'ai parcouru la géante endormie en marquant d'une génuflexion les défauts respirants de la chair » – « Un mouchoir en tombant fait un bruit de tonnerre lorsque j'abandonne dans la gorge ensanglantée de la dernière valseuse le collier que je voulais voler », etc. Extrêmement attentif à ses rêves, Vitrac éprouve une grande répugnance à les livrer tels quels au public [3]. Il s'adresse cette recommandation : « Donc, interdis-toi de raconter tes rêves ou tu romps le charme et les perds. Aie soin de ta mémoire surnaturelle, encore plus que de l'autre. La nuit, le loup est de rigueur. Si tu parles, si tu te

1. Cf. la lettre de Simone Breton, *supra* p. 116.
2. Cette série, restée inédite de son vivant, fait partie du recueil posthume de ses poésies complètes, *Dès-lyre* (Paris, Gallimard, 1966).
3. Henri Béhar, dans *Roger Vitrac, un réprouvé du surréalisme* (A.-G. Nizet, Paris, 1966) a relevé des notations de rêves dans un Carnet inédit de Vitrac datant de 1944-1945.

révèles, la vie prend sur ta mort et c'est autant de perdu, autant qu'il faudra regagner sur le sommeil prochain, car l'air terrestre qui tue les dieux, asphyxie un à un les hôtes de la nuit si tu les enfermes dans les prisons du jour [1]. » Il est hostile à la psychanalyse : « Guerre aux interprètes du rêve! Guerre aux commentateurs de la pensée! Guerre aux tabellions du silence [2]! » Cette attitude couvre toutes sortes de craintes superstitieuses. Il a dit que le ressort de son caractère était l'étonnement, qu'il apparentait à l'effroi, et dont les expressions « cloué sur place, glacé d'épouvante, mort de peur » donnaient la juste mesure. Un rien provoquait en lui cet étonnement qu'il définissait « l'émotion-vertige de la connaissance, une sorte d'évanouissement inverse : le désespoir subit de toutes les facultés [3] ». Étonné, effrayé de ses propres rêves, il croit faire un acte de magie noire en les révélant; il s'en servira donc autrement.

Auteur de poèmes et de fragments romanesques, Roger Vitrac fut avant tout un homme de théâtre, qui eut d'abord pour idéal de mettre en scène le rêve, sans littérature et sans tricherie. Il donna le titre de *Théâtre de l'Incendie* à l'ensemble de ses pièces de jeunesse inspirées par le sommeil rouge. Si *Le Peintre, Mademoiselle Piège*, en 1922, furent des pochades comparables aux sketches des manifestations dadaïstes, *Poison* (1923), « drame sans paroles », comprend douze tableaux où les personnages et les objets sont les éléments d'un cauchemar mimé, jusqu'à la vision finale : « La scène représente une bouche qui fait le simulacre de parler. » *Entrée libre* (1924) est la pièce surréaliste par excellence : sur sept tableaux, six sont des rêves des personnages principaux. Seul le tableau 4 indique l'événement réel qui sert d'argument à l'action : Henri est invité à dîner chez Guillaume et Hélène Roze; durant le repas, Guillaume, sachant que sa femme le trompe avec Henri, éteint la lumière et la tue. Les rêves précédant ou suivant le crime traduisent leurs réactions inconscientes : Henri rêve qu'il a rendez-vous dans une forêt pour étrangler un enfant et qu'il rencontre l'oiseau rare

1. *Connaissance de la mort* (Paris, Gallimard, 1926).
2. *Ibid.*
3. *Le Voyage oublié*, dans *Les Feuilles libres* (mai-juin 1928).

(Hélène); Guillaume se voit en agent de police interrogeant une marchande de journaux (Hélène) et un enfant trouvé (Henri); Hélène rêve qu'elle est une prostituée recevant un client (Guillaume), etc. Je ne sais quel effet produirait sur le public cette pièce, qui n'a jamais été jouée, mais à la lecture elle prouve une parfaite compréhension du symbolisme onirique. *Les Mystères de l'amour*, qui inaugurèrent en juin 1927 la fondation du Théâtre Alfred-Jarry, sont bâtis sur le même principe. « Pour la première fois, un *rêve réel* fut réalisé sur le théâtre », disait la brochure. Les protagonistes, Patrice et Léa, dont les paroles et les actes se contredisent, qui sont placés dans des conjonctures invraisemblables, vivent comme s'ils se rêvaient l'un l'autre simultanément et agglutinaient leurs fantasmes. (Le deuxième tableau, qui devait s'intituler *Le Sommeil d'amour dure encore*, fut inspiré à Vitrac par un cauchemar de Suzanne.) *L'Éphémère* (1929) est une fantasmagorie sur les rêves d'un enfant qui, à force d'imaginer le pays des Éphémères, se transforme en oiseau monstrueux, et meurt abattu par son père. *Victor ou les enfants au pouvoir* est l'apothéose du Théâtre de l'Incendie : Victor, l'enfant-colosse plongé dans un milieu où règne l'adultère, est un rêveur titanesque contrarié par ces contre-rêveurs que sont les adultes (comme on parle de contre-révolutionnaires) tous délirant en sens inverse de la liberté.

A côté de ces pièces fantastiques, qui sont des histoires du sommeil rouge, Vitrac a écrit un théâtre reproduisant plus scrupuleusement les données de la réalité. On ne saurait y voir une brisure de sa ligne de conduite. Des thèmes symboliques obsessionnels sont cachés sous ses intrigues de vaudeville, et y introduisent ce climat de malaise qui déconcerta la critique de son temps. *Le Coup de Trafalgar* – représenté en juillet 1934 –, chronique d'une époque à travers l'imagination d'un enfant, débouche sur l'onirisme avec ses personnages ambigus, Flore Médard qui se rase la moitié de la tête, tandis que son amant Arcade, le faux escroc, se laisse pousser la barbe et porte des verres bleus, la femme qui rit aux nouvelles tristes et pleure aux bonnes nouvelles, etc. *Les Demoiselles du large* – dont la première eut lieu le 20 avril 1938 au théâtre de l'Œuvre – qu'il définissait « une pièce d'émotion psychologique, traitée par son côté le plus intérieur », part d'une rêverie : rencontrant en Bretagne le sosie d'une jeune fille qu'il a courtisée à Naxos (au cours d'une des croisières qu'il faisait chaque année en Grèce), il imagine l'aventure de deux sœurs soumises à la fatalité. *Le Loup-garou* est une comédie psychiatrique inspirée par son séjour au château des Belles-Feuilles, pour se désintoxiquer de l'alcoolisme; son héros Camo-Dumont, don Juan réfugié dans une maison de repos pour guérir sa manie de séduire, est assailli par toutes les pensionnaires, et finit par s'enfuir avec l'infirmière. *Le Camelot* n'est pas une simple satire du journalisme : Toussaint-Lacassagne, en fondant un journal systématisant le mensonge, où il accuse de tous les délits un financier qui n'existe pas, fait un acte dadaïste. *Médor* (1939) est franchement surréaliste : un couple désuni recueille un chien errant qui l'entraîne à la réconciliation; au deuxième tableau, les deux amants couchés dans un lit rêvent et parlent en rêvant, tandis que Médor, dont le rôle est interprété par un travesti, se mêle à leur conversation. Même *Le Sabre de mon père,* représenté en février 1951, un an avant la mort de Vitrac, n'est pas une comédie de boulevard. Il n'a jamais choisi ce genre de facilité, l'auteur qui notait sur son Carnet : « Rechercher pour chaque personnage : sa valeur poétique, ou mieux sa couleur. L'enfant qu'il a été, et surtout *l'enfant qu'il est resté...* »

L'originalité de Vitrac ne vient pas seulement de ce qu'il a créé un théâtre onirique. Il est l'un des rares surréalistes à se préoccuper des rêves parallèles – c'est-à-dire des rêves que font deux amants dans le temps de leur liaison, rêves qui les divisent ou les accordent en secret, et constituent un fécond chaos d'arrière-pensées mélangées. Il est le seul à avoir parlé du sommeil rouge, qui fait du dormeur la proie ou l'exécutant d'attentats imaginaires, se déroulant dans sa vie nocturne comme une série de faits divers psychiques.

Georges Limbour ou le voyage inachevé.

C'est sans doute son amour des voyages qui conduisit au surréalisme Georges Limbour, après une enfance passée à rêver sur des atlas, à s'émerveiller des suggestions de la mer ou de la forêt des Ardennes; il vit en ce mouvement poétique le moyen d'aborder à des contrées inconnues de l'esprit. Il fit ses études secondaires au Havre, où il eut pour condisciples Queneau, Salacrou, Dubuffet; ensuite, au service militaire, ses camarades de chambrée furent Crevel, Vitrac, avec qui il rédigea dès sa libération la revue *Aventure;* il fut donc porté très tôt au milieu des êtres qui allaient constituer le premier convoi des surréalistes. A Paris, dès qu'il vint y préparer une licence de philosophie, il fréquenta assidûment l'atelier d'André Masson. A vingt et un ans, il écrivit *L'Enfant polaire* qu'il publia dans un numéro d'*Aventure,* et qui est une réussite étonnante; cette histoire de « l'enfant amoureux du Gulf Stream », réfugié dans un cirque à Baltimore, dont il s'échappe en libérant les ours de leurs cages, pour errer vers le Nord, et finir lapidé par les pensionnaires d'un orphelinat à qui il veut communiquer la fièvre des départs, possède un climat et un style proches d'*Onirocritique* d'Apollinaire. Ses poèmes de *Soleils bas* (1923) subissent également l'influence apollinairienne : ce ne sont qu'allusions à des bohémiens, des forteresses des Karpates, des bandits de Calabre comparés à des musiciens en voyage, avec de jolies métaphores sur la jeune fille s'initiant à l'amour « derrière le buisson infouillable du songe », ou sur les sensations provoquées par le poivre de Cayenne, « noble fleur de feu ». Rythmes agréables, vers pimpants et soignés, qui n'ont pas toutefois la facture originale, l'accent passionné des poèmes de Pierre Unik.

L'activité surréaliste de Georges Limbour fut intermittente, parce que dès 1924 il choisit la carrière universitaire, et quitta la France où il ne revint que pour de brefs séjours. Continuant à écrire des poèmes, qu'il détruisait en grand nombre, il publia surtout des récits et des impressions. Ainsi, *Les Réverbères africains,* qu'il rédigea au Caire en 1927, était une fantaisie à la gloire des noctambules, dont il faisait une spécialité occidentale : « Europe, tu es la seule partie du monde où il y a des noctambules, ces grands amants de la nuit que l'on voit errer sur une terre inhabitée, sans autre but que de voir se lever dans l'ombre les images surgies de leur cœur lumineux. » Il ne faut pas confondre ce passant des ténèbres avec un fêtard aviné : « L'ivrogne nocturne est de la même famille, mais c'est un noctambule impur. » Le noctambulisme est une forme de la poésie vécue : « Celui dont je fais ici l'éloge porte sur son front de grands rêves et il marche la tête dans les étoiles comme dans un nid d'abeilles. » Le noctambule a pour repère « cette chose fabuleuse, ce monstre légendaire, l'arbre fleur de la nuit, le spectre toujours dressé sur le chemin de l'homme, la croix de son calvaire et le phare de sa tempête : le Réverbère; Europe, patrie du Vrai, de l'Unique Réverbère, je pense à toi [1]... » Cet éloge délicieux du noctambule et du réverbère montre de quoi était capable Limbour, dans ses meilleurs moments. Aussi curieux est son livre *L'Illustre cheval blanc* (1930), qui se compose de trois histoires symboliques. La première, *L'Acteur du Lancashire*, raconte comment Herodstar, acteur du Dream's Theatre de Londres, descendit par le trou du souffleur dans une mine désaffectée, à la recherche d'un cheval qui doit faire partie de son spectacle; dans *Le Cheval de Venise*, le héros Mathias est obsédé par un cheval né de ses hallucinations, que lui préfère la jeune fille qu'il aime; quant à Boréal, le réprouvé d'*Histoire de famille*, il est sauvé dans le désert par l'oiseau mythique qui méprise le soleil.

Lorsque Breton rompit avec Limbour, au temps du *Second Manifeste*, il l'accusa de « scepticisme, coquetterie littéraire dans le plus mauvais sens du mot ». Il est vrai que Limbour avait eu un comportement facétieux pendant la période des Sommeils, et qu'il ne s'était guère prêté aux séances communes d'écriture automatique. Sa tendance à la sophistication du style le rapprochait de Max Jacob et de Jean Cocteau (ce dernier appela Limbour « mon maître véritable », mais précisément parce que c'est celui qu'il a le moins pillé). Le jugement de Breton trouva sa vérification quand Limbour publia *Les Vanilliers* (1938), rêverie exotique enrobée dans une esthétique décadente. Il était parti d'une anecdote de Metchnikoff, rapportant comment Edmond Albuis, habitant

1 *Soleils bas*, nouvelle édition (Paris, Gallimard, 1972).

de la Réunion, découvrit en 1841 un procédé pour cultiver la vanille; le vanillier étant stérile, parce que les parties femelles et mâles de la fleur ne parviennent pas à se mettre en contact, il trouva le moyen de les joindre en inventant la fécondation artificielle. Limbour imagine donc la vie du planteur De Bonald, dont la maison est embaumée par l'odeur de la vanille que sa femme met dans ses cheveux, et qui tente d'en acclimater la culture avec l'aide de Van Houten, le roi du chocolat. La scène capitale du roman est celle où Edmond, pour prouver à Jeannette qu'il est un homme, verse sa semence dans un calice de fleur, que la jeune fille transvase dans le sexe de la négresse Seira endormie. L'évocation de la culture des vanilliers n'est donc qu'un prétexte à dégager un thème érotique obsessionnel, à l'inscrire dans la nostalgie des îles fortunées, et ce livre aurait été un grand livre surréaliste si Limbour, au lieu de viser au style de Bernardin de Saint-Pierre, y avait mis le goût de la vie sauvage de Crevel dans *Babylone.*

L'évolution de Limbour après guerre l'éloigna du surréalisme; si son activité de critique d'art le gardait attentif à la modernité, s'il maintenait constant en lui un désir d'évasion le poussant chaque année à des voyages, s'il se plongea à plaisir dans l'ambiance révolutionnaire de Cuba, il ne laissa plus son imagination gouverner ses proses. Ses deux derniers romans *Le Bridge de Madame Lyane* (1948) et *La Chasse au mérou* (1963) ne témoignent pas de l'effort d'invention des *Vanilliers.* Il capitule devant les apparences réelles, ne les reprend pas en main pour les remodeler au gré d'un lyrisme pur. Ses amis ont voulu voir dans *La Chasse au mérou* un « voyage initiatique », mais c'est là une illusion de l'amitié : Limbour n'est pas Hermann Hesse. Les propos et les gestes de ce bachelier de Salamanque, qui va chasser le mérou sur la côte espagnole, n'ont rien de mythique. On ne doit pas confondre un itinéraire touristique avec l'épopée de Gilgamesh. Limbour a commencé par avoir un pied dans le rêve, et un pied dans la réalité. Mauvais système pour un poète, car on est fatalement amené à retirer son pied d'un côté ou de l'autre, et alors adieu le surréel. Limbour s'est peu à peu dessaisi de la nécessité de réunir le rêve et la réalité dans un bloc indivisible, laissant inachevé le voyage où l'enfant Polaire lui servait de guide.

La mutinerie de Jacques Prévert.

Jacques Prévert a fait de la poésie un stand de tir forain, où même le grand public s'est diverti à le voir braquer le revolver à mots sur des monstres de carton-pâte et transformer sa cible en écumoire. Il entra dans la bande à Breton comme si c'eût été la bande à Bonnot, pour perpétrer des coups de mains poétiques contre l'esprit bourgeois. Il était mutin, dans les deux sens du terme : espiègle et rebelle. Son enfance a été la proie d'émerveillements qu'il a racontés lui-même : il habitait à Neuilly avec son père qui travaillait dans une compagnie d'assurances, après avoir voulu être acteur, et sa mère jolie et rougissante qui avait sans cesse des crises de fou rire. Tout le ravissait, son grand-père toujours coiffé d'un haut-de-forme et qui sortait l'été avec une ombrelle, ses chats, les promenades au Bois ou dans l'île de la Jatte, la fête à Neuilly, le Grand Théâtre forain où l'on jouait *Le Bossu*, les clowns du cirque Pinder, ses vacances à Pornichet, les livres qu'il lisait tard avec son frère, à la lueur de la veilleuse, comme ce *Voyage d'une noce parisienne autour du monde*, où sur une image un Indien disait à la mariée : « Mon rêve est trop beau pour être compris, ce sont les sorciers qui me l'ont appris. » Scènes d'intimité douillette que troublaient seulement des peurs irraisonnées :

Ainsi les nuits passaient très vite, sauf quand mon père, qui avait ses « cauchemars », me réveillait : « Ne m'arrachez pas mes chaussettes, j'ai des engelures, ça m'écorche les pieds... Non, je ne veux pas qu'on m'enferme dans le cabinet noir! » Je me levais, le secouais un peu; il se réveillait, m'embrassait, ou alors c'était lui qui sautait du lit et venait me raconter ses mauvais rêves pour s'en débarrasser [1].

Quand c'était lui qui s'effrayait de ses visions nocturnes, son père venait à son tour le secourir, en disant : « C'est dommage qu'on ne puisse chasser les cauchemars à coups

1. *Enfance*, dans *Choses et Autres* (Paris, Gallimard, 1972).

de pied. » Puis il y eut les années de gêne, le déménagement rue de Vaugirard, près de l'Odéon; ses vacances se passèrent désormais au jardin du Luxembourg. Le père voulut se jeter à l'eau quai de Crondstadt, et c'est son petit garçon qui le ramena par la main à la maison. M. Prévert trouve enfin une place à l'Office central des Pauvres de Paris; il est chargé de visiter les pauvres pour savoir quels sont ceux qui méritent qu'on leur vienne en aide. L'enfant l'accompagne et commencent pour lui « les grands voyages à Billancourt, à la Vache Noire ou à Issy-les-Moulineaux, le tour du monde de Paris, du quai de Bercy au Point du Jour ». Son père lui fait connaître les romanichels et les chiffonniers de la Zone, et l'enchante en lui présentant ainsi des débardeurs : « Leur vie, c'est un roman, et les tatouages, c'est les images. » En allant de Maisons-Alfort à La Chapelle, de Ménilmontant à Saint-Gervais, Prévert constate : « C'était toujours les rues des plus pauvres quartiers qui avaient les plus jolis noms : la rue de la Chine, la rue du Chat-qui-pêche, la rue aux Ours, la rue du Soleil, la rue du Roi-Doré, sans oublier la rue de Nantes et la rue des Fillettes, et tant d'autres encore. C'était sûrement les pauvres qui les avaient trouvés, ces noms, pour embellir les choses. » Prévert apprend très tôt à voir le merveilleux parmi les plus humbles réalités quotidiennes, et on devine quel poète précoce il fut lorsqu'il avoue : « Ceux que j'aimais beaucoup rencontrer, un peu partout dans Paris, c'était les égoutiers. Ils avaient un travail mystérieux et dur et je les trouvais beaux quand ils marchaient tout droits, avec leurs grandes bottes noires, comme des seigneurs. » De son enfance, Prévert garda une tendresse infinie pour les victimes de la misère, et les lieux désolés où elles sont recluses; et un culte de l'enfant rêveur, si vulnérable au milieu des chausse-trapes du monde :

Un enfant marche en rêvant son rêve le poursuit en souriant
Pas un rêve de plus tard quand je serai grand
non
un rêve de tout de suite marrant proche et vivant
Et l'enfant glisse et tombe et son rêve se brise et l'enfant s'éloigne
en boitant laissant sur le trottoir une petite flaque de sang[1].

1. *Dehors*, dans *La Pluie et le beau temps* (Paris, Gallimard, 1955).

En 1925, Jacques Prévert, avec Yves Tanguy et Marcel Duhamel, qu'il a connus pendant son service militaire, s'installe dans la maison de la rue du Château, ce pittoresque phalanstère surréaliste. C'est un homme qui a parlé sa poésie avant de l'écrire, et qui l'a vécue avant de la parler; Breton vient exprès de la rue Fontaine pour l'écouter. Les folles improvisations de Prévert sont irrésistibles, et quand une discussion idéologique menace d'être trop pesante, d'un seul mot cocasse il lui fait perdre son sérieux. Ce sont ces qualités orales qu'on retrouve dans ses deux premiers poèmes, *Souvenirs de famille ou l'Ange garde chiourme*, et *Tentative de description d'un dîner de têtes à Paris-France*, parus l'un dans *Bifur* en 1930, l'autre dans *Commerce* en 1931. Mais il ne se soucie pas de publier des livres, préférant tout ce qui ressemble à un jeu d'équipe. Dès 1932, il travaille avec la troupe théâtrale du groupe Octobre, pour qui il écrit des pièces en deux jours, comme *La Bataille de Fontenoy* (1932), *Le Tableau des merveilles* (1934), *Suivez le druide* (1935), *La Famille Tuyau de poêle* (1935). La meilleure est *Le Tableau des merveilles*, qui fut reprise en 1936 au Palais de la Mutualité avec J.-L. Barrault dans le rôle principal; un couple de bohémiens, Chirinos et Chanfalla, organise devant des notables un spectacle où il ne se passe rien, en parvenant à leur suggérer qu'il s'y passe plein de choses terrifiantes. Pendant ce temps, l'enfant qu'ils ont volé, que les notables ont écarté parce qu'il ne sait jouer qu'une musique crissante et aigre, joue pour lui seul, à la grande joie du mendiant, du paysan et du casseur de pierre.

Il y a pour un poète deux moyens d'exalter le rêve, le plus simple étant de raconter dans un poème ce qu'il a rêvé la nuit précédente, sans toutefois en faire une anecdote à transmettre, comme dans une pièce de circonstance. Prévert a parfois employé ce procédé, il a même noté ainsi un rêve datant de 1916, alors qu'il avait seize ans :

> Je rêvais que j'étais bouteille vide, flottant au fil de l'eau et respirant par le goulot.
>
> Une barque survint avec de joyeux canotiers.
>
> L'un d'eux, facétieux, tapait sur la « bouteille » pour qu'elle s'emplisse d'eau, s'enfonce et disparaisse.

J'étouffais.

Me réveillant, je me levai, cherchai du regard une bouteille vide, la trouvai et la regardai attentivement [1].

Ce qu'il y a d'intéressant, c'est qu'il en a fait lui-même un essai d'explication : la veille, il nageait dans la Marne, au Perreux, et ayant bu la tasse, il regagnait péniblement la rive; des compères, passant en canot, lui assenèrent un coup de rame sur la tête, si bien qu'il suffoqua et qu'on le ramena à demi noyé. Il n'est pas moins curieux que, revivant cet incident dans son sommeil, il s'y soit vu métamorphosé en bouteille. En d'autres poèmes, l'évocation se colore de fantaisie : par exemple, le rêveur d'*Éclaircie* est dans le métro où il s'endort, s'éveille, se rendort, se réveille, comme au rythme des diastoles et des systoles de son cœur :

A nouveau je suis dans le métro, je somnole, je m'endors. Une femme que j'aime vient s'asseoir près de moi je ne sais pas qui c'est mais comme toutes les femmes que j'aime elle est nue et belle avec moi.

Les voyageurs nous regardent de travers et, choqués, descendent en protestant à la prochaine station.

La femme que j'aime m'embrasse et le reste s'efface [2].

Le contrôleur le réveille pour lui demander son billet, il le tue, s'endort pendant son procès et se retrouve dans le métro faisant l'amour avec la femme, est de nouveau réveillé par le contrôleur en linceul blanc, et par le Procureur entrant dans le wagon, s'entend condamner à mort, mais retourne avec la femme aimée en s'endormant.

L'autre moyen de constituer une poésie de rêve est de bousculer les apparences, et Prévert, convaincu « du pouvoir des mots sur le mouvoir des peaux », y excelle. C'est dans ses petits poèmes tout simples que l'on aperçoit le mieux son mécanisme fabulateur, par exemple dans *Frontières.* On sait combien sont exaspérantes les formalités de passage dans une douane; le poète, soumis à cette contrainte, rêve d'une scène où la fantaisie triomphe de l'inquisition administrative :

1. *Rêve retrouvé,* dans *Choses et Autres, op. cit.*
2. *Éclaircie,* dans *La Pluie et le beau temps, op. cit.*

– Votre nom?
– Nancy.
– D'où venez-vous?
– Caroline.
– Où allez-vous?
– Florence.
– Passez.

– Votre nom?
– On m'appelle Rose de Picardie, Blanche de Castille, Violette de Parme ou Bleue de Méthylène.
– Vous êtes mariée?
– Oui.
– Avec qui?
– Avec Jaune d'Œuf.
– Passez [1].

Prendre une réalité ennuyeuse, la transformer en un tournemain en jeu, tel est le privilège de ce poète qui fait du quotidien un tremplin vers les étoiles : il pratique le poème-boniment, qu'on dirait prononcé par un camelot qui n'a rien à vendre, tout à donner; le poème-fait divers, racontant un événement qu'on ne trouve pas dans son journal, l'histoire des noces de l'Été et de l'Automne, ou du drôle d'immeuble dont les locataires sont fous; le poème-feuilleton, contant des mésaventures de mélo.

Enfin, Prévert mène un grand tapage pour conspuer tout ce qui rend le rêve impossible, et on le voit, comme un titi au poulailler, poursuivre de ses lazzi et de ses sifflets les agents et les instruments d'un progrès inhibiteur :

Ne rêvez pas
pointez
grattez vaquez marnez bossez trimez
Ne rêvez pas
l'électronique rêvera pour vous
Ne lisez pas
l'électrolyseur lira pour vous
Ne faites pas l'amour
l'électrocoïtal le fera pour vous [2].

Poète salutaire, par sa langue vive et délurée, sa liberté d'homme des rues, sa façon de manger à la croque-au-sel

1. *Frontières*, dans *Choses et Autres*, *op. cit.*
2. *Ne rêvez pas*, dans *Choses et Autres*, *op. cit.*

les croquemitaines de la vie moderne, le curé, le sergent de ville, le grand patron, le linguiste, l'électronicien, Prévert ressemble à un homme qui trouve un trésor dans une poubelle, un diamant dans le ruisseau, et en fait profiter tout le monde. A la société qui met l'homme en cage ou en pot, il oppose l'oiseau-lyre, et « la fleur du libre savoir et des vérités ouvrières » qui pousse n'importe où.

René Char et les fruits du sommeil.

René Char est, comme Breton, un terrien solidement campé dans les terres du songe, qu'il cultive avec des moyens nouveaux, surveillant patiemment la pousse de leur végétation, la croissance de leur faune. Fils d'un industriel du plâtre, maire de L'Isle-sur-la-Sorgue, il est toujours resté épris de son Vaucluse natal, de la Sorgue qui le baigne, des paysans et des artisans qu'il y connut, des Névons où il grandit; en conséquence, il a donné aux choses de l'esprit la couleur et la saveur des choses de la nature. Il est le poète qui nous fait le mieux comprendre que le rêve est le fruit du sommeil, qu'il a une pulpe délectable et des contours appétissants. Son enfance a été bercée par les rêves de sa mère, dont il a fait discrètement confidence : « Mon père avait les yeux brillants, courtois, peu possessifs et bons. Ses colères étaient énormes et soudaines. Ma mère semblait toucher à tout et n'atteindre rien, à la fois affairée, indolente et sûre d'elle. Les lignes fortes de leurs natures contrastées se heurtaient sur un point d'intersection qui s'enflammait. Ma mère alors se retirait, ne répondait plus aux paroles. Excuses et tendre appel la laissaient de marbre. Seul un rêve qu'elle avait fortuné – fortuné comme fut impériale Théodora de Byzance – rêve de riches heures dont elle était le théâtre –, mettait fin à leur mésentente. Elle en énonçait les péripéties en famille [1]. » De ce père, qu'il perdit quand il avait onze ans, il garda le souvenir d'un complice du rêve maternel : « Je découvre dans le présent de son regard un rêve qui ne lui

1. *La Nuit talismanique* (Genève, Skira, 1972).

appartient pas mais dont nous sommes ensemble l'Écoutant[1]. »

A vingt-deux ans, en 1929, Char fonde à L'Isle-sur-la-Sorgue la revue *Méridiens* qui aura trois numéros, et publie sa plaquette *Arsenal* qu'il envoie à Éluard; celui-ci lui répond, vient le voir, et c'est ainsi que se fait sa prise de contact avec les surréalistes, qu'il rejoignit à Paris. Char s'ouvrit largement à l'automatisme, en écrivant avec Breton et Éluard *Ralentir travaux*, lors d'un séjour des trois poètes à Avignon en avril 1930. La même année, il paie son tribut au rêve avec *Artine*, poème dédié « au silence de celle qui laisse rêveur », qu'il fut censé composer d'après une jeune fille lui servant de modèle; en fait, Artine est une figure symbolique de la révolte empruntant le corps de l'amour : « Les apparitions d'Artine dépassaient le cadre de ces contrées du sommeil, où le *pour* et le *pour* sónt animés d'une égale et meurtrière violence. Elles évoluaient dans les plis d'une soie brûlante peuplée d'arbres aux feuilles de cendre. » En images martelées, véhémentes, qui ressuscitent le ton inimitable de Rimbaud, Char va continuer à faire miroiter le merveilleux onirique. Il a des formules éblouissantes, pour évoquer « les longues promenades silencieuses, à deux, la nuit, à travers la campagne déserte, en compagnie de la panthère somnambule, terreur des maçons » ou, à la fin de l'histoire de Monsieur de Féraporte, pour conclure : « Les lèvres friandes de punition épellent à l'intention des enfants chétifs : " Ne trépane pas le lion qui rêve. " Et l'avenir est fécondé[2]. »

L'un des plus beaux rêves écrits du surréalisme est *Eaux-mères* de René Char[3]. Par son contenu et la manière dont il est raconté, il est dans l'œuvre de Char ce que *Poisson soluble* est dans celle de Breton; impossible de comprendre le poète sans partir de cette révélation capitale : encore faut-il savoir la déchiffrer. Char nous avertit ainsi de sa genèse : « Le texte dans son ensemble est un récit de rêve.

1. *La Nuit talismanique, op. cit.*
2. *Le Marteau sans maître*, suivi de *Moulin premier* (Paris, José Corti, 1945).
3. C'est le rêve publié dans *Le Surréalisme A.S.D.L.R.* (n° 6, mai 1933). Char l'a repris dans *Moulin premier*.

Seules les parties en italique sont des impressions de réveil qui se sont imposées à mon esprit au fur et à mesure de la transcription du rêve. Je n'ai pas cru devoir les écarter tant elles mettaient d'insistance à être consignées. On les trouvera scrupuleusement dans l'ordre. » Dès les premières lignes, on s'aperçoit qu'il s'agit d'un rêve-programme, et le poète l'a senti lui-même confusément puisqu'il inscrit en épigraphe : *A quoi je me destine.*

Il se trouve donc dans la propriété de sa famille à L'Isle-sur-la-Sorgue, que cerne un panorama étrange borné par une chaîne de montagnes ressemblant à un renard bleu.

Mon attention est attirée par un large fleuve sans sinuosité, qui s'avance vers moi, creusant son lit sur son passage. Son allure lente, mélancolique, est celle d'un promeneur un peu las. Je n'éprouve pas d'inquiétude. Quelques centaines de mètres me séparent de lui. En son milieu, marchant dans le sens du courant, de l'eau à la ceinture, je distingue, côte à côte, ma mère et mon neveu, ce dernier âgé de sept ans. Je remarque que le niveau de l'eau est le même pour tous les deux, bien qu'ils soient l'un et l'autre de taille visiblement différente. Ils me racontent la promenade qu'ils viennent de faire; promenade complètement dénuée d'intérêt à mon avis. J'écoute très distraitement un récit où il est question d'un enfant que je ne connais pas, du nom de Louis-Paul, disparu depuis peu de jours et dont on n'a pu réussir, malgré les efforts répétés et l'assurance qu'il s'est noyé dans le fleuve, à retrouver le corps. Ma mère se montre réservée dans le choix de ses termes. Systématiquement le mot « mort » n'est pas prononcé. Elle dit : « La perte du fil. » Ce qui me laisse rêveur. Je m'adresse à mon neveu : « Tâche, mon enfant, de ne pas égarer en crue la couleur de ta cravate. »

On a vu que le thème de l'eau est toujours associé chez les surréalistes, en fonction de leur co-inconscient, à celui de l'écriture. « Au bout du bras du fleuve il y a la main de sable qui écrit tout ce qui passe par le fleuve », disait d'ailleurs Char lui-même. L'enfant qui s'est noyé s'appelle Louis-Paul, et nous savons que Char avait pour meilleurs amis *Louis* Aragon et *Paul* Éluard; mais l'affaire Aragon en 1932 avait consommé la rupture avec le premier (c'est Char qui avait trouvé le titre *Paillasse!* au pamphlet contre lui), tandis que l'autre était toujours le compagnon élu, qu'il avait suivi dans un voyage en Espagne. Pourquoi éprouve-t-il le besoin de les réunir dans un seul être? Pourquoi cet être est-il un enfant? Quel sens a l'intervention de sa mère et de son neveu? Ne cherche-t-il pas à évoquer par allusion ce qu'il dira crûment dans *Feuillets d'Hypnos :* « Imagination, mon enfant »?

Il est brusquement transféré dans les sous-sols de la maison d'habitation; la pièce, ancienne cuisine désaffectée, est encombrée d'objets tels qu'un alambic, une corde à linge, une pancarte sur laquelle est écrit en caractères Braille « Électricien de Vénus ».

Entre ma mère. Elle porte sans effort un cercueil de taille ordinaire qu'elle dépose, sans un mot, à mes pieds. Sa force m'est un profond sujet d'étonnement. En vain je m'essaie à soulever le cercueil. Cet objet *creux destiné à être longuement fécondé* me surprend par sa forme invariable et son aspect extérieur d'une grande propreté. On l'a passé à l'encaustique. Je suis flatté. Je questionne ma mère. Sur le ton de la conversation elle m'apprend la présence du cadavre de Louis-Paul, *le bâtard d'eau,* à l'intérieur. Mais aussitôt elle détourne les yeux, très gênée et murmure à court de souffle : « C'est la logique », phrase que j'interprète par « c'est la guerre », et qui provoque ma colère. *Nous ne sommes donc pas sortis des frontières du Premier Empire.*

L'interprétation précédente est ainsi confirmée. Le *bâtard d'eau* accentue la référence à Aragon, enfant naturel d'un ambassadeur. Le symbole du cercueil que le poète n'arrive pas à soulever, tandis que sa mère le porte aisément, est éclairé par la surcharge en écriture automatique : objet creux à féconder. Le cercueil est le doublet du ventre maternel, Char ne peut le soulever parce qu'il ne peut concevoir comme une femme, sa création n'est pas identifiable à celle qui implique grossesse et accouchement. Si ce point est vérifié, *les frontières du Premier Empire* désignent les limites de l'action surréaliste circonscrites dans le premier Manifeste.

Le poète ouvre le cercueil qui est rempli d'eau pure (alors que celle du fleuve était trouble) et qui contient le corps d'un enfant noyé, horriblement décomposé, coiffé d'un canotier de premier communiant. Rappelons-nous cet aveu de *Moulin premier :* « Nous aimions les eaux opaques, prétendues polluées, qui n'étaient le miroir d'aucun ciel levant. » La poésie de Char n'a pas pour idéal la transparence, comme celle de Breton. Elle se veut opaque, comparable à un fleuve chargé de limons nourriciers. Il retire l'enfant du cercueil, le frictionne, le fait revenir à la vie : ranimer l'enfant noyé dans la transparence, acte du poète qui renforce le sens trop clair.

Où ai-je déjà vu ces lèvres? A Paris, au parc des Buttes-Chaumont, c'était l'arc du tunnel. Je guettais à l'entrée, la sourde et la muette. Je me rappelle avoir rêvé d'une exquise petite fille, *haute comme une bille,* se baignant dans la conque d'une source, toute nue. Malgré des séjours prolongés dans l'eau, coupés de fréquents plongeons, elle n'était jamais parvenue qu'à mouiller les lèvres extérieures de son sexe et cela à son grand désespoir. C'était Sangüe. Quelle aventure! *Autour de moi il pleut de la suie et du talc. Signes d'une conjonction d'astres dans le ciel favorable et défavorable, à moins que le jour et la nuit écœurés du conformisme de l'actuelle création n'aient enfin conclu le grand pacte d'abondance.*

Le passage en écriture automatique insiste sur le fait de s'opposer au conformisme littéraire, en maintenant la nécessité de concilier le rêve et la réalité. L'apparition de la petite fille est significative : son nom de Sangüe évoque le sang et laisse entendre qu'elle symbolise la révolte comme Artine; elle est impénétrable, inféconde, car la vraie révolte est inconditionnée, sans but, *vierge.*

J'aime cet enfant d'un amour maternel, d'une grandeur impossible à concevoir. Il va falloir changer ma règle d'existence. Ma tâche est désormais de le protéger. Il est menacé.

L'enfant Louis-Paul est donc un être qu'il faut imposer à l'entourage immédiat, et d'ailleurs, Char a une altercation avec sa sœur qui n'apporte pas assez vite de quoi le vêtir. La famille symbolise évidemment ici la tradition qu'il faut houspiller. On comprend mieux dès lors la fin du texte :

Ma mère et ma sœur ont disparu. A la place qu'elles occupaient il y a une loupe noire, *monnaie d'arcane oubliée par le libérateur repoussant.*

Se libérer, en repoussant quelque chose, examiner ce quelque chose avec une loupe noire, c'est-à-dire un instrument qui en grossit les défauts... Dans ce rêve, Char annonce qu'il va changer de mode de vie et de manière d'écrire. Il s'assure de la nécessité d'une double libération affective et intellectuelle. L'enfant Louis-Paul, c'est le poème futur (rappelons-nous « l'enfant d'une nuit d'Idumée » de Mallarmé), qui réunira les qualités respectives d'Aragon et d'Éluard; Char envie à l'un « la perte du fil », c'est-à-dire son détachement du surréalisme; à l'autre la beauté de son chant amoureux, car il est probable que les mots « Électricien de Vénus », la petite fille Sangüe, se rapportent à Éluard. De fait, l'année suivante Char va quitter la communauté surréaliste, et sa poésie, dépassant l'automatisme, deviendra plus élaborée : ce « programme » est nettement défini à l'avance dans ce rêve [1].

Cette nouvelle période ne sera pas celle d'une répudiation, mais d'une reprise en main du matériau poétique. Il n'accepte plus sans contrôle ce qui vient, il y choisit des éléments qu'il met à des places rigoureusement déterminées de l'édifice à construire. *Dehors la nuit est gouvernée* (1938) est le recueil qui montre l'avènement de ce processus volontaire, « l'exigence d'une marche forcée dans l'indicible, avec, pour tout viatique, les provisions hasardeuses du langage et la manne de l'observation et des pressentiments ». Il défend des idées de révolution en les associant au sommeil « cet esperanto de raison », il fait du rêve une sorte de sauvetage (« Nous nageons vers l'écueil en forme de paupière »), et dans son poème *Tous compagnons de lit* énonce comme une charte des dormeurs actifs :

Tous compagnons de lit florissants dans le sommeil d'aujourd'hui fraternel
Sur quoi reposent et veillent leurs outils infranchissables conquis sur la paresse et l'exploit de travail
Temps vomis ils roulaient dociles aux avant-postes du néant redoutant le sordide entourage.

1. On ne trouvera aucune référence à *Eaux-mères* dans les livres consacrés à Char, alors qu'il s'agit d'un texte clé qui ouvre son œuvre. Voilà où en est l'étude de la poésie à l'heure actuelle : on dirait que professeurs et critiques s'accordent à la maintenir au niveau de l'inessentiel. Allez droit au rêve, critiques de l'avenir! Là est le cœur du poème, et la décision secrète du poète.

A cette époque, Breton lui ayant demandé de participer à l'Exposition internationale du surréalisme de 1938, il lui répond : « Ma part la plus active est devenue... l'absence. Je ne suis plus guère présent que par l'amour, l'insoumission et le grand toit de la mémoire. »

A partir de la guerre, et de son activité dans la Résistance, le problème de la compatibilité du rêve et de l'action étant pour lui résolu, il se préoccupa surtout de la liaison du rêve et de la nuit. L'un est-il vraiment le représentant de l'autre? Ne la cache-t-il pas, ne nous empêche-t-il pas de la voir nue? Il va multiplier les sentences de ce genre : « Nuit plénière où le rêve malgracieux ne clignote plus, garde-moi vivant ce que j'aime [1] », ou : « Sommeil sur la plaie pareil à du sel [2] » ou : « Le jour et la nuit ne sont-ils que des hallucinations de passant? Que *voient* les emmurés? L'oubli? Leurs mains [3]? »

Les rapports de Char avec le rêve subiront un bouleversement profond au cours de la période de 1955-1958, où il connaît des insomnies invincibles. Le poète n'arrive plus à s'endormir : sa vision du monde s'en trouve modifiée. Il rédige pendant ces trois années un *Carnet d'insomnies*, album de 48 gouaches, encres de couleurs et aquarelles, accompagnées de poèmes [4]. Presque chaque nuit, à la lueur d'une bougie, il prend l'habitude de graver des devises poétiques sur des morceaux d'écorce de bouleau, recouverts de cire ou de suif : c'est sa façon de remplacer les rêves auxquels il ne s'attend plus, de combler le vide laissé par le sommeil qui se refuse à lui. En même temps, la nuit acquiert à ses yeux une valeur absolue, il la tient pour le liquide primordial alimentant son esprit : « *Faute de sommeil, l'écorce...* date d'un temps où la nuit qui m'avait tant servi se retira de moi, me laissant les sables et l'insomnie (1955-1958). Je sus alors que la nuit était eau, qu'elle seule abreuve et irrigue [5]... » Désormais les allusions au sommeil et au rêve céderont la place à des invocations à la nuit. « Venez à nous qui chance-

1. *Sur une nuit sans ornement.*
2. *Les Dentelles de Montmirail.*
3. *A une sérénité crispée.*
4. Ce *Carnet d'insomnies* fut exposé à la Fondation Maeght de Saint-Paul de Vence en 1971, lors de la rétrospective consacrée à Char.
5. *La Nuit talismanique.*

lons d'insolation, sœur sans mépris, ô nuit! », s'écriait-il dans *Feuillets d'Hypnos*. La nuit était la main d'ombre fraîche qui se pose sur le front d'un fiévreux, pour une caresse apaisante. Elle lui apparaît maintenant comme un talisman préservateur, et comme la force naturelle à préférer à tout ce qui lui est lié.

L'itinéraire de Char, partant de l'automatisme et du rêve, comme celui de tous les surréalistes, aboutit à un point original. Il est le seul du groupe qui dissocie le sommeil et la nuit, qui fait de la poésie une activité de substitution du sommeil, qui laisse pressentir que le rêve doit être défini, non par rapport au sommeil, *mais par rapport à la nuit.*

IX

Les structures de l'imaginaire chez Raymond Queneau

Encore une fois le crépuscule s'est dispersé dans la nuit/Après avoir écrit sur les murs DÉFENSE DE NE PAS RÊVER.

Raymond Queneau.

Raymond Queneau est l'homme-paradoxe du surréalisme, en ce sens qu'il ne correspond pas à première vue à l'idée que l'opinion publique se fait d'un surréaliste. Il n'a ni le lyrisme effréné de Desnos ou d'Artaud, ni l'excentricité de Dali, ni le dandysme d'Aragon et de Michel Leiris; le merveilleux n'est pas un élément primordial de son univers, où se meut une humanité souvent dérisoire et grotesque. On est plutôt enclin à voir en lui le type du mandarin littéraire, académicien, encyclopédiste, arbitre des convenances linguistiques, usant de l'humour comme d'un dérivatif à des pensées plus secrètes. Il s'apparente moins à ces poètes de l'insécurité, qui furent d'impénitents rôdeurs de barrières mentales, qu'à un haut fonctionnaire ou à un grand commis, méticuleux et bien assis dans sa sinécure. Ajoutons à cela qu'il n'a commencé à écrire des livres qu'après sa rupture avec le surréalisme, et que son activité, au sein du mouvement, s'est bornée à peu de chose : un récit de rêve, un poème et deux textes automatiques, répartis dans quatre numéros de *La Révolution surréaliste,* et un article de pataphysique publié dans *Variétés.* De là à douter que Queneau ait été vraiment surréaliste, il n'y a qu'un pas que certains de ses admirateurs n'hésitent pas à franchir. Pourtant, en dépit des apparences – et c'est là où gît le paradoxe –, cet auteur est profondément marqué par l'esprit du surréalisme, et il nous permet de juger, à travers sa personne, que cet esprit est compatible avec l'érudition, les mathématiques et les exercices de style. Il gagne beaucoup à être replacé parmi ses pairs; sa figure prend son véritable relief, on découvre que ses romans sont très proches du théâtre de Vitrac, ses poèmes à mi-distance entre ceux de Péret et de Prévert.

En 1920, âgé de dix-sept ans, Queneau vint du Havre à Paris pour préparer une licence de philosophie à la faculté des lettres. Dans *Les Derniers Jours*, où il raconte ses années d'apprentissage, en se dépeignant sous les traits de Vincent Tuquedenne, il donne de lui ce portrait : « Lorsque Vincent Tuquedenne débarqua du train du Havre, il était timide, individualiste, anarchiste et athée. Il ne portait pas de lunettes bien qu'il fût myope, et laissait croître sa chevelure afin de témoigner de ses opinions. Tout cela lui était venu en lisant des livres, beaucoup de livres, énormément de livres. » Tuquedenne mène une vie d'étudiant assez morne, va voir des burlesques américains au *Parisiana*, passe son temps dans les bibliothèques, où il lit le *Dictionnaire* de Bayle ou le *De vita propria* de Cardan. Il s'émancipe en portant une ceinture au lieu de bretelles, et en fumant du tabac anglais, mais il devient aussi hypocondre, se croyant une demi-douzaine de maladies. C'était l'époque de Dada, auquel Tuquedenne s'intéresse en disant à un camarade qui s'en étonnne : « Si je prenais Dada au sérieux, je ne serais pas dadaïste et si je ne prenais pas Dada au sérieux, je ne serais pas leibnitzien. » On voit dans quel état d'esprit Queneau, durant l'hiver 1924, aborda le groupe surréaliste, auquel le présenta Pierre Naville, son condisciple à la Sorbonne. Effacé, ne parlant guère, il fréquenta la Centrale surréaliste avec, probablement, un mélange égal d'admiration, d'inquiétude, d'amusement et de critique rentrée.

On est frappé de constater que le premier texte publié par Queneau fut un récit de rêve. Bien sûr, la mode était à ce genre de compte rendu, et il ne se sentait pas encore capable de rivaliser avec les écrits théoriques des autres. Mais ce rêve, il lui a accordé tellement de prix qu'il en a déposé le manuscrit à la Bibliothèque Jacques Doucet. Il est nécessaire de le connaître en entier pour comprendre la genèse de l'œuvre de Queneau :

Je suis à Londres, dans une des rues les plus misérables de la ville. Je marche rapidement en me demandant comment se dit urinoir en slang. Je passe devant une gare qui me paraît être avec évidence celle de Brompton Road. Dans la rue, une femme chante en français : *C'est jeune.* Je traverse ensuite un pont sur la Tamise, devenue excessivement petite et sur laquelle cependant naviguent quantité de navires d'un très fort tonnage. Des marins martiniquais hissent une barque sur le pont. L'animation est extraordinaire. Je me trouve alors, avec trois amis, J.-B. P., L. P. et V. T. Ce dernier prétendant n'être pas encore assez « à sec » donne à chacun de nous un billet de cinq francs et une pièce de cinq centimes. Nous passons devant un magasin où sont exposés des antiquités orientales et des fétiches nègres. J.-B. P. fait des passes devant la vitrine en disant : *« Il n'y a pas d'époque tertiaire. »* Nous nous trouvons ensuite à la foire des Batignolles qui est d'ailleurs avenue de Clichy. Nous voulons entrer dans un musée anatomique, mais nous ne pouvons rien voir tant la foule est grande. Je veux acheter des bonbons, mais ce que je prenais pour des pastilles d'eucalyptus ce sont des cristaux d'un métal récemment découvert. A ce moment, P. me reproche de ne plus lui écrire; et, aussitôt, je me trouve seul dans une rue, où l'embarras des voitures est considérable. La foule crie : *« Ce sont les curés qui encombrent les rues. »* Cependant, je n'en vois aucun. J'essaie en vain de traverser; une femme me prend le bras et me dit : *« Matrice hypercomplexe* [1]. *»*

Il s'agit naturellement d'un rêve-programme; on ne risque pas de se tromper quand un écrivain prend tant de soin à conserver un rêve : c'est qu'il se doute qu'il contient un message important. On remarquera combien il est juste de parler de l'*inconscient commun* des surréalistes : certains thèmes de ce rêve se retrouvent ailleurs. L'évocation de l'urinoir, de la Tamise, sont des symboles clairs : tout liquide qui coule, dans un rêve surréaliste (quand il ne s'agit pas d'un simple rêve vésiculaire), représente l'écriture automatique. Queneau voit que sur la Tamise toute petite naviguent de très gros navires, parce qu'il se sent beaucoup de choses à dire, et

1. *R.S.*, n° 3, avril 1925.

qu'il n'a pas encore les moyens de les exprimer. Il craint de n'avoir qu'un mince filet d'inspiration pour charrier toutes ses idées. Ceci est confirmé par le fait qu'un ami qui n'est pas « à sec » lui donne de l'argent (quelque chose à *dépenser*); il estime qu'il se trouve dans un groupe où celui qui ne sait pas s'exprimer est aidé par un compagnon de jeu. Au problème créateur se mêle un problème sexuel : une femme chante : *C'est jeune* (allusion à la chanson de Christiné : *C'est jeune et ça ne sait pas*, à demi censurée), la visite d'un musée anatomique est rendue impossible. L'inconscient nie que ce problème soit attribuable à des préjugés religieux (les curés sont invisibles) et appelle à l'aide une femme qui est une « matrice hypercomplexe », c'est-à-dire une super-mère. Enfin, il est très significatif que Queneau achète des bonbons qui sont « des cristaux d'un métal récemment découvert ». Il est évident qu'il songe à un remède-miracle. Queneau souffrait déjà de crises d'asthme pénibles; les pages les plus pathétiques de ses livres sont les descriptions des suffocations du jeune asthmatique Daniel, dans *Les Enfants du limon*, et de l'« ontalgie » (« c'est comme de l'asthme, mais c'est plus distingué ») de des Cigales, dans *Loin de Rueil;* de telles sensations ont été vécues. Le poète formule trois souhaits dans son rêve : arriver à tout dire, en dépit d'une certaine difficulté à s'adapter à l'automatisme; se libérer de ses inhibitions amoureuses, grâce à la rencontre d'une femme; trouver un médicament nouveau contre son asthme.

La deuxième publication de Queneau fut un texte automatique : *Des canons de neige bombardent les vallées du désastre permanent* [1]. Il n'est ni meilleur ni pire que les textes de Pierre Brasseur, Dédé Sunbeam, Paul Éluard, Monny de Boully, au milieu desquels il est placé. On ne peut raisonnablement pas demander à un jeune écrivain d'acquérir du premier coup son ton naturel.

La participation de Queneau au surréalisme se fit en deux temps, car en octobre 1925 il dut partir faire son service militaire dans les zouaves, et jusqu'en février 1927, il se

1. *R.S.*, n° 4, octobre 1925.

trouva successivement en Algérie et au Maroc, mêlé à la guerre du Rif, attentif à une tout autre expérience. Cette interruption l'a privé d'un aspect important de l'aventure collective surréaliste : la rencontre de Nadja. En effet, il ne faut pas croire que l'histoire de Nadja concerna exclusivement Breton; le groupe entier fut impliqué (je le tiens d'un témoin) dans les rapports établis entre eux. Tout le monde attendait Breton en frémissant d'impatience, à chaque rendez-vous au café, pour lui demander ce qu'avait fait Nadja, ce qu'elle avait dit. Pendant trois mois, il galvanisa son entourage avec ses révélations sur cette créature mythique, et ceux qu'il prit pour confidents s'éveillèrent à une notion de la « rencontre capitale » dont ils ne se seraient pas avisés tout seuls. Si l'amour est évoqué d'une façon terre à terre chez Queneau, si les héros de ses romans n'apprécient en la femme qu'un merveilleux conventionnel – la star de cinéma dans *Les Temps mêlés*, la fille du patron dans *Pierrot mon ami* – c'est, selon moi, parce qu'il n'a pas subi la contagion de l'enthousiasme sacré qui, à ce moment-là, s'empara des autres membres du mouvement.

Rendu à la vie civile en 1927, Queneau reprit contact à Paris avec ses amis surréalistes, et notamment avec ceux de la rue du Château. C'est peu après son retour que se passe un incident symptomatique. Breton reçut à son domicile un cahier manuscrit anonyme, entièrement rempli de textes automatiques, qui lui parurent si intéressants, qu'il en parla au *Cyrano*, en regrettant de ne pas savoir qui le lui avait envoyé. Ayant l'intention d'en publier quelques pages dans *La Révolution surréaliste*, il rangea soigneusement ce manuscrit avec des poèmes de Lise Deharme; mais au cours d'un déplacement, il égara le tout. Il en fut si affecté qu'il alla déclarer cette perte au commissariat du quartier [1]. Queneau fit alors savoir que l'auteur du cahier, c'était lui. Il doutait donc de ce qu'il écrivait, au point qu'il avait voulu

1. Voici la « déclaration de perte » que rédigea Breton, le 12 juillet 1927 : « Un petit rouleau de papier blanc contenant un cahier manuscrit sans nom d'auteur, une publication périodique intitulée " La Plaine ", et quelques manuscrits signés " Lise ", le tout enveloppé dans une feuille de papier à lettres à en-tête de " La Révolution surréaliste " » (Bibl. Jacques Doucet).

entendre Breton en parler comme s'il s'agissait d'un inconnu, pour posséder son opinion objective.

On peut juger de la qualité de ce cahier perdu par le second texte automatique qu'il donna à la revue. Le morceau est assez long, et il est révélateur. Queneau, dans une suite d'associations libres, lâche toutes ses pensées sur l'inconscient, le surréalisme, l'ennui, l'automatisme; il semble éprouver un certain malaise à solliciter « le mystère des mots qui vont venir ». Il définit curieusement sa révolte : « La misanthropie, c'est trop donner aux autres; je n'ai rien à dépenser pour eux; moi contre tous ne dépasse pas les limites de la plaisanterie mauvaise, comme tous pour un. » Ici, le problème de la dépense est situé sur le plan moral : « Je ne tiens pas à me noyer dans l'humanité. A d'autres les grands gestes en forme d'arrosoir. » Il garde le souci du style dans l'automatisme, si bien qu'après avoir raconté l'histoire du capricorne amoureux d'un lac de lave, il s'écrie : « Il y a une autre façon de raconter la même histoire », et il enchaîne :

Edgard s'assit sur le troisième banc des boulevards, après la rue Montmartre, à gauche en venant de l'Opéra. Un journal oublié près de lui se déplia lentement et Edgard put lire à la troisième page : « L'isthme est venu pour la fin des choses. » Puis un avion vint atterrir et s'évapora ensuite sans que la paix sociale en fût troublée. Seule une femme s'aperçut de cette disparition étonnante. Edgard la suivit. Elle entra au *Rougemont-Bar*, puis par la porte de gauche, dans le débit de tabac avec lequel il communique. La porte se referma; Edgard dut l'enfoncer d'un coup d'épaule. Il se trouva dans une salle assez vaste, de forme octaédrique, peinte au ripolin, au milieu de laquelle se trouvait un lit de fer dans lequel l'isthme était couché, triste et désolé. Un être descendit du plafond, lentement, comme soutenu par un parachute. Il plia le jarret lorsqu'il toucha terre et aussitôt se dirigea vers le malade. Il tordit l'I, en fit un A et l'asthme haletait dans son coin; puis il lui prit les deux jambes, les cassa dans ses mains, et l'asthénie se levant du lit de torture, se dirigea obliquement vers la porte. L'homme la fit tomber à terre et sortant un couteau de boucher de sa poche, lui coupa la tête. L'AS roula à droite et le reste du corps se lovant sur lui-même devint ténia, tendon, tension, tenseur, censeur[1].

1. *R.S.*, n° 11, mars 1928.

Quand on pense aux attaques que lancera plus tard Queneau contre l'écriture automatique, on le trouve bien ingrat. C'est parce qu'il a su écrire de pareils morceaux d'un seul jet que certains de ses romans ont tant de verve. L'écriture automatique est le meilleur exercice de style, qui délie la langue, dégourdit les doigts et décrasse les hémisphères du cerveau. On remarquera que ce texte en dit autant qu'un rêve, et de la même façon. L'auteur tente d'expulser l'asthme et l'asthénie – qui avaient cessé de le tourmenter durant son service militaire, mais réapparaissaient dans sa vie normale – et exorcise son anxiété par une agression symbolique.

A cette époque, sa personnalité se précise, et on y relève une pointe de défi. Quand il participe aux deux entretiens sur la sexualité, c'est lui qui pose les questions les plus désagréables : « La malpropreté ou la négligence vestimentaire d'une femme peuvent-elles vous empêcher d'aimer cette femme? » – « Péret aime-t-il les femmes qui boitent? » – « Je voudrais savoir ce qu'Aragon pense de la pédérastie », etc. Et quand Breton lui demande s'il est masochiste, dans le sens large du mot, il répond : « Pas du tout. Je serais plutôt sadique. » Son poème *Le Tour de l'ivoire*[1], où l'influence de Péret est manifeste (pointe anticléricale, alliances incongrues de mots ou de compléments) est d'un lyrisme noir. *Lorsque l'esprit,* l' « étude du monde physique » qu'il donne dans *Variétés,* où il nie d'une façon ingénieuse la loi de la chute des corps (« Il n'y a là qu'une sorte de transport, je dirai même de locomotion »), et émet le postulat fondamental : « Le monde est un comprimé tombé dans un verre d'eau » avec toutes ses conséquences : la lune est creuse, les satellites sont des bulles d'air, etc., est de la veine du meilleur Jarry de *La Chandelle verte.* Il y a aussi une esquisse tout à fait plaisante de morphologie des concepts : « La guerre est un concept en forme de cigare, le concept de recherche est en forme de dent[2]. » Nourri et grisé par l'atmosphère

1. *R.S.*, nos 9-10, octobre 1927.
2. *Lorsque l'esprit* a été publié en plaquette au Collège de Pataphysique, collection Q, 1956.

capiteuse du surréalisme, un grand écrivain vient de naître.

De même qu'il a participé en deux temps au surréalisme, de même il s'en est détaché en deux temps. La rupture véritable eut lieu quelques années après la rupture officielle, au terme d'une maturation compliquée. Il a dit lui-même de cette rupture officielle, datant de 1929, qu'elle s'était faite pour « des raisons strictement personnelles et non pour des raisons idéologiques [1] ». Il n'y a aucun mystère dans ces raisons : il avait épousé la sœur de Simone Breton, et lorsque Breton divorça d'avec sa première femme, il prit le parti de celle-ci, *comme divers autres poètes du groupe.* On ne sait pas assez la part des femmes dans les rapprochements et les brouilles du surréalisme. La femme de Breton était une amie d'enfance de la femme de Bataille, par exemple, et ce ne fut pas sans influer sur l'attaque de celui-ci dans *Un cadavre.* L'attitude assez dure de Breton, lors de cette séparation, lui aliéna certains de ses amis presque autant que son intransigeance théorique.

Queneau ne se sentit pas plus libre quand il fut en dehors du groupe, mais « coupable et inefficace », et il se lança dans une entreprise typiquement surréaliste : une anthologie des Fous littéraires, qui l'absorbera pendant plusieurs années. Octave Delepierre et Philomneste junior n'avaient fait qu'effleurer le sujet au point de vue du pittoresque, Queneau l'épuise au nom de la notion d' « invention pure » défendue par *La Révolution surréaliste.* Difficilement publiable sous sa forme primitive, ce travail sera incorporé dans *Les Enfants du limon,* et deviendra l'Encyclopédie des Sciences inexactes que prépare Chambernac, divisée en quatre parties : le Cercle (inventaire des mathématiciens qui cherchèrent la quadrature du cercle), le Monde (cosmologies, cosmographies et physiques aberrantes), le Verbe (linguistique et grammaire), le Temps (illuminés de l'histoire).

En 1933, Queneau publia son premier roman *Le Chiendent,* qui est une grande œuvre surréaliste. Qu'il l'ait écrit hors du groupe n'a aucune importance; la seule objection à faire est que c'est un vrai roman, genre décrié par Breton

1. Conversation avec Ribemont-Dessaignes, dans *Bâtons, chiffres et lettres* (Paris, Gallimard, 1965).

qui n'admettait que la *haute fiction* (comme *Le Moine* de Lewis). Mais en cette affaire, Queneau avait raison contre Breton. Il peut y avoir un type de roman surréaliste qui, au lieu de ressembler à un roman noir anglais, parte de Flaubert et de Joyce. Dès le début du *Chiendent*, un observateur impersonnel contemple une silhouette, qui peu à peu devient un « être plat », lequel, prenant encore de la consistance. sera le héros central, Étienne Marcel. A la suite de chaque chapitre, qui raconte les événements d'une journée, sont exposés les rêves des personnages durant la nuit, ou à défaut, une de leurs divagations secrètes. L'intrigue baigne dans un climat d'aberration mentale. Une sage-femme délirante, Mme Cloche, s'imagine qu'un vieux brocanteur, le père Taupe, possédant une porte peinte en bleu, y a caché le plan d'un trésor. Tout le monde s'agite pour voler cette porte à Taupe, depuis le concierge Saturnin jusqu'au musicien Narcense; la servante Ernestine épouse même le brocanteur pour le gruger, ce qui nous vaut la description épique d'un repas de noce ridicule. Une série d'incidents tragi-comiques s'accumulent comme dans un cauchemar : on pend un chien qui a fait rire les assistants d'un enterrement en tombant dans la fosse réservée au mort; un nain monstrueux, Bébé Toutout, s'installe chez la famille Marcel, qu'il terrorise; la guerre éclate contre les Étrusques, durant laquelle Saturnin et Étienne Marcel, nommés maréchaux de Gaule, sont faits prisonniers par la reine des Étrusques, qui n'est autre que Mme Cloche. Finalement, tout se défait, telle une bulle de savon qui crève, les personnages se disjoignent : « Ils se séparèrent sans rien dire, car ils ne se connaissaient plus, ne s'étant jamais connus. » Il ne reste que l'observateur impersonnel du début, contemplant des silhouettes, et le livre s'achève sur la même phrase qui le commence, donnant l'impression d'un ressassement éternel, d'un écoulement circulaire du temps. L'absurde et le vertige se dégagent de ces scènes d'un comique puissant, où la réalité est déformée de multiples façons, sans cesser d'être palpable.

Les Enfants du limon, autre grand roman surréaliste, porte les dates 1930-1938, car il s'est greffé sur l'anthologie des Fous littéraires. Chambernac, proviseur du lycée de Mourmèche, prend pour secrétaire Purpulan, démon d'espèce mineure (il s'évanouit quand son maître lui lit un passage des *Farfadets* de Berbiguier, parce qu'il est lui-même un farfadet), afin de mener à bien son Encyclopédie. Mais la famille de Chambernac se compose d'excentriques aussi typés que ceux dont il fait l'étude; ainsi, son neveu Astolphe est amoureux d'une femme à cause de son nom, sans l'avoir jamais rencontrée : « C'est une femme dont j'ai vu le nom dans l'Annuaire du Téléphone. C'est tout. Je l'aime. Pourquoi pas? » Astolphe, « qui se vantait d'avoir été un des premiers à parler de Freud dans des milieux distingués », devient marchand de chiffons, et veut « produire du papier qui tienne le coup pour soixante-dix-sept générations ». Il a sept ouvriers, parmi lesquels Solvay et Coigule (*Solve et coagula* était la devise des alchimistes; façon de montrer que le livre est le Grand Œuvre). De son côté, le jeune Daniel cherche avec Noémi un nouvel élément simple, le danoémium. La complexité du roman, qui met en jeu des personnages comme le souteneur Toto-la-Pâleur-de-vivre, le rend impossible à résumer. A la fin, Chambernac pousse Purpulan à l'eau, et celui-ci se met à fondre, son corps s'étire et se dissout progressivement : scène très impressionnante, symbolisant l'acte de l'obsédé se délivrant de son idée fixe, et le caractère parasitaire et démoniaque de toute obsession.

En 1937, Queneau publie *Odile*, roman à clé où il tente de liquider le surréalisme; il apporte une version de sa participation qui est un plaidoyer *pro domo*. Le narrateur est un jeune mathématicien entraîné dans un groupe de spirites à prétentions révolutionnaires. Anglarès (Breton) est entouré de fidèles à sa dévotion, Vachol (Péret), Saxel (Aragon), Chènevis (Éluard), tous collaborateurs de la *Revue des Recherches infrapsychiques*. Certains personnages sont condensés : Édouard Salton, l'ennemi d'Anglarès, est un composé de Cocteau et de Tzara; le peintre Vladislav représente à la fois Chirico et Picasso, etc. Le narrateur essaie de donner « quelques notions de calcul différentiel et intégral » à ses nouveaux amis. Il assiste à des jeux chez Anglarès, dans son pavillon des Buttes-Chaumont : « Cela sentait tout de suite le repaire de cartomancienne ou de devin birman. » Odile est la femme qui le sauvera de l'influence néfaste de ce faux prophète et de ses acolytes. A vrai dire, les griefs exposés sont mineurs : on l'oblige à payer deux consommations laissées pour compte; on ne prend pas au sérieux ses aspirations mathématiques; on met sa signature au bas d'un tract, avec celles des autres, sans lui demander son avis, etc. Il affecte de considérer le groupe surréaliste comme un groupe de théosophes s'adonnant au spiritisme; on est gêné de cette calomnie facile, à laquelle il était bien le dernier à devoir se prêter, lui qui fut chargé d'organiser la séance de mise en accusation du *Grand Jeu*, dont la tendance théosophique était jugée par Breton irrecevable.

Odile est un livre de transfert négatif, comme *Chêne et chien*, roman en vers où, la même année, il évoque sa psychanalyse et son analyste (Queneau se fit psychanalyser de 1933 à 1939), aussi agressivement que dans l'autre son expérience surréaliste et Breton. Les deux livres sont complémentaires, et s'expliquent mutuellement. En voici une preuve :

> Je raconte un rêve :
> un homme une femme
> se promènent près d'une rivière,
> un crocodile derrière
> eux
> les suit comme un chien.
> Ce crocodile c'est moi-même
> car quelque étrange magicien
> m'a réduit à cette ombre extrême,
> quelque étrange maléfacteur,
> un jeteur de sorts, un damneur,
> un ensemenceur d'anathèmes.

Après discussion avec son analyste sur la signification de ce rêve, Queneau conclut : « Le crocodile est mon enfance. » Eh bien non, il suffit de lire *Odile :* lors de la première rencontre du narrateur avec Anglarès, celui-ci a acheté chez un brocanteur de Belleville un caillou ressemblant à un crocodile; et il dit qu'une voyante, qu'il a consultée sur son avenir, a vu dans sa boule de cristal « un crocodile descendant l'escalier ». Et tout le groupe déclare à l'unanimité que le crocodile symbolise Anglarès. Si Queneau rêve qu'il est transformé en crocodile, ce n'est pas une allusion à son enfance, mais à Breton, qu'il accuse de lui avoir jeté un sort, de le rendre incapable d'une expérience humaine normale.

Le roman suivant, *Un rude hiver* (1939), est une seconde version d'*Odile*, sans aucune référence au groupe surréaliste. Le héros, Bernard Lehameau, est tourmenté par une haine sans objet, haine dont il ne guérira qu'en s'abandonnant à l'amour d'une femme et en partant pour la guerre. Ces œuvres de transition, à vertu purement cathartique, n'ont pas la valeur de celles qui leur succèdent, *Pierrot mon ami*, *Les Temps mêlés*, *Loin de Rueil*, où se clarifient les lois d'utilisation du rêve dans ses romans. Dès cette époque, Queneau a l'idée que le cinéma a profondément modifié la mentalité du rêveur, et que le roman doit en tenir compte dans sa technique et son contenu. Cette idée sera même exprimée sous la forme d'une déclaration de principes, dans *Monument pour un rêve :*

Le rêve, ça n'est plus du tout sexe-était autrefois. Ça a beaucoup changé durant ces dernières années. Comme tant d'autres choses, faut bien le reconnaître. La cause? Eh bien, primo, la vulgarisation de la psychanalyse (la psychologie qui fait pschtt) : on est prévenu. Et puis, secundo, l'influence du cinéma. Avant la découverte de l'écran, on se demande sur quel plan les gens pouvaient bien situer leurs rêves... Sans écran... tout plan... tout lisse... Et quand les mouvies seront en relief... alors... que de conséquences [1]...

Le rêve éveillé, ce film intérieur, règne en maître dans ses histoires, englobant les autres formes du rêve. Dans *Les Derniers Jours*, Tuquedenne, assis sur un banc de la place d'Alleray, a une conversation avec Goethe. Narcense, dans *Le Chiendent*, souhaite si intensément l'assassinat de Théo Marcel par la marchande de bilboquets, prononçant même intérieurement une plaidoirie pour justifier ce crime, que l'on croit sur le moment qu'il a vraiment été commis. Mais c'est dans *Loin de Rueil* que la réalité subit le plus

1. *Monuments* (Paris, Éditions du Moustier, 1948).

profondément l'assaut de la vie imaginaire; Jacques l'Aumône se voit successivement attaché d'ambassade à Pékin, clown, coureur cycliste, cow-boy, et cent autres personnages : « Comme des fœtus miniatures parfaitement constitués il fait défiler devant lui tous les germes de figures sociales qu'il avait irréalisées. » Quand il devient à Hollywood l'acteur James Charity, la chose est présentée de telle sorte, lue dans un journal par le poète des Cigales, qu'elle semble encore rêvée.

Les déformations que le fantasme, la manie, la phobie impriment au réel sont également matière à fable. Exemples : un homme voyage au Portugal avec un chien imaginaire, qu'il caresse, à qui il fait faire le beau en public; ce faux chien disparaît en se jetant dans le Tage, laissant son maître désespéré *(Dino)* – Un client arrive dans un hôtel, où il veut rester trois mois, hésite longtemps entre deux chambres, et part le lendemain matin précipitamment sans donner un mot d'explication à la patronne déconcertée *(Panique)* – Un homme qui a peur de tout, après avoir fait un cauchemar, se lève au milieu de la nuit pour se rendre « aux vécés ». Au moment d'en sortir, il croit que dehors l'invisible le guette : « Je perçus dans le couloir la présence de néants, sans ambiance d'existence, ce qui me fit chaud dans les dents, froid sous les ongles, horripilation générale [1]. » Il reste enfermé dans les vécés, se lamentant sur son sort, puis trouvant une boîte à outils, se met à planter un clou dans un mur. Et c'est justement parce qu'il s'entend planter ce clou en se levant pour se rendre aux vécés qu'il retourne en hâte se coucher : paradoxe temporel cher à l'auteur *(Une trouille verte)*.

Une autre technique surréaliste chez Queneau est l'acclimatation d'une image de rêve dans un contexte quotidien. Un homme et une femme se retrouvent à l'intérieur d'un bistrot où l'on danse; un cheval, assis au comptoir, invite ce couple à prendre un verre :

> Le cheval agita ses grandes pattes et, profitant d'un trou dans la conversation relative à la tante Charlotte, prononça ces mots :
> – Vous pensez peut-être que je suis saoul? Absolument pas. Absolument pas. Absolument pas.

1. *Une trouille verte* (Paris, Éditions de Minuit, 1947).

Il rythmait ses mots en faisant de gracieuses courbettes. Puis il les regarda en roulant des yeux terribles. C'était un grand canasson tout noir, un peu efflanqué, les sabots bien vernis, et la queue tirebouchonnée et serrée par un ruban violet [1].

Les deux amoureux ne savent comment se débarrasser de cet enquiquinant animal qui, tirant de ses fontes un calepin taché de crottin, leur montre son pedigree, et fumant un cigarillo de paille tressée, prend à témoin le barman. Finalement, le cheval se vexe parce qu'on dit un mot qui ne lui plaît pas, et il boit seul les trois gin-fizz qu'il avait commandés. Tout cela est d'un naturel achevé. Beaucoup d'écrivains, essayant d'écrire du fantastique, sont laborieux et affectés. Un surréaliste nage dans l'insolite comme un poisson dans l'eau. Il ne cherche pas à faire l'original, il trouve tout simple qu'un cheval se conduise de la sorte. Queneau dira par ailleurs :

Un arbre a bu sur la route un grand verre de lait frais
Il s'est mis à marcher très vite et s'est assis sur le bord de la route
l'arbre
C'est bien là une chose qui en aucune façon ne m'effraie [2].

Ainsi, une structure onirique sous-tend chaque histoire inventée par Queneau, structure qu'il laisse parfois apparente, mais qui est le plus souvent arachnéenne, ne se montrant en filigrane que si l'on examine l'œuvre à contre-jour. Cette structure tient indifféremment à la nature des personnages – rêveurs, farfadets, animaux parlants – ou à un réseau de détails quotidiens soulignés avec une insistance inhabituelle. Elle a la particularité de n'être pas prépondérante, et de coexister avec deux autres types de structures qui la font valoir. C'est ce que nous allons maintenant étudier.

Le secret de la composition ternaire.

Queneau a révélé qu'il était, à ses débuts, « arithmomaniaque », et que *Le Chiendent* comportait intentionnellement

1. *Le Cheval troyen* (Paris, Georges Visat, 1948).
2. *Le Chien à la mandoline* (Verviers, Les Temps mêlés, 1958).

91 (7 × 13) sections. « En ce temps-là, je voyais dans 13 un nombre bénéfique parce qu'il niait le bonheur; quant à 7, je le prenais, et puis le prends encore comme image numérique de moi-même, puisque mon nom et mes deux prénoms se composent chacun de sept lettres et que je suis né un 21 (3 × 7) [1]. » Ceci n'a rien de bien nouveau : F.-T. Marinetti était obsédé par le nombre 11, total des lettres de son nom, et c'est pourquoi le *Manifeste du futurisme* date du 11 février. Rien d'extraordinaire non plus à ce que l'on soit obsédé par le 13 et le 7. Le gnostique Philon, dans son traité de *La Création du monde,* a démontré que le 7 était le chiffre de la perfection. Ce qu'il faut retenir de l'aveu de Queneau, ce ne sont pas ces chiffres, mais l'état d'esprit qu'ils supposent. On est porté à se demander si ces nombres revendiqués très haut ne sont pas là pour masquer un nombre secret beaucoup plus important. Or un examen attentif de l'œuvre de Queneau permet de vérifier que le chiffre 3 y joue un rôle plus caractéristique que le 13 ou le 7. Le 3 est le chiffre de sa création *dans une certaine période,* et nous allons voir toutes les conséquences qu'il faut en tirer sur le plan critique.

On sait que la principale originalité du livre d'Albert Thibaudet sur Flaubert a été de mettre en évidence chez celui-ci l'usage de la *phrase ternaire,* c'est-à-dire tronçonnée en trois membres séparés par deux virgules. On peut affirmer que Queneau, allant plus loin, a pratiqué la *composition ternaire,* et a imposé à l'ensemble du livre un rythme à trois temps. Comme il ne l'a pas fait pour tous ses livres, il est intéressant de noter quels sont ceux qui obéissent à ce principe.

C'est dans *Gueule de pierre* (1934) qu'apparaît pour la première fois, dans la forme et dans le fond, cette exigence de composition ternaire. Le livre est divisé en trois parties, correspondant à trois modes de discours : le monologue, la narration objective, le récitatif lyrique. Le sujet lui-même suit cette division tripartite : nous assistons aux tribulations de Pierre, Paul et Jean, les trois fils de Kougard, le maire de la Ville natale. La triplicité des parties correspond aux

1. *Bâtons, chiffres et lettres, op. cit.*

trois règnes : animal, végétal et minéral. La première partie, évocation des abîmes marins, représente le Bas, la deuxième le Milieu, la troisième, où les héros s'élèvent dans la montagne, le Haut. Les préparatifs de la fête de la Saint-Glinglin sont commentés d'abord par trois conseillers municipaux, Nostril, Saint-Pair et Choumaque, puis par trois commerçants, Machut, Carqueux et Mandace.

Les romans suivants, *les Derniers Jours*, *Odile*, n'obéissent pas à la composition ternaire (nous saurons bientôt pourquoi). Mais *Chêne et chien* la reprend avec insistance, les trois parties signifiant le Passé, le Présent et l'Avenir. Le narrateur raconte : 1) ses souvenirs d'enfance; 2) la psychanalyse à laquelle il se soumet; 3) le retour au village, une fois ses contradictions vaincues.

Les Enfants du limon ne doivent rien en apparence à ce mode de composition, avec leur huit parties; mais le prière d'insérer rédigé par Queneau nous avertit qu'il met en scène *trois équipes* de personnages qui interfèrent, la plus importante comprenant les trois branches de la famille Limon-Chambernac-Hachamoth. Il faut donc aller chercher le principe ternaire tout au fond du roman.

Les Temps mêlés, suite de *Gueule de pierre*, en inverse la disposition tripartite : les poèmes présentant les divers personnages sont dans la première partie; le monologue de Paul, le *troisième* fils de Kougard, est dans la deuxième; une pièce de théâtre en cinq actes (2 + 3 : ceci a également son importance) occupe la troisième. Paul dira : « Cadet de naissance, je n'ai jamais envié les privilèges du chiffre un » et, en tant que chiffre trois, formulera : « Moins on pense à moi, mieux je m'estime. L'hypocrisie est ma voie; le secret, ce que je respire. »

Loin de Rueil est un roman divisé en trois parties, mais ce qu'il y a de surprenant, c'est que le numérotage des chapitres ne varie pas, et que l'action ne subit pas de modification notable d'une partie à l'autre. On a l'impression que cette division est purement machinale, et ne correspond plus à une nécessité profonde.

Une trouille verte comprend trois nouvelles, et ce n'est pas par hasard. Elles racontent trois fantasmes, si bien qu'elles semblent écrites l'une en fonction de l'autre, et que celle qui clôt cette plaquette a la force d'une conclusion ou d'une explication finale.

En 1948, *Saint Glinglin* représente le coup d'arrêt de cette évolution. Queneau reprend dans ce livre *Gueule de pierre* et *Les Temps mêlés,* et leur ajoute une suite, si bien que le livre est divisé en sept parties. Il se soucie en même temps de l'*unité,* en éliminant les poèmes, la pièce de théâtre, et en donnant au tout un ton purement romanesque. L'histoire confirme le triomphe du trois, Paul, devenu maire de la Ville natale, en remplacement du un, Pierre. Le cycle de la composition ternaire s'interrompt parce que l'auteur a réalisé le but qu'elle symbolisait.

Que signifie cette prédominance du chiffre 3, chez cet écrivain imbu de la métaphysique pythagoricienne du nombre? On ne saurait y voir une simple commodité stylistique. On remarque que la nécessité de la composition ternaire apparaît au moment où Queneau commence une psychanalyse, et s'achève pratiquement quand il s'épanouit dans une réussite sociale incontestable. Ce chiffre, brandi dans l'inquiétude de la recherche, représente un idéal à atteindre; une fois ce résultat atteint, le 3 est absorbé dans le 7, chiffre de la perfection.

Curieusement, il y a trois raisons à ce 3 : gnostique, psychanalytique, dialectique. La Gnose enseigne qu'il y a trois principes du Tout : les Ténèbres, le Pneuma et la Lumière. Queneau fait un clin d'œil au lecteur averti, quand dans *Les Temps mêlés* il donne à son couple prophétique les noms de Simon et d'Hélène (le gnostique Simon le magicien, rival du Christ, identifiait sa femme Hélène à « la première pensée de Dieu »), lequel Simon dit à chacun : « Que la lumière soit avec vous. » La triade psychanalytique ça-moi-surmoi est en même temps présente à son esprit, tel un parcours qu'il lui faut accomplir. Enfin, le troisième terme de la dialectique hégélienne, fait de la fusion de la thèse et de l'antithèse, est le but vers lequel il s'achemine. En mettant en action le chiffre 3, Queneau s'efforce de démontrer qu'il veut « plus de lumière », qu'il doit réaliser son surmoi, et atteindre à la synthèse qui concilie son antinomie.

Le 3 est la seule manière d'échapper au 2. Ceci n'est pas une évidence : on peut casser le 2 en revenant au 1. Queneau montre avec force qu'il n'y a rien à attendre de la dyade : ce ne sont pas les contraires qui s'attirent, mais les semblables. Pierre, obsédé par « le mystère de la Vie double », se heurte dans les Montagnes Arides aux deux frères aveugles Nicomède et Nicomède [1]. Dans *Le Chiendent*, tout au long du roman, on voit des paires se constituer et se disjoindre : au début, Narcense et Potice (contrepèterie de Narcisse et Potence) placent la dyade sous le signe de la dérision. Pierre le Grand et Étienne Marcel associent leurs réflexions, Saturnin et Mme Cloche font équipe pour voler la porte bleue; Théo raconte le nœud de l'intrigue à Nécessaire et Sensitif; Ivoine et Colberte, les deux filles recrutées pour transformer en bordel la villa des Marcel, font pendant à Tata et Rara du bordel d'Épinal, etc. Tout ce qui va par deux va de travers, ou double les possibilités de bêtise.

Les Derniers Jours débutent sur la rencontre de deux vieillards « à moustache épaisse et tombante », se ressemblant comme des frères, Brabbant et Tolut. Ce sont deux escrocs, l'un réel, l'autre imaginaire (professeur de géographie, il s'accuse de n'avoir jamais voyagé, et d'avoir enseigné ce qu'il ignorait). Aux rapports de Brabbant et Tolut sont opposés ceux de Tuquedenne et de Rohel, qui ne sont pas exempts de vicissitudes (ils ratent leur examen). Enfin, le roman est entrecoupé par les monologues d'Alfred, le garçon de café superstitieux, qui prévoit l'avenir en faisant des calculs sur les planètes. Alfred est le 1 primordial, en face de ces héros qui vont par paires. La signification secrète du roman semble de nous annoncer que le 1 est insuffisant, que le 2 n'est pas une solution.

La composition ternaire, avec son rythme cyclique, a exprimé la nécessité du mouvement chez Queneau, mouvement vers une naissance. Elle nous permet aussi de vérifier que l'arithmosophie, loin d'être une manie innocente, engage autant d'arrière-pensées que le rêve.

1. *Les Temps mêlés*.

L'anti-rhétorique.

Ces deux structures sont combinées ensemble, cimentées, par la structure langagière. Queneau cherche à communiquer la sensation de la vie mystérieuse du langage dans la société. La langue natale a la qualité dépaysante d'une langue exotique, si on l'écrit comme on l'écoute. Dès *Le Chiendent*, il est convaincu de l'existence d'un néo-français, c'est-à-dire d'un français parlé, avec des tournures vicieuses, des locutions argotiques, des élisions, à côté duquel le français littéraire est une langue morte. Dans ce roman il écrit meussieu au lieu de monsieur, fait dire à un de ses personnages : « C'est pas à moi kshaharriverait », et tire un effet irrésistible du monologue cartésien du concierge Saturnin, qui est une traduction en néo-français d'un passage du *Discours de la méthode*. Ses autres livres seront émaillés de vocables bizarres, « Polocilacru » (Paul aussi l'a cru) ou « Doukipudonktan » (D'où qu'ils puent donc tant), et l'on remarquera que ces agglomérats verbaux ne renforcent pas le sens de ce qui est dit, ne soulignent pas l'autonomie du parler populaire, mais ne servent qu'à faire ressortir combien le familier est étrange.

L'erreur serait de croire qu'une exigence vériste préside à ces mutations de mots de Queneau. Certaines de ses déclarations laissent entendre qu'il s'est un temps abusé lui-même, et s'est cru à la tête d'un mouvement d'assainissement du langage. Jules Renard se flattait de savoir rendre le parler des paysans sans faire d'accroc à la syntaxe; Queneau a le parti pris inverse, mais le réalisme n'y gagne rien. « Je ne vois pas pourquoi je n'irais pas moi-z-aussi-z-aux-z-honneurs », fait-il dire à Lulu Doumer [1]. Il y a un peu trop de pataquès dans cette phrase; on a l'impression que l'écrivain s'amuse, et non que le personnage est plus vrai qu'un autre, qui dirait simplement : « Et moi, pourquoi j'irais-t-y pas aux honneurs? » D'autre part, je ne vois rien de catastrophique à

1. Dans *Loin de Rueil* (Paris, Gallimard, 1944).

ce que l'on prononce meussieu ce que l'on écrit monsieur. Cela relève de cette loi de différenciation des sens, qui fait que le plaisir de l'œil n'est pas celui de l'oreille, loi que l'esprit cherche à maintenir pour éviter la confusion mentale. Il n'apparaît pas qu'une langue où l'écriture et la prononciation de tous les mots coïncideraient littéralement serait propre à rendre ses usagers plus spontanés ou plus intelligents. Le recours au néo-français chez cet auteur est proche des calembours et des coq-à-l'âne de Duchamp, Desnos, Leiris, qui n'étaient pas faits pour servir la réalité, mais pour l'agresser au nom de la fantaisie. La structure langagière de Queneau est une structure porte-rêve : c'est là sa particularité fondamentale.

Une autre erreur serait d'attribuer la valeur d'une super-rhétorique à la gymnastique linguistique à laquelle il s'est livré depuis les *Exercices de style*. C'est tout le contraire. La rhétorique est inévitable, le mieux qu'on ait à faire est d'en jouer; ainsi se constitue une anti-rhétorique qui réconcilie l'inspiration avec les contraintes syntaxiques. Il y a beaucoup de poèmes chez Queneau qui ont pour sujet l'action d'écrire un poème, de textes qui tournent en dérision une figure de rhétorique : « J'étais en train d'écrire quand je me suis pris les pieds dans une litote. Elle traînait par terre, se nourrissant du suc nu de l'humus du but du fût bu du cul du dû ru tu quoique su, vu même et lu [1]. » La rhétorique est un code chargé de réglementer le langage, d'y introduire ordre, clarté, beautés convenues; on va montrer que l'application intégrale de ce code mène au non-sens, au galimatias, au délire. Cet emploi contestataire de la rhétorique sert à équivoquer sans fin sur la nature des choses, et permet par exemple à Queneau, dans *Des récits de rêves à foison* [2], de raconter une suite de menus incidents de la vie éveillée de telle sorte qu'on peut croire que ce sont des rêves. Tourner contre la raison les armes de la raison est un procédé surréaliste. D'ailleurs, répondant à son enquête *Pour une bibliothèque idéale*, où il demanda aux écrivains de lui désigner

1. *Texticules* (Paris, Galerie Louise Leiris, 1968).
2. Cf. *Les Cahiers du Chemin*, n° 19, octobre 1973.

les cent livres qui leur étaient essentiels, Breton plaça dans sa liste les *Exercices de style* (et Queneau dans la sienne *Nadja*, ce qui prouve qu'il était conscient de la lacune que j'ai signalée).

Dans les poèmes en prose de *Texticules*, dans son roman *Les Fleurs bleues*, Queneau montre avec précision ce que devient le rêve exprimé par l'anti-rhétorique. Le coucher de l'humanité, à la tombée de la nuit, est une opération hermétique : « Alors tombe et choit le crêpu. Le même obtient l'autre et la nuit s'édifie avec un calme obtempérant. La comète peigne. La nébuleuse gèle. Il n'y a plus que du mauvais sommeil à pioncer, avec le calme des sages [1]. » *Les Fleurs bleues* sont le point culminant des recherches de Queneau : comportant 21 chapitres (3 × 7), nombre conciliant le Mouvement et l'Immuable, réunissant ses thèmes favoris (cheval qui parle, paradoxe temporel), cultivant les équivoques verbales, le roman met tout cet appareil au service d'un double rêve. Le duc d'Auge, ancien compagnon de Jeanne d'Arc et de Gilles de Rais, rêve qu'il est Cidrolin, qui vit à ne rien faire sur une péniche, au xxe siècle; et Cidrolin, quand il fait sa sieste, son mouchoir sur la figure, après avoir bu de l'essence de fenouil, rêve qu'il est le duc d'Auge dans son château. L'un et l'autre sont incompris; quand le duc d'Auge convoque son chapelain l'abbé Biroton pour lui parler de ses rêves, celui-ci s'endort; quand Cidrolin veut raconter les siens à Lalix, elle proteste : « Je trouve ça mal élevé, et, pour ainsi dire, malpropre. » Le duc d'Auge va avancer dans le temps, et parvenir jusqu'à Cidrolin, s'installer avec sa suite sur sa péniche dont il coupe les amarres, tandis que Cidrolin gagne la rive sur un canot. Cette solution ne s'imposait guère, et c'est seulement l'anti-rhétorique qui la détermine.

La grande leçon de Queneau est de nous montrer que ce n'est pas en insérant un rêve dans un roman, en décrivant un personnage de rêveur, qu'on donne le mieux l'impression du rêve et qu'on tire le meilleur parti des ressources de l'inconscient. Il faut mettre en jeu l'imagination dans ses profondeurs, par un emploi passionnel et ludique du mot, du

1. *Cosmophilie*, dans *Texticules*, *op. cit.*

nombre et de l'image. En combinant une structure onirique, une structure arithmosophique, et une structure langagière, son œuvre a su atteindre à cet équilibre entre rêve et réalité qu'une pensée flottante, sans points d'appui, n'arrive pas à conférer aux choses.

X

Un médecin surréaliste

L'importance du rêve tient, pour moi, à cette double vertu : à la fois d'éclairer notre véritable réalité intérieure et aussi de révéler des aspects nouveaux d'une plus large réalité extérieure.

Pierre Mabille.

Le surréalisme n'étant pas un mouvement comme les autres, purement littéraire et artistique, mais une discipline de pensée, impliquant une morale et un style d'action, il a entraîné dans son sillage un certain nombre de savants – médecins, psychologues, ethnologues –, qui ont contribué soit par leurs suggestions, soit par leur contrôle, à sa justification théorique. Divers médecins ont eu ainsi des liens étroits avec le groupe parisien : René Allendy, Jacques Lacan, ont été plutôt des sympathisants actifs; Émile Malespine, inventeur de la graphographie (méthode permettant de « peser l'écriture ») fut avant tout dadaïste, et ce n'est qu'en 1947 qu'il participa pleinement à l'activité surréaliste [1]; le psychiatre Lucien Bonnafé, ami de Max Ernst et d'Éluard, s'est consacré à des travaux concernant sa spécialité; Georges Mouton, Adolphe Acker ne se souciaient pas

1. Le docteur Malespine fonda d'abord à Lyon la revue *Manomètre* pour soutenir le dadaïsme. Il tenta ensuite de créer le suridéalisme, variante du surréalisme. Mais à l'Exposition internationale du Surréalisme de 1947, chez Maeght, il exposa plusieurs de ses « peintures intégrales », qui eurent une influence décisive sur Georges Mathieu.

d'écrire. Cependant, il en est un dont l'influence a été particulièrement importante, et qui mérite d'autant mieux d'être étudié ici qu'il se disait « fidèle disciple de la psychanalyse » : Pierre Mabille.

Il est temps de faire sortir de l'ombre Pierre Mabille, de lui assigner la place qui est la sienne dans le surréalisme. Celui que Breton tenait pour un « homme de grand conseil » était un militant convaincu du mouvement, et dans son œuvre la science et la poétique du merveilleux s'éclairent réciproquement. Pierre Mabille avait une personnalité complexe : chirurgien éminent, psychologue à qui l'on doit l'adaptation d'un test projectif (le test du village), anthropologue (il donnait des cours à l'École d'anthropologie dépendant de la Sorbonne), il était aussi fin lettré, amateur d'art et épicurien délicat. Occultiste compétent, disciple de Pierre Piobb, l'une des grandes figures de l'occultisme du début de notre siècle, c'est lui qui a initié Breton à la géomantique et à l'astrologie judiciaire. Il a soigné Victor Brauner quand celui-ci eut son accident oculaire en 1938, et a étudié son cas dans *L'Œil du peintre;* il a accouché Jacqueline Breton, et à peine eut-il mis au jour sa fille Aube qu'il établit lui-même son horoscope. Je l'ai connu dans les dernières années de sa vie, et je le revois, élégant, enjoué, arrivant les bras chargés de victuailles et de fleurs chez un couple de surréalistes pauvres, ou dissertant au café avec une aimable autorité [1]. Il venait d'inventer un anthropomètre clinique en duralumin, destiné à remplacer, dans les laboratoires d'anthropométrie, les compas et les pieds à coulisse dont on se servait pour mesurer les crânes et les os secs. Il était capable de parler aussi bien de la morphologie du pain en France, des origines païennes de la bûche de Noël, des 130 versions de l'histoire de Cendrillon existant parmi les différents peuples du monde, des prophéties de Nostradamus, que des tableaux de Matta ou d'Hélion. Nous allâmes ensemble à une conférence de Georges Bataille sur Kafka, assez terne (« Il y manque le coup de clairon final », me dit-il), et je fus frappé

1. Un jour, au café des Deux-Magots, les assistants étaient divisés en deux grappes distinctes autour de Breton et de Mabille. Ce qui fit dire en riant à ce dernier : « Vous tenez le centre, André, et moi je tiens une aile! »

de ses commentaires tant sur Bataille que sur Kafka. Un poète surréaliste de ma génération me confia qu'il avait été encore plus impressionné de rencontrer Mabille que Breton; sans aller jusque-là, je veux montrer à quel point ce médecin-philosophe a épaulé l'édifice commun.

Déjà lorsqu'il était interne des hôpitaux de Paris, et chef de clinique de la faculté de médecine, Mabille ne se contentait pas d'un savoir spécialisé. Il poursuivait parallèlement des études de mathématiques et de physique générale, et s'intéressant à l'archéologie orientale, il apprenait le sumérien. Ce fut peu après avoir soutenu sa thèse sur les fractures ouvertes [1], et commencé sa carrière chirurgicale, que Pierre Mabille vint en 1934 au surréalisme. Son premier article, *Préface à un éloge des préjugés populaires* [2], contient déjà sa théorie du double inconscient, qui lui fut toujours chère : « L'inconscient avec son vaste contenu dont l'exploration est primordiale. Celui-ci apparaît formé de deux parts : un inconscient viscéral, témoin de notre vie interne et un autre plus général que l'on pourrait nommer inconscient d'oubli; il est à la fois personnel et social. » Il est capital, pour la connaissance de l'homme, de déterminer les attributions respectives de ces deux inconscients, et de mesurer leurs conséquences : « L'inconscient viscéral se prête à une analyse, on peut suivre jour par jour ses fluctuations par le contrôle des rêves, par l'examen de la mimique, des gestes ébauchés, par la compréhension de nos mobiles. Sa vision est toujours fortement imprégnée d'un jugement physiologique et presque médical. Pour l'inconscient d'oubli, que chacun porte en soi, il ne peut être perçu qu'en lui fournissant les moyens de jaillir, en abaissant si cela est possible le seuil de la conscience, ou en cherchant des moyens de lui faciliter l'échappée. Le plus souvent l'intelligence s'oppose à son issue. » Dans cette masse riche et confuse qu'est l'inconscient d'oubli dorment des principes immémoriaux, dont les équivalents extérieurs sont les superstitions, les cou-

1. Docteur Pierre Mabille, *Contribution à l'étude du traitement des fractures ouvertes. La sérothérapie polyvalente locale systématique* (Paris, Marcel Vigné, 1928).

2. *Minotaure*, n° 6, hiver 1934.

tumes, les usages; ses « émergences successives » font de l'individu le représentant de l'espèce. Ce n'est pas l'intelligence, simple interprète de l'inconscient viscéral, qui est créatrice; créations, découvertes et solutions viennent de l'inconscient d'oubli, ce qui fait qu'en croyant innover on ressuscite des formes perdues depuis un lointain passé.

Dans ses articles suivants pour *Minotaure*, comme *Notes sur le symbolisme*, Mabille exprime ses préoccupations initiatiques. *La Conscience lumineuse*[1] est une tentative pour « établir une continuité entre la lumière physique et celle qui illumine notre cerveau », en montrant « l'analogie ou l'homologie entre le fait lumineux et la conscience ». En effet, ayant constaté « l'importance croissante de la notion d'énergie dans notre représentation du monde », Mabille postule que l'énergie lumineuse, telle qu'elle se propage dans l'espace, est une constante de la vie psychique. Ce faisant, il reprend la tradition des hermétistes qui étudiaient la marche des éléments à travers le macrocosme et le microcosme, ce dont il convient : « Les hermétistes anciens tenaient la pensée comme le retour de la lumière à une forme non manifeste semblable à celle qui était sienne avant le contact de l'énergie cosmique avec l'obstacle matériel. Leur allégation fort plausible demanderait à être vérifiée. » Les deux sortes d'obscurcissement de la nature, la nuit et l'ombre, lui fournissent une comparaison pour illustrer sa théorie du double inconscient; l'inconscient viscéral est cette fois nommé « inconscient d'ombre », par contraste avec celui qui est aussi mystérieux et salutaire que la nuit. Mabille s'efforce alors de « décrire le comportement mental en fonction de l'éclairage », aux trois stades distincts de l'examen des choses au moyen des sens, de la pensée proprement dite, et du rêve. Ce qu'il dit dans ce contexte des « circonstances lumineuses » du rêve, toujours « inhérentes à un éclairage naturel uniforme », n'avait pas encore été souligné : « La représentation onirique ne se caractérise pas comme on a voulu le faire croire par la présence ou l'absence de soleil, par la présence ou l'absence d'ombres et de couleurs. Le seul

1. *Minotaure* n° 10, hiver 1937.

fait constant ou presque est l'emploi d'une lumière diffuse dont l'uniformité est généralement supérieure à ce qui peut être observé dans les meilleures circonstances atmosphériques sur la terre. »

Miroirs[1] est un beau texte désignant dans le miroir « l'arme principale de la prise de conscience du " moi ", conduit par là même à s'inquiéter des caractères véritables de la réalité ». Qu'on ne s'y trompe pas : il s'agit de « mettre un terme à l'exploitation intolérable qui a été faite des phénomènes de la réflexion optique », et si le miroir met l'homme en contact avec son double, Mabille nie que la solution, pour concilier cette dualité, soit de passer de l'autre côté du miroir : « Derrière la surface plane du lac ne sont pas des peupliers illusoires, mais la vie intense des eaux. Derrière le miroir est le métal avec ses propriétés. Et s'il est possible de comparer notre esprit à ce miroir, le tain en est constitué par la rouge coulée du désir. »

Son livre *La Construction de l'homme*[2] est sa profession de foi scientifique. Il s'agit pour lui de montrer quelle est l'architecture physique et mentale de l'être humain. Son diagramme général, ses schémas géométriques, font ressortir qu'il est composé d'un assemblage proportionné et harmonieux de cylindres, de cônes et de sphères, et segmenté en quatre parties : la masse ostéo-musculaire, la masse viscérale, l'extrémité céphalique, l'extrémité génito-caudale. Il y a un rapport constant entre deux zones, périphérique et centrale, dont les parties se différencient dans leur matière, leurs modes de construction, et leurs principes fonctionnels. Mabille montre la fonction discontinue, arythmique, de la périphérie, et son évolution continue, progressive, par l'adaptation; et il lui oppose la fonction continue, automatique et rythmique, du noyau central, et son évolution « tempétueuse, brutale et chaotique ». Ce double balancement, dit-il, se retrouve partout dans l'univers.

Le moral de l'homme résulte de la disposition symétrique de son corps. Il y a trois conditions fondamentales de la conscience : l'unité, l'espace et la certitude. Le psychique,

1. *Minotaure*, n° 11, printemps 1938.
2. Paris, Jean Flory, 1936.

comme le physique, doit se maintenir en station verticale, et respecter les lois de la pesanteur. « En psychologie l'obéissance à cette force se traduit par la rectitude du concept. Nous l'exprimons en disant que l'idée " tient debout ", que le raisonnement est bien " posé ". Nous ne pouvons échafauder valablement que ceux-ci. Des essais pour se dégager de cette loi primordiale amènent à des constructions mentales instables, semblables à ces gestes désordonnés qui aboutissent à des chutes. » La vie consciente comporte un contenu : les couples sensitivo-moteurs, et une ossature : les axes directeurs. Ces axes – même l' « axe de rectitude » – ne sont pas tracés par l'expérience individuelle; ils existent *a priori* et ont pour origine la longue adaptation de l'espèce humaine. L'esprit possède donc une armature durable : « Le contenu mental, formé de la collection des innombrables couples sensitivo-moteurs, se modèle et s'appuie sur un squelette fixe et rigide. La conscience n'est pas un amas informe mais bien un édifice construit, défini, ordonné et hiérarchisé. Elle est un monument pourvu de centres, de plans de symétrie, de directions définies. » Quant à l'inconscient, c'est la somme d'énergies résultant des pressions hautes et basses engendrées à l'intérieur de l'individu : « L'inconscient est pour moi un jeu de forces. Son étude devrait s'appeler énergétique mentale. » Rappelant l'adage cabbaliste : « Chaque fois qu'une unité se crée, chaque fois elle se révèle double », Mabille terminait son livre en énonçant les six principes généraux (en trois paires dialectiques) du vivant : la coagulation et la dilution; la nécessité d'absorber et de mettre en réserve une part de l'énergie circulant dans l'univers, et l'obligation inverse de rendre et de libérer une partie de l'énergie ainsi soustraite; la contrainte qui pousse à agir sur le milieu, à lutter contre lui, et l'obligation de subir les actions du milieu, de supporter, d'être agi.

Thérèse de Lisieux [1] est une monographie psychanalytique en forme de pamphlet : le fait est assez rare pour qu'on s'y arrête. Afin de donner un « témoignage du drame affectif

1. Paris, José Corti, 1937.

contemporain », Mabille analyse la vie et le culte de Thérèse Martin, jeune carmélite de Lisieux dont on a fait une sainte : « Aux yeux des chrétiens, cette fille est symbole de pureté et d'amour; aux miens et à tous ceux des hommes qui veulent réfléchir, elle schématise l'ensemble des dégâts que peut provoquer dans l'organisme affaibli d'une jeune fille l'action cléricale conjointe à la férocité bourgeoise. » Il étudie l'hérédité, le milieu, les complexes familiaux, souligne le rôle trouble du père, dentellier d'Alençon veuf et bigot, qui détourne si bien ses cinq filles de la vie normale qu'elles entrent toutes au couvent. Il montre les ravages d'une éducation qui soustrait l'enfant à la réalité, favorisant un masochisme exalté, décrit chez Thérèse le transfert de l'amour filial exagéré (elle appelle son père son « Roi bien-aimé ») à l'amour divin (l'enfant Jésus devient son « petit Roi », elle veut être son « petit jouet », se comparant elle-même à une balle dont il s'amuse). Mabille se sert de ce cas pour juger des problèmes de l'amour, de leur altération sous l'influence de la doctrine catholique. Il invite à cette occasion les psychanalystes à ne pas tirer de conclusions définitives des complexes qu'ils décèlent, car ils émanent d'individus sortis du moule chrétien : « Qu'ils prennent garde que, justement, grâce aux lumières issues de leurs travaux, un homme différent peut surgir et doit naître. »

Avec *Égrégores ou la vie des civilisations* [1], nous avons affaire à un traité de morphologie sociale. Mabille étudie les structures de la société comme il vient d'étudier celles de l'homme, en se préoccupant de savoir à quels schémas directeurs elles répondent. C'est la notion d'égrégore qui lui paraît représenter la force collective de nature à agir sur le monde : « J'appelle *égrégore,* mot utilisé jadis par les hermétistes, le groupe humain doté d'une personnalité différente de celle des individus qui le forment. » L'égrégore le plus simple est le couple, tandis que les civilisations en sont les plus vastes et les plus durables. Après avoir débuté sur des « conclusions générales », où il définit comment naît un égrégore, comment il s'exprime en des créations transitoires, il

1. Paris, Jean Flory, 1938.

dresse un tableau de la civilisation chrétienne, pour établir que l'Occident moderne est en train d'assister à la décomposition de celle-ci; il termine sur des perspectives d'avenir, en affirmant, à côté de l'exigence révolutionnaire, la nécessité de sauvegarder dans le patrimoine chrétien démantelé des valeurs initiatiques.

Il est intéressant d'apprendre qu'un tel penseur, si solidement ancré dans la réalité, faisait le plus grand cas du rêve. Il disait : « Si du point de vue émotionnel, le rêve ne comporte pour moi aucun avantage spécial au moment où il se déroule, par contre le souvenir de mes rêves, le récit de ceux des autres m'importent beaucoup [1]. » Mabille ne tenait pas le rêve pour supérieur à la réalité (jamais un surréaliste n'a émis ce prédicat), mais il regrettait que, par tempérament, les siens ne l'emportent pas hors de lui :

> Pendant le rêve alors que les visions sont invraisemblables, je ne constate en moi aucune émotion différente de celle qui accompagne mon existence quotidienne. Je n'étais guère surpris la nuit dernière de pouvoir faire sauter à la corde un lourd maharadjah bardé d'or, descendu pour cet exercice d'un cortège cérémonieux d'éléphants sacrés. Les alternatives d'ennui, d'espoir, de passion et de terreurs, se retrouvent identiques dans la veille et dans l'expérience onirique. Bien plus, je puis dire que les moments les plus délicieux, les sensations les plus rares de dépaysement, ont été vécus au courant des journées. Cette impossibilité d'atteindre en rêve à un degré exceptionnel de plaisir est sans doute personnelle [2].

Dormir, malgré tout, c'est accomplir « la voluptueuse plongée dans l'anonyme irresponsabilité cosmique ». Les images qui viendront nous surprendre en cet état sont indispensables à la connaissance. Pour Mabille, le rêve et la conscience sont deux possibilités qui se répondent en sens inverse : « L'esprit, dans ses fonctions, correspond assez bien à un cercle sur la périphérie duquel chaque point possède une réplique diamétrale ou dialectique. La descente vers le rêve et la montée vers les plans les plus élevés de la conscience sont semblables comme des triangles symétriques, comme les deux branches d'une hyperbole; c'est pourquoi il est

1. *Sur la scène du rêve*, dans *Trajectoire du rêve*, *op. cit.*
2. *Ibid.*

aussi exact de dire " monter vers le rêve " et " descendre vers la conscience ". Pratiquement, le rêve cesse dès que l'esprit du dormeur se fixe sur une image précise qui devient trop émouvante. Inversement, la conscience s'égare lorsque l'attention est demeurée trop longtemps centrée sur un même objet (ce procédé sert à produire l'hypnose)[1]. »

Le Miroir du merveilleux est un des grands livres du surréalisme, où Mabille, tout en faisant l'exégèse des mythes, se livre à des confidences personnelles. Rassembler, comme il l'a fait, un choix de textes remarquables, puisés à tous les folklores, témoigne d'une immense culture et d'un goût exquis; mais savoir les commenter avec flamme, rapprocher les temps et les peuples de façon à dégager des thèmes permanents, des « images clefs » de l'inconscient collectif, est d'un maître. Quand Mabille confronte un extrait du *Faust* de Goethe avec des incantations précolombiennes, la *Chanson de la chemise* de Chrétien de Troyes avec des poèmes d'ouvriers américains, un fragment du Popol Vuh (livre sacré des Quichés) avec un rituel de la franc-maçonnerie écossaise, il nous ouvre l'esprit à une compréhension supérieure de l'imaginaire. Dans son livre, des contes égyptiens, indiens, mongols, chinois, kabyles, arméniens, australiens, siciliens, espagnols, voisinent avec des passages de la *Jérusalem délivrée* du Tasse, ou du *Livre des Rois* de Firdousi; des écrits hermétiques côtoient aussi bien des poèmes modernes qu'un article de journal, ou un rêve prémonitoire raconté par une amie; et cela, loin de former une disparate, s'ordonne avec harmonie. Le merveilleux, valeur suprême du surréalisme, n'est pas là desséché comme dans un herbier, il nous est restitué vivant, il nous enivre de son parfum d'aventure; sa conquête n'est pas une évasion facile, « un voyage dont le but serait un inaccessible paradis », c'est une poursuite ardente où le voyageur « subit les mouvements opposés qui animent la nature entière ». A travers la création, la destruction du monde, les départs vers l'inconnu, l'affrontement de la mort et des monstres, le héros qui nous fait rêver ou que l'on rêve d'être, risque tout : « Le chemin du merveilleux va

1. *Le Miroir du merveilleux* (Paris, Éditions du Sagittaire, 1940).

du fond de l'abîme aux cimes abruptes. Sur lui, l'homme connaît l'angoisse, son pas hésite, soit qu'il lui faille franchir la barrière des éléments hostiles, soit qu'il doive se métamorphoser, abandonner les conforts ordinaires de la conscience réfléchie. »

Aucun critique professionnel n'aurait été capable de composer un pareil livre, car l'érudition n'y suffisait pas; il fallait cet homme de haute méditation, considérant la société comme un organisme humain, et l'individu comme un résumé de l'univers. Ses réflexions et ses exemples indiquent le fonctionnement des mécanismes fabulateurs, débutant au rêve vécu de l'enfant, et à la découverte du miroir, c'est-à-dire du monde des reflets : « Le miroir engendre les premières interrogations métaphysiques, il nous fait douter du témoignage des sens, il pose le problème des illusions. » Bientôt la production des images engagera l'être à la transcendance : « Ayant placé le merveilleux dans l'exploration du mystère, j'ai par là même souligné la nécessité d'atteindre des *états psychologiques limites*, qui peuvent être situés ou en deçà de la conscience, dans le rêve, ou au delà, dans une lucidité hyperconsciente surrationnelle, si tant est que l'on puisse ainsi schématiser la géographie intérieure. » Mabille guettait le merveilleux dans sa propre vie, en surréaliste authentique; s'il ne croyait pas aux fantômes, comme Papus et Charles Richet, il croyait au pouvoir magique des objets. Il raconte l'histoire d'une statue de plâtre d'Ézéchiel qui, dès qu'elle fut en sa possession, devint le « centre de phénomènes inexplicables », et coïncida avec une transformation de sa vie.

En 1940, après l'exode, Mabille se rendit à la Guadeloupe, puis il se fixa en Haïti où, exerçant à l'Asile français, il améliora notablement le service de l'hôpital. Nommé délégué culturel de France en 1945, chargé d'organiser l'Institut français de Port-au-Prince, il fit signer l'accord culturel franco-haïtien, et fonda la revue *Conjonction*. Grâce à ses accointances avec les indigènes, il permit à Breton d'assister, lors de son passage sur l'île, à des cérémonies vaudou authentiques, et non aux simulacres réservés aux touristes. C'est précisément aux heures sombres de la Seconde Guerre mondiale qu'il a manifesté le plus fièrement sa foi au surréalisme : « Si le surréalisme n'avait été qu'une école artistique, quelque importance que j'attache à ses recherches, il serait juste en effet de lui chercher une place dans les musées et son actualité serait bien mince devant l'angoisse de la famine. Il pèserait bien peu dans le conflit présent. A mes yeux, il a été et demeure quelque chose de beaucoup plus important et qui justement se trouve lié au drame actuel du monde : il représente le premier signe conscient et collectif d'une rupture totale avec la tradition européenne classique, il a créé pour un certain nombre d'intellectuels un *nouveau climat sensible* dans lequel étaient remis en question les fondements mêmes de la culture [1]. » Mabille a dit tout son mépris pour ceux qui firent du surréalisme « une aventure de jeunesse dont on cherche ensuite à se faire pardonner en rentrant sagement dans le conformisme bourgeois ». Avant de rencontrer ce groupe, il prenait sa révolte pour une singularité et la cachait comme une infirmité : « Le surréalisme a réalisé ce miracle que des hommes qui n'étaient d'accord sur rien avec les autres se sont trouvés dès la première minute en pleine communion sensible, aimant et détestant en commun, prêts à engager leur vie dans de mêmes recherches. Ainsi, la non-acceptation des valeurs communautaires n'était pas simplement une monstruosité personnelle et l'indice de sentiments antisociaux [2]. »

Dans son dernier livre, *Initiation à la connaissance de l'homme* [3], Mabille reprend toutes ses idées antérieures, pour leur donner un nouveau développement; mais sa sérénité est entamée par une pointe de pessimisme. Il a voué sa vie à la « connaissance totale », qui est moins le savoir encyclopédique que la possession de la clé universelle, permettant d'ouvrir toutes les portes mystérieuses; et il constate que, même chez ses confrères, bien peu la recherchent : « La pensée, en tant qu'elle est exigence d'une connaissance totale, est une aventure dramatique réservée à une minorité d'individus en proie à l'angoisse. » L'anthropologie sera pour lui cette clé

1. *Le Surréalisme, un nouveau climat sensible.* Texte reproduit dans le *Courrier du centre international d'études poétiques*, Bruxelles, n° 15, 1957.
2. *Ibid.*
3. Paris, Presses universitaires de France, 1949.

(« L'homme étant une unité vivante, l'anthropologie doit être la science des sciences, ou mieux leur synthèse »), mais il la conçoit comme une fusion de l'anthropologie physique classique, née de la querelle des évolutionnistes et des créationnistes, et de la biotypologie, cherchant par la classification des types « à trouver la signification biologique particulière de chaque individu ». Ce faisant, il se défend de tout *a priori* restrictif : « La condition primordiale d'une étude sérieuse de l'homme est de se refuser à toute limitation doctrinale. Sous aucun prétexte il ne faut admettre de définitions astreignantes ou de systèmes dogmatiques. Je tiens que tous les philosophes ont partiellement et alternativement raison. » A ce point de vue, il donne à la psychanalyse une tâche féconde et émancipatrice : « La conquête de la vérité suppose une sorte d'*ascèse intellectuelle* qui peut être facilitée par la psychanalyse : celle-ci rend consciente la nature des obstacles qui s'opposent à la compréhension. »

On trouvera encore divers autres travaux de Mabille dans la revue de la Société de morphophysiologie humaine, dont il fut un des fondateurs; c'est là qu'il publia son étude sur les « thérapeutiques constitutionnelles ». En septembre 1950, il fut le rapporteur du Ier Congrès international d'Anthropologie différentielle à Royaumont, où son rapport, *Stabilité et labilité des structures,* fit sensation : « Il demeure plusieurs façons de concevoir une structure : ces conceptions ne s'excluent pas, elles se superposent et nous avons intérêt à les utiliser toutes simultanément [1]. » Il faisait par ailleurs des causeries sur « Le concept religieux chez les Templiers et les Cathares » ou « Les Manuscrits de la mer Morte », et ne cessait d'approfondir la magie, car il affirmait : « Nul doute que l'influx des astres, les rayons cosmiques, l'action magnétique terrestre, la force modelante du climat et combien d'autres facteurs qui dirigent la vie, opèrent dans les zones infra-sensorielles et même en dehors des mécanismes sensoriels. Faute de percevoir cet influx incessant, nous concluons à notre liberté et à notre indépendance [2]. » Quand il mourut

1. *Revue de morphophysiologie humaine,* Paris, nº 10, 1951.
2. *Neuf par 4 et 5.* Paru dans la revue dirigée par Yvan Goll à New York, *Hémisphères,* nº 5, 1945.

en 1952, âgé de quarante-huit ans, la consternation fut vive chez les poètes, les médecins, les artistes, comme on peut le voir dans la page de l'hebdomadaire *Arts* qui lui fut consacrée. Cet homme prestigieux, profond scrutateur du sensible et de l'intelligible, a fait honneur au surréalisme qu'il servait passionnément; on regrette simplement que, trop absorbé par sa profession, il n'ait pas eu le temps d'étendre davantage ses théories, et qu'il n'ait pas toujours su leur donner une forme attrayante : « Je suggère des travaux à entreprendre; je sais que d'autres les mèneront à bien », disait-il. Il est à souhaiter qu'on le prenne au mot, et qu'on en fasse l'exemple du savant éclairé par la poésie, dont la lucidité imperturbable vivifie le mystère, au lieu de le supprimer.

XI

Les ennemis du dedans

Les livres aujourd'hui sont en ordre sur les rayons et les tableaux ornent les murs. C'est pour cela que justement je puis dire que le grand surréalisme *commence.*

Georges Bataille.

Tout mouvement de l'esprit a des satellites. Il entraîne dans son champ de gravitation des corps étrangers qui, s'ils ne participent pas directement à sa révolution, l'accompagnent de près. Parmi les satellites du surréalisme, certains eurent pour particularité de ne pas se contenter de tourner autour de lui, mais de tourner à l'intérieur de lui. Georges Bataille disait : « Le surréalisme est défini par la possibilité que son vieil ennemi *du dedans*, que je suis, a de le définir décidément. » On doit tenir compte de cette vérité paradoxale : *la contestation du surréalisme fait partie du surréalisme.* Quand je lis des critiques formulées par des adversaires du surréalisme, je les trouve bien mièvres, bien insuffisantes, en regard des critiques qu'échangeaient entre eux les surréalistes, ces discussions âpres, ces chocs terribles suivis parfois de réconciliations passionnées, ces désaccords sur des points d'éthique ou de méthodologie (par exemple, le conflit opposant un temps le groupe belge au groupe parisien). Breton le premier poussait par défi à ce genre de contestation, et je le soupçonne d'avoir suscité certaines crises, parfaitement évitables, pour assurer à l'activité collective un remous de vitalité. Qu'on ne s'y trompe donc pas :

les *ennemis du dedans* du surréalisme sont des hommes qui ont aimé le surréalisme, et qui l'ont harcelé pour le contraindre à aller plus loin. Ils se définissaient eux-mêmes dans ce harcèlement, et parvenaient à une acmé qu'ils n'auraient pas atteinte si le surréalisme n'avait pas existé.

Les extases de Georges Bataille.

D'abord, il faut mettre fin à une erreur grossière. Bataille n'a pas été *contre* le surréalisme, il a voulu être *plus que surréaliste.* La note qui termine son livre *Sur Nietzsche* est concluante à cet égard : « Quiconque s'attache moins à la lettre qu'à l'esprit voit dans mes questions se poursuivre une interrogation morale que subit le surréalisme, et dans l'atmosphère où je vis, se prolonger s'il l'a connue l'intolérance surréaliste. » Il est revenu plusieurs fois sur cette idée, soit pour dire que le meilleur du surréalisme se trouvait dans ses propres livres, soit pour préciser encore : « Je situe mes efforts à la suite, à côté du surréalisme [1]. » Les critiques qui veulent opposer Breton et Bataille sont donc fort mal avisés; ces deux hommes sont étroitement unis, comme le jour et la nuit, comme le conscient et l'inconscient. Les propos malveillants qui ont été parfois assenés de part et d'autre ne doivent pas nous duper. La différence tient essentiellement à ceci : les surréalistes sont des rêveurs, Bataille est un extatique. Il s'écarte du surréalisme dans la seule mesure où l'extase, la recherche de l'extase, s'écarte du rêve proprement dit [2]. Son premier contact avec le groupe surréaliste eut lieu en 1925, au café Cyrano; il y fut parrainé par Leiris qu'il regardait comme un « initié » depuis son adhésion à ce groupe. Bataille fut profondément impressionné par Breton, Aragon, Éluard et les autres assistants : « Ils avaient, sans apprêt, dans leur insouciance quelque chose de pesant, de

1. *Méthode de méditation* (Paris, Fontaine, 1948).

2. J'ai beaucoup admiré Bataille, à l'époque même où je subissais l'influence de Breton. J'ai d'ailleurs écrit un article sur lui en 1950, *Georges Bataille et l'amour noir*, dont il se déclara très satisfait, en regrettant seulement le recours à la notion de transcendance : « Le mot de transcendance me gêne, car il est d'un emploi très variable », m'écrivait-il de Carpentras.

soucieux et de souverain qui mettait mal à l'aise. » Il se sentit aussitôt en état d'infériorité : « J'étais timide et j'avais trop besoin d'effacement pour affronter ces êtres lointains, qui me communiquaient le sentiment d'une vie majestueuse, qui était cependant le caprice même : je savais que la force me manquerait pour être *devant eux ce que j'étais*[1]. » Cette entrevue fut un échec et un malentendu : Breton vit en lui un « obsédé », et lui en Breton un esprit dominateur « sans la subtilité qui doute et qui gémit, et sans les paniques terribles où il n'est plus rien qui ne soit défait ».

Peu après cette rencontre, Bataille rédigea *W.-C.*, dont le manuscrit a brûlé dans un incendie, et qui était un « cri d'horreur »[2]. *Histoire de l'œil* (1928) montre qu'à l'écriture automatique sans préméditation il préférait la délivrance préméditée du contenu fantasmatique. L'outrance est cultivée systématiquement, non au niveau de la coulée verbale, mais à celui de l'élaboration de représentations excitantes; le résultat hallucinatoire est le même. L'auteur se délecte en de faux souvenirs d'enfance (ainsi, quand il confesse qu'il est né d'un père syphilitique, paralytique général, ce qui a été démenti), il décrit des orgies idéales à travers lesquelles il eût aimé assumer son initiation sexuelle; il fait éclater les limites du refoulement. Pour Bataille, l'écrit poétique est le fantasme des fantasmes, celui qui les libère tous et les contient tous. Il dira : « Les éléments d'un rêve ou d'une hallucination sont des transpositions; l'utilisation poétique du rêve revient à une consécration de la censure inconsciente, c'est-à-dire de la honte secrète et des lâchetés[3]. » Toutes les fictions de Bataille, *Madame Edwarda, L'Impossible, L'Abbé C., Le Bleu du ciel, Le Mort, Ma mère, Charlotte d'Ingerville,* ont pour but de créer le fantasme des fantasmes, et c'est à cela qu'elles doivent leur violence et leur éclat. Sa philosophie suppose aussi la culture lucide du fantasme : en sont la preuve *L'Anus solaire*, où il soutient que tout est parodie, que la Terre tourne à cause des mouvements de coït de

1. *Le Surréalisme au jour le jour* (dans *Change*, n° 7, 1970).
2. Ce n'était pas son premier livre : il avait auparavant écrit une monographie sur la cathédrale de Reims.
3. *Dali hurle avec Sade*, dans *Œuvres complètes*, t. II (Paris, Gallimard, 1970).

ses habitants, de la parodie masturbatoire de la mer (« La mer se branle continuellement »); *L'Œil pinéal*, où il envisage sérieusement la formation d'un troisième œil à travers la paroi osseuse du crâne, œil destiné à regarder le soleil en face. Ce fantasme est aggravé par le fait qu'il assimilait l'œil pinéal à un organe sexuel, et même à un anus moral : « Je me représentais l'œil au sommet du crâne comme un horrible volcan en éruption, justement avec le caractère louche et comique qui s'attache au derrière et à ses excrétions [1]. » De telles idées le troublèrent au point qu'il demanda le secours d'un psychanalyste.

Le premier rêve noté par Bataille, vers juin 1927, s'insère dans la psychanalyse qu'il a commencée avec Adrien Borel. Il rêve qu'il part à bicyclette, dans la rue devant la maison de ses parents à Reims, rencontre des obstacles faits de carcasses de tonneaux, se transforme en gentleman américain, sous le nez de qui des cavistes brutaux accrochent à un tonneau branlant d'énormes rats et des poissons visqueux. Le rêve se continue par une hallucination hypnagogique : « A mon réveil j'associe l'horreur des rats au souvenir de mon père me flanquant une correction sous la forme d'un crapaud sanglant dans lequel un vautour (mon père) plonge le bec. J'ai les fesses nues et le ventre en sang. Souvenir très aveuglant comme le soleil vu à travers les yeux fermés en rouge [2]. » Il analyse lui-même l'association produisant le rêve : les terreurs de l'enfance, sa peur des rats, des araignées, de la cave où l'on descend avec une chandelle, les coups qu'il reçut de son père pour une faute bénigne et qui lui firent l'effet d'une tentative de viol : « Je le vois encore avec un sourire fielleux et aveugle étendre des mains obscènes sur moi. » Bataille sait donc à l'occasion transcrire un rêve, l'utiliser pour mieux se connaître; s'il n'attribue à cette activité qu'une importance subsidiaire, c'est qu'il attend tout d'un autre genre de révélation. D'ailleurs, le rêve emplit la tête, et Bataille se préoccupe de l'évacuation de l'intérieur de la tête. Il ira plus loin en fondant la revue

1. *L'Œil pinéal*, *O.C.*, t. II.
2. *O.C.*, t. II.

Acéphale, glorifiant l'homme sans tête, voulant pousser l'humanité à perdre la tête.

La démarche de Bataille est liée à ce qu'il a appelé successivement l'*expérience intérieure,* l'*extrême du possible,* le *pal* [1], l'*opération souveraine,* répondant à la nécessité de « mettre tout en cause (en question) sans repos admissible ». Cette démarche se veut au-delà de toute religion : « les états d'extase, de ravissement, au moins d'émotion méditée » doivent correspondre à « une expérience nue, libre d'attaches, même d'origine, à quelque confession que ce soit ». Elle dépend d'une agitation intellectuelle forcenée : « On n'atteint des états d'extase et de ravissement qu'en *dramatisant* l'existence en général. » L'originalité de Bataille est d'associer la raison à cette déraison, d'essayer de trouver une méthode plus grandiose que le yoga : « L'exaltation naturelle ou l'ivresse ont la vertu des feux de paille. Nous n'atteignons pas, sans l'appui de la raison, la " sombre incandescence " [2]. » Il proposera tout d'abord les exercices de « la joie devant la mort », comportant la récitation de formules, et un acte de dépouillement mental : « Je fixe un point devant moi et je me représente ce point comme le lieu géométrique de toute existence et de toute unité, de toute séparation et de toute angoisse, de tout désir inassouvi et de toute mort possibles [3]. » Il s'agit d'adhérer à ce point jusqu'à « la chute purement intérieure dans un vide ». La recherche de la « chute » extatique implique parfois la prosternation devant le rien de la matière : « Il m'arriva dans mon délire de lécher les planches poussiéreuses, les planches de grenier de ma chambre. J'aurais voulu que ma langue se séchât, et qu'elle s'usât à les lécher [4]. » On peut concevoir une extase collective : au temps de la fondation du Collège de sociologie, Bataille organisa une « rencontre » silencieuse en forêt, à Saint-Nom-la-Bretèche, selon des instructions rédigées comme un rituel [5].

1. « Je ne veux plus parler d'expérience intérieure (ou mystique) mais de *pal.* De même on dit le Zen » (*Sur Nietzsche,* Paris, Gallimard, 1946).
2. *L'Expérience intérieure* (Paris, Gallimard, 1945).
3. *La Pratique de « la joie devant la mort », O.C.,* t. I.
4. *Charlotte d'Ingerville, O.C.,* t. IV, 1971.
5. *Instructions pour la « rencontre » en forêt, O.C.,* t. II.

Il est particulièrement recommandé, pour comprendre Bataille, de comparer ses extases de *L'Expérience intérieure* avec ses rêves indiqués dans *Le Coupable*. L'extase pure est extase devant le vide, telle celle qu'il éprouva, assis au crépuscule dans une véranda, ne voyant que le ciel et le toit d'une maison. Au moment de se lever, il se sentit pénétré d'une félicité mystique, due à la « douceur du ciel » qui se communiquait à lui : « Je la sentais présente à l'intérieur de la tête comme un ruissellement vaporeux, subtilement saisissable, mais participant à la douceur du dehors, me mettant en possession d'elle, m'en faisant jouir. » Une autre fois, il connut une félicité du même ordre en passant en voiture sous la pluie entre des haies et des arbres qu'il regardait : « J'entrais en possession de chaque arbre mouillé et je ne le quittais que tristement pour un autre. A ce moment, je pensais que cette jouissance rêveuse ne cesserait pas de m'appartenir, que je vivrais désormais nanti du pouvoir de jouir mélancoliquement des choses et d'en aspirer les délices. » Il est intéressant d'apprendre qu'il est parti de l'extase imagée, analogue au rêve éveillé, pour arriver à l'extase ruisselante :

> Ces ruissellements sont en nous d'une plasticité désarmante. Imaginer suffit, et la forme rêvée prend vaguement corps. C'est ainsi qu'il y a de cela des années, quand ces ruissellements demeuraient en moi diffus, sans objet, je m'étais, dans l'obscurité de ma chambre, senti devenir un arbre et même un arbre foudroyé : mes bras s'étaient peu à peu élevés et leur mouvement se noua comme celui de fortes branches brisées presque à ras du tronc (...). Si j'avais eu ce projet : devenir un arbre, il aurait échoué. J'étais devenu arbre comme on rêve, sans autre conséquence, mais j'étais éveillé, je jouissais de n'être plus moi-même, d'être différent, de glisser [1].

Au cours d'une autre extase, il devint flamme. Il tenta de multiplier ses états de « ruissellement » au moyen de procédés précis. Il utilisa des photos représentant un Chinois supplicié : « Les cheveux dressés sur la tête, hideux, hagard, zébré de sang, beau comme une guêpe. » Cette vision horrible

1. *L'Expérience intérieure, op. cit.*

le précipitait infailliblement dans un abîme de non-savoir. Il conçut un certain type de « méditation », qui conduisait à l'extase à travers un thème comique ou tragique. Il donna en exemples ces trois méditations : il demande une audience, et est expulsé par le ministre d'un coup de pied au derrière; il trouve un ver luisant entre deux tombes; le soleil entre dans sa chambre avec une tête en forme de crâne d'oiseau et « le cou maigre des fleurs » [1].

Bataille séparait nettement ses extases de sa vie sexuelle; l'effusion érotique était pour lui un « moment souverain » (comme le rire, le sacrifice), mais non une école d'extase. Cependant, dans *La Tombe de Louis XXX*, il note exceptionnellement une extase sexuée :

> ... Dans les premiers jours où je méditais, j'entrai comme d'habitude en état de torpeur, quand je me sentis, soudainement, devenir un sexe en érection. L'intensité de ma conviction la rendait difficile à récuser (...). L'idée d'être – mon corps, ma tête – un grand pénis qui bande était si folle que j'eus envie de rire. L'idée comique me vint même qu'une érection si dure – le corps en entier tendu comme une queue bande – n'avait d'autre issue que jouir! (...) Un jet d'horreur, de lumière, me parcourut de bas en haut [2].

Il y a donc deux sortes d'extases chez Bataille : celles où il s'identifie à quelque chose, et celles où il est jeté dans l'indescriptible, balbutiant : « Je ne vois rien. *Cela* n'est ni visible ni sensible de quelque façon qu'on l'imagine, ni intelligible. *Cela* rend douloureux et lourd de ne pas mourir [3]. »

A côté des extases, les rêves ont surtout une valeur d'appoint. Le plus beau rêve de Bataille est, dans *Le Coupable*, celui où il se trouve sur un vaste volcan, près du cratère, dont l'éruption soudaine le contraint à dévaler la pente de la montagne, pour se réfugier dans une grotte aux rochers féeriques; il y rencontre des personnages de pierre d'une stature immense, pétrifiés dans une hilarité glacée, et essaie de convaincre le plus majestueux qu'il est semblable à lui. Au réveil il pense que ce rêve signifie « la mort en même

1. *Méthode de méditation, op. cit.*
2. *O.C.*, t. IV (Paris, Gallimard, 1971).
3. *L'Expérience intérieure, op. cit.*

temps redoutée et désirée – dans son essence même faite de cette grandeur vide et de ce rire intolérable qui ne peuvent être atteints que dans le rêve ». Déjà, à l'époque des exercices de « la joie devant la mort », il notait : « Une nuit, en rêve, X... se sent traversé par la foudre : il comprend qu'il meurt et il est aussitôt miraculeusement ébloui et transfiguré; à cet instant de son rêve il atteint l'*inespéré* mais il se réveille [1]. » Ce n'est pas là une attitude romantique, car Bataille n'identifie pas la mort au sommeil mais à l'obscénité : « La nudité, la fente urinaire, le voisinage de la merde sont à la mort ce que le lever du soleil est au jour. L'obscénité de la " petite mort " annonce à chaque heure en moi l'horreur de la grande [2]. » Si l'obscénité est une « aurore de la mort », le rêve est l' « inespéré » qui prête une forme sensible à l'instinct de mort [3].

Ce qu'il y a de commun entre l'extase et le rêve, c'est l'amour de la nuit. L'extase boit la nuit comme le buvard boit l'encre. Bataille aspire à la « nuit du non-savoir », et il a devant la nuit cosmique une attitude de possession agressive : « Je désire être égorgé en violant la fille à qui j'aurais pu dire : tu es la nuit [4]. » Mais cette agressivité se brise, devient abandon fasciné : « A contempler la nuit, je ne vois rien, n'aime rien. Je demeure immobile, figé, absorbé en ELLE [5]. »

Le penseur qui croit qu'il faut choisir entre Breton et Bataille, qui ne voit pas qu'ils se complètent *harmonieusement*, est un homme qui n'a pas encore surmonté ses propres contradictions. Bataille va là où Breton ne peut pas aller, en tant que responsable d'une aventure collective. Et Breton réalise ce que Bataille, bien qu'il fût un excellent animateur de revues (de *Documents* à *Critique*) était incapable de faire : constituer un groupe cohérent aux recherches mul-

1. *O.C.*, t. I.
2. *O.C.*, t. IV.
3. Dans mon premier article sur Bataille, j'étudiais l'usage des *points de suspension* dans son œuvre, en faisant remarquer qu'ils ne correspondaient pas à un artifice littéraire, mais à une métaphysique : « Sa méthode est une valorisation des points de suspension de l'être », écrivais-je.
4. *L'Anus solaire*, dans *O.C.*, t. I.
5. *L'Expérience intérieure, op. cit.*

tiples [1]. Lorsque Bataille dit : « Rien n'arrêtera la description fantomatique et aventurière de l'existence », lorsqu'il parle de « l'existence aux mille yeux, mille yeux avides d'apercevoir une proie au-delà des miettes avec lesquelles on nourrit l'ennui de chaque journée », il manifeste combien son accord secret avec le surréalisme était fondamental.

Roger Caillois, rationaliste du mystère.

Roger Caillois adhéra au surréalisme en 1932 – il avait alors dix-neuf ans – et pendant trois ans il participa à ses manifestations, ses jeux et ses débats, tout en poursuivant ses études à l'École normale supérieure : « Je ne connaissais de mots d'ordre que ceux de la secte », dira-t-il plus tard. Dès ses premiers articles, il se montra un érudit de la grande espèce, philologue, sociologue, géologue, entomologiste, lisant tout, capable de se référer aussi bien à un roman policier qu'à une épigraphe assyro-babylonienne (c'est le type même de l'érudition surréaliste), et avec cela ergoteur, tatillon, cherchant noise aux inspirés et aux délirants comme s'ils étaient les ennemis de sa foi. Son principe était : « L'irrationnel, soit; mais j'y veux d'abord la cohérence. » En 1935, un incident fut le prétexte de la rupture : André Breton dans son atelier montra à Roger Caillois et à Jacques Lacan des « haricots sauteurs » du Mexique, et leur demanda comment ils souhaitaient agir devant ce phénomène. Caillois dit qu'il fallait ouvrir séance tenante les graines, pour examiner ce qui les faisait bondir; Lacan soutint qu'il ne fallait surtout pas les ouvrir, afin de raisonner librement sur leur mouvement. Breton (qui admettait de les ouvrir, mais seulement *après* que l'esprit eut épuisé toutes les hypothèses), trouva l'attitude de Caillois d'un positivisme dépassé, et celui-ci, dépité, lui adressa une lettre où il se vantait de ne savoir s'amuser avec aucun jouet. Dès 1936, agrégé de

1. J'ai demandé à Hans Bellmer, qui a fait des illustrations sublimes pour Bataille, s'il avait eu avec lui des rapports privilégiés : « Nous n'avons échangé que quelques mots sans intérêt. Nous étions l'un et l'autre beaucoup trop égocentriques », m'avoua-t-il.

grammaire, diplômé de l'École des hautes études, il se rapprocha des opposants du surréalisme. En mars 1937, il fonda avec Bataille le Collège de sociologie, dont le but était le développement d'une « sociologie sacrée », et la constitution d'une « communauté morale » analogue aux « sociétés de complot » décrites par Marcel Mauss. Il ouvrit lui-même le cycle des conférences, le 20 novembre, par une leçon inaugurale; mais il se tint auprès de Bataille comme Sancho Pança auprès de don Quichotte, et ne tarda pas à se désolidariser de lui. Bataille fit allusion à leur désaccord profond, en juillet 1939, dans la dernière conférence de ce Collège.

En 1956, après des travaux de tous ordres, Caillois publia *L'incertitude qui vient des rêves*, livre où il rejette les postulats de la psychanalyse et du surréalisme, sans parvenir à leur en substituer aucun par ses propres moyens. Pour lui, « les rêves ont à peine plus de sens que les formes des nuages ou les dessins des ailes de papillons ». Il a d'abord essayé de les analyser, à partir des clefs des songes, puis il y a renoncé en les considérant comme « un spectacle extravagant et sans portée », ou encore « un désordre de simulacres sans secret ». Il n'a donc même pas le point de vue de Jung, il revient à celui d'Alfred Maury, dont il reprend à son compte les thèses sur l'automatisme des images de rêve, et sur la perte de la liberté dans le sommeil; c'est un Maury sans hallucination hypnagogique, ce qui est moins séduisant. « Bientôt, le fait de rêver m'apparut en soi plus digne d'attention que ne l'était le contenu des rêves », dit-il. Il examine les difficultés que créent à l'esprit raisonnant ces illusions. Il est troublé par la cohérence des rêves (les siens sont des « merveilles d'horlogerie »), qui abuse sa mémoire au point qu'il ne sait plus distinguer entre un incident réel et un incident rêvé. A une époque où il voyageait souvent pour visiter des ruines, il rêvait la nuit avec tant de précision qu'il visitait d'autres ruines, que le lendemain il finissait par douter de ce qu'il avait réellement vu. D'autres fois, il cherche dans ses poches un porte-mine qu'il croit avoir acheté dans une papeterie, ou il s'apprête à parler d'un ami qu'il a rencontré le jour précédent, et il s'avise soudain que cet achat, cette rencontre sont des inventions de son sommeil.

Tout son livre se borne à décrire des anecdotes de ce genre, et à en tirer de subtiles spéculations sur l'enchaînement des images dans l'état de veille. Caillois fait un discours sur le peu de rêve, comme Breton en avait fait un sur le peu de réalité. On s'aperçoit, à travers sa démonstration, que le rêve ne pose que des problèmes sans intérêt, si l'on n'admet pas qu'il est un langage symbolique. Les arguments que Caillois soutient contre cette évidence sont spécieux. Parce qu'il rêve parfois avec joie qu'il commet des actes délictueux, il nie le refoulement et le déplacement. Cela ne prouve rien. Le ça mène souvent un grand tapage pour détourner le soi d'un point infime mais obsédant. Certaines scènes outrées d'un rêve sont à l'inconscient ce que sont les vantardises au conscient. Une parodie de la libération des affects indique justement qu'on regrette de ne pas être libéré. En conclusion, après avoir longuement exposé qu'il n'attache aux rêves aucune importance, aucune signification, aucune beauté poétique, il dit : « Je me demande à quelles étranges raisons j'ai obéi en entreprenant cette étude sur le rêve. » Il ne se doute pas qu'il en a donné auparavant la réponse, quand il écrit : « Je vois bien qu'à aucun moment de ma vie, je ne pourrai être assuré que je ne rêve pas. »

On ne s'étonnera pas si, avec de telles idées, Caillois a fait un recueil de morceaux choisis, *Puissances du rêve* (1962), extrêmement froid et ennuyeux. On imagine aisément quelle magnifique anthologie du rêve aurait composée Pierre Mabille ou Paul Éluard, si on le leur avait demandé; ç'aurait été un livre merveilleux, troublant, faisant battre éperdument le cœur d'un lecteur de vingt ans. Avec Caillois, tout est scolastique, sec, dénué de fantaisie; il choisit des textes de bonne qualité littéraire, mais sans arôme. Malgré son érudition, il n'a pas le sens du document curieux, de la citation inattendue, qui jaillit comme un éclair pour illuminer le sujet traité. Il donne pour des récits de rêves la *Vision de Charles IX* de Mérimée, *La Morte amoureuse* de Théophile Gautier, *Lord Mountdrago* de Somerset Maugham, etc. Il prend un extrait banal de Kipling, alors qu'il pouvait retenir le texte extraordinaire et peu connu de R. L. Stevenson, *A Chapter on Dreams.* Il ne mentionne aucun des *Contes des yeux fermés* d'Alphonse Séché (le premier recueil français de récits de rêves, datant de 1913). Je pourrais signaler une cinquantaine d'histoires plus remarquables que celles qu'il a réunies. Les mêmes défauts caractérisent son *Anthologie du fantastique*, d'ailleurs éreintée à sa sortie par la revue *Fiction*, qui défendait une forme autrement moderne du fantastique. Là encore, il s'agit d'un choix purement académique, sans audace; c'est à se demander par quelle aberration il a été un temps surréaliste. Excellent sociologue de la guerre (son livre *Bellone* est de premier ordre), Caillois est beaucoup moins compétent dans le domaine du rêve, du fantastique et des sciences occultes. Mais l'important, c'est que ce rationaliste ait éprouvé le besoin d'écrire des livres sur ces sujets : il nous montre aïnsi que personne – personne qui vaille – n'échappe aux problèmes du rêve.

Henri Michaux, ailleurs.

Henri Michaux était professeur dans un collège libre de Dinant, quand son ami Camille Goemans, le futur surréaliste, le recommanda à Franz Hellens, le directeur de la revue *Le Disque vert*, qui accueillit ses prémices, *Cas de folie circulaire, Chronique de l'aiguilleur.* Sous l'influence de Franz Hellens, qui avait écrit d'après ses rêves un beau roman, *Mélusine* [1], Michaux s'intéressa d'emblée au rapport de la poésie et de l'univers onirique. Son premier livre, *Les Rêves et la jambe*, paru en 1923 à Anvers aux éditions dadaïstes « Ça ira », était un « essai philosophique et littéraire » sur le rêve; en une suite de notations brèves, il envisageait les implications de ce phénomène dans la vie et l'écriture. Le rêve est un « morceau d'homme », comme la jambe : « La jambe est intelligente. Toute chose l'est. Mais elle ne réfléchit pas comme un homme. Elle réfléchit comme une

1. Dans *Documents secrets*, Franz Hellens raconte l'histoire de ses livres et de la fondation du *Disque vert*. Son roman *Mélusine* (1921), commencé un matin à la suite d'un rêve, poursuivi pendant seize mois sous la dictée de ses nuits, ses contes de *Nocturnal*, son essai *La Vie seconde* (1945), en font un bon auteur parasurréaliste.

jambe... La logique d'un morceau d'homme est absurdité pour l'homme total. » Étant donné « un grand morceau d'homme qui dort et un petit morceau qui est éveillé », la vérité du style sera « l'apparition du morceau d'homme sacrifié », avec ce que cela comporte d'absurde.

En 1924, Michaux devint codirecteur du *Disque vert* avec Hellens, et s'y exprima plus longuement; ce fut là que dans son article *Surréalisme* il prit parti pour le mouvement naissant, avec quelques réserves. Il fait une analyse intéressante de *Poisson soluble,* en quoi il voit des « confessions » auxquelles conviendrait plutôt le mot d'*introréalisme* que de surréalisme. C'est la « description du panorama dans la tête », alors que les autres écrivains se bornent à décrire « le panorama autour de votre tête ». Il reproche à l'automatisme d'être de l' « incontinence graphique » et d'aboutir à la monotonie, en précisant : « Le merveilleux surréaliste est monotone, mais entre le merveilleux et quoi que ce soit, je n'hésite pas. Vive le merveilleux! » Ce fut Michaux qui eut l'idée d'un numéro spécial sur *Le Cas Lautréamont,* non sans ironiser sur « le cas de ceux qui prennent Lautréamont pour un cas ». *Le Disque vert* organisa une enquête sur les rêves, à laquelle répondirent plusieurs surréalistes, et à cette occasion Michaux y publia *Mes rêves d'enfant,* quatorze cauchemars qui l'avaient particulièrement troublé dans son enfance. Ce sont des scènes cruelles, germes de ses poèmes futurs : il pêche en mer des femmes dans un filet, tant de femmes qu'il coule avec son chargement; il est fessé par Dieu; l'escalier, de l'entresol au 5e étage, devient une bête monstrueuse, pendant qu'il est sur un palier; il entre dans une baraque foraine où l'on annonce : « Ici on peut tuer pour 20 francs »; il forme avec de la mie de pain une souris qui s'anime et que son chat poursuit; la chaise de son grand-père se met à parler, etc.

L'œuvre poétique de Michaux suppose un recours constant à l'onirisme, et avoue généreusement ses sources. Déjà dans *Qui je fus,* le grand livre de ses débuts, *La Technique de la mort au lit* inaugurait la série de pièces sur le bon usage du lit, et sur les transformations qui s'opèrent dans la chambre du rêveur, dont on trouvera maints exemples en ses recueils suivants, *Mes propriétés, La nuit remue.* Le poète manipule un impressionnant matériel hypnagogique. En 1931, il publie les trois *Nuits* qui feront partie de *Plume* avec le sous-titre « Scénarios de cauchemars ». Mais Michaux ne s'inspire pas de ses rêves, comme Hellens; il fait mieux, il utilise directement les forces qui les engendrent. Michaux est l'homme qui met en échec, catégoriquement, cette « rhétorique de rêve » aimée par Caillois, cette froide malice des littérateurs de l'insolite. Abolir les limites de l'état de veille, assumer pleinement la fonction dramatique du bizarre, voilà le sens de son action. Il ne cherche pas à égaler le modèle nocturne, mais à le dépasser, à le rendre caduc. Toutes ses inventions dérivent, nous dit-il, d'une « Méthode générale pour l'affranchissement de la personne » à laquelle il travaille depuis sa naissance. Il tient le sommeil pour une telle expédition que, dans *Arriver à se réveiller* (« La nuit me laisse cadavre »), il expose les procédés de réanimation nécessaires au retour à la vie diurne.

Après avoir fait les expériences de la mescaline racontées dans *L'infini turbulent* (1957), défini les sensations de la drogue dans *Connaissance par les gouffres* (1961), évoqué les lois des apparitions dans *Le Merveilleux normal*[1], *Les Présences qui ne devraient pas être là*[2], Michaux sentit la nécessité d'étudier ses rêves, pour les comparer à ses autres moyens de prospection de l'inconscient. Il les nota, les commenta, et les rassembla dans *Façons d'endormi, façons d'éveillé* (1969). Il constate que ses rêves ont influencé sa vie, autant que la vie les a influencés. « Depuis toujours, je compte sur mes nuits pour éclairer mes jours... notablement. » Il a conscience que l' « homme de nuit » le juge, raille ses décisions. Le rêve, « cet anti-éloquent », est pour lui une langue secrète et sans gêne, « l'argot des rêveurs de nuit, qui ressemble tellement à l'argot des hors-la-loi ». Le rêve est multiple, plutôt que profond; il nous donne vue sur tous les aspects de l'être : « C'est par les rêves que l'humanité forme, malgré tout un bloc, une unité – d'où l'on ne peut s'évader – et qui se comprend. L'un se retrouve dans l'autre,

1. *Les Lettres nouvelles* (octobre 1963). Non repris en volume.
2. *La Nouvelle Nouvelle Revue française* (juillet 1965). Non repris en volume.

quoi qu'il veuille, le juge dans l'assassin, le sage dans le fou, le fonctionnaire dans le musicien et le bourgeois dans le libéré, non pour s'être bien observés les uns les autres, mais pour avoir tous été dormeurs. » Parmi les rêves qu'il analyse, afin de déterminer son « tempérament de nuit », il y a celui de la marche sous l'eau dans un bassin (la veille, assistant à une conférence, il s'était senti submergé d'ennui); celui où il voit un lac près de l'Opéra (il venait de faire avec succès ses premières lithographies); celui où il participe à une nouvelle guerre de Jugurtha (à l'époque du printemps de Prague); celui où il passe un examen en Chine, menacé de mort s'il trace mal un caractère sur sa copie (après un projet de voyage au Cambodge). Il a un très beau rêve d'amour : une montagne bleue s'élève dans sa chambre, dont les dimensions s'agrandissent. Il fait ensuite le bilan de ses rêves vigiles, qui ont nettement sa préférence : « C'est le rêve de jour, lequel de tout temps fut *mon* rêve, le rêve qui, sans qu'on dorme, se présente, attiré par l'indolence, le goût du laisser-aller, du laisser-venir, du balancement et du bercement de l'être. » Il définit en termes précis l'art de la rêverie, ses possibilités de jeu et d'intervention. Enfin, Michaux a des « absences », qui ne sont ni des rêves éveillés ni des transes extatiques; ainsi, dans un *motoscafo* à Venise, il eut l'illusion que « le canal était plein de gens qui dans l'eau sombre se noyaient ». Pendant tout le trajet, il eut sous les yeux ce spectacle : « A perte de vue, des têtes emportées, des têtes à la peau pâle. » Cette vision se déroula « dans un secret et vertigineux aparté », et ne s'interrompit que lorsqu'il mit pied sur l'embarcadère.

Breton tenait Michaux pour un « surréaliste malgré lui », et regrettait qu'il n'ait jamais eu la tentation de se mêler au groupe. *Façons d'endormi, façons d'éveillé* est assurément un livre conçu dans l'esprit du surréalisme, et il est à remarquer qu'il a paru trois ans après la mort de Breton, comme si Michaux reprenait le flambeau avec lequel celui-ci avait illuminé les ténèbres de la vie.

Le Grand Jeu.

Les membres du groupe « Le Grand Jeu » furent les enfants surnaturels du surréalisme. En octobre 1922, au lycée de Reims, en classe de troisième, quatre élèves de quatorze à quinze ans, Roger Gilbert-Lecomte, Roger Vailland, René Daumal et Robert Meyrat, se lièrent; ils formèrent une société d'initiés, les Phrères Simplistes, reposant sur un pacte de vie et de mort, et comportant un rituel d'épreuves. Chaque Phrère avait un surnom, se considérait comme un Ange, cherchait à se procurer des états psychiques singuliers. Pour s'entraîner à la douleur, ils se tailladaient les paumes des mains. Gilbert-Lecomte, en étude, tentait de devenir fou en développant une idée fixe, par exemple en ne pensant qu'à des chats. Daumal marchait pendant des heures les yeux bandés, guidé par un Phrère, jusqu'à ressentir l'impression de n'être plus au monde. Ils pratiquaient la patascopie, consistant à distinguer en chaque individu l'animal auquel il ressemblait. Ils avaient des jeux de divination, comme de regarder une surface miroitante, pour y découvrir son double, ou l'image de ce qu'on sera après la mort. A seize ans, Daumal eut l'idée de se servir du tétrachlorure de carbone, qu'il utilisait pour asphyxier les coléoptères dont il faisait collection; il en imbiba son mouchoir, le respira et dans la syncope qui suivit, entra dans un champ de sensations supranormales. Il répéta plusieurs fois cette expérience et Gilbert-Lecomte, qui s'adonnait déjà aux stupéfiants, l'imita. Les Simplistes recherchaient en buvant de l'alcool à jeun une ivresse de dissociation, qu'ils nommaient le « Maëlstrom pigmé ». Ils écrivaient des « carnets de route », et lisaient *La Révolution surréaliste* dont le numéro 3, conçu par Artaud, les influença particulièrement.

En novembre 1925, Daumal et Vailland sont à Paris pour préparer l'École normale supérieure. Ils songent à créer une revue, et la rencontre du peintre Sima, dans son atelier de la Cour de Rohan, stimule leur projet. Ils ne veulent pas s'agréger au surréalisme, mais au contraire annexer tous les surréalistes à leur mouvement. Gilbert-Lecomte, délaissant ses études de médecine à Reims, les rejoint; leur groupe s'augmente de Rolland de Renéville, Pierre Minet, Maurice Henry, Arthur Harfaux. Le surréaliste Monny de Boully passe dans leur camp. Ils s'assurent de l'appui de quelques aînés, et Breton lui-même s'intéresse à eux. La revue *Le Grand Jeu* n'eut que trois numéros, échelonnés entre juin 1928 et octobre 1930; elle semble une revue surréaliste, d'autant plus qu'on y trouve des textes de Ribemont-Dessaignes, de Saint-Pol Roux, de Desnos, de Vitrac, de Nezval, de Crevel, et un dessin d'André Masson. Elle ouvre deux enquêtes : « Accepteriez-vous de signer le fameux pacte avec le Diable? », et : « Fûtes-vous à l'origine de votre vie sexuelle masochiste? » (seul Michel Leiris répondra à cette dernière question). Elle contient un hommage à Rimbaud, conforme à l'option surréaliste. Et pourtant, la teinte funèbre et mystique répandue sur le tout crée une subtile différence.

Les membres du *Grand Jeu* veulent créer une « métaphysique expérimentale », c'est-à-dire un ensemble de pratiques pour explorer l'invisible, et une « psychologie des états » définissant les différents plans allant de l'inconscience absolue à la conscience totale. René Daumal s'entraîne à résister au sommeil, et épuisé par ses insomnies il est la proie du « délire des automatismes éveillés », entendant des voix. Il s'exerce aussi à s'endormir les yeux ouverts, et Monny de Boully, lui glissant une cigarette allumée entre les doigts, un jour qu'il était dans cet état cataleptique, la vit se consumer et lui brûler les phalanges sans qu'il se réveillât. Daumal fait également des expériences de vision extrarétinienne avec René Maublanc; dans une chambre noire, les yeux clos, il s'efforce de « lire » des documents enfermés dans une cassette, ou de décrire les objets qui l'entourent. Enfin, se préoccupant du dédoublement de la personnalité, des rencontres de doubles dans un autre monde, il fait du rêve une aventure surhumaine; pendant un temps, il s'endort en donnant rendez-vous à son ami Robert Meyrat, et chaque nuit il le retrouve effectivement dans une Ville mystérieuse où ils se promènent. Il explique, dans *Nerval le nyctalope*, par quel procédé de concentration mentale il sortait de son corps :

« Vu de l'extérieur, je m'endormais. En fait j'errais sans effort – et même avec la facilité désespérante que ceux qui se souviennent d'avoir été des morts connaissent bien –, je marchais, et immobile je me voyais en même temps marcher, dans des quartiers tout à fait inconnus de la ville, et Meyrat marchait près de moi [1]. » Parmi les autres « petites recettes » du *Grand Jeu,* Daumal en inventa *pour échapper au nominalisme* (remplacer un mot par un autre dans la conversation), *pour s'ahurir impersonnel* (employer les pronoms d'une manière inusitée) ou *pour se penser virtuellement tout-puissant :* « Allant à pied, imaginez votre crâne soudé au ciel, votre corps immobile, le mouvement de vos jambes faisant mouvoir le pavé sous elles, et en même temps les arbres, les maisons et le monde entier. Vous faites tourner la terre, vous mouvez toute chose [2]. »

Roger Gilbert-Lecomte, luciférien, hanté par la mort, va encore plus loin que Daumal. Il cherche à se créer un « état de stupeur fixe » qu'il nomme « mort-dans-la-vie », et pour cela fait de son existence un « moyen de suicide lent ». Sans cesse il rappelle l'homme à sa condition d'Ange déchu : « Souvenez-vous, hommes, du fond caverneux de vous-mêmes : *votre peau n'a pas toujours été votre limite.* Il fut un temps où la conscience n'était pas emprisonnée dans cette outre puante, un temps où le cercle magique des horizons lui-même ne suffisait pas à emprisonner l'homme. » Les rêves et les mythes ont pour lui la fonction d'opposer, à l'universalité de la raison scientifique, une « universalité de l'intuition immédiate ». Le sommeil transporte l'homme ici-haut, si l'on peut dire : « Il est un univers onirique réel et commun à toutes les consciences. Il possède ses lois propres et ses drames éternels. Ce qui rêve quand on dort se meut dans ce domaine inconnu comme le corps fait dans l'espace quand on veille. Cet univers n'a pas de soleil et chaque objet s'y éclaire de sa lumière propre; c'est le pays des métamorphoses [3]. » Dans ses notes pour *L'Activité de la conscience*

1. Repris dans *Chaque fois que l'aube paraît* (Paris, Gallimard, 1953).
2. Cf. *L'Herne,* n° 10, 1968.
3. *L'univers des mythes. L'horrible révélation... la seule* (*Le Grand Jeu,* n° 3, 1930).

dans le rêve [1], Gilbert-Lecomte révèle qu'il se livrait à des études très poussées sur ce problème. Il a décrit aussi dans *Moi et Moi* une expérience de dédoublement pendant son sommeil, « un incident de frontière entre rêve et veille ». Il dort sur un divan, quelqu'un entre; il s'éveille et il reste endormi *en même temps :*

En un instant naît la scission mémorable.
Moi-qui-veille se lève et montrant au nouveau-venu Moi-qui-dors toujours étendu sur le divan dit en se penchant :
– Il dort.
Sans la moindre angoisse.
La crainte commence à saisir Moi-qui-veille quand Moi-qui-dors s'agite et crie en proie aux lémures du profond sommeil. Moi-qui-veille se tournant vers son hôte dit finement :
– Il rêve.
Moi-qui-dors se dresse brusquement sur son séant. Moi-qui-veille poussé par un souvenir de solidarité l'aide à se dresser complètement.
Spectacle unique. Moi-qui-veille prend le bras de Moi-qui-dors, comme on fait à un convalescent et tous deux (ou tout un en deux) font au pas le tour de la chambre [2].

Gilbert-Lecomte avait des idées étonnantes; il voulait créer une « mystique prénatale », faisant resurgir des sensations d'avant la naissance; mais ravagé par la drogue, qui le tua prématurément, il ne put venir à bout de ses grands projets. Il ne fit qu'ébaucher ses livres *Vision par l'épiphyse*, sur les messages de l'au-delà dus au « troisième œil », et *Les Rêves sans gloire de Monsieur Tic Lapeur*, « essais de polypsychologie inhumaine ».

Breton tenta tour à tour de séduire, de soumettre et de briser ce groupe qui, tout en se situant à côté du surréalisme, voulait préserver son originalité. Il organisa en mars 1929, au Bar de la rue du Château, une de ces séances dont il avait le secret, où *Le Grand Jeu* dut répondre à diverses inculpations (employer souvent le mot Dieu, préférer Landru à Sacco et Vanzetti, etc.). Breton ne réussit pas à entamer son

1. Cf. Michel Random, *Le Grand Jeu*, 2 vol. (Paris, Denoël, 1970). On trouvera dans cette excellente étude d'ensemble sur le groupe divers fragments inédits des principaux intéressés.
2. *Le Grand Jeu*, n° 2, 1929.

intégrité, tout au plus à le diviser en fomentant un incident qui obligea Daumal et Gilbert-Lecomte à se séparer de Roger Vailland. Le quatrième numéro de la revue ne pouvant paraître, faute d'argent, l'équipe se disloqua d'elle-même; en décembre 1932, René Daumal partit pour les États-Unis comme attaché de presse du danseur hindou Uday Shankar; Maurice Henry, Arthur Harfaux se rallièrent au surréalisme, dont Gilbert-Lecomte lui aussi se rapprocha.

Le groupe du *Grand Jeu* n'était pas longtemps viable, car il impliquait des techniques d'autodestruction (Gilbert-Lecomte parlait d'« auto-assassinat ») menant à la ruine de la santé et à la dissolution de la volonté. A côté de cette doctrine de perdition, le surréalisme, malgré son recours au désespoir, semble une doctrine du salut et de la grâce (transférés du divin à l'humain). Roger Vailland a avoué que, depuis sa jeunesse, il a fait souvent ce même cauchemar : il courait main dans la main avec Gilbert-Lecomte, sur l'herbe rase d'un haut plateau, jusqu'au bord d'une falaise; ils se suspendaient à un arbre mort gigantesque pour descendre dans la plaine plus bas, mais tandis que son compagnon s'élançait hardiment dans le vide, Vailland restait agrippé au tronc, en hurlant de terreur[1]. Apologue montrant que l'aventure poétique du *Grand Jeu* n'était pas praticable par tous, alors que le surréalisme avait pour ambition d'apporter à chacun un moyen de libération.

1. Roger Vailland, *Écrits intimes*, p. 498 (Paris, Gallimard, 1968).

XII

Les voyageurs du troisième convoi

Le rêve est nécessaire à notre hygiène. Mais son rôle nocif vient de ce que l'homme se rêve au lieu de rêver la vie. Rêver en dehors de soi *est le baume de la spiritualité, un tonique de l'esprit.*

Malcolm de Chazal.

En octobre 1945, Michel Fardoulis-Lagrange, un des fidèles de Georges Bataille, fondait la revue *Troisième convoi,* dont le titre s'inspirait d'une phrase du *Second Manifeste du surréalisme :* « Nous, voyageurs du second convoi. » A Breton, qui avait présenté ainsi l'équipe constituée après l'épuration de ses premiers compagnons de route, Fardoulis-Lagrange désignait la nécessité d'en créer une troisième, avec des éléments issus de l'après-guerre. La formule est excellente, et mérite d'être retenue, en l'appliquant, non aux collaborateurs de cette revue éphémère, mais à l'ensemble des surréalistes de la dernière période. Tandis que le romantisme et le symbolisme ont été limités au temps d'une génération, ce qui caractérise le surréalisme est son étalement en trois vagues successives. Tout historien qui ne tient pas compte de ces différentes phases de son évolution est incomplet. Les voyageurs de ce troisième convoi ont observé une attitude spéciale envers l'écriture automatique et le rêve : à la fièvre de la conquête a succédé un souci ambigu de stylisation.

Le Château de glace de Julien Gracq.

Ce fut en 1938 que Julien Gracq, alors professeur à Quimper, fit son entrée dans le surréalisme en publiant *Au Château d'Argol.* Breton, qu'il rencontra en 1939 à Nantes, fut séduit par ce roman, et pour cause : car ce jeune agrégé d'histoire se conformait à la conception de la fiction exprimée dans *Limites non frontières du surréalisme*, et poussait l'admiration de son modèle jusqu'au plus étonnant mimétisme de style. C'était à croire que Breton eût lui-même fait paraître sous un pseudonyme ce roman, où il se serait plu à ajuster sur des personnages imaginaires le drapé de ses phrases; on y reconnaissait même sa façon de souligner certains mots, ses comparaisons empruntées à la physique ou à l'hégélianisme. Mais cette identité était purement formelle, et l'auteur de *Nadja* eût sans doute conçu des héros moins abstraits : Breton s'intéressait surtout aux êtres, il cherchait toujours dans la nature quelque chose ou quelqu'un, alors que Gracq, de son propre aveu, préfère à tout les paysages. *Au Château d'Argol*, qui se présentait comme une « version démoniaque » du *Parsifal* de Wagner, perpétuait la tradition du roman noir anglais; trois êtres d'une beauté surhumaine s'y confrontaient dans un décor naturel classiquement insolite. La progression de l'action était lente, solennelle, du fait que chaque chapitre ne relatait qu'un seul événement, et semblait une station dans un parcours initiatique. Première station : Albert prend possession du manoir d'Argol, de ses bois et de ses dépendances, et y trouve un message annonçant qu'Herminien y viendra avec Heide. Deuxième station : il se promène jusqu'au cimetière en évoquant son ami Herminien, et inscrit avec une pierre sur la croix d'une tombe le nom de Heide, sans savoir encore s'il s'agit d'un homme ou d'une femme. Troisième station : arrivée d'Herminien et de Heide, jeune fille séraphique vêtue d'étoffes blanches. Quatrième station : Albert et Heide errent dans la forêt, elle se couche à ses pieds pour s'offrir à lui, mais il ne pense pas « que la possession de ce corps abandonné et splendide fût — à quelque égard que ce soit – une solution ». Cinquième station : ils se baignent tous les trois dans la mer, nageant vers le large. Étonnante nage somnambulique, où ils se défient d'aller toujours plus loin, sans se soucier de n'avoir plus la force de revenir, jusqu'à ce que Heide, coulant à pic, oblige ses compagnons à se réveiller. Les stations suivantes ont ce même caractère hiératique : Herminien joue de l'orgue dans une chapelle devant Albert à qui cette improvisation semble « le chant de la fraternité virile ». Placée entre le damnateur et le sauveur, qui la sollicitent comme le Bien et le Mal se disputent une âme, Heide s'amenuise, devient immatérielle. L'influence d'Albert l'emporte : « Il lui semblait qu'Albert l'avait *désincarnée* à jamais. » Elle meurt, mais Herminien, au moment de quitter Argol, sent qu'il va être frappé à mort par son ami. L'extrême tension de ces rapports est soutenue par celle du style sans dialogue, le rythme monotone d'un langage déferlant, qui vient battre régulièrement les pages de cette histoire. Quel autre romancier serait capable d'écrire de ses personnages : « Peut-être Hegel eût-il souri de voir marcher auprès de chacun d'eux, comme un ange ténébreux et glorieux, le fantôme à la fois de son double et de son contraire »? Gracq n'hésitait pas à se référer à Kant pour évoquer la démarche d'Herminien, et vantait la beauté de Heide en disant « le rayonnement sans égal de ce visage, qui semblait fait pour rendre éclatante aux yeux les moins prévenus la distinction essentielle de la *qualité* et du *degré* ».

Dans *Un beau ténébreux* (1946), Gracq, quittant cette emphase qui n'était pas sans charme, construit une intrigue sur le modèle stendhalien, avec de fins dialogues, une atmosphère d'étrangeté et de mélancolie croissant jusqu'à la fin. Gérard, en vacances à l'hôtel des Vagues, en Bretagne, las de tromper son ennui en flirtant avec Christel ou en devisant avec son ami Gregory, s'apprête à plier bagage quand il voit arriver Allan et Dolorès, « un couple royal ». Il décide de prolonger son séjour pour observer les nouveaux venus qui, on l'apprendra peu à peu, sont descendus en cet hôtel pour y mourir ensemble. Et tous vont subir la séduction fatale de ce couple dont la présence crée en ces lieux un climat d'impossible amour, d'impossible amitié. Allan n'est pas un héros wagnérien, c'est un héros surréaliste pur, un dandy portant son suicide à la boutonnière, qui rappelle à la fois Jacques Vaché, Jacques Rigaut et Roger Gilbert-Lecomte. Il parle du rêve avec Gérard en homme qui en sait le prix : « J'attire maintenant votre attention sur ce fait que, aussi loin sans doute que nous puissions remonter, il n'a jamais existé de songe sans la croyance en une *clé des songes*. Les divergences entre les hommes n'ont commencé que sur le point de savoir à quoi pouvait servir cette clé. » Mais ce ne sont ni Allan ni Gérard qui rêvent le mieux en cette histoire, c'est Henri, un autre pensionnaire de l'hôtel, qui fait durant quinze jours le même rêve : il est sur la cime d'une montagne, d'où il contemple au loin une ville inconnue. Et plus tard, Henri fait un second rêve, « un de ces rêves qui décolorent des journées entières, laissent l'esprit flotter sur un univers étrange, poreux, à l'étanchéité suspecte »; cette fois, il est dans une armée en guerre et il approche d'un château. Le rêve est la musique d'accompagnement de la vie, telle est l'impression qui ressort de la lecture d'*Un beau ténébreux*. Il n'intervient pas directement dans le cours des choses, il sert à lui donner une allure plus ample, une portée plus lointaine. L'admirable conversation entre Christel et Allan sur l'amour de la nuit, le dénouement inéluctable qui fait de toute passion un rêve de mort, accentuent cette fonction symphonique de la vie intérieure, faisant du rêveur un être transporté.

Les poèmes en prose de *Liberté grande* sont des petits tableaux de ville; il s'agit toujours de se promener dans des rues ou des jardins, et même, comme dans *L'Appareillage ambigu*, de partir pour un autre monde : « A minuit, par un clair de lune coupant comme un rasoir, je détachais l'amarre de la galère funèbre, et voguais. » Cela se passe ailleurs et jadis, on ne sait trop où, on ne sait trop quand, mais ce n'est jamais flou. On dirait des rêves gelés, conservés dans le réfrigérateur de la mémoire; l'effet de surréel est obtenu par décalage du quotidien et de l'actuel. Mais dans *Un cauchemar* [1], il fait un récit où rêve et hallucination se confondent. Il se

1. *Le Surréalisme en 1947* (Paris, Maeght, 1947).

promène sur une route de campagne, s'assoit à un carrefour près d'un calvaire, et remarque que la figurine de la croix s'anime : « L'œil avait cligné, canaille sous la couronne d'épines. » Et médusé, il voit le Christ sculpté détacher ses membres de son support, par des gestes saccadés, sauter à terre : « Près de moi se tenait maintenant, brûlant mes yeux dans les siens avec une impudence d'éphèbe vicieux, un gnome haut comme ma ceinture, à la petite barbe jaune et sale, l'air indiciblement minable du vieux gamin fripé, du mendigot effronté et envoûtant qui exige l'aumône et vous offusque de ses plaies comme d'un miroir aux alouettes. » En proie à une horreur panique, il l'entend dire : *« Tu-paies-un-glass? »* Ils gagnent ensemble un estaminet vide où le nain se met à tambouriner sur une table, de plus en plus fort, en criant, tandis que les dents de son compagnon s'entrechoquent : « Et, très à l'aise, voici l'aubergiste en bannière — voici les Pèlerins d'Emmaüs. »

Dans *Les Yeux bien ouverts,* Gracq avoue qu'il préfère la rêverie au rêve proprement dit : « J'ai très peur des somnambules. Et, en vérité, je rêve assez peu souvent, je veux dire que je ne me souviens pas souvent de mes rêves. » Mais la rêverie qui le requiert n'est pas une pensée paresseuse, un laisser-aller, il la définit comme « un état de tension accrue, le sentiment d'une *circulation* brusquement stimulée des formes et des idées, qui *jouent* mieux, qui s'accrochent plus heureusement les unes aux autres, facilitent le jeu des correspondances [1] ». Ce qu'il faut noter, c'est qu'il ne sent pas la nécessité d'accueillir l'extraordinaire : « La rêverie est pour moi comme un printemps imaginatif, un reverdissement brusque de toutes choses, pêle-mêle, sans aucun tri, même les plus usées, même les plus banales. » La singularité de Gracq tient aux conditions spatiales de sa rêverie, qui tourne autour de points fixes. Regarder un panorama du haut d'une falaise ou d'un escalier est ainsi un excitant idéal; il a passé des heures à rêver auprès d'une chapelle dominant Mortain en Normandie. « Celui qui regarde de très haut, invisible, commet une espèce de rapt défendu, il *possède* magi-

1. *Les Yeux bien ouverts,* dans *Farouche à quatre feuilles* (Paris, Grasset, 1954).

quement, indûment[1]. » Un autre thème de prédilection est l'« image de la *chambre vide* » : arriver dans une telle chambre induit à toutes sortes d'interrogations sur ce qu'y fut la vie de son occupant. Ces thèmes servent de balises à son univers romanesque, si bien qu'il affirme : « La vraie rêverie créatrice est une rêverie pauvre, ressassante, à caractère plutôt obsessionnel. »

Cette opposition personnelle du rêve et de la rêverie est confirmée dans *Lettrines* (1967), où Gracq ouvre pour nous les pages de son agenda littéraire, et nous livre surtout ses réflexions sur divers auteurs classiques, Renan, Balzac, Goethe, Proust, Claudel, Poe. Il y mêle quelques discrètes confidences, ainsi sur le rôle joué dans son enfance par les objets étranges, piège à mouches acheté à un camarade de l'école communale ou boomerang. Il note trois rêves : un rêve littéraire, où il assiste à une conférence d'Alfred de Vigny, et un « rêve de *Guide bleu* », dans lequel il visite une ville du Périgord, nommée Berthet, contenant une basilique et un château, ce qui l'incite dans le rêve à partir se promener huit jours à bicyclette dans le Périgord. Le troisième est le plus concis et le plus typique : « Je me demande encore d'où pouvait surgir l'humour de ce rêve, où je recevais une bizarre carte postale dont je me rappelais seulement au réveil, avec une netteté singulière, l'énigmatique légende : *Les grandes heures de l'Histoire. Bords du lac de Génésareth. Jésus prêche à 187 mètres au-dessous du niveau de la mer.* » A côté de ces furtives plongées dans l'inconscient, il privilégie les instants d'égarement discursif et lucide. Gracq a un tel goût pour une certaine forme de rêverie-méditation-monologue qu'il fait cette constatation charmante : « Supériorité de l'homme sur la femme : il se rase tous les matins. Un court moment d'absence et de recension clairvoyante, où au travers des eaux nocturnes remuées jusqu'à leur fond, l'œil non prévenu cueille, un instant flottées, je ne sais quelles phosphorescences humides de sargasses – pareil à un rôdeur, les mains dans les poches, qui marche sur le rebord de la grève avant le lever du jour. »

1. *Les Yeux bien ouverts, op. cit.*

Dans ses autres romans, *Un balcon en forêt, Le Rivage des Syrtes, La Presqu'île,* Gracq ne fait pratiquement pas de place au rêve, à part quelques brèves allusions, et la rêverie elle-même y est restreinte à l'observation commentée du paysage. Il a une conception du paysage-objet, que l'on examine dans ses moindres détails, que l'on démonte pour savoir ce qu'il y a dedans, qui finit par être accablante. Sur la fiche signalétique des personnages de ses romans, il inscrit au bas : « *Sports pratiqués :* rêve éveillé, noctambulisme. » Mais chez lui, le rêve se traduit rarement en images jaillies de l'inconscient; c'est une sorte de parfum émanant des choses qui ont un secret, des êtres en proie à l'attente de l'attente. D'où cet aspect lumineux et glacé de son œuvre : ses romans sont des vaisseaux transparents qui passent en laissant un long sillage majestueux d'ennui. Un beau petit livre d'amour, *Prose pour l'étrangère,* montre toutefois que sa retenue n'est pas insensibilité, mais obéissance à de mystérieux interdits : « Les yeux fermés, je témoignerai scandaleusement pour la joie qui ne parle pas. Dans la solitude fervente de minuit, je prononce comme une action de grâces ton nom, qui ferme les portes [1]. »

André Pieyre de Mandiargues ou la fête des masques.

André Pieyre de Mandiargues est au surréalisme ce que Henri de Régnier est au symbolisme. Ceux qui méconnaissent cette évidence, ou qui trouvent cette comparaison péjorative, n'ont jamais lu Henri de Régnier, ses contes fantastiques *(La Canne de jaspe, Les Amants singuliers),* ses poèmes d'inspiration préraphaélite *(La Gardienne, Tel qu'en songe),* ses maximes sur les femmes *(Donc),* ses romans libertins *(La Pécheresse, le Plateau de laque).* L'analogie est frappante : c'est le même style aux longues périodes compassées, le même air de gentilhomme désinvolte, le même penchant à l'érotisme, le même culte de Venise et de Rome, la même dilection d'amateur d'art et de lettré pour le manié-

1. *Prose pour l'étrangère* (Paris, hors commerce, 1952).

risme; c'est aussi le même amour du bibelot, à ceci près que l'un collectionnait les boîtes à mouches et les tabatières, que l'autre préfère les objets modern'style. Il y a tel conte de Régnier – par exemple, *La Courte vie de Balthazar Adramin, vénitien* – qui pourrait figurer dans un recueil de Mandiargues sans que l'on se doute qu'il est d'un autre auteur. Il y a là une filiation involontaire, naturellement, car je ne sache pas que le surréaliste ait jamais eu cure de son prédécesseur symboliste. Si Mandiargues est malgré tout supérieur à Régnier, c'est que le surréalisme est supérieur (poétiquement et moralement) au symbolisme. Cet écrivain a fort heureusement été lié à un mouvement qui l'a porté à consulter quelquefois ses rêves, ce qui l'a empêché de se pétrifier dans sa tendance à la rhétorique [1].

C'est dans *Le Cadran lunaire* que Mandiargues parle de « cette mascarade un peu inquiétante » où il pénètre en s'endormant : « Je rêve souvent de gens que j'aime ou que je n'aime pas, de la maison où j'habite (généralement, elle s'écroule), d'êtres et de lieux qui me sont connus, et pourtant, si j'arrive à me souvenir et à confronter l'image onirique avec ce que je sais, ou crois savoir, de l'objet qui lui répond dans le monde réel, il y a très rarement coïncidence. En dormant, je mets des masques familiers sur des endroits ou sur des personnages qui n'existent pas hors du sommeil. » La période où il rêva avec le plus d'abondance fut celle qu'il passa à Monaco pendant la guerre : « Par exemple, et cela dura plusieurs années, j'allais presque toutes les nuits à Carthagène, que je ne connais pas dans la réalité, dont je n'ai jamais vu même un dessin ou une photographie. » Il rêvait qu'il se promenait dans cette ville, visitait des salons, des galeries, jamais les mêmes; il y rencontrait des Vénus qui étaient des femmes qu'il connaissait de vue. Il en tira comme conclusion que dans le rêve le « problème du masque » est ce qu'il y a de plus passionnant, et que l'on doit chercher à « savoir pourquoi, dans ce milieu sans discipline, l'usurpation d'identité est quasiment la loi ».

1. On sait que *La Canne de jaspe* se trouvait dans la bibliothèque du docteur Faustroll, et que Jarry a fait un portrait analogique de Régnier sous les traits du cyclope de l'île de Her.

Il est indéniable que Mandiargues est un excellent conteur, au point que ses romans même sont des contes étirés à une dimension suffisante (le conte diffère du roman en ce qu'on y confère à l'action une fonction linéaire). Or comme le conte, par sa brièveté, ses possibilités elliptiques, est ce qui se rapproche le plus du rêve, il est intéressant de rechercher si, en bon surréaliste, il donne aux siens une profondeur onirique. Son premier recueil, *Le Musée noir* (1946) est sous ce rapport assez décevant; il s'agit bien de nouvelles fantastiques, mais d'un fantastique alambiqué, musqué, rempli de concetti, de souvenirs littéraires, paraissant même par endroits fait d'ingénieux pastiches (*Le Passage Pommeraye* dérive en droite ligne d'Aragon). Le merveilleux est limité à un enchantement de dilettante devant l'artificiel. L'auteur frappe d'une main à la porte de Breton, de l'autre à celle de Cocteau, et leur prépare à tous deux son compliment : *Le Tombeau d'Aubrey Beardsley* est plutôt fait pour Cocteau que pour Breton. Un seul texte est vraiment insolite, au point qu'on ne peut le lire sans malaise, *L'Homme du parc Monceau;* l'histoire de ce héros malléable, de cet homme-caoutchouc qui passe en s'étirant à travers les grilles du parc Monceau, « glisse sous la porte comme ferait une pellicule huileuse » pour pénétrer dans la pyramide du tombeau étrusque, a la qualité inquiétante d'un fantasme transposant un fiasco amoureux, déplaçant sur un personnage la flaccidité du membre viril défaillant. Impression accrue quand le héros, dans un couloir souterrain, rencontre des jeunes filles caressant des doigts et de la langue « de hautes colonnes noirâtres hérissées d'un crin plus dur que le poil d'éléphant », afin de les faire tenir droites. Le fantastique emprunte ici son climat suffocant à quelque chose d'ambigu, qui laisse croire qu'il y a conversion d'un événement vécu en son équivalent symbolique. Ainsi procèdent les cauchemars.

Les recueils suivants de Mandiargues, *Dans les années sordides, Soleil des loups, Feu de braise, Porte dévergondée, Mascarets,* déploient l'éventail de ses capacités; le dosage du machiné et du spontané, du convenu et de l'inventé, y est presque constant. Le héros porte souvent un nom-calembour;

le récit est parfois donné comme un objet trouvé, – manuscrit rédigé par l'homme-caïman, monologue de l' « homme effrayant » assis sur le bord d'un bassin et parlant à un auditoire de pierre, vantardise d'ivrogne de Pluto Jedediah racontant comment, transformé en puceron rose, il a parcouru « l'éblouissant dédale enfoui dans la mie du pain rouge ». *Feu de braise* contient le choix le plus homogène d'histoires de sa veine la plus pure : saisissante, l'aventure de Florine qui se rend à un bal de lesbiennes chez des Brésiliens, d'où elle est enlevée, transportée sur une route forestière, poignardée et jetée dans un fossé, sans aucune explication; trouble, la rêverie de Valentin Sorgue qui se rappelle « la maison de joie de Sinistria, bâtie en forme d'étoile à six pointes » et une femme nommée Rodogune Roux; cruelle, la rencontre de l'instituteur Pascal Bénin qui, en passant près d'un tas de silex, entend un caillou qui crie, le ramasse et le partageant en deux, en voit sortir trois petites femmes en rouge qui lui parlent en latin décadent, et le mènent à sa perte. *Le Nu parmi les cercueils* a pour sujet l'illumination par la rêverie; Daniel Point, dans une chambre à Mexico, ayant fermé les yeux en face d'un grand miroir, il lui semble qu'il continue de regarder dans ce miroir, agrandi et approfondi aux dimensions d'une salle. Il y voit une fille nue, au milieu de cercueils empilés, « qui transformait en gymnase un magasin de pompes funèbres ». Elle lui raconte sa vie, et quand il rouvre les yeux, il s'interroge sur cette vision hypnagogique : « La cause initiale pouvait en être attribuée au fait que dans la ville de Mexico les quartiers où l'on trouve les marchands de cercueils sont aussi ceux où les prostituées racolent. » Dans *Le Diamant,* Sarah Mose examine un diamant, et à la suite d'un vertige se retrouve captive à l'intérieur; elle y subit l'agression sexuelle d'un homme nu, qui y pénètre avec un rayon de soleil, et elle en ressort dans un évanouissement. Ce dernier conte est une réussite parfaite; on ne pensait pas qu'un auteur français arriverait jamais à égaler les auteurs anglo-saxons sur leur terrain; *Le Diamant* est comparable à *La Lentille de diamant* de Fitz James O'Brien (ce n'est pas un mince éloge). Un morceau d'anthologie du rêve (non composée par Caillois).

Ce qui nuit au climat onirique des contes de Mandiargues, c'est souvent la touche érotique qu'il croit nécessaire d'y ajouter, car son érotisme est un érotisme de parade, artificieux, littéraire, appuyé sur le décorum et les cérémonies; rien des éléments louches, vicieux, égarés, des vrais rêves érotiques, où la libido semble animée d'un flux et d'un reflux, tantôt s'avançant dans une outrance, tantôt se retirant derrière un écran. Cependant, il y a toujours des exceptions chez cet écrivain de qualité; l'une des mieux venues est *Le Triangle ambigu* [1], où Véronique Arès est tourmentée par un rêve dans lequel un homme en uniforme de para descend du plafond de sa chambre, comme une araignée au bout d'un fil, et tente de la violer si bien qu'elle le tue d'un coup de poinçon. Simon propose à Véronique « de tirer son cauchemar au clair par une sorte d'histologie, en découpant son sommeil en tranches », mais celle-ci s'enfuit en reconnaissant, au moyen d'un détail, que celui-ci est le personnage de son cauchemar. Il y a là une fine utilisation du rêve et de l'interprétation du rêve, pour définir le trouble sexuel d'une jeune fille.

Le meilleur roman de Mandiargues, du point de vue qui nous occupe, est *Marbre*. Lestement conduit, avec une pointe d'impertinence à l'égard du lecteur, se moquant ouvertement des règles du roman, il met en jeu à la fois la rêverie et les rêves. L'auteur à sa table joue avec un insecte du genre « bouc volant », et en prend l'idée d'inventer un personnage, Ferréol Bucq, à qui il attribue ses propres souvenirs. Ferréol Bucq habite une ville de la province italienne, et ses mésaventures comportent deux épisodes particulièrement intéressants : une longue rêverie fantastique évoquant son incursion dans l'« île au monstre » (dont l'architecture rappelle les monstres de Bomarzo), et une série de rêves qu'il fait en couchant dans une tour. Ces rêves, qu'il transcrit à la suite les uns des autres, ont un tel accent d'authenticité qu'on voit bien que Mandiargues s'est servi des siens propres. L'histoire ne finit pas, car l'auteur demande au lecteur de se substituer à lui pour la continuer : « Il n'est pas

1. *Mascarets* (Paris, Gallimard, 1971).

malaisé, étant donné le tour de plus en plus aigu pris par ses divagations, de prévoir, au moins de façon sommaire, en quoi consistera la prochaine aventure de Ferréol. »

Si je laisse de côté, comme accessoire, la poésie de Mandiargues – l'auteur de *Hedera* et de *L'Age de craie* a des images faibles, sans rythme marqué – je n'oublie pas que dans ses textes critiques il défend, avec compétence, les livres curieux sur lesquels se taisent trop de critiques contemporains. Qu'on lise notamment *Deuxième belvédère,* on y trouvera, en sus, à l'occasion de son voyage au Mexique, un bel hommage à la nuit, la « massive nuit » *(La Nuit illuminée),* qui « ouvre à l'homme des yeux intérieurs », l'évocation d'une promenade nocturne somnambulique *(La Nuit de Tehuantepec),* une exaltation du dépaysement intérieur : « Faire la nuit en soi est le seul moyen de sortir de cet espace mental un peu trop étroitement limité qui commence avec le premier souvenir et qui se terminera avec la dernière pensée. »

Le « narcissisme à rebours » de Malcolm de Chazal.

Une des découvertes du surréalisme d'après-guerre fut Malcolm de Chazal qui en 1947, de l'île Maurice où il habitait, envoya à Breton son livre *Sens-Plastique,* publié à compte d'auteur comme ses précédents volumes de *Pensées.* Il avait alors quarante-cinq ans, et travaillait dans l'administration des téléphones, après avoir été ingénieur-sucrier; il vivait à Curepipe, célibataire, brouillé avec toute sa famille, passant pour un franc original. Breton fut tout de suite captivé par la multiplicité et la bigarrure de ses images, mais il prit ombrage de ce que l'auteur parlait parfois de Dieu et de l'âme. La question fut débattue, notamment dans une séance réunissant plus de cinquante personnes au Café de la place Blanche, de savoir si les surréalistes devaient rendre hommage à Malcolm de Chazal, et le considérer comme un des leurs, malgré son vocabulaire idéaliste. Je pris l'initiative de lui écrire pour lui demander des justifications, et il me répondit par une lettre de trente et une pages, sur un ton superbe d'exaltation et de mégalomanie. L'enseignement de son livre (« ce mouchoir de poche que j'agite comme un objet dément ») se résumait à ceci : « *nier l'intelligence* et n'accepter que l'*irrationnel* comme unique source de vérité, faire appel à ses sens et ne se servir de son esprit uniquement que comme comptable des images recueillies [1]. » Cette réponse. lue à voix haute devant le groupe, suscita une réaction favorable. Malcolm de Chazal n'était suspect d'aucun conformisme religieux; il était swedenborgien, et se flattait de descendre d'un Rose-Croix, Chazal de la Genesté, qui aurait fabriqué de l'or alchimique à volonté et qui, grâce à son don de double vue, aurait prédit tous les événements de la Révolution française. La parfaite ingénuité de ses croyances ajoutait un charme supplémentaire à la qualité de son message, dont le surréalisme se sentit dès lors solidaire.

« Un de mes buts essentiels dans *Sens-Plastique* a été de prouver que le rêve et la réalité sont partout associés », dira-t-il pour expliquer son livre. Il l'avait écrit en employant une méthode qui accélérait la marche de sa pensée, déclenchait d'un seul coup, à plein régime, son mécanisme cérébral; il procédait par analogie, prenant l'habitude de partir de n'importe quelle chose insignifiante, aperçue par hasard, et d'en tirer une interprétation du Cosmos. « J'appelais cette manière nouvelle d'élaboration intellectuelle : la *manière catalysante de méditer.* Par exemple, il me suffit un jour de voir couler l'eau d'une fontaine, pour que surgît en mon esprit une idée cosmogonique de l'espace, et à un autre moment les balancements d'un corps de femme faisaient jaillir en moi, en flambée subite, une idée métaphysique du Temps [2]. » Progressant dans sa méthode, il pratiqua couramment la *cinématographie intérieure de l'esprit* qui faisait fonctionner son inconscient comme un appareil cinématographique projetant, sur l'écran du conscient, un « film psychique que l'esprit aux aguets arrêtera au vol, d'où il extraira un cliché qu'il fixera ensuite par la plume ». Il s'astreignit à une « discipline du subconscient », pour se donner les moyens « de voir derrière les choses, de dévêtir la vie ».

1. Lettre du 1er novembre 1947.
2. *Sens-Plastique* (Paris, Gallimard, 1948).

Il cultiva le « narcissisme à rebours », qui n'est pas la passion de se contempler dans les miroirs, mais l'illusion d'être soi-même le miroir de la nature. Il rassembla tous ces principes dans le *procédé d'observation au moyen de la triple vue,* qu'il définit ainsi : d'abord, il voit une fleur, par exemple, comme tout le monde la voit; puis, s'identifiant à cette fleur, il cherche à se voir lui-même telle qu'elle le voit; enfin, il « aspire » la fleur du regard, afin qu'elle s'intègre à son subconscient, et lui rende possible une vision globale de l'univers qui ne soit pas limitée à l'expérience humaine.

Cette méthode de Malcolm de Chazal lui permit, dans une série de constats sur le moi et l'Univers, d'établir une « cosmogonie de l'invisible ». L'homme est décrit par lui du dedans et du dehors à la fois, tel qu'il se découvre en lui-même, et tel qu'il pourrait être jugé par un arbre ou un oiseau. Chacun de ses cinq sens est exploré à fond, ainsi l'odorat : « L'odorat est le plus lent de tous nos sens. Si l'on arrivait un jour à produire un piano des odeurs, non seulement faudrait-il le jouer au ralenti, mais les trilles devraient en être exclues, parce qu'elles seraient totalement imperçues par le nez. » Le goût : « Le bout de la langue ne goûte qu'après avoir servi la langue elle-même, comme le laquais goûte toujours après son maître. » La vue : « Nous roulons le rouge du regard, comme la langue un mets moelleux. Notre regard suce la couleur bleue. Nous tétons le blanc. Il n'est un seul de nos regards qui ne soit décomposable et sectionnable en gestes de la bouche. » Il indique aussi les possibilités physiques méconnues : « Les doigts voient la nuit, comme les chats. Mais nous n'en sommes pas conscients. » Il faut l'entendre disserter sur le rôle de la lèvre supérieure ou du dos dans le comportement humain : « On n'est en bonne santé que si on sent la santé jusque dans le dos. N'a profité du sommeil que celui qui se sent reposé du dos. Celui qui a mal dormi s'étire, comme pour bâiller du dos. » Il est persuadé qu'il y a un dédoublement continuel du moi, et qu'il faut faire effort pour le réunifier : « Dans la peur, nous portons notre propre fantôme sur le dos. Dans le courage, notre fantôme nous précédera, comme un bouclier. Dans la demi-peur mêlée de demi-courage, notre fantôme scindé en deux, se tiendra sur nos côtés. Un second corps psychique, second nous-même, évolue autour de nous, nuit et jour – selon l'humeur. »

Chaque partie de l'homme a sa correspondance dans l'univers, qui apparaît comme une espèce de géant cosmique : « L'espace a une multiplicité de visages, mais possède un corps unique. L'espace a mille expressions de la face, mais une seule attitude du corps. » On ne comprend la nature qu'en lui supposant des nerfs, des muscles, des appétits semblables à ceux de l'individu : « L'homme, en crachant, crache sa salive. L'eau, en crachant, crache sa bouche » – « Le vent et la feuille sont en éternel baise-main, en attendant que survienne l'ouragan, qui baisera les feuilles des aisselles au bout des doigts, comme l'amoureux glouton de la chair de l'aimée fera un festin de tout son bras. » La volupté, dans son système, tenant lieu de sixième sens et de cinquième élément, est la super-sensation qui fait communiquer le visible et l'invisible. Malcolm de Chazal est « surréaliste dans la volupté », pourrait-on dire, car il en fait le principe de dépassement du réel : « La volupté, c'est la mort en plus petit, la naissance en plus grand, et la vie à pleins bords, – flux du temps nous repoussant, en rythmes croissants, de l'éternité-avenir vers le passé-éternité. Que vînt à s'augmenter la force de ce reflux et nous passerions dans nos aïeux. La volupté, c'est le temps involué. »

Dans son livre suivant, *La Vie filtrée* (1949), Malcolm de Chazal consacre un chapitre au rêve animal : « Le sommeil de l'insecte ne peut être celui du bœuf. Le chien ne peut sommeiller comme dort le cacatois. Ni la vipère somnoler comme fait le porc. Ni l'huître s'assoupir comme fait le ver de terre. Qui a étudié le sommeil de bêtes jusqu'ici? Personne. » Sur ce point où l'investigation scientifique est en défaut, Malcolm de Chazal concentre sa méthode d'observation à triple vue. Il remarque que « l'animal s'assoupit en esprit à mesure que décline le soleil », et qu'il sort du sommeil plus graduellement que l'homme. L'animal ne connaît le cauchemar ou le rêve agité que lorsqu'il est en cage, car il manifeste ainsi la recherche inconsciente de sa liberté perdue. Dans son état naturel, il rêve par clichés fixes, sans liaison temporelle entre eux. « Rêvant en clichés, le rêve de l'animal ne peut être que réflexion de la vie à l'envers – comme un fouet cingle, et revient sur lui-même –, lanterne magique de l'esprit aux gestes inversés que l'animal " à l'esprit-sur-le-dos " décodera ensuite dans le vrai sens, comme un miroir " retourne " l'écriture sur le buvard de table. » Si l'homme ne connaît pas « ce demi-sommeil du chien... à trou de serrure sur la vie, pendant que tout le reste de l'être reste dans le noir », c'est que le rêve est pour lui un « voyage par-delà les terres incharnelles de l'esprit ». Au contraire, « l'animal qui dort reste sur terre en esprit, passant simplement sur un autre plan de matière ». Pour résoudre les problèmes relevant de la seule intuition, la méthode « sensplasticienne » fait merveille.

Malcolm de Chazal, dans *Petrusmok* (1951), sorte d'autobiographie mythique, rend compte de ses randonnées sur l'île Maurice, qu'il parcourt en état hallucinatoire, en s'efforçant d'y retrouver les traces d'un Éden perdu. En se promenant, il assiste à deux visions d'apocalypse dans le ciel; il a une conversation avec une pierre, qui lui dicte un message; il entend des Lémuriens parler sans remuer les lèvres, lit des signes sur les montagnes, croit pénétrer dans une caverne rose. Le soir, ses hallucinations de demi-sommeil sont nombreuses : en se retournant sur sa couche, il voit une main apparaître à mi-hauteur dans la pièce; une autre fois, la voûte étoilée se substitue au plafond de sa chambre; ou encore, il se trouve entouré d'hommes-oiseaux, caquetant ensemble; il a aussi l'impression d'être au milieu d'un bouquet de fleurs, placé dans un vase; ou il aperçoit à côté de son lit un être noir. Il a même une *révélation sonore*, d'une portée métaphysique : « Étais-je dans un profond sommeil, dans un rêve entre deux eaux, ou en état cataleptique de l'esprit, résultat de mes longues méditations de la journée, je ne puis le dire. Mais tout à coup, j'entendis en plein centre de moi-même un coup de tonnerre effroyable qui mit mon âme en grande panique. » L'explosion de cette « bombe atomique de l'âme » lui ayant « débouché le cerveau telle une oreille à qui l'on ôte un tampon de cire », il s'ouvrira à diverses expériences mystiques et occultes.

Par la suite, dans la retraite de son île, Malcolm de Chazal ne cessa de publier, à cent exemplaires chacun, des livres messianiques, *La Révélation de la Nuit, La Bible du Mal, Les Deux Infinis, Les Dieux ou les consciences-univers,* ainsi que des pièces de théâtre et des poèmes. Dans ses *Apparadoxes,* recueil d'apologues, il se proposa de faire entrevoir le « monde des infra-horizons », c'est-à-dire les horizons intérieurs de l'inconscient. Malgré ses digressions dérivant du martinisme, il continuait de penser : « Mes seuls amis spirituels en France sont les surréalistes [1]. » Il a témoigné de ses bons rapports avec eux en collaborant à leurs revues, de l'*Almanach surréaliste du demi-siècle* jusqu'à *La Brèche.*

Sur la brèche.

Autour de Breton, durant cette troisième période, il y eut un va-et-vient constant de personnalités, un jeu de ruptures et de raccommodements, un bouillonnement d'idées, tout comme aux premiers jours. L'histoire en a été faite, notamment par Jean-Louis Bédouin dans *Vingt ans de surréalisme,* aussi n'y reviendrai-je pas, bien que j'estime qu'il faut réétudier l'ensemble des problèmes surréalistes d'un point de vue plus vaste. Dans le domaine du rêve, les incursions ont été moins hardies; aucun bilan n'a été établi, et les témoignages individuels se sont raréfiés. Jean Schuster m'a bien parlé d'une expérience qu'il a tentée avec des amis, sous le titre de « la greffe du rêve », consistant à envoyer un compte rendu de rêve à l'un d'eux, en l'invitant à le « continuer »; mais cette expérience n'a pas été longtemps poursuivie et n'a pas laissé de traces. Il ne me reste donc qu'à indiquer quels sont ceux dont la poétique est une mise en communication avec les profondeurs.

Jean-Pierre Duprey se révéla en 1950 par la publication de *Derrière son double,* où il énonçait, sur le mode pathétique, une mythologie qui lui était pour ainsi dire congénitale. Poèmes, fragments de journal, dialogues de théâtre mental, présentaient une cohue de personnages qui étaient

1. Lettre du 14 décembre 1949 (*La Nef,* mars-avril 1950).

les idées contradictoires hantant son esprit : le Yeur-de-Fol, homme nu à une seule longue jambe, portant monocle; Roufleroux, acteur muet; Quicri-Kirat, Talamède, Şalex, Hazelrex; les interlocuteurs du « tableau de la mort en dedans », Lorc et Amabol. Le thème fondamental de Duprey, c'est le voyage à l'intérieur de soi-même; il appelle Monsieur H l'observateur qui pénètre dans sa tête quand il dort, cet observateur étant la partie la plus lucide de son être :

> ... LE CRÂNE-DE-NUIT était un vase ouvert sur un fond sombre mais hermétiquement clos quant aux yeux. Divers organes (comme un cerveau recomposé à l'envers) forment couloir, nous nous engageâmes dans un paysage dont ne reviennent pas les chats, pendant que le cœur-des-tempes battait comme les applaudissements de la mort. C'est tout ce que j'en SUS [1]...

Dans ces conditions, le rêve est une aventure sinistre, un combat où s'affrontent de furieux adversaires, un voyage menant à l'inconnaissable :

> Je découvris un os dont je fis ma canne... Après cela, dans l'intérieur de moi j'avançai sans bruit pour une durée qui devait correspondre à des jours numérotés au hasard et dont le nombre n'était pas fixe. Je passai là une éternité calculée avec une montre qui marchait mal; puis j'arrivai à moi. Mais mon aspect me resta inconnu [2]...

Dans cette poésie déchiquetée, calcinée, cette quête dont on suit mal les cheminements à travers un pays de ténèbres et de figures blafardes, il y a des moments d'obscurcissement total : « Sous mes vêtements nocturnes, je crus un instant que j'étais la nuit. » Jean-Pierre Duprey rompit avec Breton, renonça en 1951 à la poésie pour s'adonner à la sculpture pendant sept ans. Un acte de révolte solitaire le priva un temps de sa liberté; un jour, passant devant l'Arc de triomphe, il urina sur la flamme du Soldat inconnu; arrêté, il fut mis en prison, puis interné à Sainte-Anne. Il recommença à écrire des poèmes durant cet internement; à sa libération, il se rapprocha de Breton, à qui il envoya son dernier manus-

1. *Derrière son double* (Paris, Le Soleil noir, 1950).
2. *Ibid.*

crit, avant de se pendre le 2 octobre 1959 dans son atelier. Son recueil posthume, *La Fin et la manière*, est d'un désespoir plus recueilli que le précédent, plus définitif; son univers a des frontières communes avec Artaud et Jarry, mais aucune clarté n'y guide le visiteur.

Joyce Mansour, lorsqu'elle publia *Cris* en 1953, s'inscrivit d'emblée dans la lignée des grandes inspirées du surréalisme, qui comptait notamment Leonora Carrington et Gisèle Prassinos. Ces poèmes, ainsi que ceux de ses recueils suivants, *Déchirures, Rapaces, Carré blanc, Phallus et momies*, étonnèrent par leur lyrisme rageur, leurs mouvements de fureur utérine, qui lui faisaient cracher des blasphèmes, des obscénités et des insultes. Son goût de l'horrible lui dictait des images souvent très déplaisantes, que seul son sens de l'humour noir rendait acceptables. Outre ses poèmes, elle a fait des récits en écriture automatique, où elle atteint le même paroxysme. Dans *Jules César* (1955), une vieille nourrice noire, des jumeaux, un singe lubrique, la fille d'un bûcheron se livrent ensemble à un érotisme sanglant, purulent, abominable. *Les Gisants satisfaits* (1958) contiennent trois contes, parmi lesquels *Marie ou l'honneur de servir*, histoire des rapports pervers d'une femme et d'un assassin, dans une atmosphère de crime crapuleux. Cette femme rêve intensément, et un dieu apparaît dans ses songes : « Renversée sur son lit, son cône d'extase inversé, ses poils au garde-à-vous, Marie invoquait son dieu, et son dieu venait. » Un autre conte, *Les Spasmes du dimanche*, a pour héros un « fou lunaire », Job, qui viole indifféremment les femmes et les animaux, et se cache dans une poubelle; après avoir été tué par un passant, Job arrache le couteau de sa poitrine et décide d'aller au cinéma. Joyce Mansour a écrit dans le même style une pièce qui fut jouée dans un café-théâtre, *Le Bleu des fonds*, et un texte autobiographique, *Iles flottantes*, où le rêve éveillé et le cauchemar alternent continûment.

Yves Bonnefoy, qui est parti du surréalisme au temps de son *Traité du pianiste* (1946), et a participé à diverses séances de groupe, montre, dans *Un rêve fait à Mantoue*

(1967), le prix qu'il attache au rêve. Un des textes de ce recueil, *Sept feux*, est un récit de rêve où il se trouve dans une église désaffectée, revenant de la gare du *temps rompu*, et il le commente ainsi : « On assure que le rêve est un langage, et moi j'éprouve surtout qu'il désigne et parfois même consent cette parcelle d'or " au delà " que la main parlante veut prendre, cette blancheur qui dissout déjà la syntaxe qui la désire [1]. »

Charles Duits, dans *Le Pays de l'éclairement* (1967), a raconté ses expériences avec les « illimiteurs de la conscience »; le peyotl lui a appris beaucoup de choses, modifiant sa conception de la structure de l'esprit. Il est devenu sensible à l'inconscience des autres hommes : « Cette inconscience se montre sous la forme d'une pellicule sans épaisseur que je nomme quelquefois la " pastille ". Tout se passe comme si à leur insu ils portaient des verres de contact; mais des verres noirs qui, loin de clarifier, offusquent et souillent leur perception. » Il décrit ses visions, ses sensations de dédoublement (dans le chapitre intitulé *Imhotep*), ses recherches sur la voie de l'illumination, en restant proche de Pierre Jean Jouve qu'il se fixait pour modèle au sein même du surréalisme.

Gérard Legrand, qui collabora avec Breton pour *L'Art magique*, a écrit une *Préface au système de l'éternité* (1971), qui expose la théorie de la « pensée absolue », d'après une lecture personnelle de Hegel; dans une partie, *Métamnésie*, il traite du rêve, et s'élève contre la tendance à considérer le réveil comme un retour à la réalité : « C'est le monde interne du rêveur qui est le premier terme de l'opposition. Loin que l'extérieur, le décor, viennent corriger immédiatement la vie fantasmatique esquissée par le rêve, c'est notre vie inconsciente et subconsciente qui nous pousse à étendre, à étaler nos représentations, à nous *éveiller*. »

De tels exemples, choisis parmi d'autres, montrent que la troisième période du surréalisme, tout en restant fidèle à l'idéologie de la précédente, a ses propres caractéristiques.

1. *Un rêve fait à Mantoue* (Paris, Mercure de France, 1967).

L'automatisme n'y est plus vécu avec un abandon total, sinon dans les jeux collectifs; l'écriture fait plutôt appel à cet « automatisme dirigé » qui est d'ailleurs l'idéal qu'un grand automatiste, Arp, revendiquait à la fin de sa vie. Le rêve est sous-entendu dans l'œuvre, au lieu de remplacer l'œuvre, ou de lui imposer une mutation qualitative. La psychanalyse, quand elle sert de référence, est moins souvent appréciée pour elle-même; on l'associe régulièrement à l'occultisme, comme si de leur fusion dépendait un mode privilégié de connaissance. Enfin, la recherche d'un nouveau mythe collectif, thème constant des manifestations animées par Breton, depuis son retour des États-Unis jusqu'à sa mort, a favorisé durant ce temps chez ses disciples le recours à l'analogie universelle.

Le poète à venir

Il y aura encore des assemblées sur les places publiques et des mouvements auxquels vous n'avez pas espéré prendre part.

André Breton.

Après avoir déterminé les modulations de la théorie générale du surréalisme, apprécié les contrastes et les différences entre les œuvres, il est possible de faire, en conclusion, quelques réflexions intéressant l'avenir. La première réaction que j'attends du lecteur, c'est la reconnaissance de l'universalité du surréalisme. Il faut avoir une admiration et une gratitude infinies pour les poètes et les artistes surréalistes, sans qui la poésie et l'art du XXe siècle n'auraient été qu'un marécage de conventions. Ils ont apporté cette flamme merveilleuse qui éclaire l'esprit dans ses recoins les plus profonds, le réchauffe, le purifie. Ils ont mené le style à son point de perfection, sans jamais en faire un but, et ont su assumer la vie comme le jeu supérieur du vivant. Il y a encore, en dehors de cette communauté, des personnalités qu'on peut prendre pour exemples, mais chez aucune on ne rencontrera cette conciliation prodigieuse de tous les extrêmes. Un penseur qui, à l'heure actuelle, méconnaît le surréalisme, est un homme mutilé intellectuellement. Il reste en deçà de tout, il est étriqué, falot, anachronique. Qu'il soit critique ou philosophe, étudiant ou praticien, on l'écoute, on le lit avec un sourire de pitié. On souhaite que descende un jour sur lui la grâce, la grâce de comprendre ce qui est au-delà de la compréhension.

Un mouvement fondé sur les valeurs que la jeunesse se transmet de génération en génération – l'enthousiasme, la révolte, le besoin d'être émerveillé, l'amour, le rêve – est destiné à survivre à la mort de ses fondateurs et à la dissolution de son égrégore. Mais on doit bien considérer que le surréalisme, ayant déjà eu une évolution en trois temps, ne peut réapparaître parmi nous que sous une forme différente. Il y a dans le surréalisme une part de vieillerie poétique qu'il faut avoir le courage de sacrifier, si on veut lui conserver son rayonnement éternel. Ce ne sont pas de mauvais pastiches de ses préoccupations politiques de 1930, ou ésotériques de 1947, qui lui assureront la survie, mais l'application de son esprit lyrique aux problèmes modernes. Les jeunes auteurs d'avant-garde se définissent justement par ce qu'ils prennent et rejettent de lui, les uns tentant d'amplifier ce que fut l'activité Dada, les autres inversant la hiérarchie, préférant Artaud ou Mabille à Breton.

De toute façon, l'histoire du rêve n'a pas fini de défrayer la chronique de l'art et de la poésie. Quand on constate que les deux plus puissants mouvements créateurs des temps modernes, le romantisme et le surréalisme, ont été aussi novateurs parce qu'ils ont magnifié la fonction onirique, on est certain que tout mouvement futur qui voudra égaler ceux-là devra se donner pour tâche d'aller plus loin en ce domaine. Il reste une masse de problèmes qui ne sont pas résolus, d'autres que l'on entrevoit seulement maintenant; Breton pensait que l'on ne saisirait le rêve dans son intégrité qu'après une étude s'étendant sur plusieurs générations, demandant une éducation de la mémoire et un examen méthodique permanent.

Le surréalisme a fait la guerre à la littérature, mais force est de reconnaître que divers surréalistes ont été, sur le tard, de parfaits stylistes. Même Breton s'est fait photographier, à la fin de sa vie, auprès de la statue de Chateaubriand. Il y a donc quelque abus et quelque mauvaise foi à maintenir cette exigence, comme si de rien n'était. Ce n'est pas la littérature dans son ensemble qui est à incriminer, mais le détestable usage qu'en font certains fabricants de textes. Guerre à la littérature œdipienne! Ce sera nécessairement un des mots d'ordre de l'écrivain futur. Tous ces livres – essais, romans, poèmes – qui prétendent définir les rapports d'un homme avec son père, sa mère, ses enfants, sa femme, sa maîtresse, son Parti, sa profession, sont des livres œdipiens, enracinant l'humanité dans un médiocre dilemme. Il y a aussi une façon de contester l'autorité, de s'en prendre à la société, qui est foncièrement œdipienne, et ressemble à un trépignement dans une cour de prison. Seul l'écrit d'imagination pure, impliquant le recours à l'automatisme partiel et à l'auto-hypnose, élève l'esprit au-dessus de l'affreux margouillis littéraire.

Le rêve est la grande force anti-œdipienne qui permettra à l'humanité de transgresser ses limites. L'écriture n'a de valeur absolue qu'en tant qu'elle laisse cette force s'épancher librement. Il y a toutefois de multiples écueils à éviter pour ne pas tomber dans l'artifice. Un écrivain qui s'inspire d'un rêve est aussi réactionnaire que celui qui s'inspire d'un fait divers : c'est la même démission de l'imagination devant le possible. Il est plus beau d'entrer en compétition avec l'un et l'autre, d'accommoder la matière verbale de telle sorte qu'elle fournisse un univers de remplacement. Il n'est pas souhaitable de répudier une convention pour s'enfermer dans une autre. La leçon décisive du surréalisme reste la révolution qu'il opéra dans l'expression littéraire et plastique des songes; il n'était plus question pour le poète de faire un conte bizarre qu'il justifierait en alléguant que ce n'était qu'un rêve, pour le peintre d'évoquer un dormeur environné de figures de cauchemar. On s'installait de plain-pied au cœur du royaume d'Hypnos, en créant des images concrétisant l'énergie inconsciente qui produit les rêves : au lecteur et au spectateur de les recevoir comme telles. On voulait montrer que la vie intérieure se perpétue de la veille au sommeil, que l'esprit n'est pas coupé en deux par la nuit. Le soin que mettent les rationalistes à séparer ces notions est dérisoire : pas de réalité sans rêve, pas de rêve sans réalité. Il faut augmenter la dose de rêve, selon une posologie croissante, pour rendre la réalité désirable, en éliminer ou en travestir les éléments de déplaisir. Le poète est un homme qui fait de ses désirs des réalités, et de ses rêves un moyen d'alimenter sans fin ses désirs.

Enfin, les concordances et les divergences existant entre surréalisme et psychanalyse montrent, indubitablement, les relations à établir entre science et poésie. Il doit y avoir entre elles concurrence et émulation, non subordination. Le surréalisme a posé en principe que les investigations du poète devaient rivaliser en objectivité avec celles du savant. Mais il n'a pas accepté de faire du premier l'exploitant ou le vulgarisateur d'une découverte du second, estimant à la suite de Rimbaud, dans sa lettre dite du Voyant, que le poète, en surexcitant ses facultés, « devient entre tous le grand malade, le grand criminel, le grand maudit et le suprême Savant! – car il arrive à l'*inconnu!* ». Tout en incitant le poète à s'informer des sciences conjecturales, comme la psychologie, le surréalisme a sauvegardé l'indépendance de la poésie, dont le rôle est de porter à leur état de paroxysme ou d'épanouissement les forces intuitives de l'être.

BIBLIOTHÈQUE SURRÉALISTE DU RÊVE

Ce livre n'étant pas une thèse de doctorat, je ne le chargerai pas d'un lourd appareil bibliographique. Le lecteur aura d'ailleurs trouvé suffisamment d'indications dans le texte. Je préfère établir une sélection de livres qui, soit par leur recours à l'automatisme partiel ou total, soit par leur stylisation de l'insolite, soit par leur mise en jeu théorique ou imaginative des forces de l'inconscient, montrent comment le surréalisme s'est servi du rêve et a servi le rêve. Que l'on considère ce choix comme un supplément à la bibliothèque de Des Esseintes, ou comme une réponse à l'enquête de Raymond Queneau sur la bibliothèque idéale, réponse limitée au sujet qui nous occupe. Naturellement, une telle liste vaut aussi bien par ce qu'elle élimine que par ce qu'elle préconise.

ALEXANDRE, Maxime. *Mythologie personnelle* (Paris, Éditions surréalistes, 1933).

ALEXANDRIAN, Sarane. *Danger de vie,* roman (Paris, Denoël, 1964).

ARAGON. *Anicet ou le Panorama,* roman (Paris, Gallimard, 1921).
Les Aventures de Télémaque (Paris, Gallimard, 1922).
Le Libertinage (Paris, Gallimard, 1924).
Le Mouvement perpétuel, poèmes (Paris, Gallimard, 1924).
Le Paysan de Paris (Paris, Gallimard, 1926).
La Grande Gaieté, poèmes (Paris, Gallimard, 1926).
Traité du style (Paris, Gallimard, 1928).
Le Con d'Irène (sans nom de lieu ni d'éditeur, 1928).

ARP, Jean. *Jours effeuillés,* poèmes, essais, souvenirs (Paris, Gallimard, 1966).

ARTAUD, Antonin. *Le Pèse-nerfs* (Paris, Gallimard, 1926).
L'Art et la mort (Paris, Denoël, 1931).
Héliogabale ou l'Anarchiste couronné (Paris, Denoël, 1934).
Au Pays des Tarahumaras (Paris, Fontaine, 1945).

BARON, Jacques. *L'Allure poétique* (Paris, Gallimard, 1925).

BATAILLE, Georges. *Histoire de l'œil* (Paris, sans nom d'éd., 1928).
L'Anus solaire (Paris, Galerie Simon, 1931).

Madame Edwarda (Paris, sans nom d'éd., 1941).
Le Coupable (Paris, Gallimard, 1944).
L'Expérience intérieure (Paris, Gallimard, 1945).
Méthode de méditation (Paris, Fontaine, 1946).
BELLMER, Hans. *La Poupée* (Paris, G.L.M., 1936).
Petite Anatomie de l'Inconscient physique ou l'Anatomie de l'Image (Paris, le Terrain vague, 1957).
BLANCHARD, Maurice. *C'est la fête et vous n'en savez rien* (Paris, G.L.M., 1939).
La Hauteur des murs (Paris, G.L.M., 1947).
BONNEFOY, Yves. *Traité du pianiste* (Paris, la Révolution la Nuit, 1946).
Du mouvement et de l'immobilité de Douve (Paris, Mercure de France, 1953).
Un rêve fait à Mantoue (Paris, Mercure de France, 1967).
BOUSQUET, Joë. *La Connaissance du soir* (Paris, Gallimard, 1947).
BRETON, André. *Les Champs magnétiques*, en collaboration avec Philippe Soupault (Paris, Au Sans Pareil, 1921).
Clair de terre (Paris, Coll. « Littérature », 1923).
Manifeste du surréalisme, suivi de *Poisson soluble* (Paris, chez Simon Kra, 1924).
Nadja (Paris, Gallimard, 1928).
L'Immaculée Conception, en collaboration avec Paul Éluard (Paris, Éditions surréalistes, 1930).
Le Revolver à cheveux blancs (Paris, Éditions des Cahiers libres, 1932).
Les Vases communicants (Paris, Éditions des Cahiers libres, 1932).
Point du jour (Paris, Gallimard, 1934).
Au lavoir noir (Paris, G.L.M., 1936).
L'Amour fou (Paris, Gallimard, 1937).
Trajectoire du rêve (Paris, G.L.M., 1938).
Anthologie de l'humour noir (Paris, Éditions du Sagittaire, 1940).
Les Manifestes du surréalisme, suivis de *Prolégomènes à un troisième manifeste du surréalisme ou non* (Paris, Éditions du Sagittaire, 1946).
Arcane 17, enté d'*Ajours* (Paris, Éditions du Sagittaire, 1947).
Poèmes (Paris, Gallimard, 1948).
La Clé des Champs (Paris, Éditions du Sagittaire, 1953).
Constellations (New York, Pierre Matisse, 1959).
Le La (Alès, chez P.A.B., 1961).
Perspective cavalière (Paris, Gallimard, 1970).
CAILLOIS, Roger. *L'Incertitude qui vient des rêves* (Paris, Gallimard, 1956).
CARRINGTON, Leonora. *La Dame ovale* (Paris, G.L.M., 1938).
En bas (Paris, Fontaine, 1945).
CÉSAIRE, Aimé. *Les Armes miraculeuses* (Paris, Gallimard, 1946).
CHAR, René. *Dehors la nuit est gouvernée* (Paris, G.L.M., 1936).
Seuls demeurent (Paris, Gallimard, 1944).
Le Marteau sans maître, suivi de *Moulin premier* (Paris, José Corti, 1945).
La Nuit talismanique (Genève, Skira, 1972).
CHAVÉE, Achille. *Les Traces de l'intelligible* (La Louvière, Montbliard, 1957).

L'Enseignement libre (Mons, Haute Nuit, 1958).
CHAZAL, Malcolm de. *Sens-Plastique* (Paris, Gallimard, 1948).
CHIRICO, Giorgio di. *Hebdomeros* (Paris, Éditions du Carrefour, 1929).
Une Aventure de M. Dudron (Paris, Fontaine, 1945).
COLINET, Paul. *Les Histoires de la lampe* (Anvers, Ça Ira, 1942).
CRAVAN, Arthur. *J'étais cigare* (Paris, Le Terrain vague, Coll. Le Désordre, 1972).
CREVEL, René. *Détours* (Paris, Gallimard, 1924).
Mon Corps et moi (Paris, Éditions du Sagittaire, 1925).
La Mort difficile (Paris, Éditions du Sagittaire, 1926).
Babylone (Paris, Éditions du Sagittaire, 1927).
L'Esprit contre la raison (Marseille, *Cahiers du Sud*, 1928).
Êtes-vous fous? (Paris, Gallimard, 1929).
Le Clavecin de Diderot (Paris, Éditions surréalistes, 1932).
Les Pieds dans le plat (Paris, Éditions du Sagittaire, 1933).
DALI, Salvador. *La Femme visible* (Paris, Éditions surréalistes, 1930).
Babaouo (Paris, Éditions des Cahiers libres, 1932).
La Conquête de l'irrationnel (Paris, Éditions surréalistes, 1935).
DAUMAL, René. *La Grande beuverie* (Paris, Gallimard, 1938).
DESNOS, Robert. *C'est les bottes de sept lieues cette phrase « Je me vois »* (Paris, Galerie Simon, 1925).
Domaine public (Paris, Gallimard, Coll. Point du Jour, 1953).
La Liberté ou l'amour, suivi de *Deuil pour deuil* (Paris, Gallimard, 1962).
DUCHAMP, Marcel. *Marchand du sel* (Paris, Le Terrain vague, 1958).
DUPREY, Jean-Pierre. *Derrière son double* (Paris, Le Soleil noir, 1950; rééd. 1964, suivie de *Spectreuses*).
ÉLUARD, Paul. *Les Dessous d'une vie ou la pyramide humaine* (Marseille, *Cahiers du Sud*, 1926).
Défense de savoir (Paris, Éditions surréalistes, 1928).
La Vie immédiate (Paris, Denoël, 1932).
La Rose publique (Paris, Gallimard, 1934).
Quelques-uns des mots qui jusqu'ici m'étaient mystérieusement interdits (Paris, G.L.M., 1938).
ERNST, Max. *Écritures* (Paris, Gallimard, 1970).
FARDOULIS-LAGRANGE, Michel. *Volonté d'impuissance* (Paris, Message-Fontaine, 1944).
FERRY, Jean. *Le Mécanicien et autres contes* (Paris, Gallimard, 1953).
FOURRÉ, Maurice. *La Nuit du Rose Hôtel* (Paris, Gallimard, 1950).
GENGENBACH, Ernest. *L'Expérience démoniaque* (Paris, Éditions de Minuit, 1949).
GILBERT-LECOMTE, Roger. *La Vie l'amour la mort le vide et le vent* (Paris, l'auteur, 1933).
GRACQ, Julien. *Au château d'Argol*, roman (Paris, José Corti, 1938).
Liberté grande (Paris, José Corti, 1945).
Un beau ténébreux, roman (Paris, José Corti, 1946).
Un balcon en forêt, roman (Paris, José Corti, 1958).
HENEIN, Georges. *Déraisons d'être* (Paris, José Corti, 1938).
HUGNET, Georges. *La Belle en dormant* (Paris, Éditions des Cahiers libres, 1933).

KUBIN, Alfred. *L'Autre côté* (Paris, Le Terrain vague, 1962).
LEBEL, Robert. *La Double vue,* suivi de *L'Inventeur du temps gratuit* (Paris, Le Soleil noir, 1965).
LECOMTE, Marcel. *L'Accent du secret* (Paris, Gallimard, 1944).
LEIRIS, Michel. *L'Afrique fantôme* (Paris, Gallimard, 1934).
Haut mal (Paris, Gallimard, 1943).
L'Âge d'Homme, précédé de *De la littérature considérée comme une tauromachie* (Paris, Gallimard, 1946).
Aurora (Paris, Gallimard, 1946).
Biffures (Paris, Gallimard, 1948).
Fourbis (Paris, Gallimard, 1954).
Nuits sans nuit et quelques jours sans jour (Paris, Gallimard, 1966).
Mots sans mémoire (Paris, Gallimard, 1969).
LÉLY, Gilbert. *Œuvres poétiques* (Paris, J.-J. Pauvert, 1969).
LIMBOUR, Georges. *L'Illustre Cheval blanc* (Paris, Gallimard, 1930).
Les Vanilliers, roman (Paris, Gallimard, 1938).
Soleils bas, poèmes, éd. augmentée (Paris, Gallimard, 1972).
LUBECK, Mathias. *Poèmes et proses de l'« Œuf dur »* (Paris, Julliard, 1963).
LUCA, Ghérasim. *Le Vampire passif* (Bucarest, Éditions de l'Oubli, 1945).
Héros-limite (Paris, Le Soleil noir, 1953).
Le Chant de la carpe (Paris, Le Soleil noir, 1973).
MABILLE, Pierre. *Le Miroir du Merveilleux* (Paris, Éditions du Sagittaire, 1940).
MAGLOIRE-SAINT-AUDE, Clément. *Dialogue de mes lampes,* suivi de *Tabou* et de *Déchu* (Paris, Première personne, 1970).
MANSOUR, Joyce. *Cris* (Paris, Seghers, 1953).
Histoires nocives (Paris, Gallimard, 1973).
MAYOUX, Jehan. *Au crible de la nuit* (Paris, G.L.M., 1948).
MESENS, E. L. T. *Poèmes 1923-1958* (Paris, Le Terrain vague, 1959).
MORO, César. *Le Château de grisou* (Mexico, Éditions Tigrondine, 1943).
Amour à mort (Paris, Le Cheval marin, 1957).
NOUGÉ, Paul. *Histoire de ne pas rire* (Bruxelles, Les Lèvres nues, 1956).
L'Expérience continue (Bruxelles, les Lèvres nues, 1966).
PASTOUREAU, Henri. *Le Corps trop grand pour un cercueil,* préface d'André Breton (Paris, Éditions surréalistes, 1936).
PAZ, Octavio. *Aigle ou soleil?* (Paris, Falaize, 1958).
PÉRET, Benjamin. *La Brebis galante* (Éditions premières, 1949).
Mort aux vaches et au champ d'honneur (Paris, Le Terrain vague, 1953).
Le Gigot, sa vie, son œuvre, recueil complet des contes (Paris, Le Terrain vague, 1957).
Œuvres complètes, t. I et II, recueil complet des poésies (Paris, Le Terrain vague, 1969-1971).
PICABIA, Francis. *Râteliers platoniques* (Lausanne, l'auteur, 1918).
PICASSO, Pablo. *Le Désir attrapé par la queue* (Paris, Gallimard, 1945).
PIEYRE DE MANDIARGUES, André. *Marbre,* récit (Paris, Robert Laffont, 1953).
Feu de braise, nouvelles (Paris, Robert Laffont, 1959).
PRASSINOS, Gisèle. *La Sauterelle arthritique* (Paris, G.L.M., 1935).

PRÉVERT, Jacques. *Paroles* (Paris, Gallimard, 1946).
La Pluie et le beau temps (Paris, Gallimard, 1955).
Spectacle (Paris, Gallimard, 1958).
Choses et autres (Paris, Gallimard, 1971).
QUENEAU, Raymond. *Le Chiendent*, roman (Paris, Gallimard, 1933).
Les Enfants du limon, roman (Paris, Gallimard, 1938).
Loin de Rueil, roman (Paris, Gallimard, 1944).
Les Fleurs bleues, roman (Paris, Gallimard, 1965).
Texticules (Paris, Galerie Louise Leiris, 1966).
RIGAUT, Jacques. *Écrits* (Paris, Gallimard, 1970).
SAVINIO, Alberto. *Vie des fantômes* (Paris, Flammarion, 1965).
SCUTENAIRE, Louis. *Mes Inscriptions* (Paris, Gallimard, 1945).
SOUPAULT, Philippe. *Le Bon Apôtre* (Paris, Éditions du Sagittaire, 1923).
Histoire d'un blanc (Paris, Au Sans Pareil, 1927).
Poésies complètes (Paris, G.L.M., 1937).
TROST. *Vision dans le cristal* (Bucarest, Éditions de l'Oubli, 1945).
TZARA, Tristan. *Grains et issues* (Paris, Denoël, 1933).
UNIK, Pierre. *Le Théâtre des Nuits blanches* (Paris, Éditions surréalistes, 1934).
VACHÉ, Jacques. *Lettres de guerre* (Paris, Gallimard, 1919).
VITRAC, Roger. *Connaissance de la mort* (Paris, Gallimard, 1926).
Théâtre complet, 3 vol. (Paris, Gallimard, 1946-1966).
Dés-lyre, poésies complètes (Paris, Gallimard, 1966).
ZURN, Unica. *L'Homme-jasmin* (Paris, Gallimard, 1970).

DU MÊME AUTEUR

Romans et nouvelles

DANGER DE VIE, *Denoël*

L'HOMME DES LOINTAINS, *Flammarion*

L'ŒUF DU MONDE, *Filipacchi*

LES TERRES FORTUNÉES DU SONGE, *Galilée*

LE DÉCONCERTO, *Galilée*

SOIXANTE SUJETS DE ROMANS AU GOÛT DU JOUR ET DE LA NUIT, *Fayard*

LE GRAND ASTROSOPHE, *Joëlle Losfeld*

L'IMPOSSIBLE EST UN JEU, Histoires extraordinaires, *éditions Editinter/Rafael de Surtis*

Essais

Gallimard

LE SURRÉALISME ET LE RÊVE

Mercure de France

L'AVENTURE EN SOI

Denoël

CRÉATION RECRÉATION

LES DESSINS MAGIQUES DE VICTOR BRAUNER

Flammarion

BRUEGHEL

MARCEL DUCHAMP

SEURAT

Le Seuil

ANDRÉ BRETON PAR LUI-MÊME

LES LIBÉRATEURS DE L'AMOUR

LE SOCIALISME ROMANTIQUE

Seghers

GEORGES HENEIN

Payot

HISTOIRE DE LA LITTÉRATURE ÉROTIQUE

Filipachi

HANS BELLMER

DICTIONNAIRE DE LA PEINTURE SURRÉALISTE

PANORAMA DE LA PEINTURE IMPRESSIONNISTE

PANORAMA DU CUBISME

MAN RAY

DALÍ ET LES POÈTES

Hazan

L'ART SURRÉALISTE

Hatier

LES MAÎTRES DE LA LUMIÈRE

LA PEINTURE EN EUROPE AU XVIIIe SIÈCLE

Henri Screpel

L'UNIVERS DE GUSTAVE MOREAU

Somogy

MAX ERNST

CONNAISSANCE DE L'INCONSCIENT

1. Sigmund FREUD : *Correspondance 1873-1939.*
2. Sigmund FREUD : *Correspondance avec le pasteur Pfister, 1909-1939.*
3. H. F. PETERS : *Ma sœur, mon épouse* (Biographie de Lou Andreas-Salomé).
4. Ernest JONES : *Hamlet et Œdipe.*
5. Géza RÓHEIM : *Psychanalyse et anthropologie.*
6. Anna FREUD : *Le normal et le pathologique chez l'enfant.*
7. Melanie KLEIN : *Envie et gratitude, et autres essais.*
8. Paul SCHILDER : *L'image du corps.*
9. Sigmund FREUD et Karl ABRAHAM : *Correspondance 1907-1925.*
10. Alexander MITSCHERLICH : *Vers la société sans pères.*
11. Georg GRODDECK : *La maladie, l'art et le symbole.*
12. Guy ROSOLATO : *Essais sur le symbolique.*
13. Bruno BETTELHEIM : *La forteresse vide.*
14. Louis WOLFSON : *Le Schizo et les langues.*
15. Ludwig BINSWANGER : *Discours, parcours, et Freud.*
16. Géza RÓHEIM : *Héros phalliques et symboles maternels dans la mythologie australienne.*
17. Lou ANDREAS-SALOMÉ : *Correspondance avec Sigmund Freud,* suivi du *Journal d'une année* (1912-1913).
18. Bruno BETTELHEIM : *Les blessures symboliques.*
19. D. W. WINNICOTT : *La consultation thérapeutique et l'enfant.*
20. Sigmund FREUD et Arnold ZWEIG : *Correspondance 1927-1939.*
21. Georg GRODDECK : *Le livre du Ça.*
22. Anton EHRENZWEIG : *L'ordre caché de l'art.*
23. SAMI-ALI : *L'espace imaginaire.*
24. Sarane ALEXANDRIAN : *Le surréalisme et le rêve.*
25. Marion MILNER : *Les mains du Dieu vivant.*
26. D. W. WINNICOTT : *Jeu et réalité.*
27. Max SCHUR : *La mort dans la vie de Freud.*
28. Sigmund FREUD et C. G. JUNG : *Correspondance 1906-1914.*
29. Masud KHAN : *Le soi caché.*
30. Anna FREUD : *L'enfant dans la psychanalyse.*
31. Michel de M'UZAN : *De l'art à la mort.*

32. J.-B. Pontalis : *Entre le rêve et la douleur.*
33. Georg Groddeck : *Ça et Moi.*
34. Harold Searles : *L'effort pour rendre l'autre fou.*
35. Guy Rosolato : *La relation d'inconnu.*
36. Joyce McDougall : *Plaidoyer pour une certaine anormalité.*
37. Pierre Fédida : *L'absence.*
38. Robert Stoller : *Recherches sur l'identité sexuelle.*
39. Wilfred R. Bion : *Entretiens psychanalytiques.*
40. Lou Andreas-Salomé : *L'amour du narcissisme.*
41. Michel Schneider : *Blessures de mémoire.*
42. Sami-Ali : *Le banal.*
43. Didier Anzieu : *Le corps de l'œuvre.*
44. Harold Searles : *Le contre-transfert.*
45. Masud Khan : *Figures de la perversion.*
46. Joyce McDougall : *Théâtres du Je.*
47. Georg Groddeck : *Le chercheur d'âme.*
48. Eugène Enriquez : *De la horde à l'État.*
49. Paul-Laurent Assoun : *L'entendement freudien.*
50. Hans Prinzhorn : *Expressions de la folie.*
51. François Gantheret : *Incertitude d'Éros.*
52. Jean-Claude Lavie : *Qui je… ?*
53. Guy Rosolato : *Éléments de l'interprétation.*
54. Masud Khan : *Passion, solitude et folie.*
55. Philippe Boutry et Jacques Nassif : *Martin l'Archange.*
56. Michel Schneider : *Voleurs de mots.*
57. Harold Searles : *L'environnement non humain.*
58. D. W. Winnicott : *Conversations ordinaires.*
59. Marion Milner : *Une vie a soi.*
60. J.-B. Pontalis : *Perdre de vue.*
61. Jean Clair : *Méduse.*
62. Joyce McDougall : *Théâtres du corps.*
63. Bertrand d'Astorg : *Variations sur l'interdit majeur.*
64. Sigmund Freud : *Lettres de jeunesse.*
65. André Green : *La folie privée.*
66. D. W. Winnicott : *La Nature humaine.*
67. Max Milner : *On est prié de fermer les yeux.*
68. Laurence Kahn : *La petite maison de l'âme.*
69. Michel de M'Uzan : *La bouche de l'Inconscient.*

70. Harold SEARLES : *Mon expérience des états-limites.*
71. Joyce McDOUGALL : *Éros aux mille et un visages.*
72. Jean CLAIR : *Éloge du visible.*
73. Tony JAMES : *Vies secondes.*
74. Max MILNER : *L'imaginaire des drogues.*
75. D. W. WINNICOTT : *La crainte de l'effondrement et autres situations cliniques.*
76. Michel de M'UZAN : *Aux confins de l'identité.*
77. Sigmund FREUD et Karl ABRAHAM : *Correspondance complète 1907-1925.*
78. Jean CLAIR : *Hubris. La fabrique du monstre dans l'art moderne.*
79. Jean-Claude ROLLAND : *Quatre essais sur la vie de l'âme.*
80. Michel de M'UZAN : *L'inquiétude permanente.*
81. Michel JUFFE : *Sigmund Freud – Benedictus de Spinoza, correspondance (1676-1938).*
82. Sigmund FREUD, Eugen BLEULER : *Lettres (1904-1937).*
83. Laurent DANON-BOILEAU : *Le non-moi. Entre stupeur et symptôme.*
84. Martin Joubert : *À quoi pensent les autistes ?*

SÉRIE : LA PSYCHANALYSE DANS SON HISTOIRE

1. *Les premiers psychanalystes.* Minutes de la Société psychanalytique de Vienne, I (1906-1908).
2. *Les premiers psychanalystes.* Minutes de la Société psychanalytique de Vienne, II (1908-1910).
3. *L'introduction de la psychanalyse aux États-Unis.* Correspondance de James Jackson Putnam avec Freud, Jones, Ferenczi, William James et Morton Prince.
4. *Les premiers psychanalystes.* Minutes de la Société psychanalytique de Vienne, III (1910-1911).
5. *L'Homme aux loups par ses psychanalystes et par lui-même.* Textes réunis et présentés par Muriel Gardiner.
6. *Entretiens avec l'Homme aux loups*, par Karin Obholzer.
7. *Sigmund, fils de Jacob*, par Marianne Krüll.
8. *Les premiers psychanalystes.* Minutes de la Société psychanalytique de Vienne, IV (1912-1918).
9. *Le langage aux origines de la psychanalyse*, par John Forrester.

10. *Le scénario Freud*, par Jean-Paul Sartre.
11. *Lettres vives*, par D. W. Winnicott.
12. *L'ascendant de Darwin sur Freud*, par Lucille B. Ritvo.
13. *Cent ans après*, entretiens avec Patrick Froté.

SÉRIE : CURIOSITÉS FREUDIENNES

1. Joseph POPPER-LYNKEUS : *Fantaisies d'un réaliste.*
2. Patrick LACOSTE : *L'étrange cas du Professeur M.*
3. ÉCRIVAINS HONGROIS AUTOUR DE SÁNDOR FERENCZI : *Cure d'ennui.*
4. ANALYSE ORDINAIRE, ANALYSE EXTRAORDINAIRE : Les Varia de la *Nouvelle revue de psychanalyse* I, recueillis et édités par Michel Gribinski.
5. EN PAYS LOINTAIN : Les Varia de la *Nouvelle revue de psychanalyse* II, recueillis et édités par Michel Gribinski.
6. Wilhelm JENSEN : *Dans la maison gothique.*

SÉRIE : ŒUVRES DE SIGMUND FREUD (TRADUCTIONS NOUVELLES)

1. *Nouvelles conférences d'introduction à la psychanalyse.*
2. *Sigmund Freud présenté par lui-même.*
3. *La question de l'analyse profane.*
4. *L'inquiétante étrangeté et autres essais.*
5. *Vue d'ensemble des névroses de transfert. Un essai métapsychologique* (édition bilingue d'un manuscrit retrouvé).
6. *L'homme Moïse et la religion monothéiste.*
7. *Le délire et les rêves dans la « Gradiva »* précédé de *Gradiva, une fantaisie pompéienne* par Wilhelm Jensen.
8. *Trois essais sur la théorie sexuelle.*
9. *Un souvenir d'enfance de Léonard de Vinci.*
10. *Sur le rêve.*
11. *Le mot d'esprit et sa relation à l'inconscient.*
12. *Sur la psychanalyse.*
13. *Sur l'histoire du mouvement psychanalytique.*
14. *Totem et tabou.*

15. *La psychopathologie de la vie quotidienne.*
16. *Conférences d'introduction à la psychanalyse.*
17. *Huit études sur la mémoire et ses troubles.*
18. *Religion.*

SÉRIE : TRACÉS

1. Michel GRIBINSKI : *Le trouble de la réalité.*
2. François GANTHERET : *Moi, Monde, Mots.*
3. Jean-Claude LAVIE : *L'amour est un crime parfait.*
4. J.-B. PONTALIS : *Ce temps qui ne passe pas.*
5. Jean IMBEAULT : *Mouvements.*
6. Jean-Claude ROLLAND : *Guérir du mal d'aimer.*
7. Corinne ENAUDEAU : *Là-bas comme ici.*
8. Edmundo GÓMEZ MANGO : *La Place des Mères.*
9. Wladimir GRANOFF : *Lacan, Ferenczi et Freud.*
10. Max DORRA : *Heidegger, Primo Levi et le séquoia.*
11. Michel GRIBINSKI : *Les séparations imparfaites.*
12. Max DORRA : *La syncope de Champollion.*
13. Edmundo GÓMEZ MANGO : *La mort enfant.*
14. Catherine CHABERT, Max DORRA, François GANTHERET, Bruno GELAS, Edmundo GÓMEZ MANGO, Michel de M'UZAN, J.-B. PONTALIS, Jean-Claude ROLLAND : *Parler avec l'étranger.*
15. Jacques ANDRÉ : *L'imprévu en séance.*
16. Laurence KAHN : *Cures d'enfance.*
17. Max DORRA : *Quelle petite phrase bouleversante au cœur d'un être ?*
18. Martine BACHERICH : *Qu'est-ce qui vous amène ?*
19. Jean-Claude ROLLAND : *Avant d'être celui qui parle.*
20. Jacques ANDRÉ : *Folies minuscules,* suivi de *Folies meurtrières.*
21. Edmundo GÓMEZ MANGO : *Un muet dans la langue.*
22. Jean-Claude ROLLAND : *Les yeux de l'âme.*
23. Miguel de AZAMBUJA : *Et puis, un jour, nous perdons pied.*
24. Scarlett et Philipe RELIQUET : *Écouter Haendel.*
25. Jacques ANDRÉ : *Paroles d'hommes.*
26. D. W. WINNICOTT : *Lectures et portraits.*
27. Jean-Yves TADIÉ : *Le lac inconnu. Entre Proust et Freud.*
28. Edmundo GÓMEZ MANGO et J.-B. PONTALIS : *Freud avec les écrivains.*

SÉRIE : LE PRINCIPE DE PLAISIR

1. Claude RABANT, *Jalousie.*
2. François GANTHERET, *Fins de moi difficiles.*
3. Antonio-Alberto SEMI, *Contes de faits. Scènes de la vie consciente.*
4. Jean MATTERN, *De la perte et d'autres bonheurs.*
5. Bertram D. LEWIN, *Du bon usage de la régression. À propos de trois rêves de Descartes.*
6. Françoise DAVOINE, *Comme des fous. Folie et trauma dans « Tristram Shandy ».*
7. Miguel de AZAMBUJA, *Où étiez-vous ?*
8. Gilberte GENSEL, *Neuf lettres sur la dissonance sexuelle.*
9. Catherine RODIÈRE-REIN, *Naissances inconscientes du Droit.*
10. Jean-François LE GOFF, *Des gens ordinaires. Avec George Orwell et Donald Woods Winnicott.*
11. Adam PHILLIPS, *Les plaisirs non défendus.*
12. Jean IMBEAULT, *L'analyse sur écoute.*
13. Jean-Claude LAVIE, *Pour et contre l'amour.*
14. Patrick MEROT, *Je désosse une amie.*
15. Christian JOUHAUD, *Une femme a passé.*